脊柱疾病影像诊断

IMAGING DIAGNOSIS OF SPINAL DISEASES

主　编　袁慧书　郎　宁

副主编　田春艳　张立华

编　者（按姓名汉语拼音排序）

陈　民　陈　宁　陈　雯

陈慧莹　郭　歌　韩嵩博

李美娇　刘　颖　马永强

庞超楠　裴新龙　任　翠

宋　乐　田　帅　田春艳

王　莹　王奥楠　邬海博

杨　琼　袁　源　张立华

赵宇晴　曾祥柱　朱　巧

北京大学医学出版社

JIZHU JIBING YINGXIANG ZHENDUAN

图书在版编目（CIP）数据

脊柱疾病影像诊断 / 袁慧书 , 郎宁主编 . – 北京：
北京大学医学出版社 , 2021.1
ISBN 978-7-5659-2287-9

Ⅰ . ①脊… Ⅱ . ①袁… ②郎… Ⅲ . ①脊椎病—影像
诊断 Ⅳ . ① R681.504

中国版本图书馆 CIP 数据核字 (2020) 第 201595 号

脊柱疾病影像诊断

主　　编：袁慧书　郎　宁
出版发行：北京大学医学出版社
地　　址：（100083）北京市海淀区学院路 38 号　北京大学医学部院内
电　　话：发行部 010-82802230；图书邮购 010-82802495
网　　址：http：//www.pumpress.com.cn
E － mail：booksale@bjmu.edu.cn
印　　刷：中煤（北京）印务有限公司
经　　销：新华书店
责任编辑：冯智勇　　责任校对：靳新强　　责任印制：李　啸
开　　本：889 mm×1194 mm　1/16　　印张：27.25　　字数：762 千字
版　　次：2021 年 1 月第 1 版　2021 年 1 月第 1 次印刷
书　　号：ISBN 978-7-5659-2287-9
定　　价：190.00 元
版权所有，违者必究
（凡属质量问题请与本社发行部联系退换）

本书由

北京大学医学出版基金资助出版

前　言

　　脊柱病变的诊断一直是影像诊断工作中的难点，一方面由于椎体形态复杂，病变常常不具备典型的特征；另一方面，脊柱病变在很多医院并不多见，大多数医生诊断经验不足。我们北京大学第三医院放射科有大量的脊柱病变病例，几十年来，积累了丰富的脊柱疾病影像诊断的经验。我科 CT 引导下穿刺活检技术的不断精进以及持续定期与骨科、病理科等科室进行深入的多学科病例讨论，都让我们不只对影像本身、而是对疾病有了更深刻的认识。我们在全国范围内进行脊柱病变影像诊断思路和脊柱病例的交流探讨过程中，受到了国内众多同道的肯定，他们积极建议和鼓励我们把这些临床经验在全国范围内分享，这也是我们决定撰写本书的初衷。经过五年的筹划、撰写、修订，《脊柱疾病影像诊断》终于要跟读者见面了。本书主要由我科经验丰富的骨关节专业组医生编写，以脊柱区域各类疾病为主，绝大部分图片来自于我科临床实践中的病例，并参阅了国内外最新的文献，集中了我们科室骨关节专业组的智慧和经验。

　　本书共分九章，内容涵盖了脊柱的影像解剖、先天发育及遗传性疾病、外伤、感染与炎性病变、退行性疾病、肿瘤、脊髓及周围神经病变、系统性疾病的脊柱表现及术后影像。本书采用条目化的写作风格，简洁明了、要点凝练，影像资料完整，使读者能够轻松把握脊柱疾病的诊断关键点。本书可作为骨关节影像专业医生、骨科医生、医学影像学专业医学生、研究生及相关专业临床医师提高脊柱影像诊断水平的实用参考书。

　　感谢各位参编人员在本书的撰写、定稿、修订过程中给予的大力支持，他们严谨的学术态度、丰富的专业知识和不辞辛苦的工作作风，保证了本书的高质量撰写和出版。感谢首都儿科研究所附属儿童医院袁新宇教授、北京儿童医院彭芸教授和我院超声科崔立刚教授为本书提供珍贵的病例图片。

　　本书编写虽然参阅了大量文献，并经过数次讨论修订，但错误及不当之处在所难免，敬请同道们批评指正。

北京大学第三医院

目　录

脊柱影像解剖

1.1 脊椎

脊椎概述

- 脊柱组成：脊柱为人体的中轴，由颈椎 7 节、胸椎 12 节、腰椎 5 节、骶椎 5 节、尾椎 4 节及相应椎间盘构成。成年后骶椎和尾椎各节椎体分别融合，实际参与活动的仅 26 节椎骨
- 椎骨连接：诸节椎骨借助椎间盘、韧带和小关节紧密连接构成一个活动灵活、且具有强大支撑力的链条状结构，实现保护脊髓、维持人体活动和载荷传导的功能
- 脊柱生理曲度：脊柱侧面观呈"S"形，有 4 个生理弯曲，其中颈曲和腰曲凸向前，胸曲和骶曲凸向后
- 椎骨都有 1 个椎体和 1 个椎弓，椎弓上有 7 个突
- 椎体呈短圆柱状，内部为骨松质，外为薄层骨密质
- 椎弓在椎体后方，与椎体相连的部分称椎弓根，稍细，上下各有一切迹，下切迹较明显
- 相邻椎骨之间在椎弓根处形成椎间孔
- 椎弓的后部呈板状，称椎板
- 椎体和椎弓共同围成椎孔，24 个椎骨的椎孔连成椎管
- 椎弓上有 7 个突：向后方伸出的为棘突；左右各伸出 1 个横突；左右椎弓上下各有一对突起，称为上、下关节突。

颈椎概述

- 颈椎位于颅骨与胸椎之间，由 C_{1-7} 7 节椎骨组成
- 根据它们的特征，颈椎又可细分为两个区：上颈椎：C_1 和 C_2；下颈椎：C_{3-7}。

寰椎

- 由前后弓、一对侧块和一对横突组成
- 前弓较短，正中的隆突称为前结节，后方正中与枢椎的齿突构成寰齿前关节
- 后弓较长，正中部为粗糙的后结节。后弓上方前外侧有斜行的椎动脉沟，有同名动脉通过
- 侧块连接前后两弓，上面上关节凹与枕骨髁构成寰枕关节，下面有一圆形微凹的下关节面，与枢

椎的上关节面构成寰枢关节。侧块两侧为三角形横突，基底部为横突孔，其内走行椎动脉。

枢椎

- 枢椎有一乳头状突起，称为齿突，齿突前后各有一椭圆形关节面，分别与寰椎前弓后面和寰椎横韧带构成寰齿前、后关节
- 枢椎椎弓根下方关节突与第 3 颈椎的上关节突构成关节
- 枢椎棘突粗大，无分叉，常作为椎节定位标志。

第 3-7 颈椎

- 由椎体、椎弓和关节突三部分组成
- 钩突：椎体两侧偏后方各有一钩状突起称为钩突
- 钩椎关节：两侧钩突与上一椎体下面对应斜坡相咬合而构成钩椎关节，又称 Luschka 关节
- 颈椎椎弓根短而细，上下缘各有一较狭窄的凹陷，为颈椎椎骨上切迹和椎骨下切迹，相邻颈椎上下切迹之间形成椎间孔，有脊神经和伴行血管通过
- 颈椎横突短而宽，中央部有横突孔，有椎动脉通过
- C_7 棘突长而粗大，无分叉，无横突孔，因明显隆起于颈项部皮下，又名隆椎，也常作为椎节定位标志。

胸椎

- 胸椎椎体体积界于颈椎和腰椎之间，前缘高度略小于后缘，从而形成了胸段脊柱的生理后凸
- 椎体矢状径大于横径，在其后部左右各有一肋凹与相应的肋骨头构成肋椎关节。其上关节突朝向后外，下关节突朝向前内，关节面与冠状面呈 20° 角，与水平面呈 60° 角，因此稳定性较颈椎好
- 胸椎两侧横突各有一横突肋凹，与肋骨结节构成肋横突关节，从而加强了胸段稳定性。其椎弓根和椎板均较短，而且较腰椎扁薄，形成的椎孔呈圆形，较狭小，故胸椎的创伤和内固定均易引起损伤。

腰椎

- 腰椎整个椎体横径大于矢状径，形成肾形，椎体前缘高度由上而下递增，而后缘则递减，形成腰椎的生理前凸
- 腰椎椎弓根较粗，自 L_1 开始，由上下切迹所组成的椎间孔逐渐缩小，而神经根逐渐增粗，这是腰神经根易受压迫的解剖学基础
- 腰椎关节突呈矢状位，上关节面朝向后内，下关节突朝向前外，关节与水平面呈 90°，与冠状面呈 45°。因此该关节伸屈活动自如，侧屈次之，而其他活动受限
- 腰椎椎板也较胸椎明显厚，一般 6～7mm，双侧椎板夹角如小于 90° 易导致椎管狭窄
- 腰椎横突长短不一，一般以 L_3 横突最长，横突根部后下方为上下关节突之间的峡部，此处因应力作用易引起断裂。

骶尾椎

- 骶椎共 5 节，成年后融合成一倒三角形结构，远端与尾椎相连，近端与第 5 腰椎形成腰骶关节
- 骶骨前面凹陷，上缘中分向前隆突称为岬。中部有 4 条横线，横线两端有 4 对骶前孔
- 骶骨背面粗糙隆凸，正中部为骶正中嵴，中间部为骶中间嵴，此嵴外侧有 4 对骶后孔，骶外侧部有骶外侧嵴。骶前后孔与骶管相通，有骶神经前后支通过。骶管下端的裂孔为骶管裂孔
- 骶骨外侧部上份有耳状面，与髂骨的耳状面及周围韧带构成骶髂关节
- 尾骨由 4 或 5 节退化的尾椎融合而成，呈上宽下尖的三角形，上接骶骨构成骶尾关节，下端游离为尾骨尖。

参考文献

1. 丁自海, 杜心如. 脊柱外科临床解剖学. 济南: 山东科学技术出版社, 2008.
2. 韦以宗. 脊柱功能解剖学研究. 中国中医骨伤科杂志, 2003, 11(1):1-9.
3. 胡有谷. 腰椎间盘突出症. 3版. 北京: 人民卫生出版社, 2004:5-12.
4. 曹正霖, 钟世镇, 徐达传. 寰枢椎的解剖学测量及其临床意义. 中国临床解剖学杂志, 2000, 18(4):299-301.
5. 郭世绂. 临床骨科解剖学. 天津: 天津科学技术出版社, 1988.
6. 杨正汉, 冯逢, 王霄英. 磁共振成像技术指南. 北京: 人民军医出版社, 2007.
7. 陈星荣, 沈天真, 段承祥. 全身CT和MRI. 上海: 上海医科大学出版社, 1993.
8. 陈仲强, 刘忠军, 党耕町. 脊柱外科学. 北京: 人民卫生出版社, 2013.
9. 耿道颖. 脊柱与脊髓影像诊断学. 北京: 人民卫生出版社, 2008.
10. Engelhorn T, Rennert J, Richter G, et al. Myelography using flat panel volumetric computed tomography: a comparative study in patients with lumbar spinal stenosis. Spine (Phila Pa 1976), 2007, 32(18):E523-E527.
11. 宋云龙, 方红, 张挽时, 等. MRI全脊柱成像技术及其应用价值研究. 医学影像学杂志, 2007, 17(1):104-105.

（马永强　田　帅）

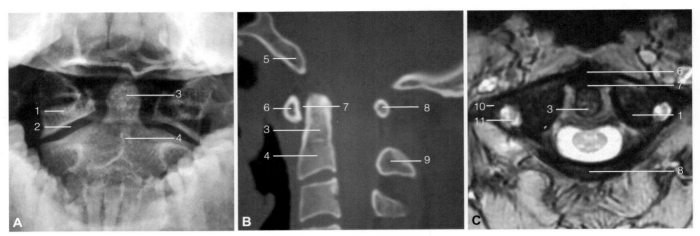

图 1.1.1-1 A. 成人寰枢椎张口位 X 线片；B. 成人寰枢椎 CT 图像矢状位；C. 成人寰枢椎 MRI 图像 T₂WI 轴位

1. 寰椎侧块；2. 寰枢外侧关节；3. 枢椎齿突；4. 枢椎椎体；5. 斜坡；6. 寰椎前弓；7. 寰齿前间隙；8. 寰椎后弓；9. 枢椎棘突；10. 寰椎横突；11. 寰椎横突孔（其内走行椎动脉）

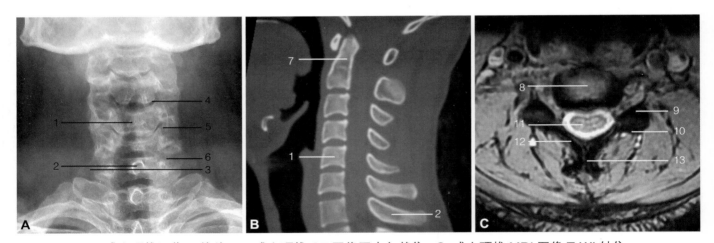

图 1.1.1-2 A. 成人颈椎正位 X 线片；B. 成人颈椎 CT 图像正中矢状位；C. 成人颈椎 MRI 图像 T₂WI 轴位

1. C5 椎体；2. C7 棘突；3. C7 横突；4. 钩椎关节；5. C6 上关节突；6. C6 下关节突；7. C2 齿突；8. 椎间盘；9. 上关节突；10. 下关节突；11. 脊髓；12. 椎板；13. 棘突

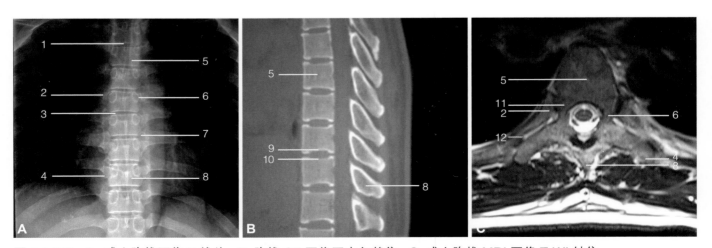

图 1.1.1-3 A. 成人胸椎正位 X 线片；B. 胸椎 CT 图像正中矢状位；C. 成人胸椎 MRI 图像 T₂WI 轴位

1. 椎间隙；2. 肋骨头；3. 上关节突；4. 横突；5. 椎体；6. 椎弓根；7. 下关节突；8. 棘突；9. 椎体下终板；10. 椎体上终板；11. 肋椎关节；12. 肋横突关节

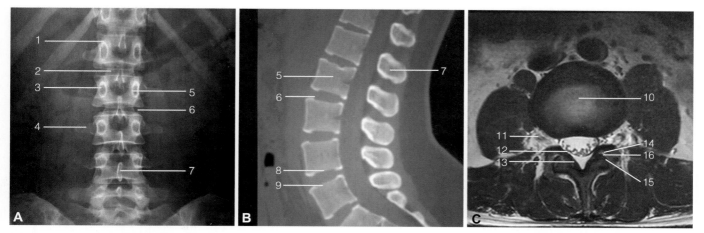

图 1.1.1-4 A、B. 成人腰椎正位 X 线片；B. 成人腰椎 CT 图像矢状位；C. 成人腰椎 MRI 图像 T₂WI 轴位
1. 上关节突；2. 下关节突；3. 椎弓根；4. 横突；5. 椎体；6. 椎间隙；7. 棘突；8. 椎体下终板；9. 椎体上终板；10. 椎间盘；
11. 神经根；12. 马尾神经；13. 椎板；14. 下位椎体上关节面；15. 上位椎体下关节面；16. 关节突关节

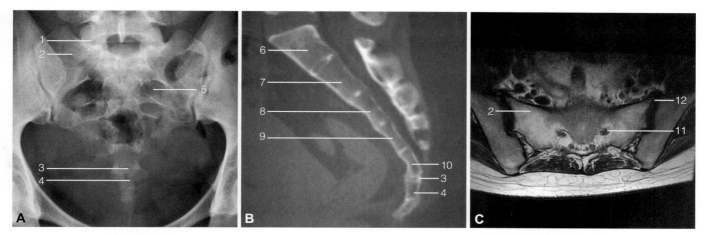

图 1.1.1-5 A. 成人骶尾骨正位 X 线片；B. 成人骶尾部 CT 图像矢状位；C. 成人骶尾部 MRI 图像 T₂WI 轴位
1. 骶骨关节突；2. 骶骨翼；3. 骶尾关节；4. 尾骨；5. 骶孔；6. S₁ 椎体；7. S₂ 椎体；8. S₃ 椎体；9. S₄ 椎体；10. S₅ 椎体；
11. 神经根；12. 骶髂关节

1.2 椎骨连接

1.2.1 椎间盘
（Intervertebral disc）

概述

- 脊柱各椎骨之间，除寰椎和枢椎之间的连接形式特殊外，枢椎以下各椎骨之间的连接形式基本相同。脊柱的连接形式有以下三种：第一种为椎体间的椎间盘连接；第二种为不动关节的韧带连接；第三种为关节连接。

椎间盘

- 椎间盘也称椎间纤维软骨盘，是富有弹性的软骨组织，是椎体之间的重要连接组织
- 椎间盘由纤维环、髓核和软骨终板三部分构成
- 椎间盘位于两个椎体之间，由于寰椎与枢椎之间、骶椎及尾椎之间不存在椎间盘，所以全身的椎间盘只有23个
- 椎间盘的主要功能是提供脊柱纵轴的稳定性并保持脊柱有一定范围的活动，包括前屈、后伸、侧弯和旋转
- 椎间盘同时也是脊柱运动吸收震荡的主要结构，起着"弹性垫"的作用，能承受身体的重力，将施加于脊柱的力吸收并重新分布。

纤维环

- 纤维环由含胶原纤维束的纤维软骨构成，位于髓核周围，连接相邻椎体并紧密附着于软骨终骨板上，使脊柱在运动时成为一个整体，保持脊柱的稳定性
- 纤维环分为外、中、内三层，外层纤维附着于上下椎体边缘，中层纤维附着于上下椎体骺环，内层纤维附着于软骨终板
- 纤维环的多层纤维软骨环呈同心圆状排列，相邻两层间借黏合物质牢固结合。纤维环的纤维束相互间呈30°～60°角斜行交叉重叠，这种特殊的排列方式可使椎间盘能承受较大的弯曲和旋转负荷
- 纤维环的前部和外侧部较厚，后部较薄，层次少，各层间黏合物质也较少，不如前部和两侧部坚实。

- 另外纤维环的前方有强大的前纵韧带加强，后方有后纵韧带，但后纵韧带较窄且薄，因此髓核易向后方特别是后外方突出。

髓核

- 髓核是由软骨终板和纤维环包裹着的一种柔软而富有弹性的半流体弹性胶状物质。水占70%以上，其余为蛋白多糖和Ⅱ型胶原蛋白
- 髓核一般位于椎间盘的中部略偏后，但颈椎间盘多在中部稍偏前，脊柱运动轴线由此通过
- 胶冻样髓核具有相当大的可塑性，像弹簧垫一样具有缓冲作用。在椎间盘受压时变扁，髓核有向外膨出的趋势，可将施加于椎间盘的纵向压力转为水平冲击，纤维环具有弹性，可以消散由髓核而来的冲击，压力消失后髓核复原。

软骨终板

- 除椎体的周缘部（骺环）以外，椎间盘与椎体松质骨间有薄层透明软骨板，称为软骨终板。多数学者认为软骨终板是椎间盘的一部分，构成椎间盘的上下部
- 也有学者认为软骨终板是椎体的一部分：在生长期，它是椎体两端的骺软骨，较厚，与椎体高度的增长有关；在成人，当骺环完全骨化与椎体融合后，软骨终板则成为一薄层透明软骨，与纤维环一起密封髓核，有防止髓核突入椎体骨松质的作用
- 软骨终板由透明软骨组成，平均厚度1mm，有许多微孔，是髓核的水分和代谢产物的通路，被视为半透膜
- 软骨终板出生时有许多微血管，成人软骨终板内无血管和神经组织，损伤时不产生疼痛，也不能自行修复
- 软骨终板与纤维环一起将髓核密封起来，如软骨终板损伤破裂，髓核可突入椎体，称为 Schmorl

结节。

椎间盘的血供和营养

- 幼年时期，椎间盘的血管分布比成年人丰富，有一些微血管可分布到深层，出生后至 8 岁时血管逐渐闭塞，遗留下许多微孔，具有半透膜性质
- 成年人椎间盘无血液循环，是人体内最大的无血管组织，营养成分需从椎间盘周边的毛细血管经过细胞外基质到达位于髓核中心的细胞，而代谢废物通过逆向通路移出组织
- 纤维环外、中层营养依靠椎体周围起自腰椎动脉的小血管；软骨终板的营养通过与椎体终板松质骨骨髓直接接触而获得；髓核通过软骨终板的渗透获取营养。

椎间盘的神经支配

- 纤维环的外周有丰富的神经末梢，椎间盘后部由窦椎神经支配，外侧由灰质交通支的分支支配

- 软骨终板、纤维环的深层和髓核无神经分布。所以，软骨终板受损伤时，既无疼痛感觉产生，也无自行修复能力。

参考文献

1. 杨述华. 实用脊柱外科学. 北京: 人民军医出版社, 2004.
2. 郭世绂. 临床骨科解剖学. 天津: 天津科学技术出版社, 1988.
3. 陈仲强, 刘忠军, 党耕町. 脊柱外科学. 北京: 人民卫生出版社, 2013.
4. 耿道颖. 脊柱与脊髓影像诊断学. 北京: 人民卫生出版社, 2008.
5. 胡有谷. 腰椎间盘突出症. 3版. 北京: 人民卫生出版社, 2004:5-12.
6. Arana E, Royuela A, Kovacs FM, et al. Lumbar spine: agreement in the interpretation of 1.5-T MR images by using the Nordic Modic Consensus Group classification form. Radiology, 2010, 254(3):809-817.

（马永强　田　帅）

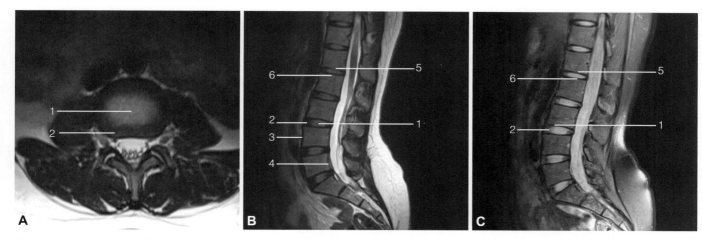

图 1.2.1-1　A.成人腰椎 MRI 图像 T₂WI 轴位；B.成人腰椎 MRI 图像 T₂WI 矢状位；C.成人腰椎 MRI 图像 T₂WI 脂肪抑制序列矢状位

1.髓核；2.纤维环；3.前纵韧带；4.后纵韧带；5.椎体下终板；6.椎体上终板

1.2.2 韧带
(Ligament)

概述
- 韧带对于维持脊柱的稳定性具有十分重要的意义，一旦受到损伤，即有可能导致不同程度的脊柱不稳。

枕寰枢韧带复合体
- 枕寰枢关节是中轴骨骼中最复杂的关节，枕寰枢韧带复合体维持枕寰枢关节稳定并控制其运动
- 枕寰枢韧带复合体由前、中、后三层结构构成，位于寰椎前弓的后方和颈髓的前方。前层结构为翼状韧带和齿突尖韧带；中层结构为寰椎十字韧带；后层结构为寰枢椎副韧带和覆膜
- 翼状韧带：起于齿突尖两侧，斜向外上方止于同侧枕髁下内侧面，两侧对称分布呈蝶翼状，为强韧圆索，以限制头部过度前俯和旋转运动
- 齿突尖韧带：为连接于齿突尖部与枕骨大孔前正中缘之间的纵行纤维束，其前方为寰枕前膜，其后方为十字韧带上纵束
- 寰椎十字韧带：由水平部和垂直部两部分组成，呈"十"字形结构覆盖于齿突后方。寰椎十字韧带水平部又称寰椎横韧带，附着于寰椎左右侧块内侧面，覆盖齿突后面大部，束缚齿突于寰椎前弓的后方，韧带中部的前方有一小的薄层关节软骨并与枢椎齿突构成寰齿后关节。寰椎横韧带是维持寰枢椎稳定性的最重要结构，是防止寰枢椎前方半脱位的最重要因素。寰椎十字韧带垂直部即为十字韧带的上、下纵束，为寰椎横韧带向上、下发出的较菲薄纤维束，分别止于枕骨大孔前缘及枢椎椎体后面
- 寰枢椎副韧带：起自枢椎背面，沿着覆膜侧缘走行的薄层纤维束，附着于横韧带后方的寰椎侧块和枕骨髁内下面
- 覆膜：为覆盖寰椎十字韧带后表面的纵行纤维束，较薄但广泛而坚韧，为后纵韧带向上的延续，起自枢椎体的后方，上端附着于枕骨大孔前方枕骨基底部及寰枕关节内侧面。覆膜的后方为硬脊膜。

前纵韧带
- 前纵韧带是人体最长的韧带，起自枕骨底部和寰椎前结节，向下于各椎体前面延伸，止于骶椎前
- 共分三层：深层纤维最短，仅跨越椎间盘，将上下椎体缘和椎间盘紧密连接在一起；中层纤维较短，跨越 2~3 个椎体；浅层纤维较长，通常跨越 3~4 个椎体
- 前纵韧带在颈、腰椎及其椎间盘部较宽而薄，在胸椎节段较窄而厚，与椎体连接较疏松，而与椎体边缘和椎间盘连接紧密
- 前纵韧带的作用是维持椎体前方的稳定性，限制脊柱过度后伸。

后纵韧带
- 后纵韧带位于椎管前壁内面，自枢椎椎体后面向上方延伸为覆膜至枕骨，向下方沿诸椎体后缘抵达骶骨移行于骶尾后深韧带
- 分为两层：浅层纤维较长，跨越 3~4 个椎体；深层纤维较短，呈"八"字形，连接相邻两个椎体
- 后纵韧带与椎骨缘和椎间盘附着紧密，与椎体后方仅疏松连结，在后纵韧带与椎体之间有血管通过
- 后纵韧带在颈部较宽，在胸、腰部于椎体中部处较窄，于椎骨边缘和椎间盘处者则较宽，此处韧带中部较厚两侧较薄，故椎间盘突出常发生于后外方后纵韧带两侧
- 后纵韧带的作用为限制脊柱过度前屈。

黄韧带
- 黄韧带位于椎板间，由黄色弹性纤维组织组成。黄韧带呈节段性，上方起自上位椎板下缘的前面，下方附着于下位椎板上缘和后面
- 黄韧带前面光滑、略凹陷，后中央部与棘间韧带相连，向外至关节突关节内侧缘，扩展部附着横突根部
- 黄韧带的作用是限制脊椎过度前屈及参与维持骨的正常对位。

棘间韧带

- 棘间韧带位于相邻椎体棘突间，自棘突基底至棘突尖呈薄片状
- 前部与黄韧带中央裂隙部连续，后部移行于棘上韧带或项韧带
- 颈椎和上段胸椎棘间韧带松弛薄弱，而腰椎棘间韧带厚而坚韧
- 棘间韧带的主要作用是限制脊柱过度前屈。

棘上韧带

- 棘上韧带为附着于棘突尖部细长而坚韧的条束状带，由项韧带向下至第7颈椎棘突始，止于骶骨的骶中嵴
- 前与棘间韧带相连接，两侧与背部筋膜相连续。颈部棘上韧带移行为强有力的项韧带
- 棘上韧带的主要作用是限制脊柱过度前屈。

项韧带

- 项韧带为三角形的弹性纤维膜，基底部向上，附着于枕外隆突和枕外嵴，尖部向下同寰椎后结节及第2~6颈椎棘突尖部相连，后缘附着于斜方肌
- 项韧带的主要作用是维持头颈部的直立体位。

关节囊韧带

- 关节囊为包绕相邻椎体间关节突关节囊外面的韧带
- 主要作用是加强对关节突关节囊的保护。

横突间韧带

- 横突间韧带位于相邻椎体横突间，呈扁平膜状，较为薄弱
- 对脊椎连接和稳定功能无重要作用
- L_4 和 L_5 横突间韧带与髂骨相连形成髂腰韧带。

参考文献

1. Debernardi A, D'Aliberti G, Talamonti G, et al. The Craniovertebral junction area and the role of the ligaments and membranes. Neurosurgery, 2015, 76(suppl_1):S22-S32.

（马永强 田 帅）

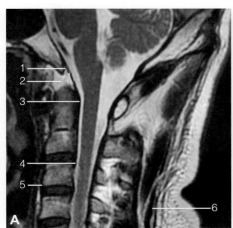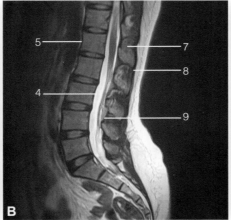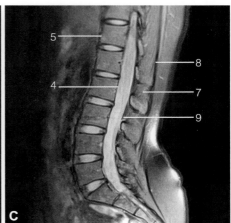

图 1.2.2-1 A. 成人寰枢椎 MRI 图像 T_2WI 矢状位；B. 成人腰椎 MRI 图像 T_2WI 矢状位；C. 成人腰椎 MRI 图像 T_2WI 脂肪抑制序列矢状位
1. 覆膜；2. 齿突尖韧带；3. 寰椎十字韧带水平部，又称寰椎横韧带；4. 后纵韧带；5. 前纵韧带；6. 项韧带；7. 棘间韧带；8. 棘上韧带；9. 黄韧带

1.2.3 脊椎关节
(Spinal joint)

寰枕关节
- 寰枕关节是由寰椎双侧侧块的上关节凹与双侧枕骨髁形成左右对称的寰枕关节。寰枕关节主要负责头颈部的屈伸运动。

寰枢关节
- 寰枢关节是由3个独立的关节组成，即2个寰枢外侧关节和1个齿突前后关节。寰枢关节主要负责头颈部的旋转运动。

寰枢外侧关节
- 寰枢外侧关节由寰椎双侧侧块的下关节面与枢椎的上关节面构成。

齿突前后关节
- 齿突前后关节由齿突前缘和寰椎前弓后缘构成的寰齿前关节以及齿突后缘与寰椎横韧带中部前方的薄层小块关节软骨构成寰齿后关节。

钩椎关节
- 钩椎关节是由颈3~7椎体两侧钩突与上一椎体下面对应斜坡相咬合而构成钩椎关节，又称Luschka关节，表面有软骨覆盖，系滑膜关节，周围有关节囊。

关节突关节
- 关节突关节由相邻上下关节突构成。颈段关节突关节近似水平位。胸段关节突关节近似冠状位。腰段关节突关节近似矢状位。

肋椎关节
- 肋椎关节是由胸椎椎体后部左右各有一肋凹与相应的肋骨头构成肋椎关节。

肋横突关节
- 肋横突关节是由胸椎两侧横突各有一横突肋凹，与肋骨结节构成肋横突关节，从而加强了胸段稳定性

骶髂关节
- 骶髂关节是由骶骨和髂骨的耳状面相对而构成，在结构上属滑膜关节，从运动方式上可看做滑车关节。

参考文献

1. Hartman J. Anatomy and clinical significance of the uncinate process and uncovertebral joint: A comprehensive review. Clin Anat, 2014, 27(3):431-440.
2. Meyer MR, Williams SA, Schmid P, et al. The cervical spine of Australopithecus sediba. J Hum Evol, 2017, 104:32-49.
3. Bogduk N. Functional anatomy of the spine. Handb Clin Neurol, 2016, 136:675-688.
4. Calvillo O, Skaribas I, Turnipseed J. Anatomy and pathophysiology of the sacroiliac joint. Curr Rev Pain, 2000, 4(5):356-361.
5. 陈仲强, 刘忠军, 党耕町.脊柱外科学.北京: 人民卫生出版社, 2013.
6. 曹正霖, 钟世镇, 徐达传. 寰枢椎的解剖学测量及其临床意义.中国临床解剖学杂志, 2000, 18(4):299-301.
7. 郭世绂.临床骨科解剖学.天津: 天津科学技术出版社, 1988.
8. 丁自海, 杜心如. 脊柱外科临床解剖学.济南:山东科学技术出版社, 2008.
9. 韦以宗. 脊柱功能解剖学研究.中国中医骨伤科杂志, 2003, 11(1):1-9.

（马永强　田帅）

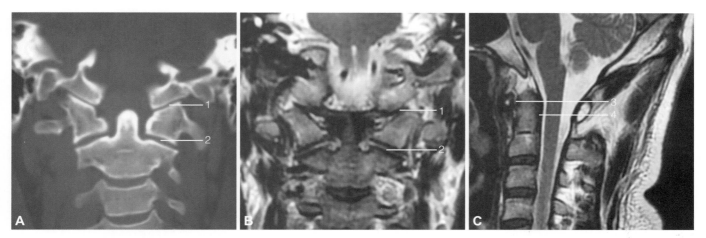

图 1.2.3-1　A. 成人寰枢椎 CT 图像冠状位；B. 成人寰枢椎 MRI 图像 T₂WI 冠状位；C. 成人寰枢椎 MRI 图像 T₂WI 矢状位
1.寰枕关节；2.寰枢外侧关节；3.寰枢前关节；4.寰枢后关节

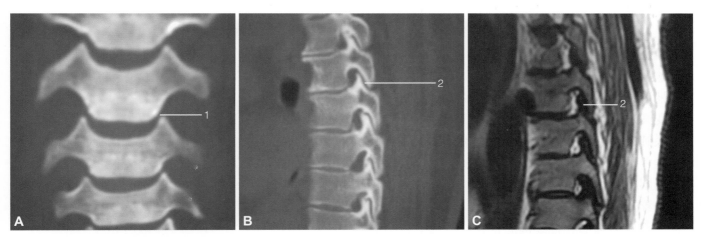

图 1.2.3-2　A. 成人颈椎 CT 图像冠状位；B. 成人胸椎 CT 图像矢状位；C. 成人胸椎 MRI 图像 T₂WI 轴位
1.钩椎关节；2.关节突关节

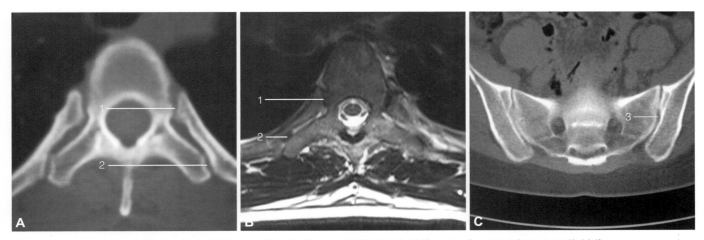

图 1.2.3-3　A. 成人胸椎 CT 图像轴位；B. 成人胸椎 MRI 图像 T₂WI 轴位；C. 成人骶尾部 CT 图像轴位
1.肋椎关节；2.肋横突关节；3.骶髂关节

1.3　椎管内结构

椎管

- 椎管为一骨及纤维性管道，由颈、胸和腰椎体的椎孔和骶骨的骶管连成，上接枕骨大孔与颅腔相通，下达骶管裂孔
- 椎管前壁为椎体后面、椎间盘后缘和覆盖二者的后纵韧带，后壁为椎板和黄韧带
- 椎管两侧壁为椎弓根内面和椎间孔
- 椎管骶段由骶椎的椎孔连成，为骨性管道
- 椎管内容有脊髓、脊髓被膜、脊神经根、血管及少量结缔组织等
- 构成椎管壁的任何结构发生病变，如椎体骨质增生、椎间盘突出以及黄韧带肥厚等因素均可使椎管变形或变窄，压迫其内容物而引起一系列症状。

脊髓概述

- 脊髓位于椎管内，全长 40～45cm，呈前后略扁的圆柱形，上端在枕骨大孔处与延髓相续，下端逐渐变细呈圆锥形，称为脊髓圆锥
- 成人圆锥末端平第 1 腰椎下缘水平，新生儿圆锥末端可达第 3 腰椎
- 脊髓圆锥下缘续为无神经组织的终丝，其末端止于尾骨的背面
- 腰、骶、尾部的脊神经前后根在椎管内下行，围绕在终丝的周围称马尾。

脊髓节段

- 脊髓的两侧连有 31 对脊神经，每对脊神经所连的一段脊髓，称脊髓节段
- 脊髓可分为相应的 31 个节段，即颈髓 8 节、胸髓 12 节、腰髓 5 节、骶髓 5 节和 1 节尾髓
- 胚胎 4 个月左右，由于脊柱生长速度较脊髓快，使脊髓短于脊柱，导致脊髓节段与椎骨的序数不完全对应，脊髓节段的位置高于相应的椎骨。

成人脊髓节段的推算方法

- 上颈髓节（C_{1-4}）大致与同序数椎骨相对应
- 下颈髓节（C_{5-8}）和上胸髓节（T_{1-4}）比同序数椎骨高 1 个椎体

- 中胸髓节（T_{5-8}）比同序数椎骨高 2 个椎体
- 下胸髓节（T_{9-12}）比同序数椎骨高 3 个椎体
- 全部腰髓节在第 10～11 胸椎高度
- 骶髓节和尾髓节约在第 12 胸椎和第 1 腰椎高度。

脊髓组成

- 脊髓表面有 6 条纵形的沟。位于脊髓前面正中较深的沟称前正中裂。后面正中较浅的沟称后正中沟。两对外侧沟位于脊髓的前外侧和后外侧，分别称前外侧沟和后外侧沟，沟内分别连有脊神经的前根和后根
- 脊髓内部由灰质和白质构成
- 在脊髓横断面上，灰质位于中央，由于含水量较白质高，T_2WI 呈蝶形或"H"形稍高信号，其中心有中央管。中央管前后的横条灰质称灰联合，将左右两半灰质联在一起。灰质的每一半由前角和后角组成
- 脊髓的白质位于外周，T_2WI 呈稍低信号，主要由上行（感觉）和下行（运动）有髓鞘神经纤维组成，分为前索、侧索和后索三部分
- 前索位于前外侧沟的内侧，主要为下行纤维束，如皮质脊髓前束、顶盖脊髓束、内侧纵束和前庭脊髓束。两侧前索以白质前联合相互结合
- 侧索位于脊髓的侧方前外侧沟和后侧沟之间，有上行和下行传导束。上行传导束有脊髓丘脑束和脊髓小脑束。下行传导束有皮质脊髓侧束（亦称锥体束）和红核脊髓束
- 后索位于后外侧沟的内侧，主要为上行传导束。颈部脊髓的后索分为内侧的薄束和外侧的楔束。

脊髓被膜

- 脊髓的表面有三层被膜，对脊髓起着营养、支持和保护作用
- 外层为硬脊膜，由致密结缔组织构成，厚而坚韧，形成一长筒状的硬脊膜囊
- 硬脊膜与椎骨骨膜之间的间隙为硬膜外腔，由富于脂肪的疏松结缔组织和椎管内静脉丛填充
- 中层为蛛网膜，紧贴于硬脊膜的深面，由结缔组

织构成，菲薄透明，无血管，向上直接延续为脑的蛛网膜

- 蛛网膜与其外面的硬脊膜之间有一潜在的腔隙，为硬膜下腔，内有少量液体
- 内层为软脊膜，紧贴于脊髓的表面，为一层富于血管的结缔组织膜
- 蛛网膜与其深面的软脊膜之间的腔隙叫做蛛网膜下腔，该腔向上经枕骨大孔与颅内的蛛网膜下腔相通，向下达第2骶椎，腔内充以脑脊液，脊髓和脊神经根皆浸于其中
- 由于脊髓的末端仅达第1腰椎下缘，故第1腰椎至第2骶椎之间的蛛网膜下腔相对扩大，称为终池。终池内有腰骶部脊神经根构成的马尾和终丝
- 在脊神经前、后根之间，软脊膜形成齿状韧带，其尖端附着于蛛网膜及硬脊膜，起固定脊髓的作用。

脊神经概述

- 脊神经自脊髓发出，经椎间孔出椎管，分布于躯干和四肢。脊神经共31对，即颈神经8对、胸神经12对、腰神经5对、骶神经5对和尾神经1对。

脊神经的组成及走行

- 每对脊神经借前根和后根与脊髓相连，前根属运动性，后根属感觉性，二者在椎间孔处合成一条脊神经干，它既含感觉纤维又含运动纤维，为混合性的
- 后根在椎间孔附近形成椭圆形膨大，称脊神经节
- 第1颈神经干通过寰椎与枕骨之间离开椎管，第2~7颈神经干都通过同序数颈椎上方的椎间孔穿出椎管，第8颈神经干通过第7颈椎下方的椎间孔穿出，12对胸神经干和5对腰神经干都通过同序数椎骨下方的椎间孔穿出，第1~4骶神经通过同序数的骶前、后孔穿出，第5骶神经和尾神经由骶管裂孔穿出
- 由于脊髓短而椎管长，所以各节段的脊神经根在椎管内走行的方向和长短不同。颈神经根较短，行程近水平，胸神经根斜行向下，而腰骶部神经根则较长，在椎管内近乎垂直下行，并形成马尾

- 脊神经干很短，出椎间孔后立即分为脊膜支（窦椎神经）、前支、后支和交通支
- 脊膜支细小，经椎间孔返回椎管，分布于脊髓的被膜、椎骨血管和韧带
- 前支粗大，是混合性的，分布于躯体腹侧和四肢的肌肉和皮肤。前支中除 T_{2-12} 保持分节状态，依次分布于肋间肌、腹肌和胸腹部皮肤外，其余前支都互相交织成丛，由丛再分支分布于所支配的区域
- 后支较细，是混合性的，经相邻椎骨横突之间向后行走（骶部的出骶后孔），都有肌支和皮支分布于项、背及腰骶部深层的肌和枕、项、背、腰、臀部的皮肤，其分布有明显的节段性。腰神经后支分为内侧支和外侧支。内侧支细小，经横突下方向后，分布于腰椎棘突附近的短肌与长肌。在腰椎骨质增生患者，可因横突附近软组织骨化，压迫此支而引起腰痛
- 交通支为连于脊神经与交感干之间的细支。其中发自脊神经连至交感干的称为白交通支；而来自交感干连于每条脊神经的称为灰交通支。

脊神经皮肤分布

- 脊神经在皮肤上的分布有一定的节段性，这在躯干部较为明显，即一个节段的脊神经的后根和前根，支配着身体一定节段的皮肤感觉和肌肉运动
- 临床上根据出现感觉障碍的皮肤节段，可作出脊神经或脊髓损伤的定位诊断
- 上、下两节段脊神经支配的范围互相重叠，即某一肌群可同时接受上、下二条脊神经根的支配，所以一条脊神经根的损伤，并不至于使它所支配的皮肤感觉或肌肉运动完全丧失
- 神经丛有颈丛、臂丛、腰丛和骶丛4组。

颈丛

- 颈丛由第1~4颈神经的前支构成，位于胸锁乳突肌上部的深方，中斜角肌和肩胛提肌起端的前方
- 分支有浅支和深支
- 浅支亦称颈丛皮支，由胸锁乳突肌后缘中点附近穿出，位置表浅，是颈部皮肤浸润麻醉的一个阻滞点

- 颈丛深支主要支配颈部深肌、肩胛提肌、舌骨下肌群和膈。

臂丛

- 臂丛由第 5 ~ 8 颈神经前支和第 1 胸神经前支的大部分组成，经斜角肌间隙穿出，行于锁骨下动脉后上方，经锁骨后方进入腋窝
- 组成臂丛的神经根先合成上、中、下三个干，每个干在锁骨上方或后方又分为前、后两股，由上、中干的前股合成外侧束，下干前股自成内侧束，三干后股汇合成后束
- 臂丛在锁骨中点后方比较集中，位置表浅，常作为臂丛阻滞麻醉的部位。

腰丛

- 腰丛由第 12 胸神经前支的一部分、第 1 ~ 3 腰神经前支和第 4 腰神经前支的一部分组成
- 腰丛位于腰大肌深面，除发出肌支支配髂腰肌和腰方肌外，还发出髂腹下神经、髂腹股沟神经、股外侧皮神经、股神经、闭孔神经和生殖股神经分布于腹股沟区及大腿的前部和内侧部。

骶丛

- 骶丛由腰骶干（$L_{4、5}$）以及全部骶神经和尾神经的前支组成

- 位于盆腔内，在骶骨及梨状肌前面，髂内动脉后方
- 骶丛分支分布于盆壁、臀部、会阴、股后部、小腿以及足肌和皮肤
- 主要分支有臀上神经、臀下神经、股后皮神经和坐骨神经。

参考文献

1. Bican O, Minagar A, Pruitt AA. The spinal cord: a review of functional neuroanatomy. Neurol Clin, 2013, 31(1):1-18.
2. Cho TA. Spinal cord functional anatomy. Continuum (MinneapMinn), 2015, 21(1 Spinal Cord Disorders):13-35.
3. Hendrix P, Griessenauer CJ, Cohen-Adad J, et al. Spinal diffusion tensor imaging: a comprehensive review with emphasis on spinal cord anatomy and clinical applications. Clin Anat, 2015, 28(1):88-95.
4. Wheeler-Kingshott CA, Stroman PW, Schwab JM, et al. The current state-of-the-art of spinal cord imaging: applications. Neuroimage, 2014, 84:1082-1093.
5. Stroman PW, Wheeler-Kingshott C, Bacon M, et al. The current state-of-the-art of spinal cord imaging: methods. Neuroimage, 2014, 84:1070-1081.
6. 陈仲强, 刘忠军, 党耕町.脊柱外科学.北京: 人民卫生出版社, 2013.
7. 郭世绂.临床骨科解剖学.天津: 天津科学技术出版社, 1988.

（马永强　田　帅）

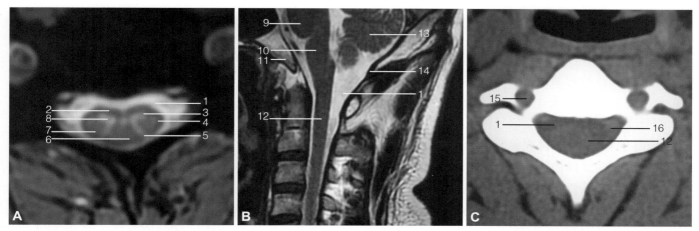

图 1.3.1-1 A. 成人颈椎 MRI 图像 T₂WI 轴位；B. 成人寰枢椎 MRI 图像 T₂WI 矢状位；C. 成人颈椎 CT 图像轴位
1. 蛛网膜下腔；2. 脊髓前索；3. 脊髓前角；4. 脊髓侧索；5. 脊髓后角；6. 脊髓后索；7. 脊髓白质；8. 脊髓灰质；9. 脑桥；10. 延髓；11. 斜坡；12. 脊髓；13. 小脑；14. 枕骨大孔后缘；15. 椎动脉；16. 椎管

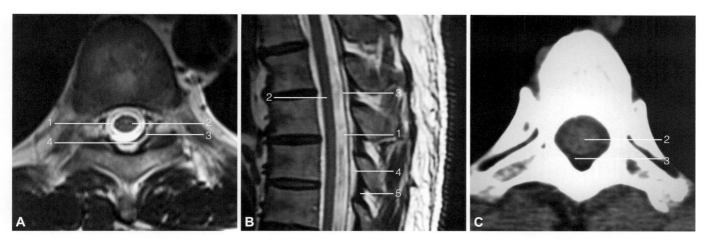

图 1.3.1-2 A. 成人胸椎 MRI 图像 T₂WI 轴位；B. 成人胸椎 MRI 图像 T₂WI 矢状位；C. 成人胸椎 CT 图像轴位
1. 蛛网膜下腔；2. 脊髓；3. 脊膜；4. 硬膜外间隙；5. 黄韧带

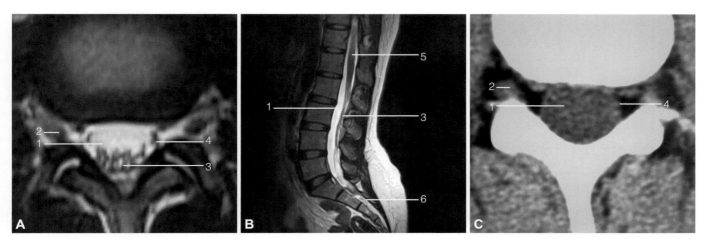

图 1.3.1-3 A. 成人腰椎 MRI 图像 T₂WI 轴位；B. 成人腰椎 MRI 图像 T₂WI 矢状位；C. 成人腰椎 CT 图像轴位
1. 蛛网膜下腔；2. 神经根；3. 马尾神经；4. 脊膜；5. 脊髓圆锥；6. 终丝

1.4 脊柱血供

脊柱的动脉血供

- 向椎骨供应血液的动脉为节段动脉
- 自上向下在颈段主要由椎动脉、甲状颈干和肋颈干的分支供血
- 在胸段由肋间后动脉供血
- 在腰段由腰动脉供血
- 在骶尾段由骶外侧动脉和骶中动脉供血
- 向椎骨供应血液的动脉为节段动脉，自上向下在颈段主要由椎动脉、甲状颈干和肋颈干的分支供血，在胸段由肋间后动脉供血，在腰段由腰动脉供血，在骶尾段由骶外侧动脉和骶中动脉供血。

颈段脊柱的动脉

- 主要由椎动脉、甲状颈干和肋颈干的分支供应，均起自同侧锁骨下动脉
- 这些动脉的分支在颈长肌的内侧缘形成一条纵行动脉链，上方达寰椎椎弓的前结节，下方与胸椎的动脉吻合，供应颈椎体的前面与侧面
- 在颈椎椎间孔外面，椎动脉的背支供应椎体的后面与侧面，这些动脉也相互吻合。

胸段脊柱的动脉

- T_{1-2} 由甲状腺下动脉、椎动脉和最上肋间动脉发出分支配布
- T_{3-12} 由第 3 ~ 11 肋间后动脉和肋下动脉发出分支配布
- 椎弓外面的营养动脉多从上关节突根部后而进入。

腰段脊柱的动脉

- 主要由 4 对腰动脉供应，骶中动脉发出的第 5 对腰动脉和髂腰动脉腰支发出的脊支分布于 L_5
- 腰动脉自腹主动脉后壁发出后，贴附于前纵韧带，沿腰椎体中部向后外侧走行，沿途分支进入椎体前方，营养椎体
- 腰动脉行至椎间孔前缘时先后分出前、中、后三支，即脊前支、横突前支和背侧支。

骶尾段脊柱的动脉

- 骶骨的动脉来自骶中动脉和骶外侧动脉
- 骶中动脉分布于骶椎前面直至尾骨尖，发出分支进入骶前孔，发出背侧支从骶后孔穿出分布于骶骨后面
- 骶外侧动脉发出分支向上参与横突前吻合链
- 上述节段动脉发出脊支沿脊神经腹面进入椎间孔（肋间后动脉和腰动脉的脊支发自它们的后支），脊支动脉入椎间孔后又分成三支：背侧支动脉、中间支动脉、腹侧支动脉。

背侧支动脉

- 主要为椎弓根、椎板、横突和棘突等提供所需的血液
- 还为硬脊膜和硬膜外腔的组织提供所需的血液
- 上、下脊支动脉的背侧支互相吻合，并伴随于椎内静脉丛的后侧。

中间支动脉

- 供应包括脊神经根在内的硬膜所需的血液
- 并可随神经根穿至硬膜内为脊髓供应血液。

腹侧支动脉

- 供应椎体、硬脊膜前外侧部和硬膜外腔的组织所需血液
- 它与上、下脊动脉的腹侧支互相吻合，并伴随于椎内静脉丛的前侧
- 典型的腹侧支动脉分为升、降二终支，分别向上、向下斜行，至两相邻椎体后面的中心，在后纵韧带的深面穿椎体后面进入椎体
- 故每一椎体从后方接受 4 个动脉，每侧二支，上下各一。成人椎体的动脉不达椎间盘，但在婴幼儿，则穿经椎体上下端的软骨板向邻近的椎间盘供应血液。成人该血管闭锁萎缩。

脊髓的动脉血供

- 脊髓的动脉有两个来源，即椎动脉和节段性动脉。

椎动脉发出的脊髓前动脉和脊髓后动脉在下行过程中，不断得到节段性动脉分支的增补，以保障脊髓足够的血液供应

- 左、右脊髓前动脉在延髓腹侧合成一干，沿前正中裂下行至脊髓末端。脊髓前动脉行至第 5 颈椎下方开始由节段性动脉发支补充加强
- 脊髓后动脉自椎动脉发出后，绕延髓两侧向后走行，沿脊神经后根两侧下行，直至脊髓末端。一般在第 5 颈节的下方开始有节段性动脉补充和加强
- 脊髓前、后动脉之间借环绕脊髓表面的吻合支互相交通，形成动脉冠，由动脉冠再发分支进入脊髓内部。脊髓前动脉的分支主要分布于脊髓前角、侧角、灰质联合、后角基部、前索和侧索。脊髓后动脉的分支则分布于脊髓后角的其余部分、后索和侧索后部
- 由于脊髓动脉的来源不同，有些节段因两个来源的动脉吻合薄弱，血液供应不够充分，容易使脊髓受到缺血损害，称为危险区，如第 1~4 胸节（特别是第 4 胸节）和第 1 腰节的腹侧面。

脊柱的静脉

- 脊椎静脉广泛吻合成丛，分为椎管内静脉丛和椎管外静脉丛两大部分。共同特点：无瓣膜，血液可双向流动；同一段血管粗细不均，局部膨大呈串珠状；不与动脉紧密伴行。

椎管内静脉丛

- 位于硬膜腔内，贴附椎管前、后壁，周围填充丰富的脂肪组织
- 可分为椎管内前静脉丛和椎管内后静脉丛两部分，各有两条纵行的静脉，分别为前窦和后窦
- 椎管内静脉前丛位于椎管腹侧面，是椎静脉系的主要组成部分，静脉数目多而致密。前丛中有两条弓形的纵形血管，贯穿椎管全长；横行吻合支数目多，排列极致密
- 椎管内静脉后丛位于椎弓和黄韧带腹侧的硬膜外脂肪内，静脉稀疏，多无规律可循。横行吻合支数量少，规律性不强
- 前窦分布于后纵韧带两侧，有 1~2 横支于椎体后面穿越后纵韧带深面将两侧吻合成网，椎体内静脉即汇入横支内
- 后窦排列于椎弓和黄韧带前面、中线两侧，右横支相连成网并穿过左、右黄韧带之间，有丰富的吻合支，收集脊髓来的根静脉
- 吻合网向椎间孔汇集成椎间静脉出椎间孔，向外开口于椎静脉、肋间后静脉、腰静脉和骶外侧静脉。

椎管外静脉丛

- 以横突为界分为椎管外前静脉丛和椎管外后静脉丛
- 椎管外前静脉丛收集椎体及前纵韧带的静脉，位于椎体的前外侧面，与椎管内静脉交通
- 椎管外后静脉丛收集椎弓后面诸结构的静脉，位于椎板后方，围绕棘突和关节突，与椎管内静脉丛交通
- 椎管外静脉丛以颈段最发达，其次为骶骨前面，它们汇流入椎静脉、肋间后静脉、腰静脉、骶正中静脉和骶外侧静脉。

参考文献

1. Bosmia AN, Hogan E, Loukas M, et al. Blood supply to the human spinal cord: part I. Anatomy and hemodynamics. Clin Anat, 2015, 28(1):52-64.

（马永强 田 帅）

1.5 脊柱区肌肉

脊柱区肌肉概述

- 脊柱区包括脊柱及其周围的软组织，自上而下可分为项部、背部、腰部和骶尾部。脊柱区的肌肉由浅入深可分为四层：第一层为斜方肌和背阔肌；第二层在项部有夹肌和肩胛提肌，在背部有菱形肌和上、下后锯肌；第三层为竖脊肌和横突棘肌；第四层包括项部的椎枕肌群和腰背部深层的一些小肌。

夹肌

- 夹肌起自项韧带下部和上位胸椎棘突，肌纤维斜向外上方，分为二部：头夹肌和颈夹肌
- 头夹肌在胸锁乳突肌上端的深面，止于乳突下部和上项线的外侧部
- 颈夹肌在头夹肌的外侧和下方，止于上位三个椎骨的横突
- 一侧夹肌收缩使头转向同侧，双侧收缩使头颈后仰。二肌均由第 2~5 颈神经后支的外侧支支配。

上、下后锯肌

- 上后锯肌位于菱形肌深面，起于项韧带下部、第 6、7 颈椎和第 1、2 胸椎棘突，肌纤维斜向外下方，止于第 2~5 肋骨肋角的外侧面，作用为上提肋骨以助吸气
- 下后锯肌位于背阔肌中部的深面，借腱膜起自下位 2 个胸椎棘突及上位 2 个腰椎棘突，肌纤维斜向外上方，止于下 4 肋骨肋角外面，作用是下拉肋骨向后，并固定肋骨，协助膈的吸气运动
- 以上二肌均受肋间神经支配。

腰上三角和腰下三角

- 腰上三角由下后锯肌、腹内斜肌与竖脊肌所围成
- 如果下后锯肌与腹内斜肌在第 12 肋的附着点不相互衔接，则第 12 肋亦参与构成一边
- 三角的底为腹横肌腱膜，顶为背阔肌所覆盖
- 腰上三角为腹的后壁的薄弱点之一，腹膜后脓肿可自此三角穿破，腹腔内容物有时也可从此处突出，形成腰疝

- 腰下三角由背阔肌、腹外斜肌与髂嵴围成
- 三角的底为腹内斜肌，表面无肌层覆盖，为腹后壁的一个薄弱区
- 腹膜后脓肿可从此处穿破，但形成疝的机会较少。

竖脊肌

- 竖脊肌为脊柱后方的长肌，下起骶骨背面，上达枕骨后方，填于棘突与肋角之间的沟内
- 它以总腱起自骶骨背面、腰椎棘突、髂嵴后部和胸腰筋膜，向上分为三部：外侧为髂肋肌止于肋角；中间为最长肌止于横突及其附近肋骨；内侧为棘肌止于棘突
- 各肌还有一系列副起点发出的小肌束参与：髂肋肌的附加小肌束起于髂嵴、肋角和颈椎横突；最长肌的小肌束起于骶骨、肋角和全部横突；棘肌的小肌束起于胸椎和颈椎的棘突
- 竖脊肌两侧同时收缩可使脊柱后伸，是维持人体直立姿势的重要结构，故又名竖躯干肌。一侧竖脊肌收缩，可使躯干向同侧侧屈
- 竖脊肌受全部脊神经后支支配。

横突棘肌

- 横突棘肌由多个斜肌束组成，排列于由骶骨至枕骨的整个脊柱的背面，为竖脊肌所掩盖
- 肌束起自下位椎骨的横突，斜向内上方，跨越 1~6 个椎骨不等，止于棘突
- 由浅而深可分为三层：浅层为半棘肌，肌纤维较长而直，斜跨 4~6 个椎骨，位于背部和项部，其中头半棘肌向上附着于枕骨上项线以下的骨面；中层为多裂肌，肌纤维短而略斜，斜跨 2~4 个椎骨；深层为回旋肌，肌纤维最短，只斜跨一个椎骨
- 两侧横突棘肌收缩，可使躯干后伸，单侧收缩可使躯干向同侧侧屈并转向对侧
- 横突棘肌受全部脊神经后支支配。

椎枕肌群和枕下三角

- 椎枕肌群位于枕骨的下方，寰、枢椎的后方，头

半棘肌的深面，作用于寰枕及寰枢关节，包括头后大、小直肌和头上、下斜肌4肌

- 头后大直肌呈三角形，起自枢椎棘突，止于下项线的外侧部
- 头后小直肌亦呈三角形，较小，居内侧，起自寰椎后结节，止于下项线内侧部
- 两肌作用相同，一侧收缩头转向对侧，两肌收缩使头后仰
- 头上斜肌起自寰椎横突，斜向内上方，止于枕骨下项线上方的骨面，一侧收缩使头转向对侧并向同侧侧屈，两侧收缩使头后仰
- 头下斜肌起自枢椎棘突，斜向外上方，止于寰椎横突。一侧收缩使头转向同侧并屈，两侧收缩使头后仰
- 椎枕肌受枕下神经（第1颈神经后支）支配
- 由椎枕肌群围成的三角区，称枕下三角。头后大、小直肌构成其内侧界，头上、下斜肌分别构成其外上和外下界
- 三角的深处有寰椎后弓，并有椎动脉、第一颈神

经和小静脉行于脂肪和纤维组织中。

深层短肌

- 在腰背部深层有一些短小的肌，它们位于邻位椎骨之间
- 在相邻的棘突之间有棘突间肌，成对，以颈部最明显
- 在相邻的横突之间有横突间肌，颈部和腰部比较发达
- 此外，在横突和肋骨之间有肋提肌，仅位于背部，上8对较短为肋短提肌，下4对较长，跨过一肋，为肋长提肌，其作用为上提肋骨以助吸气
- 深层短肌均受脊神经后支支配。

参考文献

1. Bogduk N. Functional anatomy of the spine. Handb Clin Neurol, 2016, 136:675-688.

（马永强　田　帅）

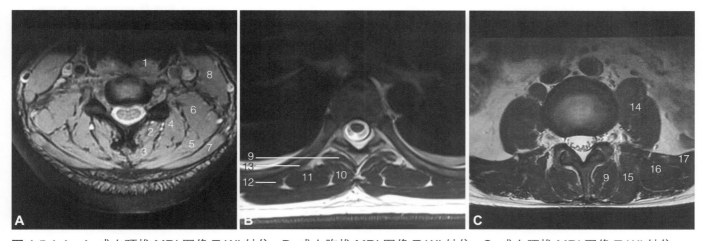

图1.5.1-1 A.成人颈椎MRI图像T₂WI轴位；B.成人胸椎MRI图像T₂WI轴位；C.成人腰椎MRI图像T₂WI轴位
1.颈长肌；2.颈棘肌；3.颈半棘肌；4.头半棘肌；5.头夹肌；6.肩胛提肌；7.斜方肌；8.胸锁乳突肌；9.多裂肌；10.胸棘肌；11.胸最长肌；12.大菱形肌；13.胸髂肋肌；14.腰大肌；15.最长肌；16.腰髂肋肌；17.腰方肌

1.6 影像检查

1.6.1 X 线 (X-Ray)

概述

- 骨与软组织之间存在良好的自然对比，因此 X 线平片为脊椎疾病的首选检查
- 脊柱区 X 线检查主要观察脊柱的骨性结构及脊柱的稳定性
- 脊柱区 X 线检查有多种投照体位，如正位、侧位、斜位、伸屈位、开口位等，应根据需要重点观察的结构，选择合适的投照体位。

颈椎

- 正位
  - 仰卧位或立位投照，身体正中矢状面对准照射野中线，头稍后仰
  - 观察 C_{3-7} 椎体、钩椎关节、椎间隙、椎弓根
- 开口位
  - 仰卧位投照，投照时受检者尽量张大口，头上仰
  - 用于观察寰枢椎及寰枢关节、齿突位置及骨质情况
- 侧位
  - 立位投照，身体正中矢状面平行于摄影架面板
  - 用于观察颈椎曲度、顺列、椎体形态、椎间隙、关节突关节、棘突及椎前软组织情况，并进行寰齿前间距、椎管前后径的测量
- 斜位
  - 立位投照，身体冠状面与摄影架呈角约 45°
  - 用于观察椎间孔及周围钩椎关节、关节突关节、椎弓根，判断有无椎间孔狭窄
- 过伸过屈位
  - 用于观察颈椎活动范围，判断有无颈椎不稳
  - 椎体前后移位距离＞3.5mm 提示不稳。

胸椎

- 正位
  - 观察椎体、椎间隙、椎弓根、椎旁软组织情况

- 侧位
  - 观察胸椎曲度、顺列、椎体形态、椎间隙、关节突关节、椎管及椎间孔。

腰椎

- 正位
  - 观察椎体、椎间隙、关节突关节、横突、椎弓根及椎旁软组织
  - L_4、L_5 椎体两侧椎板可能不愈合，出现隐裂或游离棘突，适宜在正位观察
- 侧位
  - 观察腰椎曲度、顺列、椎体、椎间隙、棘突、椎间孔、关节突关节
  - 进行椎管前后径测量、判断有无骨性椎管狭窄
- 斜位
  - 仰卧位或立位投照，身体冠状面与摄影架呈角 35°～40°
  - 观察椎弓峡部、上下关节突关节
  - 椎弓 X 线投影似 "小狗"，同侧横突为狗嘴，椎弓根为狗眼，上关节突为狗耳，下关节突为狗前腿，椎弓峡部为狗颈
- 过伸过屈位
  - 用于观察腰椎活动及腰椎不稳
  - 椎体前后移位＞3mm 提示腰椎不稳。

骶尾椎

- 正位
  - 观察骶骨体、两侧骶骨翼、骶前孔
  - 易于观察骶椎隐裂，常见于 S_1，有时可见游离棘突
- 侧位
  - 观察骶尾椎曲度、顺列及椎体骨质
  - 可进行腰骶角测量，腰骶角为骶骨上缘延长线与水平线的夹角，正常约 34°（卧位），角度明显增大提示脊柱不稳。

全脊柱

- 立位投照
- 正位及侧位分别观察有无脊柱侧弯畸形及脊柱生理曲度情况。

参考文献

1. 荣独山. X线诊断学, 2版. 上海: 上海科学技术出版社, 2000.
2. Muto M, Giurazza F, Guarnieri G, et al. Neuroimaging of Spinal Instability. Magn Reson Imaging Clin N Am 2016; 24: 485–494.
3. Panjabi MM, White AA. Basic biomechanics of the spine. Neurosurgery 1980: 76-93.
4. 靳激扬, 滕皋军. 影像诊断应用解剖基础. 北京: 人民军医出版社. 2007. 44-50.
5. 李萌, 李建明. 医学影像技术学(X线摄影技术卷). 北京: 人民卫生出版社, 2011.

（陈　民）

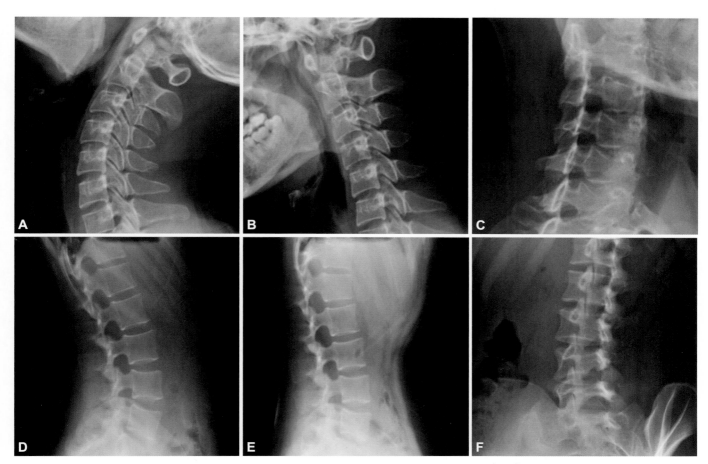

图 **1.6.1-1**　A、B. 为颈椎过伸、过屈位, 用于观察颈椎稳定性; C. 为颈椎斜位, 显示颈椎椎间孔; D、E. 为腰椎过伸、过屈位; F 为腰椎斜位, 主要观察腰椎椎弓峡部

1.6.2 CT
(Computer tomography)

CT 常规检查方法

- CT 平扫
  - 常规 CT 检查为横断面扫描，一般采用仰卧位，主要显示骨性结构和软组织结构
  - 为了更好地观察脊柱平扫影像，骨结构、椎间盘、硬膜囊、脊髓及椎旁软组织，应用软组织窗、骨窗分别观察
  - 三维图像处理可获得高质量的多方位重建图像，有效观察椎间盘、椎体及附件骨质、椎间孔、脊柱韧带、椎管形态及其病变情况。

CT 增强

- 为静脉注射水溶性碘造影剂后再进行扫描的方法
- 可用于观察椎体、附件骨质破坏后病变组织增强情况、周围软组织侵犯范围及程度，对于肿瘤、炎症的诊断、鉴别诊断有一定作用
- 可用于观察脊柱病变、畸形与周围血管关系，为手术提供重要的术前参考。

CT 重建

- 多平面重建（multi-planar reformation, MPR）
  - 扫描范围内所有的轴位图像叠加起来再对感兴趣的组织结构进行冠状、矢状位或任意角度重建
  - 能够任意角度重建 MPR 图像，可以很好地显示椎间盘病变，不受脊柱侧弯、生理曲度变化影响
  - 多方位 MPR 图像对椎管形态的观察更加直观，对椎管椎体肿瘤的观察更加全面直观
  - 矢状位、冠状位 MPR 可完整显示椎体的边缘轮廓及骨质情况，对椎体及附件骨折的观察更加全面，碎骨片对椎管的影响一目了然
  - 清楚显示完整的椎弓椎板，再结合斜矢状位 MPR 图像，对腰椎滑脱者可清楚显示滑脱的程度及有无椎弓断裂和小关节病变
  - 重建图像可以完整地显示钙化的前后纵韧带、黄韧带、项韧带；可多角度观察软组织病变的空间结构关系
  - 缺点是难以显示复杂的空间结构关系

- 曲面重组（curved planar reformation, CPR）
  - 一种特殊的多平面重组方式，根据感兴趣器官、组织的走行方向描画曲线，在图像中显示弯曲组织、器官的全长
  - 由于颈胸腰椎均有一定的曲度，常规冠状位重建图像很难在同一平面显示所有椎体，沿椎体中心、椎体后缘及椎管分别行 CPR 可以较好地显示脊柱的冠状位情况
  - 在脊柱侧弯患者可以较好地显示椎管形态

- 三维重建
  - 脊柱容积重组再现（volume rendering technique, VRT）

- 可选择性选定多个 CT 阈值，并通过调整遮盖、透明度及颜色逼真地再现容积图像，是一种创建彩色图像的方式
- 能清晰显示脊柱的轮廓形态、椎体及附件，且线条柔和，层次分明，立体感强，尤如标本一般
- 通过调整不同组织 CT 值阈值范围，用 VRT 图像可以显示周边软组织结构，为诊断提供更多信息
  - 表面遮盖显示（shaded surface display, SSD）

- 通过确定感兴趣区所要显示结构的实际密度所包含的最高和最低 CT 值，设定最高和最低阈值水平，将阈值范围内的连续性像素构筑成单个的三维结构模型，因此 SSD 能较好地显示表面轮廓
- 但 SSD 对深部结构微小骨折不及 MPR 及薄层 MIP 敏感，无法在组织密度方面进行细微区分，对脊柱疾病一般只显示骨骼成分
  - 最大密度投影（maximum intensity projection, MIP）

- 是在三维显示图上对每条射线上的最高密度进行编码，无 CT 阈值选择
- 在脊柱病变中显示效果大致同 X 线片，但可以旋转多方位观察

- 薄层 MIP 可以很好地显示椎体、附件骨质结构，且有一定的立体感，主要用于观察脊柱术后金属钉位置及走行方向。

参考文献

1. Bush CH, Kalen V. Three-dimensional computed tomography in the assessment of congenital scoliosis. Skeletal Radiol, 1999, 28:627-632.

2. Newton PO, Hahn GW, Fricha KB, et al. Utility of three-dimensional computed tomography reconstructions with operative findings in congenital scoliosis. Spine, 2003, 28:2531-2534.

（曾祥柱）

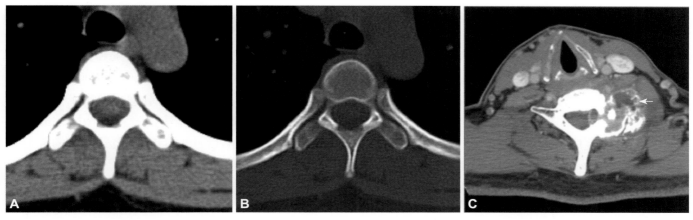

图 1.6.2-1　A. CT 横断位平扫软组织窗，在此窗上观察脊柱椎间盘、硬膜囊、脊髓及椎旁软组织；B. CT 横断位平扫骨窗，在此窗上观察脊柱骨质结构；C. CT 横断位增强，观察椎体、附件骨质破坏后病变组织（箭）增强情况、周围软组织侵犯范围及程度

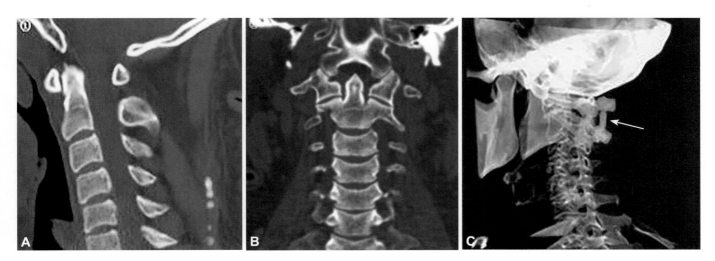

图 1.6.2-2　A. CT 矢状位重建和 B. CT 冠状位重建。脊柱矢状位、冠状位 MPR 可完整显示椎体的边缘轮廓及骨质情况，对椎体、附件细节观察更加全面，对椎管结构的观察更加准确；C. 颈椎术后 MIP 重建图像，能清晰显示内固钉（箭）走行

1.6.3 MR
(Magnetic resonance)

平扫矢状位

- T₁、T₂ 加权像：均采用快速自旋回波序列（FSE/TSE），由于成像速度快，是脊柱及脊髓成像的基本序列

- T₂ 脂肪抑制序列：由于椎体随着年龄的增长，骨髓内的脂肪含量也增多，红骨髓转化为黄骨髓，表现为 MR 图像上骨髓弥漫性或局灶性的 T₂ 信号增高，而病变常常表现为 T₂ 高或稍高信号，因此脂肪信号抑制后，能够更加突出骨髓病变的信号，提高了 MR 成像的敏感性。在中老年脊柱成像中尤为重要

- 短 T₁ 反转恢复序列（STIR）是基于脂肪组织短 T₁ 特性选择短反转 TI 时间（脂肪 TI 值的 69%），抑制效果明显。其场强不受限，主要用于颈部扫描。

平扫横断位

- T₂ 加权成像：主要采用梯度回波序列（扰相梯度回波 SPGR/ 快速小角度激发 FLASH）扫描

- 梯度回波序列扫描时间更短，能够更好地显示脊髓内灰白质对比及硬膜囊结构，能更清晰地显示髓内病变。同时可以减少椎管内脑脊液的搏动伪影。

平扫冠状位

- 临床较少应用，主要用于寰枢椎区病变，观察寰枢椎解剖位置关系。当病变沿脊柱长轴上下蔓延时，加扫冠状位可全面观察病变累及的范围。

MR 增强

- 在 MRI 成像时，脊柱骨皮质为低信号，骨松质在 T₁ 脂肪抑制序列上为低信号，因此，这样可以突出病变的强化程度，显示较 CT 更清晰精确

- 临床上常用的 MRI 造影剂是顺磁性增强剂 Gd-DTPA，可以通过观察强化的程度来推测病变的血液供应状态以及良恶性情况

- 一般情况下，病变的恶性程度越高，强化越明显，

血管源性病变强化明显，囊性病变内部无强化，炎性病变也有不同程度的强化

- 使用 MRI 增强，配合使用脂肪抑制技术，病变的强化呈高信号。

MR 动态增强成像（DCE-MRI）

- DCE-MRI 是在团注对比剂的前、中、后进行快速连续扫描，可以描述对比剂进入和排出肿瘤区域的血流动力学过程

- MR 强化最明显的部位选取感兴趣区，直接得出病变部位的时间 - 信号强度曲线 (time-intensity curve, TIC)，随后选取 TIC 变化最显著的部分测得相应部位的最大下降斜率和最大上升斜率等，最初的 TIC 可转化为相应部位对比剂的时间 - 浓度曲线。

磁共振脊髓造影（MRM）

- 利用重 T₂ 加权序列结合脂肪抑制技术，使背景信号减低，脑脊液信号更加突出，获得高质量的蛛网膜下腔影像，勾画出脊髓、圆锥、马尾、神经根以及神经根袖等结构

- 除了观察椎管内的结构外，MRM 可显示椎管外较长的脊神经节段，对于显示臂丛神经和腰神经的细节和走行较好

- MRM 主要用于观察病变与神经根关系以及外伤后神经根的损伤以及神经根的先天变异等方面。

三维成像序列

- 像常规序列一样，三维成像序列包括 T₁ 加权序列（MPRAGE/SPGR）和 T₂ 加权序列（SPACE）

- 其共同的优点是空间分辨力增加，能够更好地显示病变的细节，同时通过三维重建软件可以进行任意角度和方向的重建。可以按照病变需要对病变部位进行多角度的分析，更好地显示病变，还可以达到在同一层面内显示全脊柱椎体和脊髓的效果。临床上在某些病变情况下，例如严重的脊

柱畸形时，可以使用三维成像序列扫描以提高对解剖细节的显示能力，提供更加全面的信息。

参考文献

1. Schlemmer HP, Schafer J, Pfannenberg C, et al. Fast whole-bodyassessment of metastatic disease using a novel magnetic resonanceimaging system: initial experiences. Invest Radiol. 2005; 40(2):64-71.

2. Chen WT, Shih TT, Chen RC. Bloodperfusion of vertebral lesions evaluatedwith gadolinium-enhanced dynamic MRI:in comparison with compression fractureand metastasis. J Magn Reson Imaging, 2002, 15(3): 308- 314.

（曾祥柱）

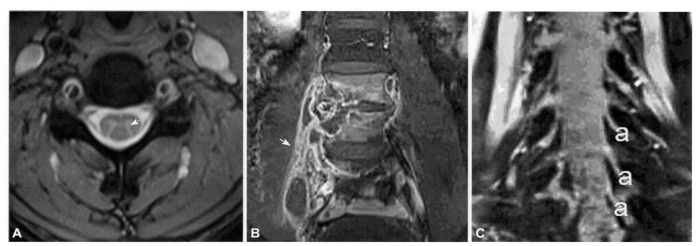

图 1.6.3-1　A. 颈椎横断位 T₂ 加权：采用 GRE 序列的 FLASH 2D T₂ 加权成像，可以清晰地显示脊髓内灰质的"蝴蝶"形态（箭）；B. 腰椎结核患者，T₁ 加权增强扫描图像，可以显示椎体本身病变和椎旁脓肿（箭）；C. MRM 成像：显示神经根的走行与形态（图中 a 为脊神经根）

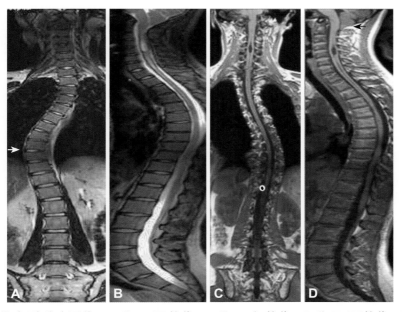

图 1.6.3-2　脊柱 MR 三维序列重建图像。A 为 T₂ 冠状位；B 为 T₂ 矢状位；C 为 T₁ 冠状位；D 为 T₁ 矢状位图像。胸椎以 T₉ 为中心向右侧侧弯（箭），Chiari 畸形（小脑扁桃体下疝）（箭）伴颈段脊髓空洞，寰枕融合畸形

1.6.4 超声 (Ultrasound)

概述

- 超声成像是利用超声波的物理特性和人体组织声学参数进行的成像技术
- 超声具有简单、快速、可移动等优点，尤其适合于术中探测
- 超声还可对某些脊柱疾病的诊断和治疗提供补充信息
- 术中超声可以显示椎管内情况，有助于指导手术和实时评价手术效果
- 脊柱的超声检查可用于以下几方面
  - 椎间盘突出
  - 椎管狭窄
  - 椎管内肿瘤
  - 脊柱结核及结核旁脓肿
  - 先天性脊柱裂
  - 椎管手术中肿瘤、异物定位
  - 经皮腰椎间盘髓核切除术中监护
  - 椎管手术后疗效的评价。

脊柱检查时探头的选择

- 经腹侧扫查腰椎，宜选用 3.5MHz 凸阵或扇扫探头
- 经背侧扫查腰椎，宜选用 3.5MHz 或 5.0MHz 线阵探头
- 扫查颈椎，宜选用 5.0MHz 或 7.5MHz 线阵探头。

脊柱的 B 超检查方法及正常声像图特征

经腹侧扫查腰椎

- 适用于体型瘦小、腹肌松弛的患者
- 患者仰卧，双下肢屈曲，腹肌放松
- 纵切面扫查
  - 探头纵向置于腹中线
  - 声像图上可显示腹主动脉、下腔静脉、椎体前缘、前纵韧带、椎间盘及椎间盘后方的椎管
  - 探头向两侧移动可观察腰大肌
  - 可测量椎体及椎间盘的厚度、椎管前后径
- 横切面扫查
  - 可以测量椎管的矢状径及面积、黄韧带的厚度等
  - 横切面扫查可观察结构如下
    - ①腹主动脉

      为无回声液性暗区，有明显搏动
    - ②椎间盘

      正常椎间盘周围纤维环呈中等回声

      髓核稍偏后，为圆形中等回声或强回声光团，边界清楚

      椎间盘上、下软骨板呈无回声区
    - ③后纵韧带

      位于椎管前壁，呈横形强回声光带
    - ④硬膜囊

      理想情况下硬膜囊为完整的圆形、椭圆形或三角形回声结构，内为无回声暗区

      在儿童，超声可显示硬膜囊内的马尾神经，并可见搏动
    - ⑤黄韧带

      呈强回声光带，为椎管后壁
    - ⑥椎管

      腰椎椎管呈三角形或椭圆形，多为无回声暗区，其内为马尾神经

      椎管前壁为后纵韧带，后壁为黄韧带，两侧为椎板。

经背侧扫查腰椎

- 适用于体型肥胖、腹肌紧张的患者
- 患者俯卧位
- 纵切面扫查
  - 探头纵置于椎旁即棘突两侧，后正中线旁约 1.5cm 处，探头倾斜 15°
  - 声束经竖脊肌，两侧上、下椎板间的间隙进入
  - 可显示 3 ~ 5 个节段的腰椎椎管
  - 纵切面可观察的结构如下
    - ①竖脊肌

      呈中等回声，位于皮下，肌纤维呈相互平行

的回声结构

②椎板

呈斜行强回声光带，回声后方伴声影

相邻上、下椎板的强回声光带呈叠瓦状排列

③黄韧带

位于上、下椎板之间，呈纵行的强回声光带

相邻椎间隙黄韧带排列呈破折号状，两者之间为椎板

④后纵韧带

位于椎管前方，为椎管的前壁，亦呈纵行的强回声光带

⑤椎管

黄韧带和后纵韧带间为纤维性椎管，内为脊髓或马尾神经

在婴幼儿，脊椎的发育尚不完善，椎管内脊髓及马尾神经能清晰显示，实时超声可见搏动

- 横切面扫查
  - 探头横向置于棘突间
  - 声束穿棘突间的韧带及椎板之间的间隙进入椎管
  - 屈曲位时，腰椎棘突间间隙加大，有利于显示椎管
  - 声像图上显示下列结构：皮肤、皮下组织、棘上韧带、棘间韧带、黄韧带、椎管、后纵韧带。

扫查颈椎

- 受检查者取坐位或仰卧位
  - 仰卧位时，颈后仰，肩部垫枕易于检查
- 探头位置
  - 先纵向置于气管两侧进行纵向扫描，以确定检查的平面
  - 后探头横向置于气管两侧，将气管轻轻推向一侧进行扫查
- 声像图上显示下列结构
  - 甲状腺、气管或食管、颈动脉、颈静脉、前纵韧带。

临床应用

腰椎间盘突出的声像图表现

- 经腹侧扫查

- 椎管内硬膜前方出现强光团回声或低回声团，形状可不规则
- 硬膜囊前方或前外侧受压变形

- 经背侧扫查
  - 相应病变节段出现局限性椎管狭窄，内径变小
  - "三重密度"回声征象：除椎板和椎体的强回声光带外，椎管内靠近椎体侧可见硬膜外腔椎间盘碎片和髓核组织呈形态各异的较强回声和低回声，形成所谓"三重密度"回声征象。

腰椎椎管狭窄的声像图表现

- 腰椎管形态不规则，管腔变窄
- 部分患者可见局部管壁向腔内凸出或黄韧带肥厚
- 腰椎管矢状径小于 10mm，腰椎管横径小于 15mm
- 腰椎管侧隐窝矢状径小于 5mm，或较同水平对侧的侧隐窝矢状径小 2mm 以上

椎管内肿瘤的声像图表现

- 椎管内肿瘤经体表探测诊断较困难
- 术中超声可协助区分髓内及髓外肿瘤，可在切除椎弓后用 7.5 ~ 10MHz 探头探测
- 椎管内硬膜外肿瘤
  - 多表现为椎管内边缘较清楚的实质性高回声或低回声病灶
  - 有时为局限性无回声区
- 椎管内髓外硬膜下肿瘤
  - 椎管强回声环增大
  - 神经鞘瘤及神经纤维瘤呈均匀中等回声或低回声，脊膜瘤呈强回声
  - 脊髓受压变形或马尾神经移位，动脉性搏动消失
- 髓内肿瘤
  - 神经胶质瘤，表现为脊髓局限性肿大，中央管回声消失，内部回声紊乱，增强或减弱
  - 室管膜瘤和星形细胞瘤有时可见中央管扩张。

脊膜、脊髓脊膜膨出的声像图表现

- 好发于腰骶部、颈后部
- 肿物呈圆形或椭圆形无回声或低回声，有较光整的壁，突向皮下

- 肿物基底部可见低回声管状结构，通过脊柱裂与椎管内相通
- 不同的时间肿物大小可有变化
- 囊内含有脊髓及神经时，呈不完全无回声，可见回声较高的神经组织。

脊柱结核、寒性脓肿的声像图表现

- 脊柱结核
  - 边缘型最多见，破坏位于椎体终板下，易累及间盘，腰椎结核多属此型
  - 病变椎体出现不同程度的破坏表现，椎体前缘塌陷，形成向后凹陷，高度变小，椎体皮质变薄，边缘毛糙
  - 骨膜与骨皮质间积脓存在时，可显示无回声分离暗区
  - 椎间盘回声消失呈无回声，椎间隙表现出不同程度的狭窄
- 寒性脓肿
  - 多位于腰大肌鞘内
  - 外形不一，可呈圆形、梭形或不规则形，边界不清，脓腔壁厚
  - 内部回声早期呈低回声或混合性回声
  - 病程较长者，内部渐呈无回声区，其间回声杂乱，见散在细小强回声点或强回声斑及索条状强回声
  - 加压可见强回声点或强回声斑缓慢移动。

脊柱手术中的超声检查

- 手术时切除椎板后，可获得高质量的脊髓及蛛网膜下腔的图像
- 用生理盐水作透声窗可消除脊髓图像上的近场伪像，扩大脊髓与声场的交界面，不直接接触脊髓，避免对其损伤
- 目前，超声检查已被临床用于协助部分脊柱手术

的术中观察及手术效果实时评价中，举例如下

- Chiari 畸形手术
  - 可评价观察颅颈交界区的脑脊液动力学、小脑扁桃体的运动程度、颅颈交界区蛛网膜下腔空间及颅后窝容积等
  - 能够帮助临床医生更为客观地评价手术效果
  - 可降低因过度减压导致术后并发症增加的风险和术后恢复时间延长的风险
  - 同时降低因减压不充分造成症状不能缓解、需二次手术的风险
- 脊柱及椎管内肿瘤手术
  - 术中超声能帮助判断脊髓肿瘤的切缘和切除程度
  - 可精确描述肿瘤在硬脊膜下的位置、剪开硬脊膜的位置及大小、椎板切除或半椎板切除范围等
  - 能对不同肿瘤进行鉴别诊断，提高手术的精确性，减少手术并发症
- 椎管狭窄手术
  - 术中超声可实时监测脊髓形态变化及减压情况
  - 术中超声可获得清晰的脊髓和蛛网膜下腔图像，为避免医源性脊髓损伤提供影像学依据。

参考文献

1. 段承祥. 脊柱影像学. 北京：化学工业出版社, 2007: 43-46.
2. Harel R, Knoller N. Intraoperative spine ultrasound: application and benefits. Eur Spine J. 2016, 25(3): 865-869.
3. Darrieutort-Laffite C, Hamel O, Glémarec J, et al. Ultrasonography of the lumbar spine: sonoanatomy and practical applications. Joint Bone Spine. 2014, 81(2): 130-136.
4. 孙丽娜. 脊椎疾病的超声诊断. 中外健康文摘. 2012, 9(9): 39-40.
5. 赵海军, 范涛. 术中超声在脊髓脊柱手术中的应用. 中国微侵袭神经外科杂志. 2016, 21(6): 286-288.

（郭　歌　李美娇）

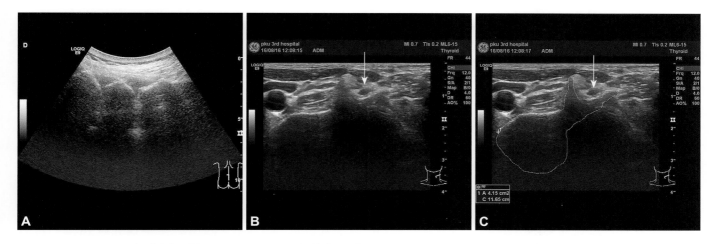

图 1.6.4-1　A. 腰骶部背侧纵断面扫查，显示腰椎棘突依次排列，沿棘突间隙，深方椎管可见；B、C. 左颈部前方横断面声像图，显示 C₆ 椎体前缘、横突及横突末端的前后结节（见图 C 点线描计区，椎体后缘及横突后缘因骨骼产生的声影遮挡，声像图无法显示，点线描计为虚拟描计，为了便于理解）。前后结节间的低回声为 C₆ 神经根断面（箭）

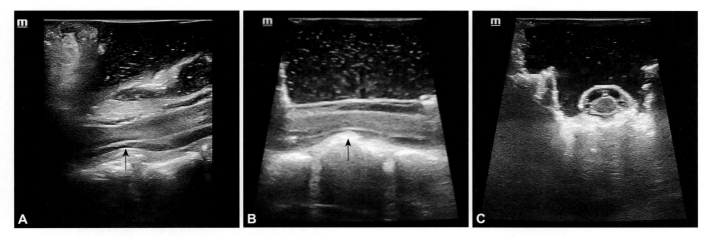

图 1.6.4-2　A、B. 分别为颈椎、腰椎间盘突出术中超声。椎板切除后，颈椎、腰椎背侧纵断面扫查，显示生理盐水深方的椎管内结构、椎体及局部突出的椎间盘（箭），局部硬膜囊及脊髓受压；C. 腰椎管狭窄术中超声。椎板切除后，腰椎背侧横断面扫查，生理盐水深方椎管内结构清晰显示

（本页图片来自北医三院超声科，感谢崔立刚主任对本书撰写的支持，感谢崔立刚主任提供图片）

1.6.5 骨放射性核素检查
(Radionuclide Examination of Bone)

概述

- 骨扫描通过观察骨显像剂局部浓聚或缺损来进行病变的定位、定性诊断
- 可分为静态显像、动态显像及融合显像，临床常用的骨扫描检查主要有全身骨扫描、三时相骨显像等
- 最常用的骨显像剂是 $^{99}Tc^m$-MDP。

骨扫描基本原理

- 骨组织的无机成分（羟基磷灰石晶体）能够充分吸附骨显像剂，有机成分（胶原等）也能结合小部分骨显像剂
- 静脉注射骨显像剂后，骨显像剂随血流逐渐沉积于骨内，再利用放射性核素显像仪器体外探测骨显像剂发射出来的 γ 射线，经计算机处理成全身或局部骨影像，即可实现骨显像，以用于临床诊断
- 骨显像剂局部浓聚或缺损，取决于局部骨血流量和局部骨代谢水平
  - 局部血流量大，骨盐代谢水平高、成骨活跃时，骨显像剂浓聚，可见于儿童骨骺、骨折修复、炎症、成骨性骨转移等
  - 局部血流量小，骨盐代谢水平低或发生溶骨反应时，骨显像剂缺损，可见于骨梗死、溶骨性骨转移等。

显像方法及显像剂

- 骨显像方法可分为：平面显像、断层显像、融合显像，常用显像仪器包括 γ 照相机、SPECT、SPECT/CT 等
- 平面显像包括静态骨显像和动态骨显像
  - 静态骨显像又可分为局部骨显像和全身骨显像两类
  - 动态骨显像又可分为三时相动态骨显像和四时相动态骨显像两类
- 断层显像相比平面显像，具有避免解剖重叠、空

间分辨率高、可三维重建的优点，是平面显像的有效补充
- 融合显像，如 SPECT/CT，一次检查可同时获得某部位的核素功能显像、CT 解剖图像及两者的融合图像，结合了 CT 空间、密度分辨率高和核素功能成像两者的优点
- 骨显像剂为 $^{99}Tc^m$ 标记的磷酸盐和膦酸盐，目前临床最常用的骨显像剂为 $^{99}Tc^m$- 亚甲基二膦酸盐（$^{99}Tc^m$-MDP），其半衰期约 6.02h，注射后 $50\% \sim 60\%$ 沉积于骨，剩余骨显像剂主要经肾排出体外。

骨扫描适应证

- 早期发现恶性肿瘤患者是否有骨转移瘤
- 原发性骨肿瘤的检出及疗效评价
- 早期发现骨关节炎症，如结核、脊髓炎等
- 检出 X 线阴性的应力性骨折、细微骨折
- 代谢性疾病的诊断和疗效评价
- 缺血性骨病的诊断和血供评价
- 评价骨病变治疗后效果，如移植骨成活情况，假体是否松动或感染。

全身骨显像的检查方法和正常、异常表现

- 检查方法
  - 静脉注射 $^{99}Tc^m$-MDP，注射量为成人 $20 \sim 25mCi$，儿童 $250\mu Ci/kg$ 且不低于 2mCi
  - 注射后嘱患者 2h 内饮水 $1000 \sim 1500ml$，注射后 $3 \sim 4h$ 后排空膀胱（注意避免尿液污染衣物和身体），仰卧于扫描床上
  - 常规采集前位和后位图像，采集矩阵 256×1024（全身连续扫描）或 256×256（全身分段扫描），全身连续扫描的采集速度 $10 \sim 20cm/min$，全身分段扫描采集范围为颅顶至脚尖，每部位采集 2 分钟以上，采集完毕后自动拼成全身的前位及后位图像
  - 根据全身骨显像图像，可酌情补做局部骨显像、

特殊体位显像、断层显像
- 成人全身骨显像正常表现
  - 全身骨骼显像清晰，放射性分布左右对称
  - 松质骨如扁平骨、长骨干骺端显像剂分布较多，而密质骨如长骨骨干显像剂分布较少
  - 双肾及膀胱显影
- 儿童全身骨显像正常表现
  - 全身骨代谢旺盛，放射性分布左右对称
  - 骨骺及干骺端可见明显的显像剂分布
- 全身骨显像的异常表现
  - 放射性异常浓聚：可见于骨肿瘤、炎症、代谢性骨病、组织修复等情况
  - 放射性异常缺损：可见于迅速进展未及成骨的恶性骨肿瘤、溶骨性骨肿瘤、骨坏死早期、激素治疗或放疗后
  - 骨外异常浓聚：骨化性肌炎、转移性钙化、软组织炎症、充血水肿、软组织肉瘤、转移瘤及一些良性肿瘤。

三时相骨显像的检查方法和正常表现

- 检查方法：静脉"弹丸式"注射 $^{99}Tc^m$-MDP 后，依次采集血流相、血池相、延迟相三个时相骨显像
  - 血流相："弹丸式"注射 $^{99}Tc^m$-MDP 20～25mCi 后，立即以 3～5s/帧的速度连续采集 60s，可动态观察大血管显影情况和软组织灌注情况
  - 血池相：注射后 1～2min，以 30～60s/帧的速度采集，主要用于观察软组织灌注情况
  - 延迟相：注射后 2～4h 的静态显像，主要用于观察局部骨骼的代谢情况，此时软组织显影淡
- 三时相骨显像的正常表现
  - 血流相：注射骨显像剂数秒后，局部大动脉显影，两侧对称；随后软组织逐渐显影，骨骼不

显影
  - 血池相：大血管持续可见，软组织轮廓清晰，两侧对称、分布均匀，骨骼显影不清晰
  - 延迟相：相当于静态骨显像，软组织显像消退，骨骼显影清晰
- 三时相骨显像的异常表现
  - 血流相：放射性增强可见于急性骨髓炎、恶性骨肿瘤等局部早期血流灌注增加的疾病；放射性减低可见于骨坏死、骨梗死等早期血流灌注减低的疾病
  - 血池相：放射性增强可见于急性骨髓炎、蜂窝织炎等局部组织充血的疾病，放射性减低见于组织血供减低的情况
  - 延迟相：同静态骨显像。

葡萄糖代谢显像

- 显像剂：^{18}F-FDG。
- 原理：肿瘤细胞葡萄糖无氧酵解活动增加，细胞表面葡萄糖转运蛋白过度表达。^{18}F-FDG 静脉注射后经葡萄糖转运蛋白进入肿瘤细胞，在己糖激酶作用下转换为 ^{18}F-FDG-6-P 滞留在细胞内，从而使肿瘤显影。

参考文献

1. 吴颂红.影像核医学.西安：第四军医大学出版社,.2008: 95-99.
2. 汪静.核医学诊断设备及其应用.西安：第四军医大学出版社,2013: 177-183.
3. 林景辉.核医学.北京：北京医科大学出版社,2002: 146-153.
4. 靳建卉.骨科临床与相关技术操作常规.天津：天津科学技术出版社,2005: 277-282.

（李美娇 宋 乐）

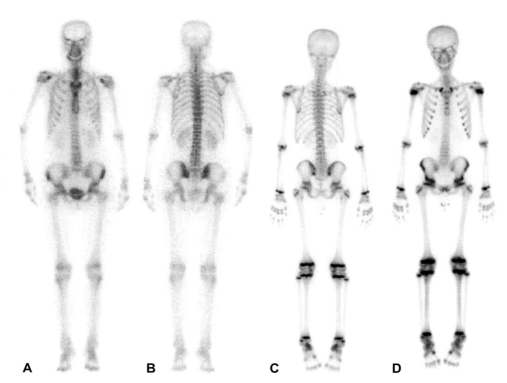

图 1.6.5-1 全身骨显像正常表现（图 A、B 为成人，图 C、D 为儿童）。A. 前位；B. 后位，全身骨显像清晰，骨结构基本对称，全身诸骨未见明显异常放射性分布区；C. 前位；D. 后位，全身骨显像清晰，骨结构基本对称，骨骺及干骺端可见明显显像剂分布，全身诸骨未见明显异常放射性分布区

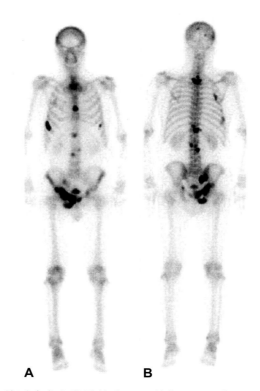

图 1.6.5-2 男，67 岁，全身骨显像前列腺癌多发骨转移。A. 前位；B. 后位，全身骨显像清晰，骨结构基本对称，颅骨、胸骨、脊柱、右侧肩胛骨、双侧多根肋骨、骨盆可见多发异常放射性浓聚灶

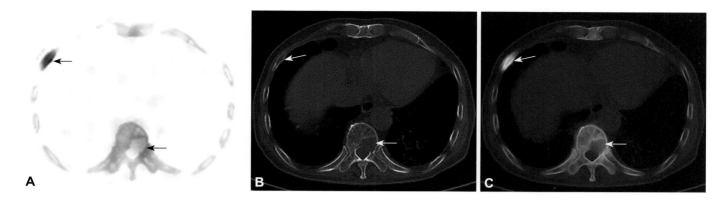

图 1.6.5-3　男，82 岁，肺癌多发骨转移 SPECT/CT 图像。A. 断层骨显像示右侧第 6 肋骨放射性浓聚灶（箭），第 10 胸椎放射性减低区（箭）；B. CT 骨窗同层图像，肋骨及胸椎病变均为溶骨性破坏；C. 融合图像，病变定位和代谢评价更准确

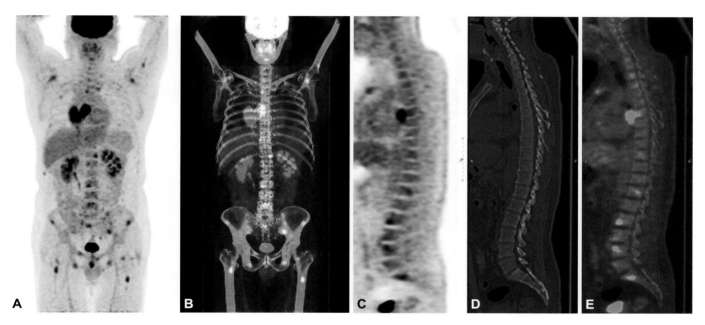

图 1.6.5-4　男，53 岁，小细胞肺癌多发骨转移 18F-FDG PET/CT 图像。A. 最大密度投影（MIP）正面 PET 图像；B. 正面 PET/CT 融合图像显示右肺、纵隔、全身骨多发放射性浓聚灶；C. 矢状面 PET 图像；D. 矢状面 CT 图像；E. 矢状面 PET/CT 融合图像示脊柱、胸骨多发放射性浓聚灶，而 CT 未见明确骨质破坏

先天发育及遗传性疾病

2.1 神经系统发育异常

2.1.1 Chiari 畸形 /Arnold–Chiari 畸形 (Arnold-Chiari malformation)

概述

- Chiari 畸形 /Arnold-Chiari 畸形又称小脑扁桃体下疝畸形、阿 - 基畸形、Arnold-Chiari 综合征、基底压迹综合征等。是胚胎早期神经管发育不全引起的一组出生缺陷性疾病，确切病因目前尚不清楚
- 发病率为 0.1%～0.8%，男女比为 2：3
- 孕期应用叶酸会降低发病率。

临床特点

- 一般无症状，严重的小脑扁桃体下疝会压迫舌咽神经、迷走神经、副脊神经、舌下神经这四对脑神经引起压迫症状
- 病程进展缓慢，首发症状常为手部感觉减退或肌肉萎缩无力，神经损害包括感觉、运动障碍及自主神经功能损害
- 小脑扁桃体下疝程度与临床症状严重程度不一定相关
- 常合并扁平颅底、先天性延髓下疝、脊柱侧弯畸形、Charcot 关节等畸形。

病理

- Chiari 畸形通常合并脊髓空洞
- Chiari 畸形有不同程度的脑脊液流通障碍，并可引起脑积水
- 根据解剖结构改变情况，分四型，临床大部分为 Chiari Ⅰ 型
  - Chiari Ⅰ 型为原发性小脑扁桃体下移到枕骨大孔平面以下且≥5mm，疝入颈椎管腔，但无脑脊膜膨出
  - Chiari Ⅱ 型为延髓、小脑下部和四脑室下疝到颈椎管腔
  - Chiari Ⅲ 型为在 Chiari Ⅱ 型基础上伴后枕部或上颈部小脑膨出
  - Chiari Ⅳ 型为重度小脑发育不良，但不伴脑组织下移，此型罕见。

影像学

- 检查方法的优势
  - X 线可观察颅底、上颈椎骨结构变化，如合并颅底凹陷、扁平颅底、寰枕融合等畸形
  - CT 三维重建可进一步观察颅底及寰枢椎骨结构，可显示体积缩小的后颅窝、寰椎发育异常等改变
  - MRI 可观察神经系统的异常改变
- 各型特点
  - Chiari Ⅰ 型：小脑扁桃体下移超过枕骨大孔前后端连线 5mm 以上，小脑扁桃体尖端正常的钝圆形形态消失，呈舌状或钉状
  - Chiari Ⅱ 型：小脑扁桃体下疝至枕骨大孔以下；四脑室、小脑蚓部、延髓、脑桥变形，大部分或全部疝入椎管内；中脑导水管狭窄、继发梗阻积水；脊髓空洞症
  - Chiari Ⅲ 型：在 Chiari Ⅱ 型基础上伴后枕部或上颈部小脑膨出
  - Chiari Ⅳ 型：可见小脑严重发育不良，但不伴脑组织下移。

鉴别诊断

- 需与颅内占位性病变所致的小脑扁桃体下疝鉴别。

诊断要点

- 小脑扁桃体经枕骨大孔疝入颈椎管内，常合并脊髓空洞
- 部分可合并颅底、枕骨大孔区畸形及脊髓脊膜膨出改变
- MRI 为诊断 Chiari 畸形的金标准。

治疗及预后

- 产前叶酸补充可预防 Chiari 畸形
- Chiari 畸形患者症状轻微时积极治疗，预后较好
- 小脑扁桃体下疝程度轻同时不伴脊髓空洞者可定

期随访

• 小脑扁桃体下疝程度明显伴或不伴脊髓空洞、神经损害者可行手术治疗。

参考文献

1. 柏树令.系统解剖学.北京:人民卫生出版社,2001.
2. 高元桂.磁共振成像诊断学.北京:人民军医出版社,2004.
3. 杨富明,王宁,杨遇春 等.颅底陷入症的诊断与分型.中华神经外科杂志.1991(02):14-15+80.
4. Schaaf CP, Goin-Kochel RP, Nowell KP. Expanding the clinical spectrum of the 16p11, 2 chromosomal rearrangements: three patients with syringomyelia. European Journal of Human Genetics, 2011, 19(2): 152-156.
5. Leslie A, Camilla E, Stephen S. Chiari Type I Malformation in a Pediatric Population. Pediatric Neurology, 2009, 40(6): 449-454.
6. Manoj K, Ram K, Arti S. Correlation of Diffusion Tensor Imaging Metrics with Neurocognitive Function in Chiari I Malformation. World Neurosurg, 2011, 76(1): 189-194.
7. Mihorat TH, Chou MW, Trinidad EM, et al. Chiari malformation redefined: clinical and radiographic findings for 364symptomatic patients. Neurosurgery, 1999, 45(6):1497.

（韩嵩博）

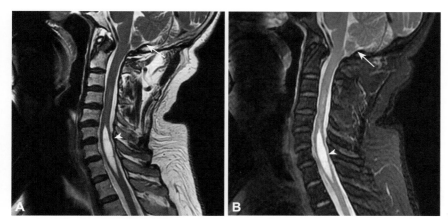

图 2.1.1-1 男，58 岁，Chiari 畸形。A. 为 T₂ 矢状位图像；B. 为 T₂ 矢状位抑脂序列图像。显示小脑蚓部位于枕骨大孔以下 4mm（箭）。齿突高位及颈脊髓空洞症（箭头）

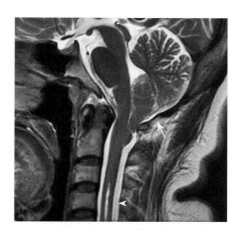

图 2.1.1-2 女，42 岁，Chiari 畸形。T₂ 矢状位图像显示小脑扁桃体下移至枕骨大孔水平以下约 15mm（箭）同时显示合并颈脊髓空洞症（箭头）

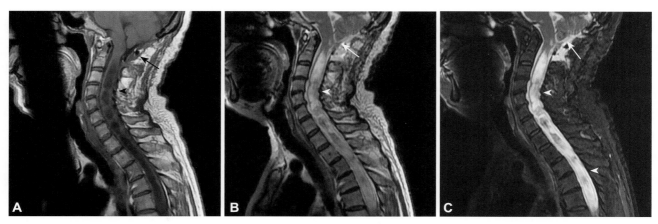

图 2.1.1-3 女，52 岁，Ⅱ型 Chiari 畸形。A. T₁ 矢状位图像；B. T₂ 矢状位图像；C. T₂ 矢状位抑脂序列图像。显示小脑扁桃体下缘低于枕骨大孔连线约 8.8mm，脑干并部分四脑室降入枕骨大孔以下（箭）。同时显示颈脊髓空洞症（箭头）

2.1.2 神经纤维瘤病 1 型
(Neurofibromatosis type 1)

概述

- 神经纤维瘤病是最常见的遗传性神经皮肤综合征，主要累及神经系统、皮肤、眼和骨骼系统
- 分为神经纤维瘤病 1 型（NF1）和 2 型（NF2）
- NF1 为常染色体显性遗传
- NF1 占整个神经纤维瘤病的 90%，发病率为 1/3000 ~ 1/5000。

临床特点

- 咖啡牛奶斑为最早期表现
- 还可有视力丧失、巨头畸形、脊柱后侧凸等表现
- 凡符合以下两条或两条以上表现者可诊断为神经纤维瘤病 1 型
  - 1 个丛状神经瘤或神经纤维瘤 ≥2 个
  - 牛奶咖啡斑 ≥6 个（青春期前最大径超过 5mm，成人最大径超过 15mm）
  - 色素沉着性虹膜错构瘤 ≥2 个（特征性改变）
  - 多发腋部或腹股沟雀斑
  - 视神经胶质瘤
  - 特征性骨改变，如蝶骨大翼发育不全、假性关节病、先天性长骨弯曲、飘带状肋骨等
  - 一级亲属患有神经纤维瘤病 1 型
- 可合并其他恶性肿瘤，如黑色素瘤、白血病、嗜铬细胞瘤等。

病理

- NF1 系基因缺陷使神经嵴细胞发育异常导致的多系统损害
- 有关基因位于染色体 17q11.2，由其编码的神经纤维瘤蛋白是 *RAS* 原癌基因负性调节因子，在基因失活后导致组织增生、肿瘤发生
- 神经纤维瘤对相邻骨骼的侵蚀、压迫，中胚层发育不全及内分泌紊乱可能是产生骨骼改变的原因之一。

影像学

- 视神经胶质瘤
  - 是该病最常见的中枢神经系统肿瘤
  - 常累及视交叉，表现为视神经增粗、扭曲；T_1WI 呈低或等信号，T_2WI 为高信号，增强扫描有不同程度强化
- 丛状神经纤维瘤
  - 沿周围神经轴分布的多发性扭曲、蠕虫样肿块，T_1WI 为中等信号，T_2WI 呈明显高信号，增强扫描不同程度强化
- 椎管内多发神经纤维瘤
  - 多位于髓外硬膜下腔，可经椎间孔向椎管外哑铃状生长，T_1WI 呈等或低信号，T_2WI 为高信号，增强扫描明显强化
- 椎管内硬脊膜发育不良的相关表现
  - 和硬脊膜下脑脊液搏动的长期作用有关
  - 椎体后缘可形成特征性的花边样改变
  - 还可表现为硬膜囊扩大、椎间孔扩大，脊膜通过椎间孔向两侧膨出
- 颅脑病灶
  - 70% ~ 90% 的儿童可见颅脑病灶，呈局灶性 T_2WI 高信号，可累及小脑白质、苍白球、丘脑、脑干，无占位效应
  - 10 岁后病灶数量和体积减小，成人罕见
- 骨骼系统特征性改变包括
  - 蝶骨翼发育不全，颞叶向前突向眼眶，眼球外突，中颅窝扩大
  - 脊柱侧凸或后凸侧弯，特征性累及 4 ~ 6 个椎体节段
  - 椎体后缘扇贝样凹陷，棘突、横突和椎弓根发育不良，椎间孔扩大
  - 肋骨飘带样改变
  - 长骨弯曲、长骨小坑状侵蚀、胫骨和腓骨假关节等。

鉴别诊断

- 结节性硬化
  - 常染色体显性遗传、多系统受累
  - 皮损为口鼻三角区对称蝶形皮脂腺瘤
  - 神经系统受累可有癫痫、智能减退等表现，头颅 CT 可见颅内多发钙化，眼科检查于视盘附近见虫卵样钙化
  - 骨骼改变以骨质硬化为主要表现，可合并脊柱裂或多指（趾）畸形
  - 可合并肾或其他内脏肿瘤
- McCune-Albright 综合征
  - 可有皮肤咖啡斑及骨骼受累
  - 皮损为皮肤大片咖啡样色素沉着
  - 骨骼受累以骨纤维发育异常为主，骨皮质变薄，易发现病理性骨折
  - 多合并内分泌疾病如甲状腺功能亢进、性早熟、Cushing 综合征等。

诊断要点

- NF1 临床表现为多发咖啡牛奶斑、视力损害、色素沉着性虹膜错构瘤、丛状神经纤维瘤病及家族遗传史等
- NF1 超过 50% 病例合并骨骼改变
- NF1 的骨骼改变常见于长骨、肋骨及脊柱，表现为长骨弯曲和假关节形成、肋骨铅笔样改变、脊柱侧凸或后凸侧弯（短节段）、椎间孔扩大、椎体后缘扇贝样改变等
- MRI 是 NF1 的最佳影像检查方法，视神经胶质瘤、丛状神经纤维瘤、儿童期 T_2WI 局灶高信号区为诊断要点。

治疗及预后

- 保守观察；视神经瘤等颅内及椎管内肿瘤、瘤体较大发生压迫症状以及有恶变者可手术治疗，术后易出现复发
- 部分患者可用化疗或放疗；皮肤病变可考虑激光治疗，疼痛严重可予阵痛药物，癫痫发作者可用抗癫痫药治疗
- 脊柱严重畸形或有症状时可考虑脊柱融合。

参考文献

1. Feldman DS, Jordan C, Fonseca L. Orthopaedic manifestations of neurofibromatosis type 1. J Am Acad Orthop Surg. 2010, 18(6): 346-357.
2. Ferner RE, Gutmann DH. Neurofibromatosis type 1 (NF1): diagnosis and management. Handb Clin Neurol, 2013, 115: 939-955.

（郭　歌）

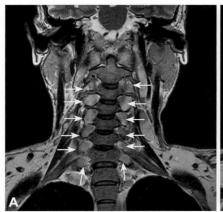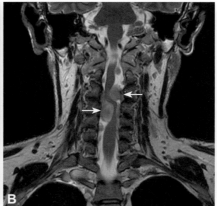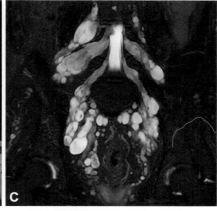

图 2.1.2-1　男，39 岁，神经纤维瘤病 1 型。A、B. 颈椎 MR T_2WI 冠状位，示颈椎椎管内髓外硬膜下及双侧椎间孔外多发结节状稍长 T_2 信号（箭），边界清晰，继发椎管狭窄，脊髓受压，双侧椎间孔扩大；C. 腰骶椎 MR 冠状位，示沿神经分布的多发结节状长 T_2 信号影

2.1.3 神经纤维瘤病 2 型
(Neurofibromatosis type 2)

概述

- 神经纤维瘤病 2 型罕见，为常染色体显性遗传疾病
- 发病率为 1/25000 ~ 1/30000
- 常表现为早期耳鸣、听力丧失，也可表现为其他脑神经症状
- 影像检查发现双侧听神经瘤可直接做出该病诊断
- 其他神经系统肿瘤或病变也可见于神经纤维瘤病 2 型患者。

临床特点

- 常在 10 ~ 40 岁出现耳鸣、听力丧失
- 可伴其他脑神经症状
- 60% ~ 80% 的青少年有后晶状体白斑
- 皮肤异常改变较神经纤维瘤病 1 型少见
- 临床分为两型
  - Wishart 型：早发型，成年前进展迅速，临床表现更严重
  - Gardner 型：晚发型，临床表现较轻
- 诊断标准
  - 双侧听神经瘤
  - 一级亲属患有此病加上单侧听神经瘤
  - 至少具有两种下列病变：神经纤维瘤、脑（脊）膜瘤、胶质瘤、神经鞘瘤和晶状体后包膜下混浊。

病理

- 神经纤维瘤病 2 型为常染色体显性遗传病，基因位于染色体 22q
- 该基因编码 Merlin 蛋白，有连接细胞骨架和细胞膜的功能，同时该基因也是抑癌基因
- 基因突变导致神经纤维瘤病 2 型的多种病理改变
- 常见有听神经瘤、神经纤维瘤、脑（脊）膜瘤、胶质瘤、神经鞘瘤、脊髓室管膜瘤等。

影像学

- 影像方法的选择
  - X 线无特征性骨改变，故诊断意义不大
  - CT 及 MRI 有助于发现听神经瘤及其他神经系统肿瘤或病变
  - MRI 平扫 + 增强为该病首选检查方式
- 脑部肿瘤及病变
  - 听神经鞘瘤：双侧听神经鞘瘤最常见，此时可直接做出该病诊断
  - 三叉神经及其他脑神经瘤也不少见
  - 脑膜瘤：通常多发，偶见高信号密度钙化灶，可导致周围明显水肿
  - 非肿瘤性颅内钙化：如广泛脉络丛钙化，大脑皮质及脑室内衬钙化
- 脊髓肿瘤
  - 髓内肿瘤最常见的是室管膜瘤，少数为星形细胞瘤
  - 髓外硬膜下可有脊神经鞘瘤、脊膜瘤、神经纤维瘤。

鉴别诊断

- 发生于桥小脑角区的肿瘤
  - 常见的为脑膜瘤、胆脂瘤及三叉神经鞘瘤等
  - 这三种肿瘤多单发，且无内听道的扩大
  - 脑膜瘤密度较高，有典型的脑膜尾征
  - 胆脂瘤密度较低，一般无强化
  - 三叉神经鞘瘤多位于桥小脑角前方，呈哑铃形，可伴颞骨骨质破坏
- 转移瘤
  - 转移瘤大多有原发病变，结合临床和病史可鉴别
  - 发生在脊髓的转移瘤多有广泛水肿，且偏心生长多见。

诊断要点

- NF2 临床上表现为听力损害及其他脑神经病相关症状
- MRI 平扫 + 增强为首选方法
- 双侧听神经鞘瘤为 NF2 的特征表现。

治疗及预后

- 手术切除肿瘤为 NF2 主要治疗方法
- 听神经瘤等颅内及椎管内肿瘤、瘤体较大发生压迫症状的患者可选择手术治疗，但术后易复发

- 需要评估一级亲属是否患病。

参考文献

1. Lee HH, Lian SL, Huang CJ. Tomotherapy for neuro-fibromatosis Type 2: case report and review of the literature. Br J Radiol. 2010, 83(988):e74-78.
2. Asthagiri AR, Parry DM, Butman JA, et al. Neurofibromatosis type 2. Lancet, 2009, 373(9679):1974-86

（郭　歌）

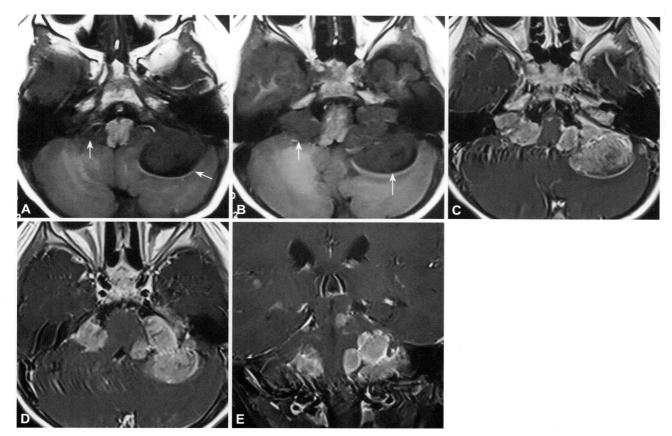

图 2.1.3-1　男，3 岁，神经纤维瘤病 2 型。A、B，头颅 MRI 图像 T_1WI 轴位可见双侧桥小脑角区分叶状长 T_1 信号占位（箭），边界较清，左侧占位大、左侧小脑半球呈受压改变，双侧听神经显示不清；C、D、E，头颅 MR T_1WI 增强轴位及冠状位，上述病变增强扫描可见明显强化，并可见病变内部低强化囊变区
（本病例图片来自首都儿科研究所附属儿童医院，感谢袁新宇主任对本书撰写的支持，感谢杨洋医生提供图片）

2.1.4 脊髓脊膜膨出 (Meningomyelocele)

概述

- 患者背部中线处缺乏皮肤、筋膜、肌肉和骨组织，使神经组织和脊膜直接暴露在周围环境中
- 发生率占出生存活儿的 0.06% ~ 0.2%
- 女性略多于男性，约 5% 有家族性
- 腰骶部约占 66%，胸腰段约占 32%
- 好发于腰骶背部中线附近。

临床特点

- 明显后突的无皮肤覆盖的肿块
- 临床医师在婴儿出生时即能作出诊断
- 暴露的神经组织很容易感染，手术越早越好
- 手术主要目的关闭开放的神经组织，游离脊髓，解除脊髓紧张。

病理

- 妊娠第 3 周末起，原始神经外胚层发生褶皱卷曲，在中线逐渐形成原始神经管
- 此阶段神经外胚层未能完全卷曲，形成基板，阻碍与之相连的皮肤外胚层分离
- 皮肤位于两侧，中胚层同样不能移行到神经管后方，最终导致中线缺乏骨、软骨、肌肉等中胚层成分。

影像学

- X 线
  - 病变可累及一个或多个椎体平面
  - 能显示左、右椎板因不联合形成的裂隙
  - 侧位能在相应部位见到明显的外突软组织块影
- CT
  - 清楚显示棘突裂，外突的脊髓与脊膜囊
  - 脊髓为软组织密度，脊膜囊为脑脊液密度
- MRI
  - 是本病的首选检查方法
  - 能清楚显示脊柱中线宽大的骨质缺损

- 几乎所有的脊髓脊膜膨出病例脊髓都是低位，通常位于第 3 腰椎平面以下
- 脊髓变形，可见异常的脊髓组织通过背侧的骨缺损突向背侧，突出物还包含脊膜和脑脊液，位于外突脊髓一侧
- 其表面无皮肤及皮下组织覆盖，两侧与皮肤组织相连
- 横断位可见病变处椎管腔明显扩大，两侧椎板外翻，背侧神经根从神经基板腹侧发出，位于腹侧根两侧，蛛网膜下腔位于其腹侧
- 伴随畸形
  - 95% ~ 100% 脊髓脊膜膨出同时伴有 Chiari Ⅱ 型畸形
  - 脊髓积水占 30% ~ 75%，脑积水约 80%
  - 胼胝体发育不全、脊髓纵裂占 30% ~ 45%
  - 先天性脊柱侧凸畸形约占 20%。

鉴别诊断

- 脊髓膨出：外突不如脊髓脊膜膨出明显，仅见形态异常的脊髓组织突向背侧
- 脊膜膨出：脊膜及脑脊液突向皮下组织，囊内容物信号在各序列与脑脊液完全一致，囊内无其他组织信号，膨出物所覆盖的皮肤及皮下脂肪完整，脊髓圆锥位置大多正常。

诊断要点

- 婴儿出生时即可发现
- 一个或多个椎棘突裂
- 椎间隙变窄及椎间盘信号改变
- 脊髓及脊膜通过骨缺损向背侧明显突出
- 突出物内可见脊髓、脊膜和脑脊液。

治疗及预后

- 尽早手术治疗，关闭开放的神经组织，预防感染，游离脊髓
- 大多数患儿神经系统功能保持稳定或有一定程度

改善

● 术后若出现下肢感觉运动障碍、大小便失禁、智商下降及脑积水等，提示并发症或手术后遗症存在。

参考文献

1. Jain R, Sawhney S, Berry M. Computed Tomography of vertebral tuberculosis:patterns of bone destruction. Clinical Radiology, 1993, 47:196-199.

2. Currie S, Galea S S, Barron D, et al. MRI Characteristics of Tuberculous Spondylitis. Clinical Radiology, 2011, 66: 778-787.

（曾祥柱）

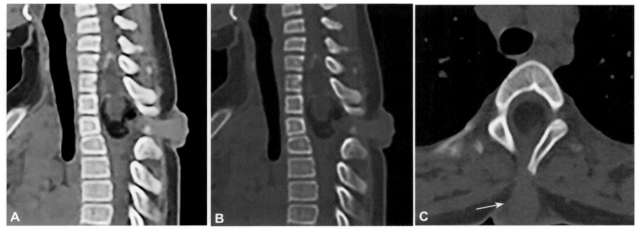

图 2.1.4-1 女，10 岁，脊柱裂并脊髓脊膜膨出。A. 胸椎矢状位重建软组织窗，T₂、T₃ 椎体脊柱裂；B. 胸椎矢状位重建骨窗；C. 横断位骨窗，显示 T₂、T₃ 脊柱裂，T₂₋₃ 水平脊髓脊膜膨出（箭）；脊髓及脊膜从棘突裂向后突出，椎管内病变可见脂肪密度

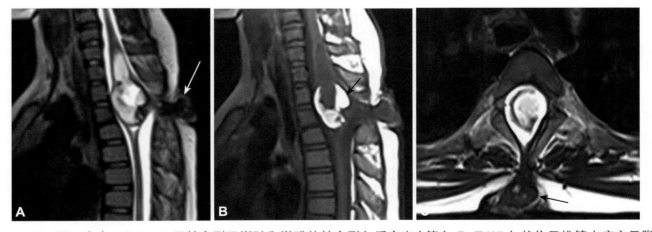

图 2.1.4-2 同一患者。A. T₂WI 示棘突裂及脊髓和脊膜从棘突裂向后突出（箭）；B. T₁WI 矢状位示椎管内病变呈脂肪信号（箭）；C. T₂WI 横断位分别显示棘突裂、脊髓及脊膜从棘突裂向后突出（箭）

2.1.5 脂肪瘤
(Lipoma)

概述
- 脊髓脂肪瘤是指含成熟脂肪结缔组织的肿块与软脊膜或脊髓相连
- 是最常见的隐性神经管闭合不全性疾病，约占隐性神经管闭合不全的 50%
- 根据脂肪瘤的部位不同，脊髓脂肪瘤可以分为脂肪脊髓脊膜膨出、硬膜内脂肪瘤、终丝纤维脂肪瘤。

临床特点
- 脂肪脊髓脊膜膨出是脊髓脂肪瘤中最常见的一种类型，是引起脊髓拴系的最常见原因
- 女性多见，绝大多数患者在生后或 6 个月前发病
- 背侧大小不等的外突性肿块，主要位于腰骶部
- 局部皮肤可有异常表现如小凹、血管瘤、毛发等，是患者早期就诊的原因
- 可伴有小便失禁、下肢感觉异常、下肢骨骼畸形等
- 硬膜内脂肪瘤约占脊髓脂肪瘤的 4%，以颈胸部多见
- 典型的脂肪瘤位于椎管内脊髓背侧或髓内
- 可使脊髓发生旋转或移位，从而引起不同程度的临床症状。

病理
- 胚胎第三周末，原始神经外胚层开始发生皱褶、卷曲，当它尚未完全融合时，邻近的皮肤外胚层过早地与之分离，导致中胚层间充质移行至未闭的神经管内，阻止了神经管闭合
- 这部分间充质被神经板诱导，形成脂肪。这部分脂肪填充了背侧的椎管裂，向前、向两侧与脊髓紧密相连，通过棘突裂长入背侧皮下组织
- 受累的脊髓与脂肪瘤可以位于椎管内，也可以通过椎管裂向椎管外生长。

影像学
- X 线
  - 仅能显示左、右椎板不连，通常累及几个相邻椎板，椎弓根扩大
  - CT 能够更清晰地显示骨质改变及钙化
- CT
  - 脂肪脊髓脊膜膨出可显示棘突裂及外翻的椎板
  - 椎管内低密度的脂肪瘤通过棘突裂与背侧脂肪组织相连
  - 硬膜内脂肪瘤表现为硬膜内条形脂肪密度灶
  - 终丝纤维脂肪瘤见 2.1.6 章节
- MRI
  - 是本病首选检查方法
  - 异常的脊髓末端通常位于 L3 平面以上，其背侧可见大小不等的脂肪瘤与之紧密相连
  - 该脂肪瘤通过背侧骨缺损与皮下脂肪相连续，骨缺损往往较大
  - 硬膜内脂肪瘤 MRI 矢状面可以显示硬膜内脂肪瘤呈条状或梭形，位于椎管内、脊髓背侧或脊髓内，与硬膜外脂肪分界清楚
  - 终丝纤维脂肪瘤见 2.1.6 章节
- 伴随畸形
  - 约 50% 伴发半椎、蝴蝶椎、椎体分节不全，骶骨及骶髂关节畸形
  - 少数伴有 Chiari Ⅰ 型畸形
  - 硬膜内脂肪瘤可伴有椎体的分节不全。

鉴别诊断
- 脊髓脊膜膨出
  - 脊髓背侧无脂肪瘤
  - 表面皮肤不完整
- 椎管内畸胎瘤
  - 含三个胚层的组织
  - 密度或信号混杂，瘤内可见脂肪、钙化和囊液。

诊断要点
- 脂肪脊髓脊膜膨出可见脂肪瘤、脊髓和脊膜通过骨缺损向后突出，表面皮肤完整
- 硬膜内脂肪瘤发生在椎管内的脂肪信号或密度，

与硬膜外脂肪分解清晰。

治疗及预后

- 脂肪脊髓脊膜膨出尽早手术治疗，关闭开放的神经组织，预防感染，游离脊髓
- 椎管内脂肪瘤手术切除，预后良好。

参考文献

1. Tamura G, Ogiwara H, Uematsu K, et al. Alteration in radiological subtype of spinal lipoma: case report.Childs Nerv Syst, 2013, 29(10):1957-1959.
2. Lee M, Rezai AR, Abbott R, et al. Intramedullary spinal cord lipomas.J Neurosurg, 1995, 82(3):394-400.

（曾祥柱）

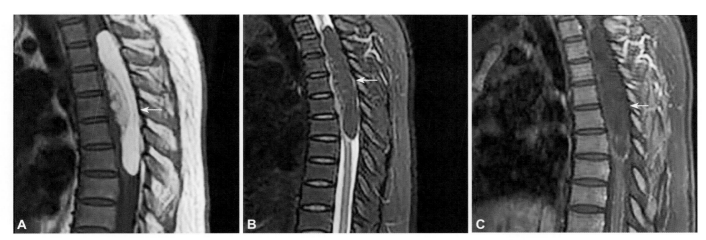

图 2.1.5-1　女，40 岁，胸髓脂肪瘤。A. T₁WI 矢状位和 B. T₂ 加权脂肪抑制像示胸段椎管内长条形占位，T₁WI 像高信号，T₂ 脂肪抑制序列信号均匀减低，为典型脂肪信号（箭）；C. T₁ 加权增强矢状位扫描病灶未见强化（箭）

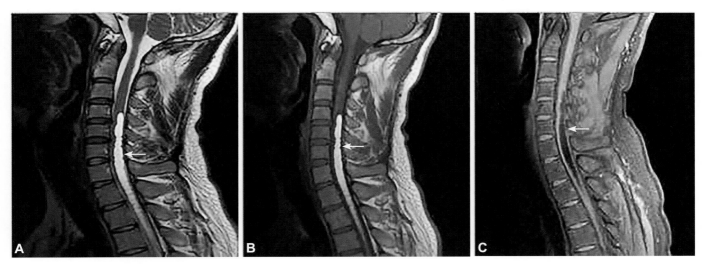

图 2.1.5-2　男，24 岁，髓内脂肪瘤。A. T₂WI 矢状位颈胸髓内条形脂肪信号，T₂ 上为高信号（箭）；B. T₁WI 矢状位示病变在 T₁ 加权像上也为高信号（箭）；C. T₁ 脂肪抑制序列病变信号均匀减低（箭）

2.1.6 终丝纤维脂肪瘤
(Fibrolipoma of the filum terminale)

概述
- 终丝纤维脂肪瘤是指含脂肪的直径超过 2mm 的终丝，又称终丝脂肪沉积
- 是脊髓脂肪瘤的一种，约占脊髓脂肪瘤的 12%。

临床特点
- 正常成人腰骶部 MRI 扫描者中有 4%~6% 偶尔发现终丝脂肪瘤
- 如果不伴有脊髓拴系，患者没有神经系统功能损害症状，可以认为是一种正常的变异
- 圆锥位置正常而终丝由于脂肪变、弹性下降等原因，可造成脊髓拴系。

病理
- 可能与神经系统发育过程中中胚层细胞移行异常有关
- 尾侧细胞团块持续朝着脂肪组织分化导致终丝脂肪瘤的发生
- 终丝脂肪瘤可以发生于硬膜内终丝，也可以位于硬膜外终丝，或两者同时累及。

影像学
- MRI
  - 是本病首选检查方法
  - 若仅发生于硬膜内终丝，脂肪瘤通常较小，表现为终丝略增粗，矢状面和横断面 T_1 及 T_2 加权像清楚显示受累终丝呈线状或梭形高信号，抑脂序列高信号消失，脊髓圆锥位置可以正常或低位
  - 轴位 T_2 加权像见典型的化学移位征象，即椎管内脂肪瘤的周围可见沿频率编码方向的新月形低信号影，周边包绕椭圆形等或略高信号边，称为"化学位移黑白边伪影"
  - 若累及硬膜外终丝，则脂肪瘤往往较大，表现为终丝远端的团块状脂肪瘤充填腰骶管，并与硬膜外脂肪组织相连，腰骶管扩大，常有脊髓拴系
- 伴随畸形
  - 可合并其他畸形，以神经管闭合不全最多见，如脊柱裂、脊膜膨出等。

鉴别诊断
- 椎管内畸胎瘤
  - 好发于腰骶部
  - 含三个胚层的组织
  - 密度或信号混杂，瘤内可见脂肪、钙化和囊液。

诊断要点
- 发生于终丝的脂肪瘤，T_1 及 T_2 加权像高信号，抑脂序列高信号消失
- T_2 轴位见典型化学位移征象
- 脊髓圆锥位置可以正常或低位。

治疗及预后
- 成人终丝脂肪瘤患者如果没有临床症状可以继续观察，一旦出现症状，就需积极的外科手术
- 儿童终丝脂肪瘤则需要更加积极的处理，因为儿童潜在的生长趋势，导致脊髓进一步受到牵拉的可能性增加，当引起脊髓拴系综合征时需尽早外科手术治疗。

参考文献
1. Dietemann JL, Bogorin A, Abu Eid M, et la. Tips and traps in neurological imaging: imaging the perimedullary spaces.Diagn Interv Imaging, 2012, 93(12):985-992.
2. Harada A, Nishiyama K, Yoshimura J, et al. Intraspinal lesions associated with sacrococcygeal dimples. J Neurosurg Pediatr. 2014, 14(1):81-86.

（曾祥柱）

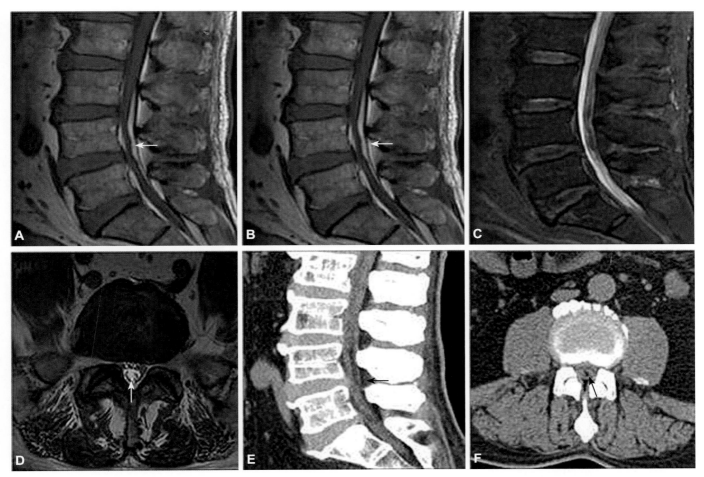

图 2.1.6-1　男，67 岁，终丝脂肪瘤（箭）。A. T₁WI 矢状位；B. T₂WI 矢状位和 C. T₂ 加权脂肪抑制像分别显示 L₃₋₅ 水平终丝见细条形脂肪信号，T₁ 加权和 T₂ 加权像均为高信号，脂肪抑制像信号减低；D. T₂WI 横断位上终丝可见化学位移伪影（箭）；E、F 为同一患者 CT 矢状位和横断位图像，同水平终丝见细条形脂肪密度影

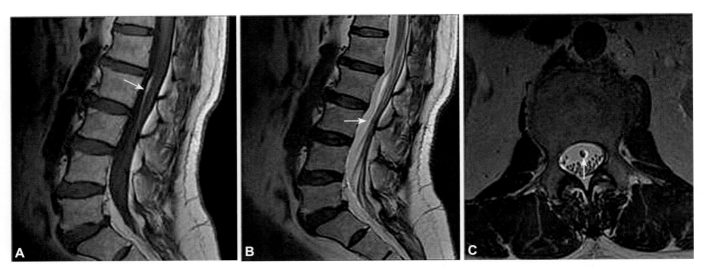

图 2.1.6-2　男，60 岁，终丝脂肪瘤（箭）。A. T₁WI 矢状位和 B. T₂ 加权矢状位显示 L₂₋₃ 水平终丝典型脂肪瘤信号，在 T₁WI 和 T₂WI 上均见细条形高信号；C. T₂WI 横断位终丝见典型的化学位移伪影

2.1.7　脊髓拴系综合征
(Tethered Cord Syndrome, TCS)

概述

- 脊髓拴系综合征（TCS），又称终丝牵张综合征（Tight Terminal Filum Syndrome, TTFS）
- 由于先天性或后天性因素使脊髓附着于椎管末端不能正常上升，圆锥位置低于 L_3 椎体，造成脊髓及马尾神经出现缺血、缺氧、组织变性等病理改变
- 分为原发性及继发性脊髓拴系综合征；原发性为先天性改变；继发性为脊髓或椎管内术后引起脊髓粘连及圆锥低位
- 可见于任何年龄，原发性脊髓拴系综合征多见于生长发育高峰期，无性别差异。

临床特点

- 可有腰腿痛及鞍区痛；下肢感觉障碍，晨起时明显，活动后缓解；下肢运动障碍；大小便失禁等神经损害症状
- 腰骶部皮肤可见凹陷，局部可见多毛及小肿块，伴分泌物和（或）感染。

病理

- 脊髓拴系可引起脊髓缺血，神经元细胞呈缺血缺氧改变，髓鞘薄厚不均，镜下可见神经组织结构分布在脂肪细胞及胶原纤维、血管间
- 脊髓拴系症状轻重与拴系末端血液循环障碍程度有关。

影像学

- MRI 为首选检查方法，以 T_2WI 矢状位最为清晰
- 脊髓受牵拉变细、可存在圆锥低位；终丝增粗，直径大于 2.5mm，同时可伴有脊髓中央管扩张积水或脊髓继发缺血性病理改变、脊柱裂、脂肪瘤及椎管发育异常（局部脊柱裂、下椎管增宽或合并脊柱侧弯畸形）。

鉴别诊断

- 需与单纯圆锥低位鉴别，后者无临床症状，终丝无增粗，圆锥无后移。

诊断要点

- 脊髓圆锥低位，位于 L_3 椎体水平以下，并拉长、变形
- 终丝增粗（直径大于 2.5mm）
- 可合并脊髓中央管扩张积水或继发缺血性病理改变等。

治疗及预后

- 脊髓拴系症状表示神经系统已有损害，器质性改变已出现，无法修复
- 手术治疗仅能阻止症状进展加重。

参考文献

1. 刘智强, 甄世明, 林志雄. 脊髓拴系综合征的研究进展. 中华神经医学杂志, 2011(08): 862-864.
2. 鲍南, 杨波, 陈盛. 腰骶部脂肪瘤型脊髓拴系的手术治疗. 中华神经外科杂志, 2011(08): 817-820.
3. 牛立健, 袁绍纪. 脊髓拴系综合征的治疗现状. 中华神经外科疾病研究杂志. 2008(05): 478-480.
4. Hertzler DA, DePowell JJ, Stevenson CB. Tethered cord syndrome: a review of the literature from embryology to adult presentation .Neurosurgical Focus, 2010, 29: 1-9.
5. Niqqemann P, Sarikaya-Seiwert S, Beyer HK. Features of positional magnetic resonance imaging in tethered cord syndrome. Clin Neuroradiol, 2011, 21(01): 11.
6. Filippidis AS, Kalani MY, Theodore N. Spinal cord traction, vascular compromise, hypoxia, and metabolic derangements in the pathophysiology of tethered cord syndrome. Neurosurgical Focus, 2010, 29(01): E9.

（韩嵩博）

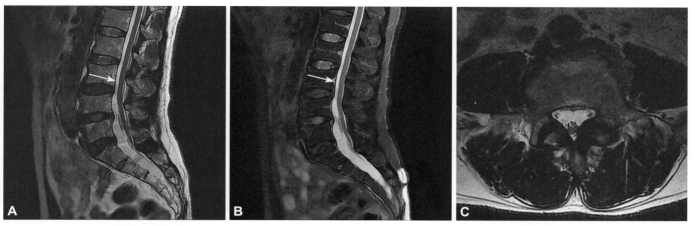

图 2.1.7-1 女，58 岁，脊髓拴系。A. T₂ 矢状位图像；B. T₂ 矢状位抑脂序列图像；C. L₃ 水平 T₂ 轴位图像。显示脊髓低位，脊髓圆锥位于 L₃ 椎体水平（箭）。同时显示终丝脂肪沉积

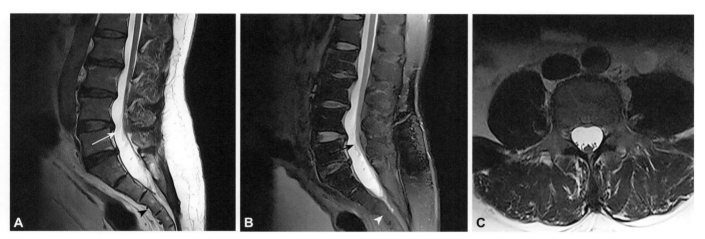

图 2.1.7-2 男，58 岁，脊髓拴系。A. T₂ 矢状位图像；B. T₂ 矢状位抑脂序列图像；C. L₅ 水平 T₂ 轴位图像。显示脊髓圆锥低位，位于 L₅ 椎体水平（箭）。同时显示终丝拴系于 S3 椎体水平（箭头）

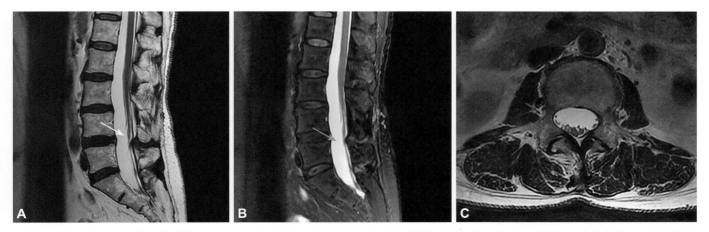

图 2.1.7-3 男，48 岁，脊髓拴系。A. T₂ 矢状位图像；B. T₂ 矢状位抑脂序列图像；C. L₄ 水平 T₂ 轴位图像。显示脊髓圆锥低位，位于 L₄₋₅ 椎体水平（箭）。同时显示 L₂-S₁ 椎间盘不同程度膨出及突出，腰椎骨质增生硬化

2.1.8 背部皮毛窦
(Dorsal dermal sinus)

概述

- 背部皮毛窦是指从皮肤到深部组织的有上皮组织内衬的窦道
- 出现在枕部到骶尾部间的任何部位，以骶尾部最多见
- 窦道所经处，相应部位可有颅骨、硬脑膜、棘突、椎板、硬脊膜的缺损。

临床特点

- 发病年龄较小，无明显的性别差异，半数以上病变位于腰骶部，其次是颈部，常单发，偶尔可多发
- 单纯的背侧上皮窦一般不会产生临床症状，合并感染时可以出现红肿、疼痛及流脓等症状
- 背侧中线或旁中线处皮肤有一窦口，窦口内见毛发丛，周围皮肤常见色素沉着斑或海绵状血管瘤等。

病理

- 胚胎第 3 周末，原始神经外胚层开始发生皱褶、卷曲，两侧逐渐靠拢，最后在中线融合形成神经管，同时两侧的皮肤外胚层与神经外胚层分离
- 若神经外胚层与皮肤外胚层始终不能分离，产生局部粘连，由于脊髓被发育的脊柱包埋，脊髓的发育速度慢于脊柱，导致脊髓位置提高，因此粘连持续存在并被拉长，形成连接脊髓与有上皮内衬的皮肤通道即为上皮窦
- 背侧皮毛窦也可进入椎管腔，终止于低位的圆锥或增粗的终丝及神经根。

影像学

- CT
  ○ 低密度的皮下脂肪中呈现相对高密度的条状窦道影
  ○ 可伴有同水平的棘突裂

- MRI
  ○ 是本病首选检查方法
  ○ T_1 和 T_2 矢状位加权像能很好地显示皮毛窦，在高信号的皮下脂肪衬托下，皮毛窦表现为相对低信号的条状或线样结构
  ○ 腰骶部皮毛窦常表现为窦道从窦口向下、向腹侧走行，终止于硬膜者可见附着处的硬膜局部向后突出
  ○ 腰骶部皮毛窦常伴有脊髓拴系，脊髓圆锥常低位
- 伴随畸形
  ○ 可与脊髓裂、脊柱裂伴发
  ○ 可伴有椎管内皮样囊肿、表皮样囊肿或脂肪瘤，通常位于髓外硬膜下。

鉴别诊断

- 骶部小凹
  ○ 位于中线近肛门处
  ○ 体表凹陷通过皮下窦道直达尾骨背侧面，不进入椎管。

诊断要点

- 矢状位背部皮下脂肪中见条状窦道影
- 窦道所经处椎管结构的缺损。

治疗及预后

- 未感染者择期切除，感染者在感染控制后手术。

参考文献

1. Jain R, Sawhney S, Berry M. Computed Tomography of vertebral tuberculosis: patterns of bone destruction. Clinical Radiology, 1993, 47:196–199.
2. Currie S, Galea S S, Barron D, et al. MRI characteristics of tuberculous spondylitis. Clinical Radiology, 2011, 66: 778-787.

（曾祥柱）

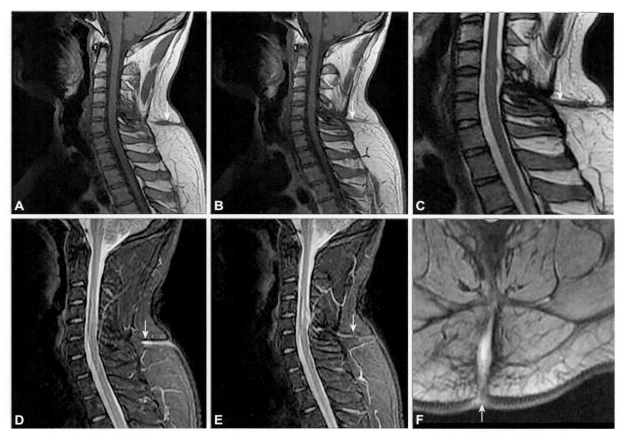

图 2.1.8-1 男，39岁，背部皮毛窦（箭）。A、B. T₁WI 矢状位示 C₅₋₆ 水平颈背部皮下脂肪组织内可见横条形窦道影，向前上方走行至椎管内，窦道呈长 T₁ 信号；C. T₂WI 矢状位及 D、E. T₂ 脂肪抑制像示窦道呈长 T₂ 信号，C₃₋₆ 水平脊髓中央管扩张；F 示 T₂WI 脂肪抑制像横断位显示窦道从皮肤一直延伸至棘突

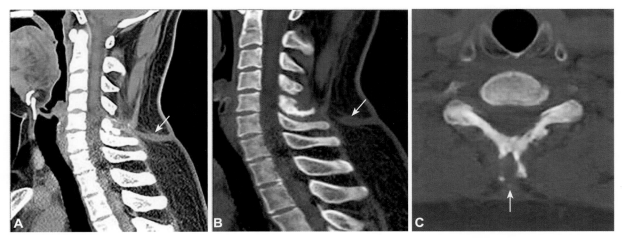

图 2.1.8-2 同一患者，A. CT 矢状位重建软组织窗示颈背部皮下脂肪内见横条形相对高密度窦道影，走行至椎管内（箭）；B. 矢状位和 C. 横断位骨窗示 C₅ 棘突骨质侵蚀（箭）

2.1.9 蛛网膜囊肿
(Arachnoid cyst)

概述

- 蛛网膜囊肿为先天性良性囊肿病变，是胚胎发育期蛛网膜分裂异常所致
- 也可由于后天损伤或椎板切除术后形成
- 先天性多发生于中下胸椎椎管内。

临床特点

- 起病隐匿，多无症状，囊肿较大者出现所在椎体水平的压迫症状
- 胸段为受累肋间神经放射性疼痛
- 骶部囊肿主要为腰骶部、会阴及下肢后外侧放射性疼痛及间歇性跛行。

病理

- 一般根据囊肿起源的部位，分为与硬膜囊有关及与神经根有关两组，前者又根据囊肿与硬脊膜的关系，分为硬膜下与硬膜外两类
- Ⅰ型为没有脊髓神经根纤维的硬膜外囊肿
  - Ⅰa型为椎管内硬膜外囊肿
  - Ⅰb型为骶管内蛛网膜囊肿
- Ⅱ型为伴有脊髓神经根纤维的硬膜外囊肿
- Ⅲ型为硬膜下蛛网膜囊肿。

影像学

- X线
  - 较大且节段较长的蛛网膜囊肿可见相应椎体后缘压迫性骨质吸收，多呈贝壳样向前凹陷
- CT
  - 椎管扩大
  - 其中可见低密度灶，周围骨质受压变薄
  - 矢状位及冠状位重建有助于诊断
- MRI
  - 是本病首选检查方法
  - 蛛网膜囊肿囊内液体信号与脑脊液相似，T_1加权为低信号，T_2加权为高信号，FLAIR相液体信号受到抑制
  - 增强扫描病变无强化
  - 髓外硬膜下蛛网膜囊肿多位于脊髓背侧，其上、下方相邻蛛网膜下腔间隙增宽
  - 硬膜外蛛网膜囊肿位于硬脊膜背侧，囊内信号与脑脊液信号一致
  - 同水平椎管扩大，可见椎体后缘弧形压迹，椎体后缘骨质吸收。

鉴别诊断

- 皮/表皮样囊肿
  - 多位于脊髓腹侧
  - 囊内信号与脑脊液不同且不均匀，可发现脂质信号物质
- 肠源性囊肿
  - 多位于脊髓腹侧
  - 典型MRI可见"脊髓嵌入征"
  - 可合并脊柱或胃肠道畸形
- 畸胎瘤
  - 多位于脊髓腹侧
  - 可见脂肪、骨骼等多种信号物质共存。

诊断要点

- 好发于脊髓背侧
- 椎管内囊状信号，各序列与脑脊液信号一致，增强无强化
- 同水平椎管扩大，较大者椎体后缘可有骨质受压吸收。

治疗及预后

- 手术治疗，囊壁完全切除及封闭囊肿与蛛网膜下腔的沟通
- 术后神经功能的恢复取决于囊肿大小和脊髓压迫症状。

参考文献

1. JNabors MW, Pait TG, Byrd EB, et al. Updated assessment and

current classification of spinal meningeal cysts. J Neurosurg, 1988, 68(3): 366-377.

2. Krings T, Lukas R, Reul J, et al. Diagnostic and therapeutic management of spinal arachnoid cysts. Acta Neurochir. 2001, 143(3): 227-234.

（曾祥柱）

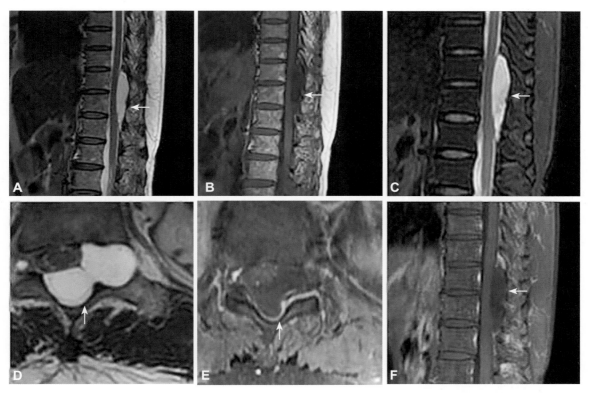

图 **2.1.9-1**　女，56 岁，胸椎椎管内蛛网膜囊肿（Ia 型）（箭）。A. T₂WI 矢状位；B. T₁WI 矢状位显示 T₁₁-L₁ 水平椎管内硬膜外背侧长条形囊状长 T₁ 长 T₂ 信号，边界清晰，沿椎管长轴延伸，同水平脊髓受压变细；C. 矢状位 T₂ 脂肪抑制相病变为高信号；D. T₂WI 横断位示囊肿延伸进入左侧椎间孔，呈哑铃状改变，相应椎间孔扩大，周围骨质受压；E. MR 增强横断位和 F. 增强矢状位扫描囊肿无强化

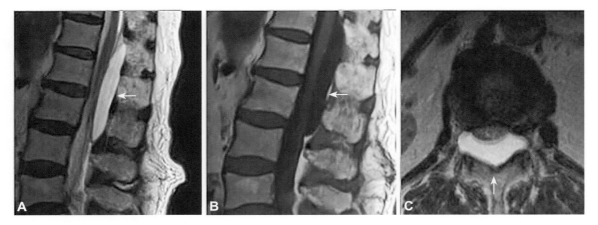

图 **2.1.9-2**　女，76 岁，胸腰段硬膜外蛛网膜囊肿（Ia 型）（箭）。A. T₂WI 矢状位；B. T₁WI 矢状位显示 T₁₂-L₃ 水平椎管内硬膜外背侧长条形囊状长 T₁ 长 T₂ 信号；C. T₂WI 横断位示囊肿位于脊髓背侧，脊髓受压明显前移

2.1.10 肠源性囊肿
(Enterogenous cyst)

概述

- 肠源性囊肿为少见的先天发育性囊肿，胚胎发育期部分内胚层组织异常向后移位嵌入神经管所致。

临床特点

- 发于青少年，男性多见，男女比例约为 3∶2
- 90% 以上位于髓外硬膜下，且多位于脊髓腹侧正中，少数位于硬膜外或髓内。好发于颈及上胸段，腰骶段者少见
- 临床症状与其所在部位和性质有关，主要表现为相应部位受囊肿压迫和囊液刺激所致的神经根性疼痛以及脊髓压迫症状，其次可出现肢体运动障碍、感觉障碍以及括约肌功能障碍
- 由于病变多位于脊髓腹侧，皮质脊髓束传导易受累，运动障碍常较早出现。

病理

- 多数认为胚胎发育时期部分内胚层组织异常向后移位嵌入神经管所致
- 神经管是胚胎发育第 3 周时羊膜与卵黄囊之间的临时连接。若此时发生内、外胚层之间或内胚层与脊索之间的持久粘连则可以产生脊索的发育不全，最终导致肠源性囊肿或脊髓纵裂的形成
- 肠源性囊肿仅含有内胚层成分，具有与消化道类似的上皮。

影像学

- CT
  - 诊断较难，囊肿密度若含蛋白质成分较高，则其密度可能与脊髓相似，可能被误诊为脊髓肿瘤；若囊肿密度与脑脊液相似，CT 难以辨认
- MRI
  - 是本病首选检查方法
  - 通常呈类圆形或椭圆形，长轴与脊髓走行方向一致，囊壁薄而均匀
  - T_1WI 上囊肿主要表现为等于或略高于脑脊液的低信号，T_2WI 上呈等信号或与脑脊液相似的高信号
  - 信号强度取决于囊肿内容物的成分，少数可因含较多蛋白质成分或囊内出血，在平扫 T_1WI 呈高信号或 T_2WI 低信号
  - 位于髓外硬膜下者较为特征的表现是在 MRI 横断位或矢状位图像上囊肿部分或大部分被镶嵌在脊髓中呈"脊髓嵌入征"
- 伴随畸形
  - 脊索在发育成椎体的过程中因为囊肿的压迫，可造成先天的脊柱畸形,伴蝴蝶椎、半椎体、脊柱裂等。

鉴别诊断

- 蛛网膜囊肿
  - 青年人多见，一般位于脊髓背侧髓外硬膜下或硬膜外
  - 信号强度在各序列上均与脑脊液一致，无强化
  - 一般不合并其他先天性畸形
- 皮样和表皮样囊肿
  - 好发于儿童，多位于腰骶部髓外硬膜下
  - 信号多不均匀，大多数无强化，少数囊壁可见强化
  - 常合并脊柱先天畸形和背部皮肤异常。

诊断要点

- MRI 上位于颈或上胸段椎管内髓外硬膜下脊髓腹侧正中的囊肿性病变
- 囊肿信号均匀且与脑脊液相似，囊壁菲薄，通常无强化，部分病例可见"脊髓嵌入征"。

治疗及预后

- 手术切除是本病唯一的有效治疗方法，一旦确诊后，即应及时手术
- 囊肿彻底切除后很少复发，多数能完全治愈，预后良好。

参考文献

1. Kadhim H, Proano PC, Saint Martin C, et al. Spinal neurentericcyst presenting in infancy with chronic fever and acute myelopathy. Neurology, 2000, 54:2011-2015.

2. Preece MT, Osborn AG, Chin SS, et al. Intracranial neurenteric cysts: imaging and pathology spectrum. AJNR, 2006, 27:1211-16.

（曾祥柱）

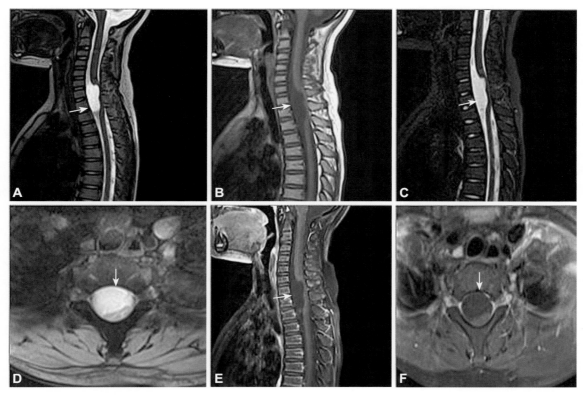

图 2.1.10-1　男，7 岁，肠源性囊肿（箭）。A. T₂WI 矢状位及 B. T₁ 加权矢状位示 C₆-T₂ 水平脊髓腹侧髓外硬膜下囊性病变，长 T₁ 长 T₂ 信号，脊髓明显受压变细；C. T₂WI 脂肪抑制像病变仍为高信号；D. 横断位及矢状位（图 C）上见"脊髓嵌入征"；E. MR 增强矢状位和 F. 增强横断位示病变未见强化

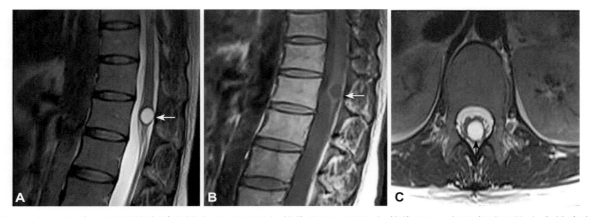

图 2.1.10-2　女，32 岁，肠源性囊肿（箭）。A. T₂WI 矢状位和 B. T₁WI 矢状位示 L₁ 水平脊髓圆锥内囊性病变，长 T₁ 长 T₂ 信号；C. T₂ 加权横断位上见"脊髓嵌入征"

2.1.11 神经根周围囊肿
(Nerve root cyst)

概述

- 神经根周围囊肿为发生于背根神经节神经鞘处神经内、外膜之间的囊肿
- 囊肿或围绕整个神经根或位于神经根内部被受压的神经根包绕，又称 Tarlov 囊肿
- 也可由于后天损伤或椎板切除术后形成
- 发病率为 4.6% ~ 9.0%，以腰骶段多见，S_{1-3} 节段最常见。

临床特点

- 多无明显临床症状
- 约 20% 的囊肿有临床症状，其症状与病变所在解剖部位一致
- 主要为神经根受压症状：骶部神经根囊肿主要为骶神经根病，髋部、小腿疼痛、麻木；胸段囊肿可引起心绞痛等症状。

病理

- 可能源于先天性脊膜薄弱或憩室，或为胚胎发育过程中残留的裂隙
- 静水压是囊肿形成的另一个原因，脑脊液的静水压力会传递至整个蛛网膜下腔，这种压力可迫使脑脊液进入正常的神经周围间隙中。

影像学

- X 线
  - 仅能显示囊肿所引起的骶骨受压骨质吸收，骶孔扩大
- CT
  - 平扫囊肿均与脑脊液的密度相同，周围骨质受压吸收，椎孔增大
  - CTM 有助于显示囊肿与蛛网膜下腔交通的存在
- MRI
  - 是本病首选检查方法
  - 囊肿内信号与脑脊液相似，T_1 加权为低信号，T_2 加权为高信号，STIR 序列上更明显，其周围可见低信号神经根通过

- 增强扫描病变无强化
- 较大囊肿可示骶管增宽，椎体后缘凹陷受压。

鉴别诊断

- 椎间孔区神经鞘瘤
  - 肿瘤囊实性，呈哑铃状
  - MRI 上肿瘤信号不均匀
  - 同侧椎间孔扩大
- 皮 / 表皮样囊肿
  - 多位于脊髓腹侧
  - 囊内信号与脑脊液不同且不均匀，可发现脂质信号物质
- 肠源性囊肿
  - 多位于脊髓腹侧
  - 典型 MRI 可见"脊髓嵌入征"
  - 可合并脊柱或胃肠道畸形。

诊断要点

- 好发于腰骶部
- 椎间孔区神经根囊状信号，各序列与脑脊液信号一致，增强无强化
- 其周围可见低信号神经根通过。

治疗及预后

- 治疗方法的选择应根据囊肿大小和临床症状的轻重来决定
- 囊肿较小，神经症状轻，保守治疗为主
- 有明显临床症状者手术治疗，囊壁完全切除，术后一般无复发。

参考文献

1. JNabors MW, Pait TG, Byrd EB, et al. Updated assessment and current classification of spinal meningeal cysts. J Neurosurg, 1988, 68(3): 366-377.
2. Cattaneo L, Pavesi G, Mancia D. Sural nerve abnormalities in sacral perineural (Tarlov) cysts. J Neurol, 2001, 248(7):623-624.

（曾祥柱）

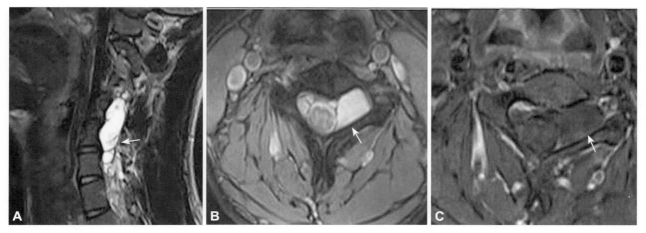

图 2.1.11-1　男，22 岁，神经根周围囊肿（箭）。A. T₂WI 脂肪抑制像矢状位示 C₃₋₇ 左侧椎管内硬膜外条状长 T₂ 信号；B. T₂WI 横断位示病变通过椎间孔向外延伸，椎间孔扩大；C. 增强横断位扫描病变未见强化

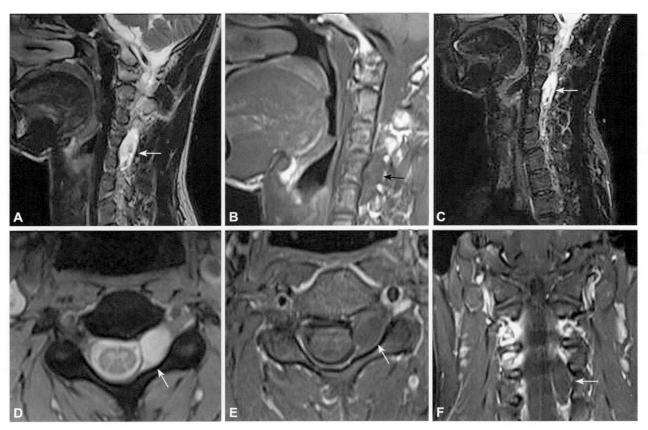

图 2.1.11-2　男，19 岁，神经根周围囊肿（箭）。A. T₂WI 矢状位；B. T₁WI 矢状位示 C₄₋₅ 左侧椎间孔见囊状长 T₁ 长 T₂ 信号影；C. T₂ 脂肪抑制像病变仍为高信号；D. T₂WI 横断位示 C₄₋₅ 左侧椎间孔囊状长 T₂ 信号，相应水平椎间孔扩大，硬膜囊受压；E. 增强横断位和 F. 增强冠状位扫描病变未见强化

2.1.12 脊髓纵裂
(Diastematomyelia)

概述

- 脊髓纵裂即脊髓沿长轴纵行分裂开，每个分裂部分都含有一个中央管、一个腹侧角及一个背侧角，为少见的隐性椎管闭合不全
- 儿童时期发现，成人后出现症状
- 多见于女性，多见于先天性脊柱侧凸患者
- 多见于胸腰段，颈段少见。

临床特点

- 患者表现为疼痛、下肢感觉和肌力减退或消失、运动障碍等
- 部分患者因脊髓圆锥上移受限可出现脊髓拴系综合征
- 部分患者在畸形节段表面有皮肤异常，如痣、血管瘤、皮肤凹陷等。

病理

- 由纤维膜、软骨、骨分裂为两个半髓，每个半髓较细小
- 半髓多不对称，具有各自独立的中央管及一组腹、背侧角
- 多伴先天性脊柱发育畸形。

影像学

- 部分病例显示为椎管扩大，椎弓根间距增宽
- 还可见其他骨性结构异常，如脊柱椎体融合、脊柱裂、脊柱侧弯畸形、半椎体、蝴蝶椎等；部分患者可见椎管内分隔，CT 可明确分辨分隔性质（骨性或纤维性）
- 脊髓纵裂处上方及下方为一完整脊髓，仅纵裂处分为两个半髓；分裂的半髓仅有单侧腹、背角及神经根
- 推荐 MRI 检查。

鉴别诊断

- 双干脊髓，即椎管内双脊髓，各自结构完整，双侧脊髓均有前后角及神经根，每根脊髓直径相当于正常脊髓直径。临床少见。

诊断要点

- 脊髓纵裂每个分裂部分均含一个中央管、一个腹侧角及一个背侧角
- 脊髓纵裂处上方及下方为一完整脊髓，仅纵裂处分为两个半髓
- 多见于胸腰段，颈段少见。

治疗及预后

- 无症状成年人一般保守治疗
- 儿童及有症状成人，切除中隔及硬膜，松解其对脊髓的拴系。

参考文献

1. 王忠诚.神经外科学.湖北科学技术出版社, 1998.
2. 沈天真, 陈星荣主编.神经影像学. 上海科学技术出版社, 2004.
3. 高元桂.磁共振成像诊断学.人民军医出版社, 1993.
4. 贺增良, 兰宾尚, 郝定均, 等. 成人脊髓纵裂. 中国矫形外科杂志, 2005(5): 24-25.
5. 陶行军, 李森华. 脊髓纵裂畸形的MRI诊断. 放射学实践, 2006(07): 719-721.
6. 金惠明, 孙莲萍, 鲍南, 等. 小儿脊髓纵裂畸形的诊治. 中华小儿外科杂志, 2003(05): 48-50.
7. 程斌, 李勇, 王坤正, 等. 脊髓纵裂的诊断与治疗. 中华外科杂志, 2003(12): 70.
8. Pand D, Dias MS, Ahab-Barmada M. Split Cord Malformation. Part I: a Unified Theory of Embryogenesis for Double Spinal Cord Malformations. Neurosurgery . 1992, 31:451-480.
9. Ersahin Y, Mutluer S, Kocaman S, et al. Split Spinal Cord Malformation. Journal of Neurosurgery . 1998, 88:57-65

（韩嵩博）

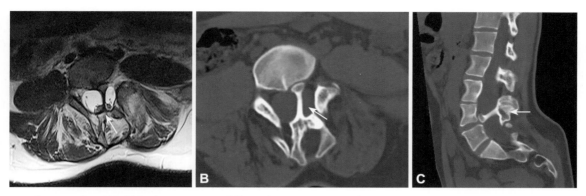

图 2.1.12-1 女，20 岁，脊髓纵裂。A. 为 T₂ 轴位图像；B. 为 CT 轴位图像；C. 为 CT 矢状位图像。显示腰椎脊髓纵裂及其骨性分隔（箭）

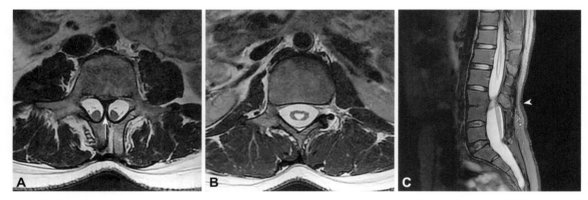

图 2.1.12-2 女，28 岁，脊髓纵裂。A、B. 为患者不同层面 T₂ 轴位图像；C. 为 T₂ 抑脂序列矢状位图像。显示腰椎水平椎管内纵隔、脊髓纵裂为两部分（箭）。患者同时合并有 L₃₋₄ 阻滞椎、椎管闭合不良、脊髓低位、脊髓拴系（箭头）

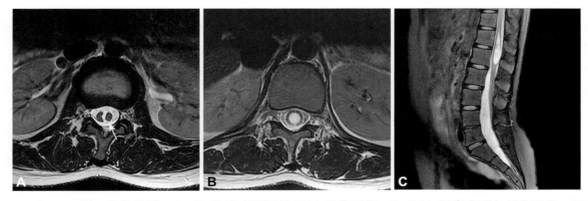

图 2.1.12-3 女，15 岁，脊髓纵裂。A、B. 为患者不同层面 T₂ 轴位图像；C. 为 T₂ 抑脂序列矢状位图像。显示胸腰段水平脊髓纵裂为两部分（箭）。此患者同时合并脊髓拴系、脊髓低位、L₄₋₅ 阻滞椎

2.2 骨结构发育异常

2.2.1 颅颈交界区变异 (Craniocervical junction variation)

概述

- 颅颈交界区变异包括颅底凹陷、寰枕融合、齿突畸形、寰枢关节不稳等一类疾病，常多种畸形同时伴发，导致局部椎管狭窄，压迫小脑和脊髓
- 颅底凹陷以枕骨大孔为中心周围骨质向上凹陷，寰椎及枢椎齿突上移。分为原发性和继发性，前者常见，多数因寰、枢椎和枕骨先天发育异常所致，后者临床较少见，由后天性疾病引起，如佝偻病、甲状旁腺功能亢进等致骨质软化或局部骨质破坏
- 先天性寰枕融合指寰椎部分或完全与枕骨基底部相连，可以是骨性的或纤维性的
- 齿突畸形由于某种先天性因素造成齿突发育不良或缺如，很少单独出现，常合并寰枕部其他畸形
- 齿突畸形和寰枕融合降低了寰、枢椎的正常生理功能，可引起寰枢关节不稳，前者更为常见。

临床特点

- 有些患者可无症状，仅偶然发现
- 可有头颈部偏斜，颈项短粗，后发际低，颈部活动受限等
- 脑神经症状：发音不清，语言不畅，胸锁乳突肌萎缩等
- 小脑症状：以共济失调为主
- 脊髓压迫症状：包括一过性四肢疼痛或麻木，当脱位加重时，可出现不同程度的肌张力增高，腱反射亢进，病理征（＋），伴大小便功能障碍
- 椎动脉压迫症状：头晕，很少见
- 上颈神经根症状：其分布区疼痛、麻木或感觉过敏
- 脱位可引起颈项部疼痛、头部活动障碍等
- 周围组织器官受累症状：前脱位时，寰椎前弓向咽后壁突出，发生吞咽困难，枢椎棘突后突明显并常有压痛。

病理

- 颅底凹陷时寰椎及枢椎齿突上移，突入枕骨大孔，致使枕骨大孔狭窄，后颅窝容积减小，压迫小脑、延髓及脑神经、上颈髓。部分患者可合并小脑扁桃体下疝畸形或枕骨大孔后方硬脑膜增厚，硬脑膜与蛛网膜粘连，进一步加重压迫，晚期常出现脑脊液循环障碍而导致梗阻性脑积水和颅内压增高
- 枢椎齿突在寰椎前弓与横韧带之间构成寰枢正中关节，当齿突发育障碍或不融合时，齿突未能与椎体融合或太短，将使寰椎在枢椎上不稳定，导致寰枢椎脱位或半脱位，导致同水平椎管狭窄和脊髓受压。由于未融合的齿突多随寰椎前弓移动，因此前脱位较多见，后脱位较少见
- 在寰枕融合畸形中，寰枕关节的伸屈活动丧失，增加了寰椎横韧带的紧张度，使之逐渐拉长松弛，也可造成寰枢关节不稳定。

影像学

- X线及CT：常规检查包括颅颈交界区侧位X线片和开口位片，可显示局部骨质形态、位置关系及伴随的骨性畸形，CT矢状位和冠状位重建显示更加清晰
- 颅底凹陷常用的测量方法包括以下几种
  - Chamberlin's线：最常用，判断畸形严重程度。在颅颈联合部侧位X线片上，自硬腭后端至枕骨大孔后缘内点连线，测量齿突尖端到该线的距离。正常情况下齿突尖部不应高出该线3mm，若超过此线上方3mm，则认为存在颅底凹陷
  - McGregor's线：自硬腭后缘与枕骨鳞部外板最低点之间连线，正常情况下齿突尖部不应高出该线6mm，如高出6mm提示颅底凹陷
  - McRae线：枕大孔前后缘连线，用以表明齿突凸入枕大孔程度，正常情况下齿突位于此线之下
- 寰枕融合表现为寰椎某部分或全部与枕骨融合。前

屈和后伸侧位片寰椎与枕骨之间相对位置固定不变

- 当寰椎前弓与枕骨融合时，则显示为枕骨大孔前缘与一椭圆形的小骨块相连，齿突位置上移
- 当寰椎后弓与枕骨融合时，则后弓发育较小
- 寰椎的两侧块与枕骨髁可完全融合，亦可部分融合
- 齿突畸形
  - 齿突骨：在颈椎侧位X线片上可见透亮线分隔齿突与椎体
  - 终末小骨：齿突上方分离的小骨块影
  - 齿突分叉畸形：在开口位X线片表现为齿突中央有纵行透光缝隙
  - 齿突缺如或过小：X线片上齿突不显示或过小
  - 齿突未融合时，游离的齿突尖常随寰椎前弓向前移位，游离齿突会超出枢椎基底部前缘
- 寰枢关节不稳定通常用寰椎前弓与枢椎齿突前缘间距（寰齿间隙 atlantodens interval, ADI）增大判断寰齿关节脱位情况。X线侧位片显示最佳，正常时 ADI 不超过 3mm，儿童不超过 4mm，若超过此范围为前脱位。开口位片：两侧块与枢椎基底部关节不对称，一侧关节间隙消失或侧块与枢椎椎体重叠。齿突与寰椎两侧块之间的距离可以对称或不对称。颈髓受压症状不明显时，可行伸屈侧位片，观察有无寰枢关节不稳定。

MRI

- 可显示小脑、延髓、上颈髓受压程度，矢状位显示最好，配合横轴位可显示内部的信号异常，包括变性水肿（稍长 T_1 稍长 T_2 信号）及软化（长 T_1 长 T_2 信号）
- 合并 Arnold-Chiari Ⅰ型畸形时，小脑扁桃体下移，下缘位于枕骨大孔水平或下方，造成局部狭窄，常伴有脊髓空洞形成
- 延颈角（Cervical-medullary angle, CMA）：上颈髓腹侧与延髓腹侧两直线夹角。正常为 145°~170°，<135° 提示脊髓明显受压
- 冠状位也可显示枕骨、寰枢椎的形态、位置及其相互关系
- 齿突畸形时，分叉间及齿突骨下方的软骨显示为线状长 T_1 稍长 T_2 信号。

诊断要点

- 颅颈交界区侧位X线片、开口位片及CT三维重建显示该区域骨质形态和位置关系
- 伸屈功能位可以判断上颈椎的稳定程度
- MRI 显示继发的枕骨大孔区狭窄程度和小脑、延髓、颈髓受压情况。

治疗及预后

- 颅底凹陷
  - 偶然发现的无症状者一般不需要治疗
  - 减压术：包括后路枕骨大孔扩大，C1后弓切除，或前路经口腔入路齿突切除
- 寰枕融合和齿突畸形治疗的重点是寰枢椎不稳
- 寰枢椎不稳
  - 症状较轻者可保守治疗，行颌枕牵引及头颈胸石膏固定
  - 对先天性前脱位者，先行颅骨牵引至复位，症状改善，再行颈椎融合或固定术
  - 症状重、病程长的患者，牵引不能复位，症状改善不明显时进行手术治疗，建议行植骨融合术。

参考文献

1. Vincent C. Hinck, Carl E. Hopkins, Bhim S. Savara. Diagnostic criteria of basilar impression. Radiology, 1961, 76(4):572-585.
2. Wendy R. K Smoker. Craniovertebral junction: normal anatomy, craniometry, and congenital anomalies. Radiographics, 1994, 14(3):255-277.
3. Keith H.Bridwell, Ronald L.Dewald. 脊柱外科学. 2版. 胡有谷, 党耕町, 唐天驷, 译. 北京: 人民卫生出版社, 2000:901.
4. Arthur Zacks. Atlanto-occipital fusion, basilar impression, and block vertebrae associated with intraspinal neurofibroma, meningocele, and von Recklinghausen's disease. Radiology, 1960, 75(8):223-231.
5. Wendy R. K Smoker. Craniovertebral junction: normal anatomy, craniometry, and congenital anomalies. Radiographics, 1994, 14(3):255-277.
6. S J Singer, I L Rubin, K J Strauss. Atlantoaxial distance in patients with Down syndrome: standardization of measurement. Radiolog, 1987, 164:871-872.

（裴新龙）

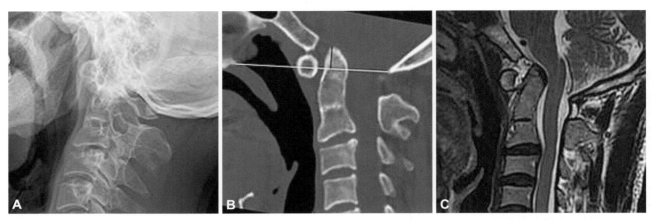

图 2.2.1-1　男，40 岁，颅底凹陷。A. 颅颈交界区 X 线片；B. CT 矢状位重建，自硬腭后端至枕骨大孔后缘内点连线（白线）为 Chamberlin's 线，经过齿突尖端向该线作垂线（黑线），测量黑线长度。齿突尖端超出 Chamberlin's 线约 6mm。同时显示寰椎后弓发育细小，C2-3 分割不全；C. MRI 图像 T2WI 正中矢状位，齿突压迫延髓

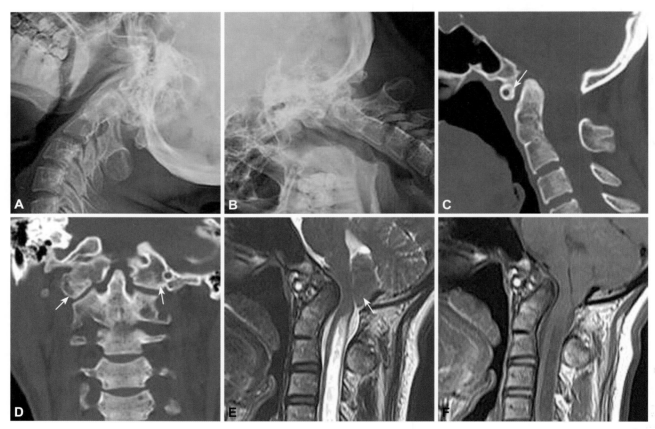

图 2.2.1-2　女，35 岁，先天性寰枕融合。颅颈交界区 X 线侧位片 A. 后伸位和 B. 前屈位，以及 CT 多平面重建 C. 矢状位和 D. 冠状位，显示寰椎前弓（箭）、双侧侧块（箭）与枕骨融合，后结节缺如，寰齿关节不稳，齿突上移。合并 C2-3 椎体及附件分隔不全；E. MR 图像 TWI 和 F. T1WI，显示寰椎前结节与齿突间距增大，合并小脑扁桃体下疝（箭）及脊髓空洞，枕骨大孔狭窄，延髓及颈髓近端受压

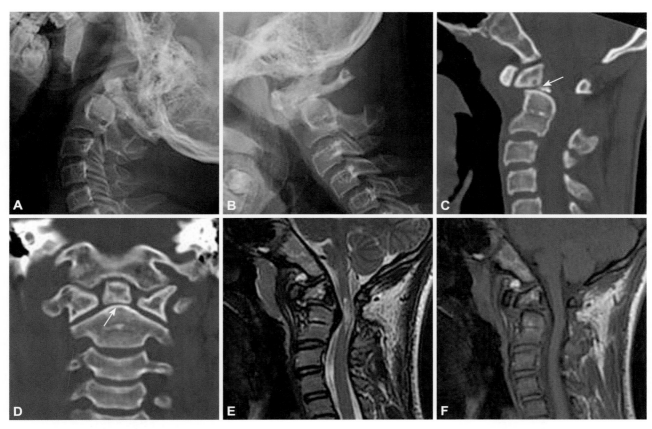

图 2.2.1-3 男，18岁，齿突不连。颅颈交界区 X 线侧位片 A. 后伸位和 B. 前屈位，以及 C. CT 多平面重建图矢状位和 D. 冠状位，显示齿突不连（箭），齿突连同寰椎活动度增大，寰枢关节不稳。合并 C₂₋₃ 椎体及附件分隔不全；E. MRI T₂WI 和 F. T₁WI，显示寰椎与齿突前移，局部椎管狭窄，颈髓受压继发变性水肿

2.2.2 Klippel–Feil 综合征
(Klippel-Feil syndrome)

概述

- 本病由 Klippel 和 Feil 于 1912 年报道
- 又名先天性颈椎融合、短颈畸形
- 指颈椎两节或多节先天性融合或分节障碍
- 胚胎期（妊娠第 3～8 周）颈椎生骨节形成软骨性颈椎后发生分节不全造成颈椎融合
- 遗传性染色体异常性疾病，罕有家族史，除少数病例有家族遗传史外，其病因目前尚不清楚。

临床特点

- 女性多见，多在成年后诊断
- 半数人出现典型"三联征"：颈部缩短，后发线低，颈部运动受限，以侧弯及旋转运动受限明显
- 常同时伴有其他骨骼系统畸形
- 60% 继发颈胸椎后凸或侧凸，25% 发生颈椎不稳或颈椎管狭窄，12% 发生脊髓异常
- 30% 可伴有听力障碍，内耳发育异常为最常见原因
- 可合并内脏畸形，尤其泌尿系统、心血管等并发症
- 其他症状：颈部疼痛，神经症状。

分型

- Ⅰ型：颈椎的广泛融合或合并上胸椎融合
- Ⅱ型：1～2 个椎间隙的椎体融合伴有寰枕融合，较多见
- Ⅲ型：颈椎融合合并下胸椎或腰椎融合
- 多为椎体融合，也可为椎弓、椎板和棘突的局部或全部融合。

影像学

- 颈椎融合
- 33% 伴有高肩胛症，25% 伴有颌面部及上肢畸形，其他如寰椎枕化、颅底凹陷、蝴蝶椎、半椎、脊椎裂、颈肋、肋骨融合及胸廓畸形、并指（趾）畸形等

- X 线
  - 发现两节或多节颈椎融合即可诊断，可连续多节受累，也可跳跃式受累，双椎体融合者多见，3 节以上很少
  - 合并半椎体多见于胸腰段
  - 融合椎体的邻近颈椎节段骨质增生，引起椎管狭窄
- CT
  - 三维重建图像可以更清晰显示连续或跳跃的椎体融合，可以显示其他的并发脊柱畸形，椎管显示更好
  - 三维重建图像便于更精确地显示继发的病理变化，如颈椎半脱位、椎管狭窄
  - 可能发现合并的中枢神经系统异常
  - 当怀疑合并其他骨骼系统或内脏系统病变时，应进行相应部位的检查
- MRI
  - 融合节段及其继发的病理变化
  - 显示中枢神经系统异常是其优势。

鉴别诊断

- 诊断多无困难
- 多数可通过 X 线平片即可确诊
- 与颈部其他慢性疾患（颈椎退行性骨关节病、结核等）鉴别。

诊断要点

- 颈椎椎体或附件两节或多节段融合
- 首选 X 线检查，CT 可以提供更加全面详细的信息，合并中枢神经系统病变时首选 MR 检查。

治疗及预后

- 单纯性颈椎畸形一般不需要特殊治疗，急性严重者可行整形或矫形手术
- 合并急性颈椎间盘突出症者可试行正规非手术疗法，无效时及早行髓核摘除术

- 合并脊髓受压症状者，多需行手术疗法
- 预后：单纯颈椎畸形预后较好，伴有椎管狭窄或脊髓受压者，视脊髓受累程度不同而预后情况不一。

参考文献

1. Kruse RA, Cambron JA.Large C4/5 spondylotic disc bulge resulting in spinal stenosis and myelomalacia in a Klippel-Feil patient. J Altern Complement Med, 2012, 18:96-99.
2. Samartzis D, Kalluri P, Herman J, et al. Cervical scoliosis in the Klippel-Feilpatient.Spine (Phila Pa 1976), 2011, 36:1501-1508.
3. Agrawal A, Badve AM, Swarnkar N, et al. Disc prolapse and cord contusion in a case of Klippel-Feil syndrome following minor trauma. Indian J Orthop, 2009, 43:210-212.

（裴新龙）

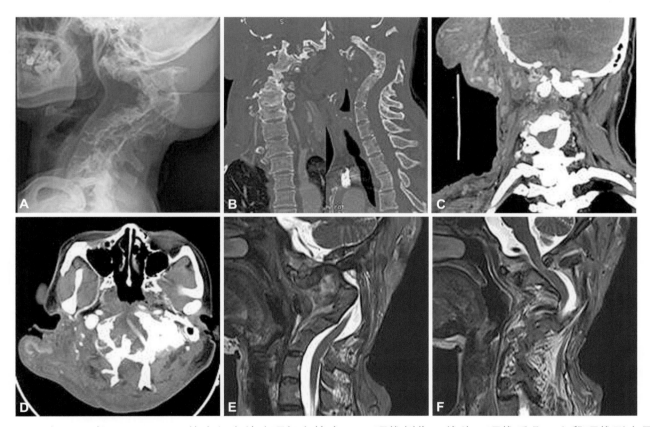

图 2.2.2 女，37 岁，Klippel-Feil 综合征合并头颈部血管瘤。A . 颈椎侧位 X 线片，颈椎后凸，上段颈椎形态异常并融合，周围软组织增厚；B . 颈椎 CT 曲面重建冠状位和曲面重建矢状位颈椎侧弯后凸，C_{1-6} 椎体及附件形态异常，C_{2-6} 椎体融合，C_{1-2} 脱位，C_{2-3} 后方椎板缺如，椎管开放；C. 颈椎增强 CT 扫描冠状位重建和 D. 横轴位，示右枕部、颈椎右侧软组织血管瘤，增强扫描明显不均匀强化，内见多发迂曲血管影；E. 和 F. 颈椎 T_2WI 矢状位，椎管明显变形，C_1 水平椎管狭窄，颈髓变性水肿

2.2.3 椎体发育异常
(Vertebral developmental disorders)

概述

- 椎体发育异常包括蝴蝶椎、半椎体等椎体发育畸形
- 蝴蝶椎，又称裂椎，由于椎体中央脊索或脊索周围隔残存所致，椎体在冠状面或矢状面呈"蝴蝶状"，好发于胸椎或腰椎
- 半椎体，由于胚胎期椎体前后或左右成对的软骨化中心发育不全所致，椎体在冠状面或矢状面呈楔形，胸椎多见
- X 线正侧位、CT 冠矢状位重建及三维重建可以观察椎体形态，MR 可评价是否合并脊髓畸形。

临床特点

蝴蝶椎

- 常不引起临床症状
- 有时可见脊柱侧弯或后凸畸形

半椎体

- 无症状或仅伴有轻度神经症状，严重者可致椎管狭窄或椎体不稳，引起相应的神经系统症状
- 常伴脊柱侧弯；但如果相邻椎体均为半椎体且不同侧时，可相互补偿，不出现脊柱侧弯
- 后侧半椎体畸形者可出现脊柱后凸
- 多发半椎体可造成躯干短缩，但四肢长度正常。

病理

蝴蝶椎

- 由于椎体中央脊索或脊索周围隔残存，形成椎体矢状或冠状裂（矢状裂多见）
- 矢状或冠状裂两侧成对的骨化中心未愈合，形成两个尖端相对的半椎体，形似蝴蝶

半椎体

- 胚胎时期椎体由间充质形成软骨，并形成前后及左右对称的 4 个软骨化中心，由冠状及矢状裂隙分隔
- 当前后或左右成对的软骨化中心发育不全时，则可形成侧半椎体、前半椎体或后半椎体，多引起脊柱侧弯或后凸畸形

- 出生后最初半椎体较正常椎体小，呈圆形或椭圆形，偏于中线的一侧；发育成熟后，在负重的影响下，逐渐变成楔形
- 可伴泌尿系统畸形、脊柱裂、脊髓空洞等。

影像学

蝴蝶椎

- X 线正侧位、CT 冠矢状位重建及三维重建观察
- 胸椎蝴蝶椎常伴肋骨或胸廓畸形，还可伴肺发育不全
- 蝴蝶椎的椎体由两个尖端相对的楔形构成，状如蝴蝶，左右对称或不对称，中央部变细或缺如
- 矢状裂的蝴蝶椎，X 线正位片和 CT 冠状位重建椎体呈"蝴蝶状"，而 X 线侧位片椎体呈方形，中部因两个楔形间的骨性连接而密度增高
- 冠状裂的蝴蝶椎，X 线侧位片和 CT 矢状位重建椎体呈"蝴蝶状"，而 X 线正位片椎体呈方形，中部因两个楔形间的骨性连接而密度增高
- 邻近椎体可代偿性生长，向蝴蝶椎中央部突出
- 常伴椎体部分缺如或发育不良
- MRI 可评价是否合并脊髓纵裂、脊髓拴系、脊髓低位、（脊髓）脊膜膨出、脊髓空洞等。

半椎体

- X 线正侧位、CT 冠矢状位重建及三维重建观察
- 半椎体可单发或多发，胸椎多见，往往合并肋骨分节障碍，偶伴一侧肺发育障碍
- 半椎体邻近椎体常呈一侧代偿性增大
- 可伴有脊柱侧弯、脊柱旋转畸形、脊柱后凸畸形
- 半椎体分型
  - 单纯多余半椎体：相邻两椎体间圆形或卵圆形骨块，易与相邻的椎体融合，在胸椎常有椎弓根及多余的肋骨
  - 单纯楔形半椎体：椎体呈三角形骨块，有椎弓根，不伴有肋骨
  - 多发性半椎体：多个椎体同时发生，呈圆形、卵圆形或楔形，可合并肋骨畸形、缺如或融合

○ 多发性半椎体合并凹侧后部融合：由于椎体分节障碍引起，可合并凹侧后部附件的融合，可伴有肋骨的融合或发育异常

○ 平衡性半椎体：即两节或多节半椎体位于相对的左右侧，相互抵消了椎体畸形，不引起脊柱侧弯，但会使躯干缩短

○ 后侧半椎体：椎体后方骨化中心发育，前方骨化中心不发育，侧面观呈楔形，常致脊柱后凸

○ MRI 可评价是否合并脊髓纵裂、脊髓拴系、脊髓低位、（脊髓）脊膜膨出、脊髓空洞等。

鉴别诊断

- 椎体压缩骨折：可见致密骨折线，并有外伤史
- 椎体病理性压缩：常有内部骨质密度异常，或椎体周围软组织肿块。

诊断要点

- 蝴蝶椎椎体呈蝴蝶状，可沿矢状或冠状面分布
- 半椎体畸形为一侧椎体不发育或发育较小。

治疗及预后

- 合并严重脊柱侧弯或后凸畸形者，手术治疗
- 轻度畸形者，保守治疗，加强背部肌肉锻炼，并配合支架。

参考文献

1. Kumar R, Guinto FC, Madewell JE, etal. The vertebral body: radiographic configurations in various congenital and acquired disorders. Radiographics, 1988, 8 (3): 455-485.

2. Nasca RJ, Stilling FH, Stell HH. Progression of congenital scoliosis due to hemivertebrae and hemivertebrae with bars. J Bone Joint Surg Am, 1975, 57(4):456-466.

（李美娇）

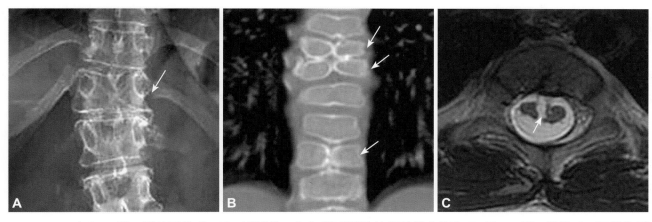

图 2.2.3-1　A. 女，54 岁，脊柱正位片，T₁₂ 蝴蝶椎，为矢状面裂隙的蝴蝶椎（箭）；B. 男，7 岁，脊柱 CT 冠状位重建，T₅、₆、₉ 多发蝴蝶椎（箭），其中 T₅、₆ 蝴蝶椎间部分骨性连接，T₄、₈ 椎体下缘、T₁₀ 上缘局部隆起，分别向 T₅、₉ 蝴蝶椎突出；C 与 B 为同一患者，MRI 轴位 T₂WI 显示二分脊髓、脊髓纵裂（箭）

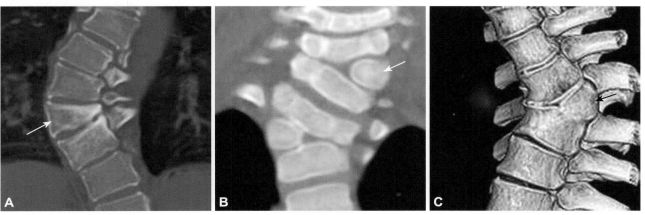

图 2.2.3-2　A. 女，16 岁，脊柱 CT 冠状位重建，T₇ 半椎体（箭），胸椎向右侧凸（箭）；B. 男，5 岁，脊柱 CT 冠状位重建，平衡性半椎体，C₇、T₃ 半椎体（箭）；C. 男，38 岁，CT 三维重建，T₅ 左侧半椎体伴胸椎侧弯后突畸形，与 T₆ 椎体融合（箭）

2.2.4 椎体分隔不全
(Vertebral segmentation failure)

概述
- 是指脊柱的先天性骨性融合，又称为阻滞椎
- 系因胚胎时期相邻的两个或多个原椎体分节障碍所致
- 最常见于腰椎和颈椎，胸椎少见。

病理
- 可以累及两节或者两节以上的椎体，可以伴有或者不伴有椎弓根、椎板或棘突的融合
- 胸椎阻滞椎常常合并邻近的肋骨，尤其是肋骨后部的骨性融合
- 若椎体一侧融合，另一侧未融合，继续生长，可引起脊柱侧弯
- 常常合并其他先天畸形，如畸形足、腰椎关节形成不全及并指畸形等。

影像学
- X线
  - 两椎体间显示完全性骨性融合，或椎体间有大小不等的由后伸向前的透亮带代表椎间盘遗迹
  - 受累椎体的前后径变短，且椎体前面呈平滑的弧形凹陷，椎体间融合部变细，如"蜂腰状"
  - 融合后的椎体高度等于两椎体加上椎间盘的高度
  - 相应的椎间孔变成卵圆形，椎管矢状径增大
  - 可伴或不伴有椎弓根、椎板、棘突间的骨性融合
- CT
  - 三维重建更加清晰显示椎体及附件融合的细节和融合程度
- MRI
  - 可显示合并椎管内畸形或其他病变。

鉴别诊断
- 脊柱结核：间盘破坏消失，相邻椎体总高度减少，常伴脊柱后凸畸形。

诊断要点
- 相邻的两个或两个以上椎体融合，呈蜂腰状
- 融合后的椎体高度等于两椎体加上椎间盘的高度
- 伴或不伴有附件的融合。

参考文献
1. Rajendra Kumar, Faustino C. Guinto, John E. et al. The vertebral body:Radiographic configurationsin various congenital andacquired disorders. RadioGraphlcs, 1988, 8(3): 455-485.
2. Stanko Stanisavljevic, Elmer G. St. John. Congenital fusion of three lumbar vertebral bodies. Radiology, 1958, 9(71): 425-427.

（裴新龙）

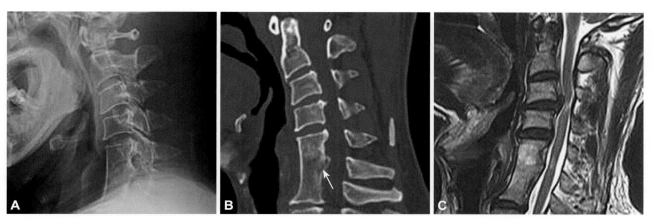

图 2.2.4-1　A~C. 男，53 岁，C₅₋₇ 阻滞椎。A . 颈椎侧位 X 线片，C₅₋₇ 椎体融合，相邻椎体融合呈蜂腰状，相应椎间孔呈卵圆形；B. CT 矢状位重建，C₅₋₇ 椎体融合呈蜂腰状（箭）；C. T₂WI 矢状位，椎管矢状径增大

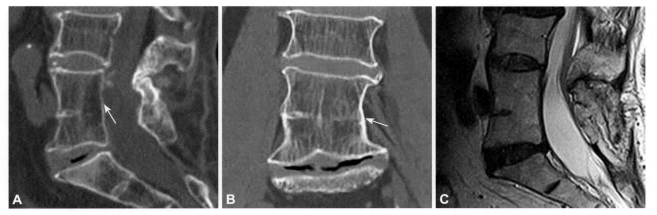

图 2.2.4-2　女，68 岁，L₄₋₅ 阻滞椎。A. CT 矢状位重建，L₄₋₅ 椎体融合呈蜂腰状（箭），前后径变短，可见椎间盘遗迹；B. CT 冠状位重建，L₄₋₅ 椎体左右径变短（箭）；C. T₂WI 矢状位，同水平椎管矢状径扩大

2.2.5 休门氏病 (Scheuermann's Disease)

概述

- 分为典型休门氏病和非典型休门氏病
- 典型休门氏病好发于 10~15 岁青少年，临床常伴脊柱后凸畸形；非典型休门氏病好发于青少年及成年，临床不伴明显脊柱后凸畸形
- X 线表现为椎体楔形变、椎间隙变窄、椎体缘不规则伴 Schmorl's 结节、脊柱后凸畸形
- 常合并椎间盘退行性变，尤其是非典型休门氏病。

临床特点

- 典型休门氏病患者，表现为背痛或腰背痛，多伴胸椎后凸畸形，可伴代偿性颈、腰椎前凸曲度加大
- 非典型休门氏病患者，表现为下腰痛，无明显脊柱后凸畸形。

病理

- 终板软骨发育不良，病理表现为软骨内形态紊乱的骨化、胶原纤维减少、黏多糖增加
- 椎间盘出现继发性退变，表现为间盘脱水、膨出、突出等。

影像学

- 检查方法的优势
  - X 线为常规检查，可显示休门氏病椎体楔形变、终板不规则、Schmorl's 结节及脊柱后凸畸形
  - CT 除显示休门氏病骨质改变、后凸畸形外，还可评价是否合并椎间盘退变、椎管狭窄及硬膜囊、脊髓、神经根的受压情况；此外 CT 三维重建能更直观、立体地显示脊柱整体外观
  - MRI 软组织分辨率高，相比 CT 在显示椎间盘退变、评价终板软骨及邻近骨质改变上更具优势，还可显示硬膜囊、脊髓及神经根受压情况、脊髓水肿、脊髓空洞等
- 椎体楔形角度测量：经椎体上、下终板的两直线的夹角为椎体楔形角度

- 典型休门氏病（Sorensen 诊断标准）
  - 至少 3 个相邻椎体有 ≥5° 的楔形角度
  - 多个相邻椎体终板不规则，有 Schmorl's 结节
  - 脊柱后凸畸形（胸椎后凸畸形常见）
  - 无明显外伤或其他结构畸形
- 非典型休门氏病（Blumenthal 诊断标准）
  - 椎体终板不规则，有 Schmorl's 结节
  - 1~2 个椎体有 ≥5° 的楔形角度
  - 脊柱无明显后凸畸形
- 其他表现
  - 常合并椎间盘退变表现，尤其是非典型休门氏病
  - 脊柱侧弯，腰椎前凸角度增大以代偿胸椎后凸。

鉴别诊断

- 脊柱退行性变：也可发生于中青年人，需与不典型休门氏病鉴别，脊柱退行性变椎体缘及椎小关节骨质增生硬化更明显，椎体楔形变少见，Schmorl's 结节分布常不连续
- 终板炎：MRI 可见椎体相对缘终板信号不均匀，边缘模糊，下方骨质见斑片状异常信号
- 先天发育原因所致脊柱后凸：连续椎体楔形变少见，不伴终板不规则或 Schmorl's 结节。

诊断要点

- 青少年或成人患者，有腰背痛
- X 线符合典型或不典型休门氏病诊断标准。

治疗及预后

- 不伴有严重脊柱后凸的患者一般建议保守治疗，包括锻炼、理疗、佩戴支具等
- 手术适应证包括：脊柱后凸 >75°、畸形明显、伴疼痛且保守治疗无效时；神经根性症状明显者；成年患者疼痛明显并要求手术改善外观时
- 预后取决于脊柱后凸的程度和手术效果。

参考文献

1. Sorensen KH. Scheuermann's juvenile kyphosis: clinical appearances, radiography, etiology, and prognosis. Copenhagen, Denmark: Ejnar Munksgaard Forlag, 1964.

2. Blumenthal SL, Roach J, Herring JA. Lumbar Scheuermann's. A clinical series and classification. Spine, 1987, 12:929-932

（李美娇）

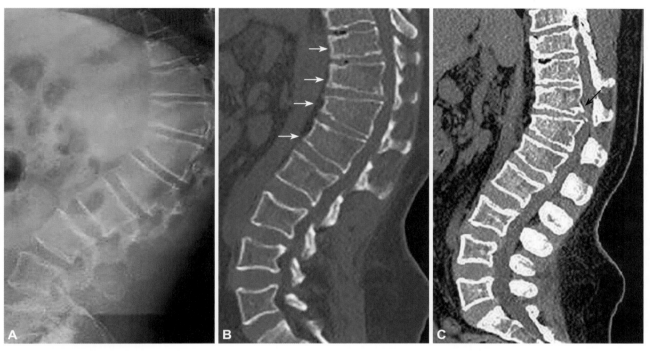

图 2.2.5-1 男，38 岁，典型休门氏病。A. 胸腰段侧位片；B. 胸腰段 CT 矢状位重建骨窗，T$_{10}$-L$_1$ 椎体楔形角度＞5°（箭），T$_9$-L$_1$ 椎体缘多发 Schmorl's 结节，相应终板不规则、边缘硬化，胸腰段后凸畸形、腰椎前凸曲度增大，T$_{9-11}$ 椎间隙真空征；C. 胸腰段 CT 矢状位软组织窗，T$_{11-12}$ 椎间盘后突、纤维环钙化（箭）

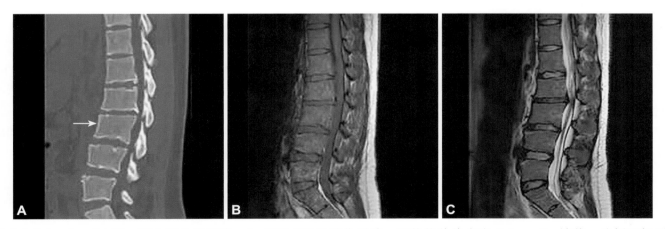

图 2.2.5-2 女，27 岁，不典型休门氏病。A. 腰椎 CT 矢状位重建，腰椎椎体缘多发 Schmorl's 结节、终板不规则，L$_3$ 椎体楔形度＞5°（箭），无后凸畸形；B，C. 腰椎 MRI 矢状位 T$_1$WI 及 T$_2$WI，L$_{2-3}$ 椎间盘 T$_2$ 信号减低，L$_{2-4}$ 椎间盘膨出、突出，硬膜囊受压

2.2.6 软骨发育不全
(Achondroplasia)

概述
- 又称胎儿软骨营养不良、软骨营养障碍性侏儒
- 系全身性对称性软骨发育障碍，是侏儒中最古老和最常见的一型
- 常染色体显性遗传，但 80% 的病例为散发，故可能为基因突变引起
- 存活新生儿的发病率为 1/30000 ~ 1/20000。

临床特点
- 短肢型侏儒，智力和性发育正常
- 头大面小，前额和下颌突出，扁平鼻、马鞍形鼻梁，厚唇
- 枕骨大孔狭窄可致慢性脑干压迫症状，如呼吸暂停、脑神经功能障碍、吞咽困难、尿潴留等症状
- 躯干发育近正常，但可出现胸廓扁平、腰椎前突，臀部后翘
- 椎管狭窄可致肌无力、腰腿痛、跛行等
- 手指粗短不能相互靠拢，似"三叉戟"状
- 下肢呈弓形，双膝内翻，可伴踝内翻，行走晚且摇摆步态。

病理
- 由染色体 4q16.3 上编码成纤维细胞生长因子受体 -3（FGFR3）的基因突变引起
- FGFR3 基因可抑制软骨的增殖和分化，该基因突变导致 FGFR3 二聚体稳定性增加，软骨内成骨过程出现紊乱、骨发育不良。

影像学
- 管状骨改变
  - 短管状骨粗短和弯曲，近段为著，生长板呈 V 字形
  - 手指短粗，中指与其他手指不能靠拢，呈"三叉戟"状
- 扁骨改变
  - 枕骨大孔狭窄

- 胸廓扁平，肋骨、胸骨短
- 骨盆短宽，髂骨呈圆形，缺乏正常展开；髋臼顶呈水平方向，坐骨切迹小；上述改变使骨盆呈乒乓球拍样外观，骨盆内缘轮廓为"香槟酒杯"状
- 脊柱有特征性改变
  - 儿童早期，胸腰椎交界处椎体变圆，上下缘不规整，前缘略呈楔形或弹头状
  - 随后椎体逐渐增大、后缘凹陷，棘突及横突较短，椎间隙增宽，椎间孔狭长
  - 椎弓根增厚变短，导致椎管狭窄
  - 椎体宽度和椎弓根间距自 L_1 至 L_5 逐渐变小，其连线由正常的八字形变为漏斗形
  - 部分出现胸椎、腰椎后凸，重者可成角，L_{4-5} 椎体下陷于髂骨之间。

鉴别诊断
- 软骨发育低下：该病也可有短肢型侏儒、膝内翻等改变，但病变不及软骨发育不全严重，头颅和面部正常，椎体后部扇形凹陷较少，且遗传方式不同，常伴智力障碍
- 假性软骨发育不全：该病也可有四肢、脊柱、骨盆的特征性改变，但该病脊柱椎弓不变短，椎体后缘无凹陷，头颅多表现正常外观。

诊断要点
- 临床诊断为主，可表现为短肢型侏儒、头大面小、脊柱后凸畸形、双膝内翻、手指"三叉戟"状改变等
- X 线为首选方法，管状骨、扁骨、脊柱骨有相应影像表现时可提示该病诊断。

治疗及预后
- 该病无法彻底治愈
- 对于四肢、脊柱的畸形可予手术矫正，椎管狭窄可进行椎管减压手术

- 生长激素治疗可使患者身高增加
- 甲状旁腺激素、P3肽以及突变基因靶向药物等也被认为是有潜力的治疗方法。

参考文献

1. Shirley ED, Ain MC. Achondroplasia: Manifestations and Treatment. J Am Acad Orthop Surg, 2009, 17(4):231-241.
2. Yao Wang, Zeying Liu, Zhenxing Liu. Advances in research on and diagnosis and treatment of achondroplasia in China. Intractable & Rare Diseases Research, 2013, 2(2):45-50.

（郭　歌）

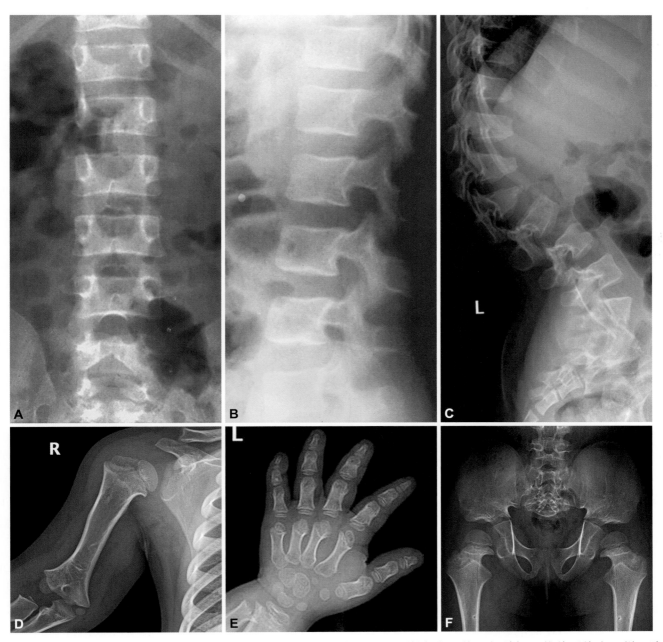

图 2.2.6-1　A、B. 为同一患者，男，3岁，腰椎椎弓根间距由上至下逐渐变窄，椎弓根稍短，椎体后缘扇贝样凹陷；C、D、E、F. 为另一患者，女，6岁，胸腰椎交界处椎体上下缘不规整，前缘呈弹头状，腰椎后缘凹陷，椎弓根及棘突短，椎间隙增宽；肱骨、掌骨及指骨增粗变短，生长板呈 V 字形，骨盆短宽，髂骨呈圆形，髋臼顶呈水平方向，坐骨切迹小（本病例图片来自首都儿科研究所附属儿童医院，感谢袁新宇主任对本书撰写的支持，感谢杨洋医生提供图片）

2.2.7 成骨不全
(Osteogenesis imperfecta)

概述

- 又称脆骨症，俗称玻璃娃娃
- 由于结缔组织发育缺陷导致全身多组织、多器官发病，病变广泛累及骨、韧带、皮肤、巩膜和牙齿等
- 儿童发病率为 1/15000 ~ 1/12000。

临床特点

- 以多发骨折、蓝色巩膜和听力障碍为三大特征
- 头大，两侧颞骨向外膨出，面小呈三角形
- 进行性耳聋由耳道硬化、镫骨足板骨性强直所致
- 牙齿发育不良，易出现龋齿及早期脱落
- 胸廓畸形，脊柱后凸
- 全身骨脆性增加，反复多次骨折导致长骨缩短畸形
- 皮肤薄而透明，肌张力减弱，关节韧带松弛，活动幅度超过正常
- 还可有高尿钙症、心血管异常等表现
- 根据临床表现及严重程度，临床分四型
  - Ⅰ型：最常见，病变相对较轻，蓝巩膜明显，失聪或听力损害为常见特征
  - Ⅱ型：为胎儿期或围产期的致死型，严重的全身骨质疏松、宫内生长迟滞造成宫内或早期围产期死亡
  - Ⅲ型：此型为严重进展型，有较重的骨脆性和骨质减少，随年龄增长导致多发骨折，长骨和脊柱有严重的进展性畸形，身高矮，三角脸
  - Ⅳ型：此型罕见，特征表现为骨质疏松、骨脆性增加和畸形，程度较轻，巩膜正常，听力损害发生率低。

病理

- 90% 由编码Ⅰ型胶原的基因常染色体显性突变所致，少数与胶原修饰、骨基质稳态调节等相关基因的隐性遗传或突变有关
- Ⅰ型胶原是骨、牙釉质、巩膜、皮肤、肌腱、韧带等组织的组成成分，基因突变可改变其生物力学特性，尤其是抗拉伸性，导致骨脆性增加及其他结缔组织发生病变
- 临床常用 4 项诊断标准，出现 2 项（特别是前 2 项）即可确定诊断
  - 骨质疏松、骨脆性增加
  - 蓝色巩膜
  - 牙列缺损（牙本质发育不全）
  - 早发听力损害。

影像学

- X 线有特征性表现，为主要诊断方法
- 表现为普遍性骨质稀疏、骨畸形和骨皮质变薄，干骺端为喇叭形状
- 多发颅骨缝间骨为特征性改变之一，可有颞骨海绵化、颅底凹陷、寰枢椎不稳
- 椎体变薄呈双凹形，骨小梁稀少，椎间盘呈双凸形代偿性膨大，可有脊柱侧弯或后凸畸形
- 重度异常者长骨干骺端和骨骺可显示扇贝样透亮区，伴硬化边，称为"爆米花"样钙化，可能是生长板外伤性碎裂的结果。

鉴别诊断

- 维生素 D 缺乏病：该病也可有骨质疏松、下肢畸形等骨骼改变，但无蓝色巩膜、听力障碍等表现，且多合并精神神经症状，并有方颅、串珠肋、鸡胸等特征改变，可遗留 O 形或 X 形腿畸形，X 线可表现为干骺端呈杯状增宽，骨小梁呈毛刷样影，骨骺与干骺端间距增宽等
- 非意外性损伤（儿童被虐待）：该病表现为多发骨折，需与成骨不全鉴别。但该病的特异性表现为后肋骨折、干骺角骨折、复杂的颅骨骨折（多颅骨受累、跨颅缝骨折、骨折线宽超过 3mm），此外，该病无蓝色巩膜、牙齿异常、家族史等临床表现。

诊断要点

- 临床上以多发骨折、蓝色巩膜、听力障碍为特征性表现，此外，可伴有三角脸、牙齿发育不良等表现，可有家族遗传史
- X线为首选方法，主要特征为骨质稀疏、骨折及骨畸形，可伴有多发颅骨缝间骨。

治疗及预后

- 手术治疗：可矫正病变造成的畸形、骨折
- 药物治疗：双膦酸盐类药物可抑制骨吸收、增加骨密度，是目前使用最广泛的药物；部分患者需要服用钙剂及维生素 D；尚无足够的证据支持生长激素的广泛使用。

参考文献

1. Harrington J, Sochett E, Howard A. Update on the evaluation and treatment of osteogenesis imperfecta. Pediatr Clin North Am, 2014, 61(6):1243-1257.
2. Renaud A, Aucourt J, Weill J. Radiographic features of osteogenesis imperfecta. Insights Imaging, 2013, 4(4):417-429.

（郭　歌）

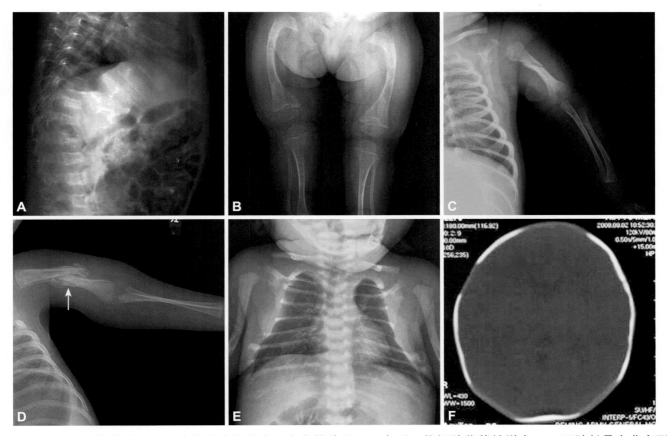

图 2.2.7-1　A. 脊椎骨质稀疏，椎体骨小梁稀少，多发椎体见双凹变形，椎间隙代偿性增宽；B. 下肢长骨弯曲变形，股骨明显变短，外形不规则；C、D. 上肢长骨皮质薄，骨密度减低，肱骨见骨折，骨痂呈球形（箭）。E. 肋骨纤细，多发骨折。F. 颅板菲薄（本病例图片来自首都儿科研究所附属儿童医院，感谢袁新宇主任对本书撰写的支持，感谢杨洋医生提供图片）

2.2.8 戈谢病
(Gaucher Disease)

概述

- 一种罕见的常染色体隐性遗传代谢性疾病
- 位于 1q21 的、编码 β-葡糖脑苷脂酶的基因突变，导致该酶缺陷、β-葡糖脑苷脂细胞内聚积而引起的多器官疾病
- 发病率约为 1：50000
- 1 型及 3 型戈谢病患者中，70%～100% 有骨受累，其他表现包括肝脾大、神经症状等
- 骨受累常表现为骨畸形、骨梗死或骨坏死、骨质疏松、病理性骨折、骨关节感染等。

临床特点

- 1 型及 3 型戈谢病可合并骨受累
  - 骨受累可无明显症状或表现为骨痛
  - 急性骨痛、发热、白细胞升高除见于骨髓炎外，还继发于骨梗死、骨折的骨危相
- 1 型及 3 型戈谢病的其他表现
  - 1 型戈谢病最常见。多在成人期起病，进展缓慢。症状和血液系统异常、多器官受累及骨受累有关，常表现为肝脾大、三系减低。1 型戈谢病无神经系统症状，或仅表现为帕金森样综合征
  - 3 型戈谢病极罕见。儿童期亚急性起病，主要累及神经系统，可伴骨受累。

病理

- 骨髓 Gaucher 细胞浸润，这是一种溶酶体内聚积大量 β-葡糖脑苷脂的巨噬细胞
- Gaucher 细胞周围骨组织常可见骨量减少，骨质疏松表现
- 其他病理表现包括骨梗死、骨髓炎等。

影像学

- 影像方法的选择
  - X 线检查可用于评价骨受累类型及随访
  - CT 三维重建可直观显示骨折、骨畸形的形态，发现隐匿的骨折线
  - MRI 可检出骨髓浸润，并对骨髓浸润程度进行定量及半定量评价；此外对骨髓炎、骨梗死显示更佳
- Erlenmeyer flask 畸形
  - 长骨骨干变细而干骺端增粗，骨干-干骺端凹形曲线消失，形如"烧瓶"，同时伴骨皮质变薄
  - 以股骨远端及胫骨近端为著
- 骨量减少、骨密度减低、骨质疏松
  - 儿童期即可出现，和骨髓浸润有关
  - 股骨和胫骨为著，伴有骨内膜侵蚀时表现为骨皮质内缘波浪状变薄
  - 可应用骨密度仪评价病情和随访
- 溶骨性病灶
  - X 线及 CT 可显示局灶或广泛的溶骨性骨质破坏，反映 Gaucher 细胞骨髓浸润
- 病理性骨折：好发于长骨和椎体
- 生长障碍：身高落后于同龄儿童
- 骨髓浸润
  - MRI 可检出戈谢病骨髓浸润，表现为正常骨髓信号被斑片状 T_1WI 低信号、T_2WI 稍低信号的骨髓浸润灶替代
  - MRI 定量化学位移成像（QCSI）可定量测量戈谢病骨髓浸润程度和评价治疗效果
  - MRI 半定量测量方法亦可用于戈谢病骨髓浸润评价，如半定量骨髓载荷（bone marrow burden, BMB）或西班牙 MRI 评分（S-MRI）等
- 骨梗死、骨坏死
  - 见于骨干或骨端，常多发，好发于股骨头、肱骨头、椎体、股骨髁、胫骨平台等部位
  - MRI 能更好地评价骨梗死及骨坏死，并可进行骨梗死及骨坏死分期
- 骨髓炎
  - 多为无菌性骨髓炎，感染所致者少见
  - MRI 对骨髓炎显示更佳。

鉴别诊断

- 镰状细胞病的骨并发症：镰状细胞病是一种遗传性血红蛋白病，红细胞镰刀样变、弹性减低堵塞小血管可引起骨关节疼痛。骨并发症影像表现中骨梗死及骨髓炎较常见，此外，还可见骨质增生、病理性骨折、骨质疏松等，血液学检查发现镰刀样红细胞及血红蛋白异常有助于诊断。

诊断要点

- 儿童或成人，除骨骼受累外，可伴肝脾大、三系减低、神经系统症状等表现
- X线/CT发现骨"烧瓶样"畸形、骨量减少、骨质疏松、骨梗死、病理骨折、骨髓炎等征象，骨髓浸润MR表现为斑片状T_1WI低信号、T_2WI稍低信号
- 骨髓活检发现Gaucher细胞可明确诊断。

治疗及预后

- 双膦酸盐类药物用以治疗骨质疏松
- β-葡萄脑苷脂酶替代治疗，可选药物有阿糖苷酶、伊米苷酶等
- 骨坏死继发骨关节炎，考虑关节置换治疗
- 早期诊断和开始酶替代治疗可明显改善患者预后。

参考文献

1. Guggenbuhl P, Grosbois B, Chalès G. Gaucher disease. Joint Bone Spine, 2008, 75(2):116-124.
2. Scheufler KM, Cyron D, Dohmen H, et al, Less invasive surgical correction of adult degenerative scoliosis, part I: technique and radiographic results . Neurosurgery, 2010, 67(3):696-710.
3. Mikosch P. Gaucher disease and bone. Best Practice & Research Clinical Rheumatology, 2011, 25: 665-681.

（李美娇）

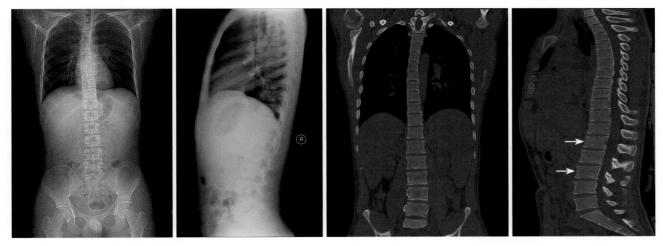

图 2.2.8-1 10岁男性戈谢病患者，椎体密度稍减低，腰椎椎体部分前缘圆钝（箭）（本病例图片来自北京儿童医院，感谢彭芸主任提供图片）

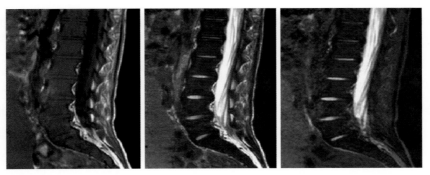

图 2.2.8-2 13岁戈谢病男性患者，T_1WI、T_2WI显示椎体信号不均匀减低，部分腰椎呈内凹变形（本病例图片来自北京儿童医院，感谢彭芸主任提供图片）

2.2.9 褐黄病
(Ochronosis)

概述

- 或称黑尿病 (Alkaptonuria)，因尿液在暴露和碱性化时变黑得名
- 是一种常染色体隐性遗传先天性代谢缺陷
- 普通人群中发病率（1～4）/100 万，男女发病率之比约为 2：1。

临床特点

- 首发表现多为新排尿液颜色正常，久置后变为黑色，多不易发现
- 多数患者因中年时出现脊柱或关节症状得以确诊
- 骨骼系统最先受累部位为脊柱，其次为外周关节，常为膝、髋和肩关节，表现为受累部位疼痛和僵硬，甚至出现残疾
- 其他系统表现有：泌尿生殖系统结石，眼外组织色素沉着，主动脉瓣狭窄等心脏瓣膜病，耳廓僵硬钙化等。

病理

- 尿黑酸氧化酶缺乏，导致苯丙氨酸和酪氨酸的中间代谢产物尿黑酸蓄积
- 过量的尿黑酸逐渐沉积于全身结缔组织（软骨、肌腱、心脏瓣膜、大血管内膜、肾、脑和脊髓的硬膜等）的细胞内外，使之颜色变暗，故称褐黄病
- 关节最早受累部位为透明软骨，使软骨质脆易碎，并发生软骨下骨破坏；脱落的软骨碎屑及沉积于滑膜的黑色素颗粒刺激滑膜引起滑膜炎、关节积液；色素沉着导致受累肌腱和韧带质脆，发生钙化和撕裂
- 脊柱受累可发生于任意节段，以腰椎最为常见。色素沉着在终板透明软骨内最为明显，也可出现于纤维环、髓核及韧带内，造成椎间盘钙化、椎间隙狭窄、骨赘形成及脊柱周围韧带骨化等。

影像学

- 可分为脊柱异常与脊柱外异常

- 脊柱异常
  - X 线 /CT：生理曲度消失，活动受限。椎体普遍性骨质疏松，边缘骨赘形成。椎间盘弥漫性层状钙化，椎间隙普遍狭窄，椎间盘"真空现象"
  - MRI：椎间隙狭窄，椎间盘 T_1WI 和 T_2WI 均呈低信号，可较好显示椎间盘膨出、突出或脱出的情况
- 脊柱外异常
  - X 线 /CT：外周大关节、骶髂关节、耻骨联合受累为主，外周关节以膝、髋、肩关节多见。主要表现为关节间隙狭窄，关节内游离体，骨硬化，肌腱韧带钙化、骨化
  - MRI：关节间隙狭窄，软骨丢失，关节面下囊变，可伴骨髓水肿、关节积液等，肌腱韧带增粗、撕裂。

鉴别诊断

- 强直性脊柱炎：青年男性多见。病变多自两侧骶髂关节向上蔓延，逐渐侵及腰椎和胸椎，骨质疏松，小关节模糊、变窄、消失，而后椎间盘及椎旁韧带广泛骨化。HLA-B27 阳性有助于鉴别
- 脊柱退行性骨关节病：椎体边缘增生、硬化，椎间隙狭窄，可有真空现象，纤维环和髓核钙化多不如褐黄病钙化广泛
- 弥漫性特发性骨质增生症：多见于老年人。韧带骨化厚而浓密，呈波浪状，常累及 4 个椎体以上；椎间隙高度正常，无明显椎间盘退变。

诊断要点

- 少数患者因尿液久置后变为黑色发现
- 多数因脊柱关节症状就诊，根据典型影像学表现提示本病，合并其他系统典型改变或术中发现结缔组织色素沉着可确诊
- 血、尿尿黑酸检测及基因检测有助诊断。

治疗及预后

- 褐黄病性脊柱关节病以对症支持治疗为主，严重时行脊柱手术、关节置换
- 尼替西农 (Nitisinone)，一种羟苯丙酮酸二氧酶抑制剂，可减少尿黑酸生成，其远期疗效及安全性仍需试验证明
- 维生素C以往认为可能减少尿黑酸的氧化和聚合，目前部分认为可能加重病情。

参考文献

1. Phornphutkul C, Introne WJ, Perry MB, et al. Natural history of alkaptonuria. N Engl J Med. 2002; 347:2111-21.
2. Mistry JB, Bukhari M, Taylor AM. Alkaptonuria. Rare Dis. 2013, 1:e27475

（朱　巧）

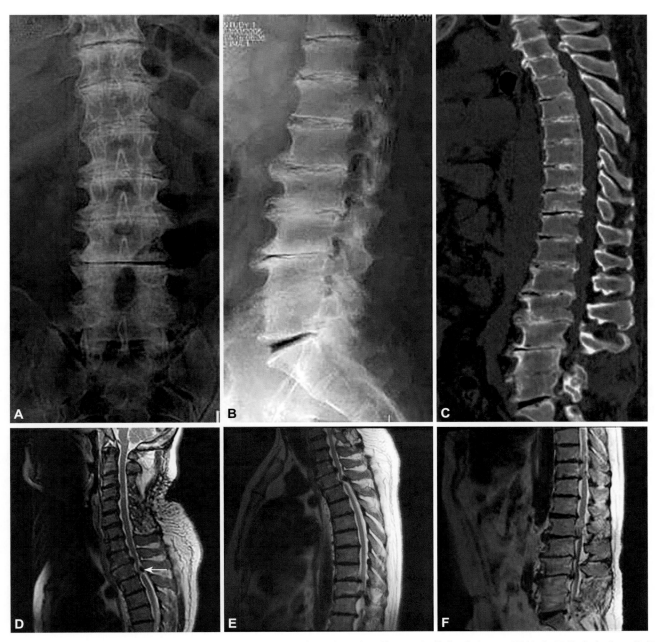

图 2.2.9-1　男，45岁，褐黄病。A、B、C. 腰椎正侧位平片及胸腰椎CT矢状位重建显示脊柱生理曲度变直，椎间盘弥漫性层状钙化，椎间隙狭窄，可见真空现象；椎体边缘骨赘形成，L4-5椎体融合术后，部分节段黄韧带骨化。D、E、F. 颈、胸、腰椎MRI矢状位T2WI分别显示椎间隙狭窄，椎间盘不同程度膨出、突出，黄韧带骨化（箭），继发节段性椎管狭窄，局部硬膜囊、脊髓或神经根受压

2.2.10 脊柱侧弯后凸畸形
(Scoliosis)

概述

- 指脊柱在冠状面上偏离身体中线向侧方弯曲，形成脊柱畸形，Cobb 角大于 10°
- 其中特发性占 80%，先天性占 10%，神经肌肉性、发育性、退变性和肿瘤相关性等占 10%
- 多发生于胸椎，其次为胸腰段，常伴有椎体旋转、脊柱后凸或前凸等其他脊柱畸形。

临床特点

- 外观改变：脊柱弯曲，多呈"S"型
- 椎体旋转致双侧胸廓不对称，凸侧肋骨互相分开，移向背侧，后背部突出，重者表现为"剃刀背"，凹侧肋骨互相挤在一起
- 双肩可不等高，严重者可伴有躯干或骨盆倾斜，常引起身高降低
- 可有胸背痛，可有胸腔容积减小，引起气短、心悸、食欲不振
- 侧弯严重时会出现脊髓神经牵拉或压迫症状
- 继发性后凸可伴有原发病症状，如马方综合征相关结缔组织病，神经肌肉型可伴有 Chiari 畸形、脊髓空洞、脊髓拴系、二分脊髓等。

分类

根据病因可分为以下类型：

- 特发性：是指脊柱骨性结构基本没有异常，并排除了先天性和其他原因。根据患者年龄分类
  - 婴儿型：3 岁以内，男婴多见，向左侧侧弯常见，一般位于胸段和胸腰段。多数在出生后 6 个月内进展。且常伴发畸形，如扁头畸形、蝙蝠耳畸形、先天性斜颈以及进行性髋关节发育不良等
  - 少儿型：4~10 岁，女性多见。多为右侧胸弯和双主弯。在脊柱生长相对静止期进展
  - 青少年型：临床最常见，女性多见，向右侧弯多见。常在月经开始前的生长快速期发展
- 先天性：由于先天性椎节发育异常所致的脊柱侧弯畸形，包括半椎体和融合椎等
- 发育性：包括骨骼发育不全（软骨发育不全）和骨骼发育障碍（成骨不全症等）
- 神经肌肉性：由于后天获得性神经系统病变或肌肉组织病变引起脊柱相关肌肉功能障碍而导致的脊柱侧弯，包括神经性（大脑性麻痹、脊髓小脑变性、脊髓灰质炎等）和肌病性（各种类型的肌肉萎缩症，如 Duchenne 肌营养不良等）
- 退变性：随着年龄的增长，脊柱的骨质疏松、背部肌肉变弱、椎间盘和韧带的退变导致对脊柱的支撑功能减弱而引起的脊柱侧弯畸形
- 外伤性：继发于椎体骨折或脱位导致的脊柱某一节段曲度变化
- 肿瘤相关性：由于肿瘤性病变破坏了椎体、附件及其附属韧带或肌肉的正常结构而引起的脊柱侧弯，包括骨源性肿瘤和骨外来源肿瘤。

病生理

- 包括结构性侧弯和非结构性侧弯
- 结构性侧弯（主侧弯）：最早出现，是最大的结构性弯曲，柔软性差，左右侧屈时不能校正。左右侧屈位时 Cobb 角 ≥25°
- 非结构性侧弯（次侧弯）：较小，位于主侧弯上方或下方，用于维持身体的平衡，不会发生椎体形态的异常，左右侧屈时可以矫正
- 通常认为椎体轴向旋转导致椎体腹侧和背侧轴向负荷的差异，导致凸侧椎体高度较大，凹侧椎体高度较小
- 弯曲节段的椎间隙凸侧宽，凹侧窄，可出现椎间盘变性，椎体边缘或椎小关节可出现增生性改变
- 冠状面弯曲度过大、异常的轴向旋转导致骨与软组织的不对称，凹侧肌肉可轻度挛缩。凸侧神经受牵拉，而凹侧神经受压
- 严重胸廓畸形使肺受压变形，肺泡萎缩，肺膨胀受限，引起循环系统压力增高，严重者可引起肺源性心脏病。

影像学

- 影像学测量：首选 X 线检查，均应包括直立正侧位片，正位片最好能包括脊柱全长或至少包括胸椎至髂骨翼。脊柱左右弯曲 bending 像主要用于：①评价侧弯椎间隙的活动度；②预测脊柱柔韧度；③确定手术融合范围
- 测量中所涉及的几个概念
  ○ 端椎：侧弯中倾斜角度最大的椎体或上下椎间隙开口方向发生变化的椎体
  ○ 顶端：偏离脊柱轴线最远的间盘或椎体
  ○ 中立椎体：站立位正位片未发生旋转的椎体，其椎弓根左右对称
  ○ 骶骨中线（center sacral vertical line, CSVL）：经骶椎中央，垂直于双侧髂嵴连线的垂线
  ○ 稳定椎：被 CSVL 平分或接近平分的椎体，常位于远端侧弯端椎以下
- 测量方法
  ○ Cobb 角测量方法：最常用，平行于上位端椎的上终板和下位端椎的下终板的两条线的夹角为 Cobb 角，若终板显示不清，可以使用端椎的双侧椎弓根边缘的连线。Cobb 角是主要的诊断标准、监测指标以及制订治疗计划、流行病学分析的主要依据（图 2.2.10 A）
  ○ Ferguson 法：很少用，有时用于测量侧弯角小于 50° 者。找出终末椎及顶端椎体的中点，然后从顶端中点到上、下终末椎中点分别画两条线，其交角即为侧弯角。另一种测量方法：以弯曲最突出部位的脊椎棘突为顶点，做与弯曲上下两端脊椎棘突的连线，测量其交角的补角（图 2.2.10 E）
  ○ 椎体平衡的评价：经过 C7 椎体中央作铅垂线（C7 plumb line, C7PL），正位与 CSVL 之间测量距离，大于 2cm 认为平衡异常，侧位与 S1 椎体后上缘测量距离，向前大于 5cm 为正向失衡（图 2.2.10 C）
  ○ 椎体旋转的测量：使用 Nash-Moe 方法，在正位片上将椎体凸侧的一半椎体分为三等分，根据椎弓根在三等分中的位置判断椎体的旋转程度。分为 1～4 级，1 级：凸侧椎弓根向中线方向移位，但未超出第一格，凹侧椎弓根变小；2 级：凸侧椎弓根移至第二格，凹侧椎弓根进一步变小；3 级：凸侧椎弓根移至中线，凹侧椎弓根消失；4 级：凸侧椎弓根完全越过中线，靠近凹侧

  ○ 骨骼成熟度（Risser 指数）：评价髂嵴骨化中心，用于评价脊柱生长、预测侧弯的进展，骨化中心自髂前上棘向髂后上棘逐渐骨化，分为 0～5 级，0 级髂嵴骨化中心未骨化，1 级 0～外侧 1/4 骨化，2 级外侧 1/4～1/2 骨化，3 级外侧 1/2～3/4 骨化，4 级 3/4～完全出现未闭合，5 级完全闭合。在女孩，4 级提示脊柱生长的完成和侧弯进展的停止；在男孩不太精确，骨化开始和完成较女孩晚

- 影像学评价
  ○ X 线可以直观地显示侧弯的形态、评价侧弯的程度、观察椎体的形态
  ○ CT 和 3D 重建显示复杂的先天性骨畸形，如半椎体、融合椎等。弯曲部分的椎间隙左右不等宽，椎体的边缘或椎小关节可出现增生性改变。若有脊柱扭转，则凸侧椎弓根向内移位，凹侧的椎弓根发育细小，棘突向凹侧移位
  ○ CT 血管造影显示是否合并血管的畸形以及确定血管位置
  ○ MR 成像显示脊柱侧弯时脊髓往往靠近凹侧，并可评价脊髓与椎弓根的关系；其他椎管内异常，例如脊髓空洞症、Chiari 畸形、脊髓脊膜膨出、脊髓纵裂等，MR 也可清晰显示
  ○ 弯曲部分可出现椎间盘变性
  ○ 同时还有肋骨左右高低不等平、骨盆的旋转倾斜畸形。

诊断要点

- 明确侧弯节段和椎体情况、侧弯的类型，测量侧弯角度、椎体旋转的程度
- 分析侧弯的病因
- 必要时行 CT 检查明确复杂的椎体畸形或 MR 检查明确椎管内脊髓病变。

治疗及预后

- 青少年特发性脊柱侧弯

○ 基本的治疗原则：观察、支具、手术
○ 对于青少年特发性脊柱侧弯小于 20° 或骨骼成熟后小于 30° 者应应严密观察
○ 支具目的是部分矫正侧弯或维持目前侧弯不加重，避免或拖延手术，Cobb 角 20°～40°，每年进展大于 5° 时行支具治疗
○ 手术：防止侧弯进展，校正侧弯，恢复躯干平衡。Cobb 角 40°～50°：若患者发育未成熟，应建议手术。Cobb 角大于 50°：建议手术治疗
○ 初始发病年龄、侧弯的类型、程度及其模式是影响侧弯进展的因素
○ 发病越早，角度越大，侧弯更可能进展，越要考虑手术治疗
○ 双弧侧弯比单弧侧弯更容易加重，单弧胸椎侧弯较单弧腰椎侧弯更容易加重

• 先天性脊柱侧弯
○ 完全分节的半椎体大多数会迅速进展，需要治疗
○ 对于侧弯进展较快者非手术治疗，不能获得持久的疗效，只能用于控制和延缓畸形发展，推延手术时间

• 退变性脊柱侧弯
○ 多数患者只需保守治疗，适用于可耐受的腰背痛、无明显根性跛行、椎管狭窄不重者，同时在矢状位和冠状位上基本保持平衡
○ 手术的主要目的是解除疼痛、防止侧弯进展、重建脊柱的平衡和恢复正常的功能，适应证是神经根性症状、椎管狭窄和腰背痛、侧弯进展、躯干失衡、严重影响生活。

参考文献

1. K. Allen Greiner. Adolescent Idiopathic Scoliosis: Radiologic Decision-Making. Am Fam Physician, 2002, 65(9):1817-1823.
2. Hana Kim, Hak Sun Kim, EunSu Moon, et al. Scoliosis Imaging: What Radiologists Should Know. Radiographics, 2010, 30:1823–1842.
3. Scheufler KM, Cyron D, Dohmen H, Eckardt A. Less invasive surgical correction of adult degenerative scoliosis, part I: technique and radiographic results. Neurosurgery, 2010, 67(3):696-710.
4. 赵定麟.现代脊柱外科学.上海:上海世界图书出版公司,2006:769-802.

（裴新龙　田　帅）

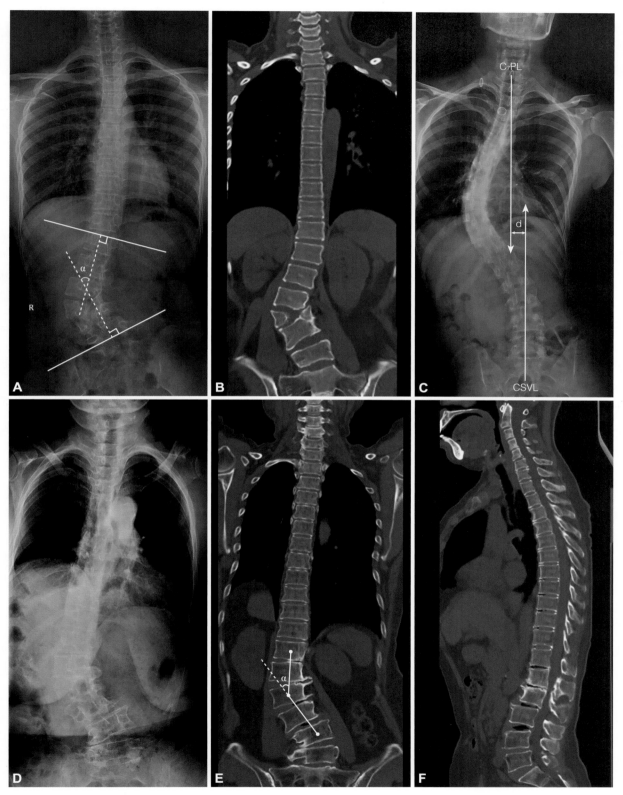

图 2.2.10 A、B. 女，18 岁，先天性脊柱侧凸，T₃ 椎体蝴蝶椎畸形，与 L₄ 椎体部分融合，腰段以 L₃ 为中心侧弯，Cobb 角 α 约为 50.4°。C. 男，22 岁，特发性脊柱侧凸。脊柱胸腰段以 T₉、L₃ 为中心呈 S 型明显旋转侧弯改变，侧弯脊椎顶椎凹侧变窄，呈楔形变。胸椎（T₉ 为中心）侧弯 Cobb 角约 45°；腰椎（L₃ 为中心）侧弯 Cobb 角约 31°。C₇ 铅垂线（C₇PL）位于骶骨中线（CSVL）右侧，间距 d 超过 2cm，冠状位失衡。D ~ F. 女，63 岁，退行性脊柱侧凸。胸腰椎以 L₂ 为顶点侧弯，按照 Ferguson 法侧弯角 α 约 30.9°。全脊柱诸椎体缘骨质增生硬化，多发间隙变窄，间盘可见真空征象，腰椎为著

2.2.11 平背综合征
(Flat Back Syndrome)

概述
- 平背综合征是以腰椎前凸曲度变小、躯干前倾为特点的临床综合征
- 平背综合征属于脊柱矢状位失衡
- 医源性平背最常见，还可见于退变、椎体畸形、压缩骨折等引起的非医源性平背。

临床特点
- 非医源性平背：脊柱退行性变引起者称退行性平背，亚洲人常见，尤其是弯腰负重劳动者；也可由椎体畸形或压缩骨折、髋关节屈曲挛缩、神经肌肉病等引起
- 医源性平背：可见于多种脊柱术后，最常见于腰椎撑开融合术（Harrington）术后平背
- 症状为躯干前倾、长时间直立困难、腰背部疼痛、行走困难、不能举重物等，可伴代偿性屈膝屈髋、颈部过伸、足部背屈等。

病理
- 广泛的腰部伸肌无力、肌组织萎缩、脂肪浸润是退行性平背的主要原因
- 脊柱术后继发平背综合征（医源性平背）原因不详，进展多需数年。

影像学
- X 线检查最直接、有效，为首选影像学检查
  - 站立位全脊柱正侧位片，充分伸膝伸髋，以避免屈膝屈髋对矢状位失衡的代偿
  - 用于评估术前脊柱矢状面失衡程度、术后及随访中的脊柱矫形情况
  - 显示相关脊柱结构性变化（退变、畸形、骨折等），或脊柱术后内固定物情况
- CT 可作为 X 线的补充
  - 三维重建可直观立体显示全脊柱形态
  - 评价可能合并的椎体畸形、退行性骨关节病、椎旁肌肉及腰部伸肌的形态改变

- MRI 更好地显示椎旁软组织及椎管内结构
  - 可观察是否有腰部伸肌萎缩、脂肪浸润
  - 更好地显示椎体及椎间盘退行性变
  - MRI 受金属伪影干扰更小，矫正术后观察椎管内结构更佳。

平背综合征相关的脊柱及骨盆测量角度如下，可用于评价手术前后矢状位失衡矫正程度
(* 不同文献报道下述测量角度的正常值均有差异，本书采用参考文献 1 给出的正常值范围，仅供参考)

- 腰椎前凸角 (LL)
  - 经 T_{12} 下终板、S_1 上终板的两直线夹角
  - 正常 43°～61°，LL 角减小为平背综合征的核心表现
- 胸椎后凸角 (TK)
  - 经 T_5 上终板、T_{12} 下终板的两直线夹角
  - 正常 41°～48°，该病患者 TK 角减小
- 骨盆入射角（PI）
  - 侧位两股骨头中点连线之中点和 S_1 上终板中点的连线，与过 S_1 上终板中点做该终板垂线的夹角
  - 正常 48°～55°，由于 PI=PT+SS，该病患者 PI 角变化取决于 PT、SS 角变化，一般情况下 PI 角减小
- 骨盆倾斜度（PT）
  - 过两股骨头中点连线之中点做垂线，其与两股骨头中点连线之中点和 S_1 上终板中点连线的夹角
  - 正常 12°～18°，该病患者 PT 角增大
- 骶骨倾斜角（SS）
  - 经 S_1 上终板的直线与水平线的夹角
  - 正常 36°～42°，该病患者 SS 角减小
- 矢状垂直轴（SVA）
  - C_7 椎体中点的铅垂线与骶骨终板后缘的水平距离，用来评估矢状位平衡
  - 正常值≤3cm，该病患者 SVA 多大于 5cm。

鉴别诊断

- 休门氏病：可伴腰椎前凸角减小，但该病青少年起病，有多个椎体楔形变、Schmorl's 结节及终板不规则
- 脊柱结构性异常：半椎体、蝴蝶椎、压缩骨折、髋关节屈曲挛缩等可引起脊柱矢状面失衡、腰椎前凸角减小。

诊断要点

- 脊柱术后数年腰背部疼痛、躯干前倾；或无脊柱手术史，但有相关临床及放射表现
- 影像表现为腰椎前凸角度变小，可伴胸椎后凸角度继发性减小或增大、骨盆入射角减小、骶骨倾斜角减小、骨盆倾斜度增大
- 注意寻找平背综合征的可能原因，如医源性、退变性平背、椎体畸形等。

治疗及预后

- 非手术治疗效果欠佳
- 手术治疗为首选治疗方法，截骨 + 内固定改善矢状位失衡
- 预后取决于矢状位失衡矫正效果。

参考文献

1. Gottfried ON, Daubs MD, Patel AA, et al. Spinopelvic parameters in postfusion flatback deformity patients. Spine J, 2009, 9(8):639-647.
2. Scheufler KM, Cyron D, Dohmen H, et al. Less invasive surgical correction of adult degenerative scoliosis, part I: technique and radiographic results.Neurosurgery, 2010, 67(3):696-710.
3. 戴力扬. 平背综合征. 中华骨科杂志, 1999, 19(6): 377-379.

（李美娇）

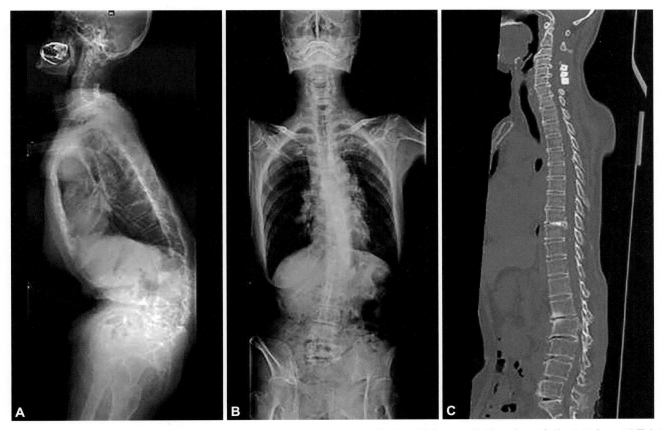

图 2.2.11-1 女，63 岁，平背综合征。A、B. 站立位全脊柱正侧位片，侧位示腰椎前凸角、胸椎后凸角、骶骨倾斜角均减小，骨盆倾斜度增大，矢状垂直轴前移、躯体前倾；正位片示合并脊柱侧弯；C. 全脊柱 CT 矢状位重建，腰椎前凸角、胸椎后凸角、骶骨倾斜角均减小，扫描卧位躯体前倾减轻，并可见脊柱退行性改变

脊柱外伤

3.1　概述

概述

- 脊柱创伤是指直接或间接暴力所致的脊柱骨、关节、韧带及软组织损伤，可伴有脊髓和（或）神经根损伤
- 脊柱创伤多由间接暴力引起，脊柱骨折和脱位最易发生在脊柱活动度大与小的移行处，也是生理性前凸与后凸的转换处
- C_{1-2}、C_{5-6}、T_{11-12}、L_{1-2} 和 L_{4-5} 节段的骨折、脱位最常见
- 脊柱骨折为最常见的脊柱创伤，占全身骨折的 5%~6%
- 所有节段的脊柱损伤患者中，10%~25% 会发生脊髓或神经根损伤，颈椎创伤合并神经损伤的发生率可达 40%，胸腰椎为 15%~20%。

损伤原因及机制

- 造成脊柱创伤的暴力包括：屈曲暴力、旋转暴力、后伸暴力、侧屈暴力、轴向压缩暴力，也可为混合暴力
- 屈曲暴力引起的损伤最常见，占全部脊柱骨折的 60%~70%
  - 高处坠落足或臀部先着地、重物砸于背部时，导致脊柱过度前屈
  - 椎体压缩骨折或粉碎性骨折
  - 椎板、关节突骨折，关节突关节半脱位、脱位或绞锁
  - 后方韧带断裂
- 屈曲旋转暴力
  - 椎体前方或侧方楔形压缩
  - 一侧关节突关节半脱位、脱位或绞锁
  - 后方韧带断裂
- 后伸暴力引起损伤较前屈性损伤少见
  - 跌倒时面部着地等引起颈椎过伸，或舞蹈、杂技演员等腰部极度后伸
  - 前纵韧带断裂
  - 椎间盘撕裂
  - 椎板或关节突骨折或者骨折脱位
  - 易合并脊髓损伤

- 后伸旋转暴力极少见，骨折更不稳定，更易合并脊髓损伤
- 纵向压缩暴力
  - 暴力直接沿着脊柱纵轴传导，只能发生在能保持直立的脊柱，即颈椎和腰椎
  - 椎体爆裂性骨折
  - 椎体后移的骨折块常引起脊髓损伤
  - 可引起典型的寰椎前后弓骨折
- 侧向暴力引起的脊柱创伤少见，多发生于颈椎，可造成侧块或关节突骨折。

脊柱创伤分类

- 上颈椎损伤分类
  - 寰枢关节脱位
  - 寰椎横韧带损伤
  - 寰椎骨折
  - 齿突骨折
  - 枢椎峡部骨折
  - 枢椎椎体骨折
- 下颈椎损伤分类
  - 屈曲压缩损伤
  - 伸展压缩损伤
  - 垂直压缩损伤
  - 屈曲分离损伤
  - 伸展分离损伤
  - 侧方屈曲损伤
- 胸腰椎骨折
  - 压缩骨折
  - 爆裂骨折
  - 屈曲分离骨折
  - 骨折脱位
- 脊柱其他损伤
  - 单纯韧带损伤
  - 创伤性椎间盘突出
  - 骶骨骨折
  - 应力骨折
  - 骨质疏松压缩骨折
  - 强直性脊柱炎脊柱骨折

脊柱创伤的临床评估体系

- SLIC（Subaxial Cervical Spine Injury Classification）评分系统
  - 对下颈椎（C~3-7~）损伤评估较为全面，对临床诊疗决策和预后判断具有较好的指导作用
  - 因对骨折损伤形态学特征评估不足而存在争议
  - 总分为3项评分之和。总分<4分，推荐保守治疗；总分=4分，根据医师的经验及患者的具体情况选择保守或手术治疗；总分>4分，推荐手术治疗。

SLIC 评分系统

	分值
1. 骨折损伤形态	
无异常	0
压缩型	1
爆裂型	2
牵张型（如关节突高位、过伸损伤）	3
旋转或脱位（如小关节脱位、不稳定泪滴样骨折或严重的屈曲压缩损伤）	4
2. 间盘韧带复合体（DLC）	
完整	0
可疑损伤（如棘突间隙增宽、MRI信号异常）	1
断裂（椎间隙增宽、小关节高位或脱位）	2
3. 神经功能	
无损伤	0
神经根损伤	1
完全脊髓损伤	2
不完全脊髓损伤	3
神经损伤部位持续压迫	+1

- 2015版 AOSpine SLIC 评分系统
  - AO下颈椎损伤评分系统，细化了SLIC欠缺的损伤形态分类，突出强调了关节突关节损伤的分类
  - 依据骨折形态（A0~4、B1~3、C）、关节突关节损伤（F1~4）、神经功能状态（N0-X）及修正因素（M1~4）四个方面描述损伤

AOSpine SLIC 评分系统

分级	定义
	椎体形态
A	压缩损伤
A0	无/轻微骨损伤（只累及附件）
A1	压缩累及一侧终板
A2	椎体劈裂
A3	爆裂骨折累及一侧终板
A4	爆裂骨折累及上下终板
B	牵张性损伤
B1	经骨性结构的屈曲牵张性损伤
B2	经骨、关节囊、韧带结构的屈曲牵张性损伤
B3	过伸性损伤
C	旋转脱位性损伤
	关节突关节损伤形态
F1	关节突骨折块无移位，骨折块<1cm或<关节突面积的40%
F2	关节突骨折块移位，骨折块>1cm或>关节突面积的40%
F3	椎弓根或椎板的骨折导致关节突骨折块漂浮
F4	关节突关节半脱位、脱位或绞锁
	神经功能状态
N0	神经功能正常
N1	短暂性神经功能障碍，通常24h内恢复
N2	神经根损伤
N3	脊髓不全损伤
N4	脊髓完全损伤
NX	因头部损伤、中毒、镇静等其他原因导致无法明确神经损伤情况

- 修正因素（这些因素将会影响是否手术与手术策略）
  - M1：后方关节囊韧带复合体不完全损伤
  - M2：严重的颈椎间盘突出
  - M3：代谢性或硬化性骨病，如弥漫性特发性骨肥厚、强直性脊柱炎、后纵韧带骨化、黄韧带骨化
  - M4：椎动脉损伤
- TLICS(Thoracolumbar Injury Classification and Severity Score)评分系统

- 指导胸腰椎骨折治疗的评分体系
- 评价内容包括脊柱骨折形态、后部韧带复合体完整性及神经功能状态
- 后部韧带复合体包括：棘上韧带、棘间韧带、小关节囊、黄韧带
- 总分为 3 项评分之和。总分 <4 分，推荐保守治疗；>4 分推荐手术治疗；=4 分，结合患者情况选择保守或手术治疗
- TLICS 评分在临床应用时，要注意修正，如骨折部分明显的后凸畸形、椎体明显塌陷、合并多根肋骨骨折、胸骨骨折、强直性脊柱炎等情况，需综合考虑选择合适的治疗方式。

TLICS 评分系统

	分值
骨折形态	
压缩骨折	1
爆裂骨折	2
移位或旋转	3
分离	4
后部韧带复合体	
无损伤	0
可疑 / 不确定	2
断裂	3
神经功能状态	
无损伤	0
神经根损伤	2
脊髓 / 圆锥完全损伤	2
脊髓 / 圆锥不完全损伤	3
马尾神经损伤	3

- TLAOSIS(Thoracolumbar AOSpine Injury Score) 评分系统
  - AO 胸腰椎骨折损伤评分系统指导胸腰椎骨折治疗
  - 评价内容包括：骨折形态、神经功能状态及患者特异的修正参数
  - 总分为 3 项评分之和。总分 <4 分，推荐保守治疗；4～5 分，可根据患者意愿或术者经验选择非手术或手术治疗；>5 分，推荐手术治疗。

AOSpine TLAOSIS 评分系统

得分	特点
骨折分型	
A 型	压缩型骨折
A0	0	棘突 / 横突骨折
A1	1	嵌压骨折
A2	2	劈裂骨折
A3	3	不完全爆裂骨折
A4	5	完全爆裂骨折
B 型	张力带型损伤
B1	5	骨性结构为主的后柱损伤
B2	6	韧带结构为主的后柱损伤
B3	7	经椎间盘、椎体前方损伤
C 型	8	分离 / 移位
神经功能状态	
N0	0	神经功能正常
N1	1	短暂的神经功能状态
N2	2	存在神经根损伤的症状或体征
N3	4	不完全性脊髓或马尾神经损伤
N4	4	完全性脊髓损伤
NX	3	颅脑损伤、中毒、多发伤等无法完成神经系统检查
特异的修正参数	
M1	1	骨折伴有影像学检查（如 MRI）或临床检查发现的不确定的张力带损伤情况
M2	0	患者特异的合并症，这些合并症可能会对患者的手术决策造成影响

影像检查方法的选择

- X 线平片
  - 常规的影像学检查方法
  - 检查体位为正侧位，不进行功能位及其他特殊体位检查
  - 评价骨性椎管情况和了解脊柱损伤全貌
  - 损伤征象：脊柱曲度及顺列异常、椎体变扁、椎体横径增宽、椎弓根间距扩大、棘突间距增宽
  - 不易观察粉碎性骨折移位情况，不易区分单纯压缩骨折 / 爆裂骨折
  - 易漏诊微小骨折，无法显示隐匿性骨折
- CT 平扫及三维重建
  - 首选的影像学检查方法，需进行矢状位、冠状

位重建
- 清晰显示骨性椎管
- 骨折的细节观察，包括骨折定位、骨折线走行、椎体压缩程度、骨折断端移位情况及关节突关节脱位情况
- MRI 扫描
  - 显示神经及韧带损伤最佳的影像学方法
  - 脊髓震荡：MRI 无明显异常
  - 脊髓挫伤：脊髓水肿和出血
  - 脊髓断裂：脊髓连续性中断，分完全性和非完全性
  - 脊髓受压：MRI 提示受压原因
  - 马尾神经、神经根损伤：神经根增粗、信号增高、受压移位、连续性中断
  - 直接显示椎间盘、韧带、软组织损伤
  - 准确显示硬膜外或硬膜下血肿。

影像评估要点
- 脊柱的稳定性
  - 稳定骨折：脊柱可承受生理负荷，骨或软组织结构没有明显的移位或畸形
  - 不稳定骨折：脊柱不能承受正常负荷，承载则有引起进一步神经损伤的危险，常有明显或进行性脊柱畸形
- 稳定性的判断标准——骨性结构
  - 中柱是维持脊柱稳定的关键，中柱稳定，则脊柱的生物力学是稳定的
  - 累及两柱或三柱的损伤为不稳定损伤
  - 在中柱或后柱的单柱损伤中，有两处以上的骨折也为不稳定损伤
  - 骨性椎管狭窄、骨折脱位、较严重的后凸畸形者均为不稳定脊柱骨折
- 稳定性的判断标准——韧带和椎间盘

- 前纵韧带、后纵韧带、后部韧带复合体（PLC）分别在维持前、中、后柱稳定中起重要作用
- 椎间盘完整对前、中柱稳定起重要作用
- 椎体骨折合并 PLC 损伤为不稳定骨折
- 神经损伤
  - 脊髓损伤
  - 马尾神经、神经根损伤
  - 脱位或骨折断端、创伤性椎间盘突出压迫神经结构

临床处理原则
- 充分有效的椎管减压、解除神经的受压状态、恢复或重建脊柱的生物力学稳定性
- 预防进一步的脊髓神经损伤、进展性的畸形或长期存在难以治疗的疼痛。

参考文献

1. Ross J, Moore K, Borg B, et al. Diagnostic imaging: spine. 2 ed. Amirsys, 2010.
2. Browner BD等著. 创伤骨科学, 3版. 王学谦译. 天津: 天津科技翻译出版公司, 2007.
3. Albee. AO脊柱手册. 陈仲强译. 济南: 山东科学技术出版社, 2010.
4. 陈仲强, 刘忠军, 党耕町. 脊柱外科学. 北京: 人民卫生出版社, 2013.
5. 安忠诚, 朱宇尘, 张英健, 等. 胸腰椎AO脊柱损伤评分和胸腰椎损伤分型及评分指导胸腰椎骨折手术的可信度和可重复性分析. 中华创伤杂志, 2020, 36(4): 296-302.
6. Vaccaro AR, Koerner JD, Radcliff KE, et al. AOSpine subaxial cervical spine injury classification system. Eur Spine J, 2016, 25(7): 2173-2184.
7. Vaccaro AR, Schroeder GD, Kepler CK, et al. The surgical algorithm for the AOSpine thoracolumbar spine injury classification system. Eur Spine J, 2016, 25(4):1087-1094.

（任翠　庞超楠）

3.2 骨及软组织损伤

3.2.1 枕骨髁骨折
(Occipital condyle fracture)

概述

- 常由机动车事故或高空坠落引起，致死率高，幸存者的骨折发生率未知
- 诊断困难，常规 X 线检查常观察不满意
- 常与颈椎其他部位的骨折同时发生，尤其是 C_1 骨折、寰枕脱位
- 可为单侧或双侧损伤，单侧多见。

临床特点

- 颈部疼痛并伴有颈椎运动功能受限、斜颈
- 第 9 到 12 组脑神经损伤症状，如舌下神经麻痹等
- 脑干、延髓受损所致昏迷。

损伤机制及骨折分型

Anderson 和 Montesano 分型

Ⅰ 型：枕骨髁粉碎性骨折

- 由轴向作用力引起
- 骨折片无移位或轻度移位
- 是稳定性骨折

Ⅱ 型：延伸至枕骨髁的颅底骨折

- 由枕部直接暴力引起
- 骨折线自枕骨髁斜行延伸至颅底
- 是潜在的不稳定骨折

Ⅲ 型：翼状韧带撕脱骨折

- 致伤机制包括剪切力、侧屈、旋转力
- 由翼状韧带在枕骨髁内侧面撕脱所致
- 骨折线通常穿过枕骨髁横向走行
- 是潜在的不稳定骨折
- 可能伴有覆膜断裂或颅颈分离。

影像学

- X 线
  - 容易漏诊
  - 开口位可以显示枕骨髁的形态改变
  - 侧位片可见咽后壁软组织肿胀

- 有时可见伴发的颈椎骨折
- CT
  - 清楚显示骨折线、骨折断端及骨折片移位情况，准确分型
  - 评价颅颈交界区寰枕、寰枢椎之间的相对关系
- MR
  - 可直接显示翼状韧带撕脱或断裂
  - 对损伤所致枕骨髁骨髓水肿敏感，表现为带状或片状长 T_1 长 T_2 信号
  - 脊髓损伤时可见长 T_2 信号的脊髓水肿或低信号的脊髓出血。

诊断要点

- 外伤史＋临床表现＋典型影像学征象
- CT 可明确骨折分型及骨折片移位情况，对治疗方法的选择有重要价值
- MR 可直接显示翼状韧带损伤，对脊髓损伤显示清晰。

治疗及预后

- 不合并颅颈分离的 Ⅰ 型、Ⅱ 型骨折可以佩戴硬质颈托保守治疗
- 合并颅颈分离的 Ⅰ 型、Ⅱ 型骨折及Ⅲ型骨折属于不稳定骨折，宜行 Halo 头环固定制动或行颈枕融合术。

参考文献

1. Browner BD等著. 创伤骨科学, 3版. 王学谦译. 天津: 天津科技翻译出版公司, 2007.
2. Curtis Edward Offiah, Emily Day. The craniocervical junction: embryology, anatomy, biomechanics and imaging in blunt trauma. Insights Into Imaging, 2017, 8:29-47.
3. Kayser R, Weber U, Heyde C E. Injuries to the craniocervical junction. Der Orthopde, 2006, 35(3):244-269.

（庞超楠）

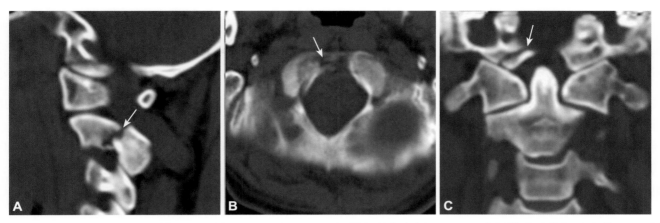

图 3.2.1-1 男，48 岁，右侧枕骨髁骨折，C₂ 骨折。A. CT 扫描矢状位右侧层面显示右侧枕骨髁横行透亮线，C₂ 右侧椎弓根断裂（箭）；B. CT 扫描横断位骨窗显示右侧枕骨髁骨质断裂（箭）；C. CT 扫描冠状位显示右侧枕骨髁斜行透亮线（箭），断端稍分离移位

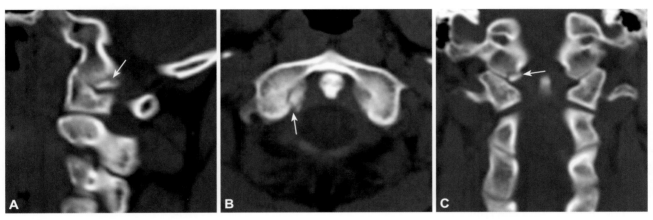

图 3.2.1-2 男，41 岁，右侧枕骨髁骨折。A. CT 扫描矢状位右侧层面显示右侧枕骨髁透亮线（箭）；B. CT 扫描横断位骨窗显示右侧枕骨髁内缘骨质断裂（箭）；C. CT 扫描冠状位显示右侧枕骨髁内下缘斜行透亮线（箭），断端无明显分离移位

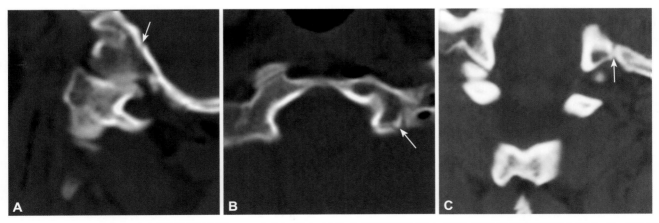

图 3.2.1-3 男，30 岁，左侧枕骨髁骨折。A. CT 扫描矢状位左侧层面显示左侧枕骨髁纵行透亮线（箭）；B. CT 扫描横断位骨窗显示左侧枕骨髁后缘骨质断裂（箭）；C. CT 扫描冠状位显示左侧枕骨髁纵行透亮线（箭），断端无明显分离移位

3.2.2 寰椎爆裂性骨折
(Jefferson C_1 fracture)

概述

- 寰椎爆裂性骨折占寰椎骨折的33%，最不易导致神经损伤
- 骨折同时累及寰椎前弓和后弓，可以是单侧或双侧，形成2块、3块或4块骨块。

临床特点

- 常见表现：创伤后上颈部疼痛、活动受限、斜颈、颈部肌肉痉挛等
- 神经系统症状少见
  - 枕部神经损伤可导致枕下区域神经症状，如头皮感觉迟钝或过敏
  - 创伤不稳定时可出现脊髓压迫症状，如肢体无力、瘫痪等
  - 椎动脉损伤可导致基底动脉供血不足表现，包括眩晕、头晕、视物模糊和眼震。

损伤机制

- 施加于头顶的轴向压缩应力导致侧块向侧方移位
- 可合并横韧带断裂或撕脱骨折
- 24%的病例合并低节段脊椎骨折
- 很少发生在儿童，因寰椎椎弓的软骨结合部起缓冲作用。

影像学

- X线
  - 寰椎骨质不连
  - 开口位片寰椎侧块和齿突间的距离增宽
  - 寰椎两侧侧块相对于枢椎侧块外侧缘移位之和≥7mm提示横韧带断裂
  - 侧位片寰齿前间隙增宽
  - 寰齿前间隙成人<3mm、儿童<5mm为正常，成人>5mm为异常
  - 上部椎前软组织肿胀
- CT
  - 轴位可明确显示 C_1 环断裂的多种形式

- 冠状位和轴位可清楚显示寰椎侧块和齿突的距离、寰椎侧块内侧面横韧带止点的撕脱骨折
- 寰齿间隙增宽、椎管矢状径的改变于轴位和矢状位进行评价
- 椎管内硬膜外血肿及椎旁软组织肿胀也是CT观察的重要内容
- 在出现椎基底血管综合征的情况下CTA可以显示椎动脉的破损
- MR
  - 可明确显示椎管改变及脊髓压迫
  - 横韧带实质部断裂时形态模糊、局部可见长 T_2 信号
  - 横韧带止点撕脱骨折时可见侧块骨皮质不完整
  - 存在脊髓损伤时可见长 T_2 信号的脊髓水肿或低信号的脊髓出血
  - 可显示椎旁肌肉软组织损伤及硬膜外血肿
  - 合并椎动脉损伤时MRA可显示夹层或闭塞。

鉴别诊断

- 寰椎先天性裂缝畸形
  - 常发生在前弓与侧块的结合部或后弓的中线区
  - 骨皮质边缘光滑、完整，随访复查无明显变化。

诊断要点

- 外伤史＋临床表现＋典型影像学征象
- X线侧位片和开口位片可评价寰枢椎的稳定性
- CT可明确显示横韧带止点的撕脱骨折，并对寰枢椎稳定性的评价有重要价值
- MR对韧带及脊髓损伤显示清晰。

治疗及预后

- 寰椎骨折手术治疗的目的是复位并保持稳定性。

参考文献

1. Browner BD等著. 创伤骨科学, 3版. 王学谦译. 天津: 天津科技翻译出版公司, 2007.

2. Silveri CP, Nelson MC, Vaccaro, A, et al. Traumatic injuries of the adult upper cervical spine. Surgery of Spinal Trauma. Philadelphia, Lippincott Williams & Wilkins, 2000:179-217.

3. Spence KF, Decker S, Sell KW Bursting atlantal fracture associated with rupture of the transverse ligament. J Bone Joint Surg Am, 1970, 52:543-549.

（庞超楠）

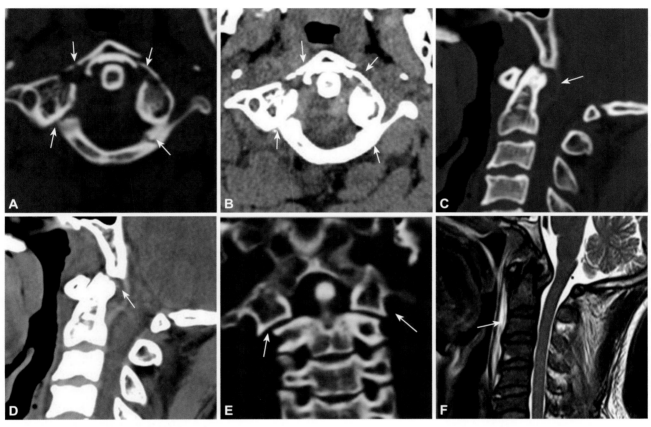

图 3.2.2-1　男，34 岁，寰椎爆裂性骨折，齿突后方硬膜外血肿。A、B. CT 扫描横断位骨窗、软组织窗显示寰椎前弓、后弓多发骨折（箭），部分断端稍分离，齿突后方软组织增厚；C、D. CT 扫描矢状位骨窗、软组织窗显示寰齿前间隙未见增宽，齿突后方可见软组织增厚（箭）；E. CT 扫描冠状位显示寰枢侧块关节对应关系不良，寰椎侧块向两侧移位（箭）；F. MR 扫描 T₂WI 矢状位显示椎前软组织广泛增厚水肿（箭）

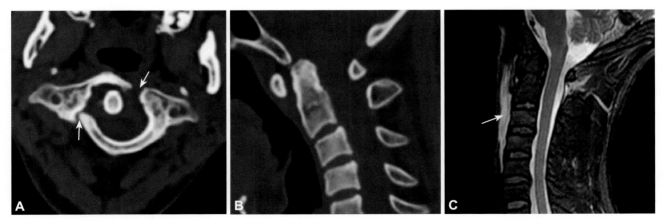

图 3.2.2-2　男，34 岁，寰椎前后弓骨折，寰枢关节脱位。A、B. CT 扫描横断位、矢状位骨窗显示寰椎前弓、后弓断裂（箭），断端分离，寰齿前间隙增宽，椎管略狭窄；C. MR 扫描 T₂WI 脂肪抑制矢状位显示椎前软组织广泛增厚水肿（箭）

3.2.3 寰枕关节脱位
(Atlantooccipital joint dislocation)

概述

- 指寰椎和枕骨分离的一种病理状态
- 多见于儿童
- 常由交通事故引起
- 是一种少见的严重损伤，伤者多在事故现场由于脑干横贯性损伤而死亡
- 占全部急性颈椎损伤的 0.67% ~ 1.0%
- 在致命性机动车事故受害者中发生率约为 8%
- 一般合并寰枕韧带、覆膜和翼状韧带断裂
- 覆膜和翼状韧带是维持寰枕关节稳定性的主要因素
- 可伴有单侧或双侧枕骨髁骨折、Ⅰ型齿突骨折。

临床特点

- 根据损伤的性质和程度不同，临床表现差异较大
- 轻者可无神经损伤表现或仅表现为颈部疼痛和活动受限
- 也可见外展神经（最易受累）、舌咽神经和副神经损伤表现
- 四肢瘫是较常见的损伤类型
- 可发生椎动脉损伤的相关临床表现，如意识改变、眼震、共济失调、复视和构音困难。

骨折分型

- 根据枕骨移位方向分为 4 型
- Ⅰ型：枕骨前脱位
  ○ 双侧枕骨髁相对于寰椎关节面向前移位
  ○ 是最常见的损伤类型
  ○ 翼状韧带、覆膜、寰枕关节囊均断裂
- Ⅱ型：寰枕纵向脱位
  ○ 枕骨相对于寰椎向上垂直移位，不伴有前方或后方移位
  ○ 所有枕颈关节韧带全部断裂
- Ⅲ型：枕骨后脱位
  ○ 双侧枕骨髁相对于寰椎关节面向后移位
  ○ 极为罕见
- Ⅳ型：枕骨侧方脱位

  ○ 枕骨髁相对于寰椎向侧方移位
  ○ 发生率低。

影像学

- X 线
  ○ 颈椎中立侧位和伸屈侧位有助于前脱位的诊断
  ○ 枕颈交界区软组织影增厚
- CT
  ○ 矢状位重建图像可排除乳突等重叠因素干扰，充分显示枕骨髁与寰椎的关系异常并对其进行测量
  ○ 冠状位重建对侧方移位的显示有优势
  ○ 易于发现合并的枕骨髁骨折及寰椎损伤
  ○ 显示损伤周围软组织肿胀及硬膜囊受压情况
- MR
  ○ 有利于显示翼状韧带和覆膜的水肿、断裂
  ○ 显示损伤所致软组织水肿和出血对硬膜囊和脊髓的压迫程度
  ○ 直接显示脊髓水肿或出血等异常表现
- 影像学测量
  ○ 头颅中立位时，齿突的尖端与枕骨大孔前缘呈垂直关系，成人二者之间的正常距离是 4 ~ 5mm，儿童此间距可达 10mm，增宽时有临床意义
  ○ Powers 指数：用于诊断寰枕前脱位的方法，可在颈椎侧位 X 线片或 CT 矢状位重建图像上测量。

诊断要点

- 外伤史＋临床表现＋典型影像学征象
- CT 可明确枕骨髁的移位细节情况，对分型有重要帮助
- MR 可直接显示脑干、脊髓和韧带损伤。

治疗及预后

- 大部分寰枕脱位是致命的

- 需要采用 Halo 背心或枕颈融合术恢复颅颈交界区的稳定性。

参考文献

1. Browner BD等著. 创伤骨科学, 3版. 王学谦译. 天津: 天津科技翻译出版公司, 2007.

2. 周海涛, 王超, 闫明, 等. 创伤性寰枕关节脱位的诊断. 中国脊柱脊髓杂志, 2004, 14(1): 12-15.

（庞超楠）

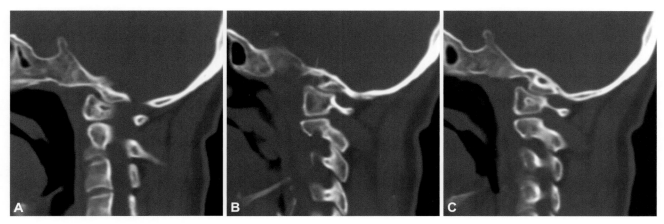

图 3.2.3-1　患者女，32岁，外伤。A、B、C. CT 矢状位骨窗显示寰枕关节对应关系差

3.2.4 寰枢关节回旋位固定
(Atlantoaxial rotatory fixation)

概述
- 常由坠落伤或机动车事故引起
- 可见于各年龄人群
- 占颈椎外伤的 2.5%
- 常合并横韧带、翼状韧带、覆膜或关节囊损伤
- 可分为前方、后方和旋转脱位。

临床特点
- 根据损伤类型和程度不同，患者临床表现具有多样性
- 轻者可表现为颈痛、颈部活动受限
- 重者可有严重的神经功能缺损，甚至脊髓损伤、危及生命
- 旋转脱位表现为斜颈，呈"雄性知更鸟"姿势
- 严重者可损伤椎动脉，引起脑干、小脑梗死或死亡。

损伤机制和分型
- 根据寰椎相对于枢椎的移位方向分为 3 型
- A 型：寰枢关节前方脱位
  - 为屈曲损伤导致的横韧带断裂或撕脱骨折
  - 寰椎前移、寰齿前间隙增宽，严重时可伴有翼状韧带损伤
  - 当连接枢椎和颅骨的所有韧带均断裂时可发生创伤性的 C_1-C_2 垂直分离
- B 型：寰枢关节后方脱位
  - 为过伸性损伤，覆膜和翼状韧带断裂
  - 寰椎向后脱位，位于齿突后方
- C 型：寰枢关节旋转脱位
- Fielding 将该损伤分为 4 型
  - C1 型：以齿突为旋转轴心，一侧寰椎侧块向前旋转，寰齿前间距不超过 3mm
  - C2 型：以一侧寰枢侧块关节为旋转轴心，另一侧寰椎侧块向前旋转，寰齿前间距在 3~5mm，可能合并横韧带断裂
  - C3 型：双侧寰椎侧块均向前移位，但程度不同，寰齿前间距 >5mm，伴有横韧带断裂或撕脱

- C4 型：一侧寰椎侧块向后移位，伴有齿突骨折或齿突缺如。

影像学
- X 线
  - 开口位结合侧位片有助于损伤的诊断和分型
  - 成人寰齿前间隙 >3mm、儿童 >5mm 或寰椎前弓位于齿突之后为异常
  - 开口位双侧侧块关节外缘排列异常提示存在寰枢椎旋转异常
- CT
  - 矢状位重建可充分显示寰齿前间隙并对其进行测量
  - 冠状位重建可显示寰枢侧块关节的顺列
  - 轴位图像连续观察可判定寰枢椎旋转方向及角度
  - 易于发现合并的寰椎侧块骨折、寰枕关系异常和横韧带撕脱骨折
- MR
  - 横韧带、翼状韧带和覆膜水肿或断裂
  - 脊髓受压，髓内水肿或出血
  - 周围软组织水肿、出血。

鉴别诊断
- 斜颈
  - 无明确外伤史
  - 由胸锁乳突肌挛缩或颈椎骨结构发育异常导致的寰枢椎旋转
  - 双侧胸锁乳突肌不对称或骨结构发育异常。

诊断要点
- 外伤史+临床表现+典型影像学征象
- CT 重建可明确寰枢椎对应关系，显示细小骨折
- MR 可显示韧带和脊髓损伤。

治疗及预后
- 手法或牵引复位

- 复位后采用矫形支架、Halo 支架或经后路融合术恢复寰枢椎稳定性。

参考文献

1. Browner BD等著. 创伤骨科学, 3版. 王学谦译. 天津: 天津科技翻译出版公司, 2007.

2. Rhea JT. Rotational injuries of the cervical spine. Emergency Radiology, 2000, 7:149-159.

（庞超楠）

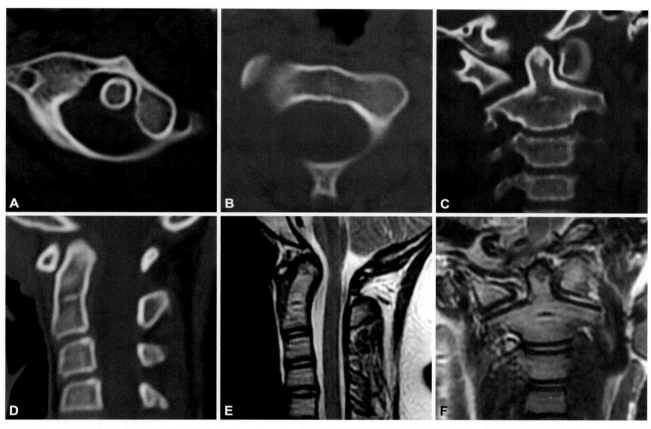

图 3.2.4-1 男，8 岁，寰枢关节回旋位固定。A、B. CT 扫描横断位骨窗显示寰椎、枢椎相对位置异常，寰椎旋转，寰齿前间隙未见增宽；C、D. CT 扫描冠状位、矢状位骨窗显示齿突与寰椎两侧块的对应关系异常；E、F. MR 扫描 T₂WI 矢状位、冠状位显示寰齿前间隙未见增宽，齿突与寰椎两侧块的对应关系异常

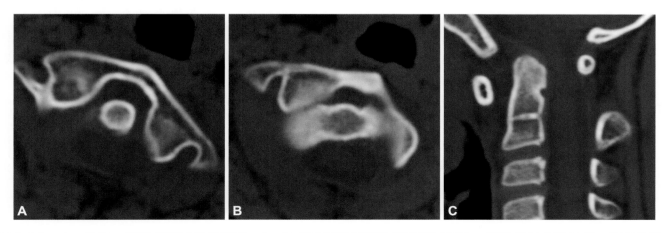

图 3.2.4-2 女，7 岁，寰枢关节回旋位固定。A、B. CT 扫描横断位骨窗显示寰椎、枢椎相对位置异常，寰椎旋转，寰齿前间隙增宽；C. CT 扫描矢状位骨窗显示寰齿前间隙增宽，椎管狭窄

3.2.5 枢椎齿突骨折
(Odontoid C₂ fracture)

概述
- 常由坠落或机动车事故引起，占全部颈椎骨折的 7% ~ 14%
- 多因头部屈曲、过伸及旋转所引起，常伴有寰枢关节脱位
- 单纯性齿突骨折相对少见，由短暂暴力引起，临床易漏诊。

临床特点
- 常表现为创伤后颈部疼痛、活动受限（尤其是旋颈活动）、双手托头被动体位等
- 不伴寰枢关节脱位时一般无颈髓受压症状。

损伤机制和分型
- Anderson 和 D'Alonzo 分型
- Ⅰ型：齿突尖骨折
  - 最少见，约占 5%
  - 骨折线位于横韧带水平以上，为齿突上端的斜行骨折
  - 受伤机制：剪切力导致齿突尖撞击枕骨大孔边缘或寰枕关节脱位时翼状韧带撕脱
  - 由于对翼状韧带或齿突尖韧带的牵拉损伤，此型骨折可能出现明显的不稳定
- Ⅱ型：齿突基底部骨折
  - 约占 60%
  - 骨折线位于齿突基底部、C₂ 椎体上方，可为横行或斜行
  - 齿突可向前或向后移位，是不稳定性骨折
  - 骨折接触面小，保守治疗易出现不愈合
- Ⅲ型：经枢椎椎体的齿突骨折
  - 约占 30%。
  - 骨折线贯穿枢椎椎体，位于齿突腰部以下，进入松质骨内，可进入侧方寰枢关节
  - 为稳定性骨折，容易愈合。

影像学
- X 线
  - 开口位结合侧位片有助于骨折诊断和分型
  - 可显示骨折线的走行、位置以及断端的移位和（或）成角
  - 椎前软组织肿胀
  - 急性颈椎创伤时不适宜进行开口位投照
- CT
  - CT 轴位结合矢状位、冠状位重建图像可清楚显示齿突骨折的骨折线走行、骨折断端的移位和成角程度，可准确分型
  - 同时还可观察到骨性椎管的形态改变、硬膜外血肿及椎旁软组织肿胀
- MR
  - 对损伤所致骨髓水肿敏感，表现为带状或片状长 T₁ 长 T₂ 信号
  - 可显示骨折移位、成角所致的硬膜囊和脊髓压迫，脊髓水肿、出血
  - 脊髓损伤时可见长 T₂ 信号的脊髓水肿或低信号的脊髓出血
  - 韧带结构通常完整。

鉴别诊断
- 齿突骨
  - 齿突基底部与椎体不融合，易与Ⅱ型齿突骨折混淆
  - X 线、CT 片上可见透亮线光滑并可见高密度骨皮质边缘
  - MR 检查无骨髓水肿
- 齿突终末小骨
  - 位于齿突尖端，需要与Ⅰ型齿突骨折鉴别
  - 游离骨边缘光滑，可见高密度骨皮质边缘
  - 可位于齿突局部或上移至枕骨大孔前部
  - MR 检查无骨髓水肿。

诊断要点

- 外伤史＋临床表现＋典型影像学征象
- X 线侧位片常可提示齿突骨折的诊断
- CT 可明确骨折分型及椎管狭窄的情况，对治疗方法的选择有重要价值
- MR 对脊髓损伤显示清晰，有助于与齿突发育不良进行鉴别。

治疗及预后

- 不伴有其他损伤的 I 型齿突骨折和无成角的 III 型齿突骨折预后良好，保守治疗即可
- II 型齿突骨折容易发生骨折愈合不良

- 骨折不愈合的危险因素
  - 骨折移位 >4mm
  - 年龄 >60 岁
  - 骨折成角 ≥10°
  - 延迟治疗。

参考文献

1. Browner BD等著. 创伤骨科学, 3版. 王学谦译. 天津: 天津科技翻译出版公司, 2007.
2. Anderson LC, D'Alonzo RT. Fractures of the odontoid process of the axis. J Bone Joint Surg Am. 1974, 86(9):2081.

（庞超楠）

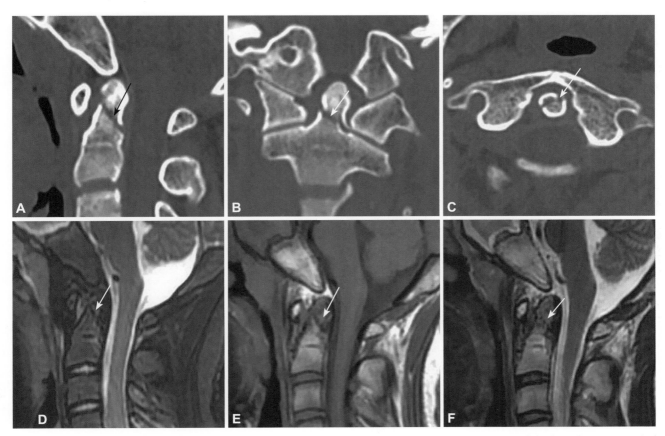

图 3.2.5-1　女，15 岁，齿突骨折 Anderson I 型。A、B、C. CT 扫描矢状位、冠状位、横断位骨窗显示 C₂ 齿突尖斜行骨折线（箭）；D、E、F. MRI 扫描矢状位脂肪抑制 T₂WI、T₁WI、T₂WI 显示齿突斜行骨折线呈低信号（箭），脊髓内未见异常信号

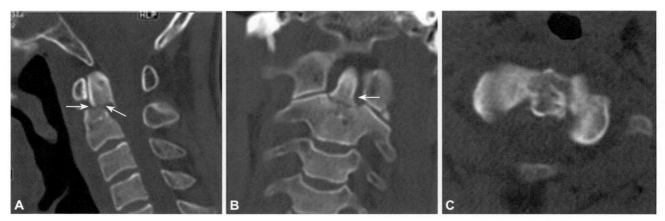

图3.2.5-2 男，55岁，齿突骨折Anderson II型。A、B. CT扫描矢状位、冠状位骨窗显示C₂齿突基底部骨折线（箭）；C. CT扫描横断位骨窗不易显示骨折线

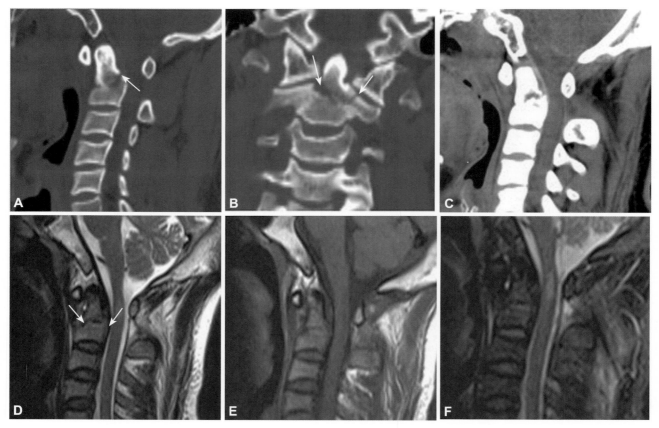

图3.2.5-3 男，29岁，齿突骨折Anderson III型。A、B. CT扫描矢状位、冠状位骨窗显示C₂齿突基底部低密度骨折线（箭）累及C₂椎体，寰椎后弓与C₂棘突间距增大；C. CT扫描矢状位软组织窗显示C₂前方软组织增厚；D、E、F. MRI扫描T₂WI、T₁WI、脂肪抑制T₂WI显示齿突基底部不规则骨折线（箭），脊髓内可见条片状稍长T₂信号脊髓水肿

3.2.6 创伤性枢椎滑脱
(Traumatic spondylolisthesis of the axis)

概述

- Garber 提出用"创伤性枢椎滑脱"这一术语来描述枢椎双侧椎弓峡部骨折这类损伤
- 既往也称"绞刑架骨折"或"hangman"骨折
- 可发生于任何年龄的患者
- 发生原因通常为高处坠落、跳水意外及车祸
- 受伤机制：过伸与牵拉
- 发生率：占所有脊柱骨折与脱位的 4%～7%
- 33% 病例合并颈椎其他节段骨折，通常为 C_1 骨折。

临床特点

- 常见表现：创伤后颈部疼痛、压痛、活动受限，吞咽不便，头颈不稳需用双手托扶以及颈部肌肉痉挛等
- 脊髓刺激或受压症状相对少见
- 椎动脉损伤可引起头晕。

损伤机制和分型

- 损伤机制
  - 暴力方向多来自下颌部，以致引起颈椎仰伸、C_2 椎弓根剪切力
  - 仰伸暴力继续作用则相继造成 C_{2-3} 水平前纵韧带断裂、椎间隙前方分离
  - 车祸时颈部过伸及跳水意外是常见损伤原因
- 骨折分型：主要基于稳定性或者骨折的形态学，其严重程度通常由脊柱的成角及平移程度来决定
  - Ⅰ型骨折：骨折线通过 C_2 椎弓根并延入上下关节突之间，移位 <3mm，无成角，椎间隙与前纵韧带正常，是稳定性骨折
  - Ⅱ型骨折：骨折前部分有明显移位，通常 >3mm，椎间盘和后纵韧带损伤，有时合并前纵韧带断裂，是不稳定性骨折
  - Ⅲ型骨折：在Ⅱ型骨折基础上同时出现单侧或双侧 C_{2-3} 小关节脱位，有严重的移位和成角畸形，移位 >3mm，成角 >10°，前纵韧带断裂，椎间隙扩大并向后开口，是不稳定性骨折。

影像学

- X 线
  - C_2 椎弓根断裂
  - C_2 椎体前移，C_{2-3} 棘突椎板线连续
  - 椎前软组织肿胀
  - C_{2-3} 椎间隙可不等宽，以前窄后宽多见
  - C_{2-3} 小关节间隙可增宽或出现小关节绞锁
- CT
  - C_2 椎体向前移位
  - C_2 双侧椎板或椎弓根、小关节断裂
  - 骨折线可累及横突孔或 C_2 椎体后缘
  - C_2 水平骨性椎管前后径增大
  - C_{2-3} 椎间隙可不等宽、椎间盘疝出
  - 可出现 C_{2-3} 单侧或双侧小关节脱位
  - 可合并颈椎其他节段骨折
  - CTA 可显示椎动脉损伤情况
- MR
  - C_2 椎体向前移位
  - C_2 双侧椎弓及其周围骨髓水肿呈长 T_1 长 T_2 信号
  - 周围软组织水肿呈长 T_1 长 T_2 信号
  - 脂肪抑制序列显示更敏感
  - 脊髓损伤时可局部增粗，其内水肿呈长 T_2 信号，合并出血时呈短 T_2 信号
  - 可合并椎间盘疝出、后纵韧带损伤或断裂
  - 可出现前纵韧带损伤、断裂或与椎体附着处分离
  - MRA 可显示椎动脉轮廓欠规整。

鉴别诊断

- 假性半脱位
  - 见于儿童，发生于上颈椎，是韧带松弛的表现
  - 常见于 C_{2-3} 或 C_{3-4}，不伴有骨折和软组织肿胀。

诊断要点

- 外伤史 + 临床表现 + 典型影像学征象
- 一般 X 线侧位片可满足诊断，对显示不清者进行

CT 薄层扫描及矢状位重建

- MR 对韧带、椎间盘及脊髓神经损伤显示清晰。

治疗及预后

- 大部分患者可采用复位和卧床牵引治疗
- 不稳定性骨折必要时需采取内固定治疗。

参考文献

1. Effendi B, Roy D, Cornish B, et al. Fractures of the ring of the axis: A classification based on the analysis of 131 cases. J Bone Joint Surg, 1981, 63B: 319-327.
2. Li XF, Dai LY, Chen XD. A systematic review of the management of hangman's fractures. Eur Spine J, 2006, 15(3):257-269.

（庞超楠）

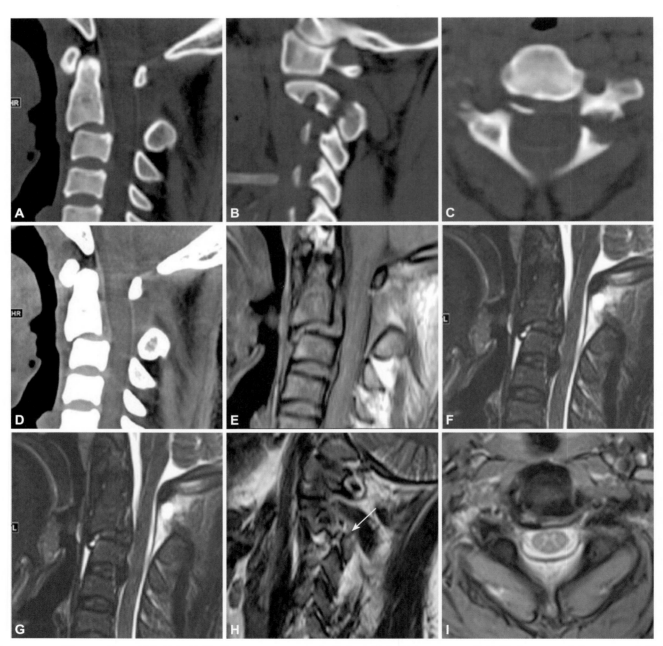

图 3.2.6-1　男，34 岁，创伤性枢椎滑脱。A-B、C. CT 矢状位、轴位骨窗可见 C2 椎体前移，C2-3 成角，C2 左侧椎板骨质断裂，断端明显分离；D. CT 中间层面矢状位重建软组织窗显示 C2 后方软组织增厚；E ~ I. MRI 扫描显示 C2 椎板骨质断裂（箭），T1WI 矢状位显示 C2 中部水平后纵韧带局部不连续，C2-3 椎间盘向后上方脱出

3.2.7 颈椎过屈型骨折 (Cervical hyperflexion fracture)

概述

- 来自颅后方的直接或间接暴力，使头颈部猛烈屈曲和轴向压迫性负荷的同时作用导致椎体骨折、韧带撕裂
- 下颈椎最不稳定的骨折
- 多见于患者由高处坠落或重物由高处落下击中头颈后部。

临床特点

- 前脊髓综合征，即刻、完全的四肢瘫痪伴痛、温和触觉丧失
- 后柱感觉保留（定位、运动和震动觉）。

损伤机制

- 受累椎体受水平与垂直两个方向的暴力，导致椎体前下部撕脱骨折，同时骨折碎片移位
- 脊柱后凸，椎小关节脱位、半脱位和后部韧带撕裂。

影像学

- 损伤水平脊柱可后凸成角
- 损伤椎体前下部撕脱骨折，"泪滴"样骨折碎片前移
- 分离的椎体后部不同程度地向后移位继发椎管狭窄，脊髓受压
- 损伤椎体与其下位椎体的椎小关节半脱位或脱位
- 椎板骨折
- 棘突骨折、棘突间距增宽（扇形改变）
- 后部韧带撕裂，MRI 表现韧带为信号增高、连续性中断
- 脊髓损伤：脊髓水肿 MRI 表现为脊髓增粗、髓内见条带状长 T_1 长 T_2 信号，脊髓出血急性期表现为等或略长 T_1 短 T_2 信号
- 椎前软组织水肿、血肿，X 线平片仅表现为咽后壁软组织影增宽，CT 及 MRI 可清晰显示其范围，急性期血肿 CT 呈高密度，MRI 呈等或略长 T_1 短 T_2 信号。

鉴别诊断

- 颈椎爆裂骨折：粉碎性骨折，无"泪滴"样骨折碎片，椎体高度明显减低，不伴有椎小关节半脱位或脱位
- 颈椎过伸型损伤：前柱和中柱撕裂性损伤，后柱压缩性损伤，椎间盘部分或完全性水平撕裂，韧带损伤多为前纵韧带撕裂。

诊断要点

- 前柱和中柱压缩性损伤，后柱撕裂性损伤
- 椎体前下部"泪滴"样骨折碎片，分离的椎体后部碎片压迫脊髓
- 韧带损伤多为后部韧带撕裂。

治疗及预后

- 治疗一直存在争议
- 保守治疗可采用轴位牵引，颈托固定，但晚期可出现颈椎不稳、畸形愈合、神经症状加重
- 手术治疗可行椎体融合，椎管减压，恢复颈椎稳定性。

参考文献

1. Walters BC, Hadley MN, Hurlbert RJ, et al. Guidelines for the management of acute cervical spine and spinal cord injuries: 2013 update. Neurosurgery, 2013, 60(1):82-91.
2. Miyanji F, Furlan JC, Aarabi B, et al. Acute cervical traumatic spinal cord injury: MR imaging findings correlated with neurologic outcome-prospective study with 100 consecutive patients. Radiology, 2007, 243(3):820-827.
3. Vaccaro AR, Kreidl KO, Pan W, et al. Usefulness of MRI in isolated upper cervical spine fractures in adults. Spinal Disord, 1998, 11(4):289-293.

（任　翠）

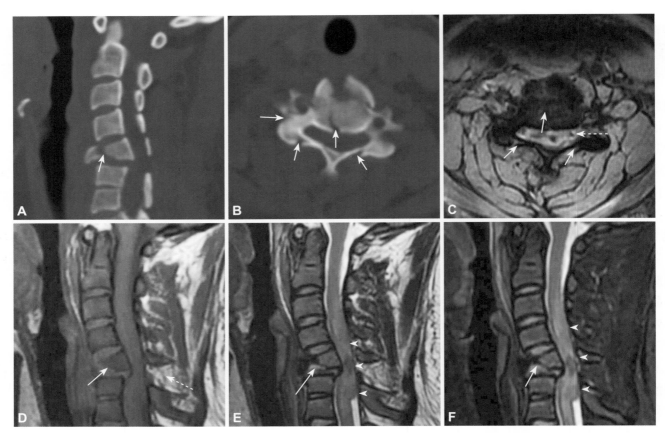

图 3.2.7-1　女，19 岁，颈椎过屈型骨折。A. CT 矢状位骨窗显示颈椎局限性后凸，C5 椎体骨质断裂（箭），断端分离、移位，后方骨折块压迫椎管；B. CT 轴位骨窗显示 C5 椎体、右侧横突及双侧椎板多发骨折线（箭），部分断端移位；C. MR 轴位显示 C5 椎体及双侧椎板多发线状长 T2 信号骨折线（箭），C5 右侧横突骨髓水肿，脊髓水肿伴出血（虚箭）；D ~ F. 矢状位 T1WI、T2WI 及 FS-T2WI 显示 C5 椎体骨质断裂（箭），C5-6 棘突间隙增宽（虚箭），脊髓增粗，可见长 T2 信号水肿及短 T2 信号出血（箭头）

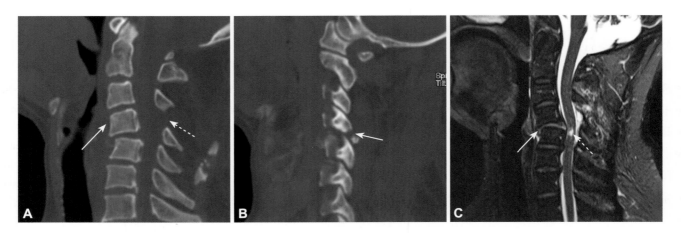

图 3.2.7-2　女，51 岁，颈椎过屈型骨折。A 矢状位 CT 骨窗显示 C4 椎体半脱位（实箭），C4-5 椎间隙前窄后宽，C3-4 棘突间隙增宽（虚箭）；B 矢状位 CT 骨窗显示 C4 下关节突骨折，断端移位（实箭）。C 矢状位 FS-T2WI 显示 C4-5 创伤性椎间盘突出（实箭），C4-5 水平脊髓损伤（虚箭），颈后软组织水肿

3.2.8 颈椎过伸型骨折 (Cervical hyperextension fracture)

概述

- 是颈椎过度伸展性暴力造成的脊柱、脊髓损伤
- 多见于高速行驶的车辆突然减速时，由于惯性作用头面部受到前方的冲击，头颈向后过度仰伸而致伤。

临床特点

- 常表现为创伤后颈部疼痛、活动受限（尤其是仰伸活动）
- 可出现颈髓受损症状，以脊髓中央管综合征较多见，临床表现为上肢瘫痪症状重于下肢，手部功能障碍重于肩、肘部
- 感觉功能受累，严重者可伴有大便失禁及小便潴留等。

损伤机制

- 当暴力使颈椎过度仰伸时，首先造成前纵韧带和纤维环断裂，椎间盘从损伤层面的上位椎体分离
- 上位椎体多发生瞬间后脱位并自发性复位，脱位造成椎体前下角撕脱骨折
- 脊髓随后被拉长，嵌夹于突然前凸、内陷的黄韧带与前方的骨性椎管中，引起脊髓损伤。

影像学

- 上位椎体下缘前部撕脱骨折
- 椎板骨折，X平片难以显示，椎弓间距加宽则可提示椎板骨折的存在，CT及MRI可清晰显示
- 棘突骨折
- 椎间盘部分或完全性水平撕裂，椎间隙前部增宽，间盘向前或后突出/脱出，损伤间盘T_2信号增高，髓核界限模糊
- 前纵韧带撕裂，MRI表现为韧带信号增高、连续性中断
- 脊髓损伤：脊髓水肿、脊髓出血
- 椎前软组织水肿、血肿。

鉴别诊断

- 屈曲型"泪滴样"骨折：前柱和中柱压缩性损伤，后柱撕裂性损伤，骨折碎片后移压迫脊髓，多不伴有间盘撕裂，多为后部韧带损伤
- Clay-Shoveler骨折：棘上韧带损伤，单纯棘突骨折，不累及椎板、椎体及脊髓。

诊断要点

- 前柱和中柱撕裂性损伤，后柱压缩性损伤
- 椎体前下缘撕脱骨折
- 椎间盘部分或完全撕裂
- 多为前纵韧带撕裂
- 脊髓损伤。

治疗及预后

- 仅有颈部症状而无神经脊髓损伤的患者，可采用保守治疗
- 损伤急性期，以非手术治疗为主
- 伤后1周后可根据脊髓受压情况，选择合适的手术方式
- 一般病例的脊髓神经功能可大部分恢复，中央管周围损伤较重的病例手部功能难以完全恢复
- 伴有其他损伤、椎管内有骨块残留、椎管矢状径小于10mm及延误治疗者，预后差。

参考文献

1. Samartzis D, Modi HN, Cheung KM, et al. A new mechanism of injury in ankylosing spondylitis:non-traumatic hyperextension causing atlantoaxial subluxation.Bone Joint J, 2013, 95(2):206-209.
2. Rao SK, Wasyliw C, Nunez DB Jr. Spectrum of imaging findings in hyperextension injuries of the neck. Radiographics, 2005, 25(5):1239-1254.

（任　翠）

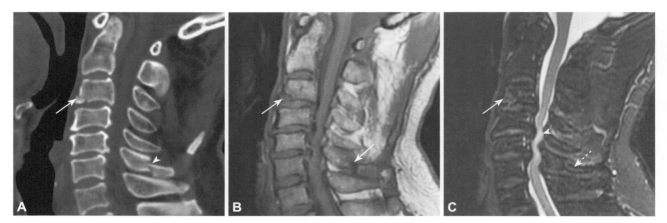

图 3.2.8-1　男，61 岁，颈椎过伸型骨折。A. CT 矢状位骨窗显示 C$_3$ 椎体前下缘可见三角形骨折碎片（箭），C$_6$ 棘突骨质断裂，断端移位（箭头）；B. MR 矢状位 T$_1$WI 显示 C$_3$ 前下缘及 C$_6$ 棘突可见线状低信号骨折线（箭）；C. MR 矢状位 FS-T$_2$WI 显示 C$_3$ 椎体前下缘骨髓水肿（箭），C$_{4-5}$ 水平脊髓变性、水肿（箭头），C$_6$ 棘突骨质断裂（虚箭）

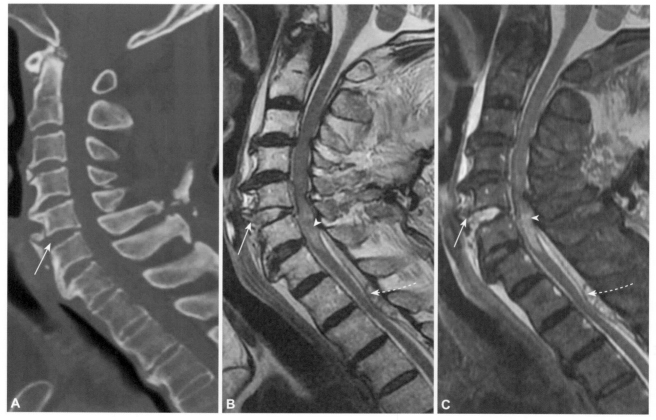

图 3.2.8-2　男，89 岁，颈椎过伸型骨折。A. CT 矢状位骨窗显示 C$_{5-6}$ 椎体前缘增生骨赘撕脱，C$_{5-6}$ 椎间隙前部增宽（箭），C$_{5-6}$ 棘突间隙变窄；B、C. 矢状位 T$_2$WI 及 FS-T$_2$WI 显示 C$_{5-6}$ 椎体前缘增生骨赘撕脱，C$_5$ 椎体前下缘及 C$_6$ 椎体前上缘骨髓水肿；C$_{5-6}$ 椎间盘撕裂，C$_{5-6}$ 水平前纵韧带断裂（箭），C$_{5-7}$ 水平脊髓水肿（箭头），颈胸椎背侧硬膜外血肿，呈长 T$_2$ 信号为主的高、低混杂信号（虚箭）；颈椎项韧带断裂，颈前及颈后部软组织弥漫水肿

3.2.9　颈椎旋转型损伤 (Cervical rotation injury)

概述

- 包括颈椎过屈旋转型损伤和颈椎过伸旋转型损伤两大类
- 过屈旋转型损伤
  - 损伤的结果是小关节半脱位，可以是单纯韧带损伤所致，也可以是韧带损伤合并骨结构损伤所致
  - 损伤的具体表现可以是椎体旋转半脱位、小关节半脱位、小关节脱位及颈椎后柱结构损伤
  - 受累软组织结构包括小关节囊、黄韧带、棘间韧带、棘上韧带，也称为后方韧带复合体
  - 受累的骨性结构可包括椎弓根、椎板、上下关节突、关节柱
- 过伸旋转型损伤
  - 是指颈椎过伸和旋转两种机制同时作用引起的损伤
  - 通常伴有韧带撕裂
  - 表现为单侧小关节或椎板骨折。

损伤机制及骨折分类

- 单侧小关节绞索
  - 由屈曲旋转外力引起
  - 单侧小关节的关节囊与后方韧带复合体撕裂
  - 通常不合并椎间盘损伤
  - 具有相对稳定性
  - 伴有小关节前脱位时，可发生神经根损伤或脊髓损伤
- 双侧高架小关节
  - 由屈曲外力引起
  - 损伤节段的上下关节突上下并列、对顶
  - 后方韧带复合体断裂
  - 是不稳定性损伤
- 双侧小关节绞索
  - 由极度过伸引起的关节突内绞索
  - 上位脊椎的下关节突向前移位超过下位脊椎的上关节突
  - 是不稳定性损伤

- 相邻脊椎的椎板、棘突分离，椎体半脱位
- 后方韧带复合体广泛断裂，累及后纵韧带、纤维环，甚至前纵韧带
- 常合并脊髓损伤。

临床特点

- 多数表现为颈痛，伴或不伴神经损伤症状
- 可合并脊柱不稳的表现，如疼痛、肢体麻木，甚至行走障碍。

影像学

- 薄层 CT+ 冠状位 / 矢状位重建可明确显示后柱骨折线的位置、走行以及小关节对位关系的改变
- T_2WI 脂肪抑制序列可清楚显示病变
- 棘间韧带、黄韧带、棘上韧带及小关节囊损伤、破裂在 MR T_2WI 脂肪抑制序列上表现为高信号
- 后柱结构骨折在 MR T_2WI 脂肪抑制序列上表现为高信号的骨髓水肿，有时可见骨折线。

诊断要点

- 外伤史＋临床表现＋典型影像学征象
- 薄层 CT+ 冠状位 / 矢状位重建是显示后柱骨结构改变的最佳检查方法
- MR 可直接显示骨髓水肿、韧带及神经损伤。

治疗及预后

- 治疗方案的选择取决于损伤发生的机制及脊柱是否稳定
- 依据具体情况可采用牵引、减压或融合术
- 预后与神经损害的程度相关。

参考文献

1. Ross J, Moore K, Borg B, et al. Diagnostic Imaging: Spine. 2 ed. Canada: Amirsys, 2010.
2. Browner BD等著. 创伤骨科学, 3版. 王学谦译. 天津: 天津科技翻译出版公司, 2007.

（庞超楠）

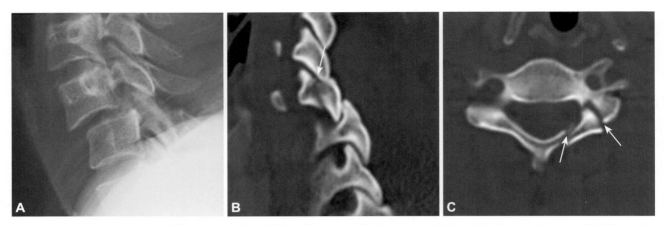

图 3.2.9-1　男，29 岁，C₅ 左侧椎板及关节突骨折、单侧小关节绞索。A. 颈椎 X 线侧位片显示 C₅₋₆ 顺列差，小关节对应关系欠佳；B. CT 扫描矢状位侧方层面显示 C₅ 关节突骨折（箭）、小关节绞索；C. CT 扫描横断位可见左侧椎板多发骨折（箭）

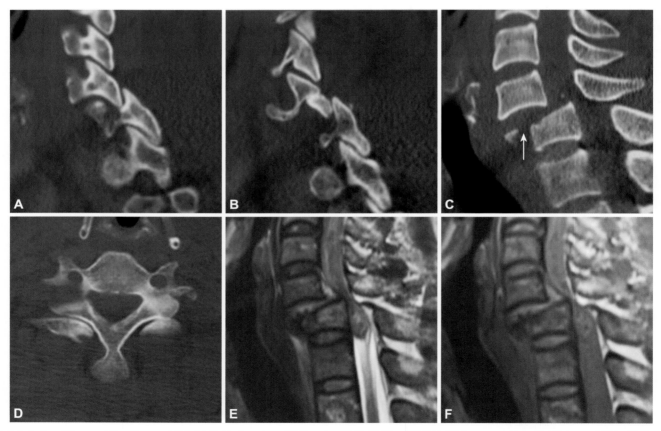

图 3.2.9-2　男，51 岁，C₆₋₇ 双侧小关节绞索，C₆₋₇ 脱位，C₇ 椎体骨折，脊髓挫裂伤，C₆₋₇ 椎间盘脱出，后纵韧带撕裂。A、B. CT 矢状位显示 C6 双侧下关节突位于 C₇ 上关节突前方；C. CT 矢状位显示 C₆₋₇ 脱位，C₆ 椎体前移约 1/2 椎体，C₇ 椎体前上缘骨折（箭）。D. CT 横断位显示双侧小关节对应关系紊乱；E、F. MR 矢状位 T₂WI 和 T₁WI 显示 C₆₋₇ 脱位，椎间盘后上方脱出、局部后纵韧带撕脱；脊髓明显受压变形、局部肿胀，其内信号混杂

3.2.10 Clay-Shoveler 骨折
(Clay-Shoveler's fracture)

概述
- 发生在下颈椎或上胸椎的孤立性棘突骨折
- 因多见于铲土工和矿工，又称"铲土者骨折"
- 亦可见于颈部直接暴力外伤者
- 多见于 C_6-T_1
- 多为单发棘突骨折
- 棘突骨折的数目可反映损伤的严重程度
- 属于稳定性骨折，一般不伴神经系统损伤。

临床特点
- 多数患者病史典型
- 受伤时感到或听到两肩胛骨之间的组织断裂声
- 伴随急性烧灼样或刀割样疼痛出现
- 疼痛可放射到头部、肩胛间区及双上肢等
- 头颈部及上肢活动受限，肌肉痉挛
- 棘突上方压痛、骨擦感等
- 神经系统查体正常。

损伤机制
- 多是由于颈部突然过度屈曲，附着在棘突上的肌肉不协调收缩牵拉，造成棘突撕脱性骨折，可伴后方韧带复合体撕裂
- 例如铲土工人在将盛满泥土的铁铲向上旋转挥动时，由于用力过猛，导致附着在棘突上的菱形肌、斜方肌不协调收缩，可引起下颈椎及上胸椎的棘突骨折
- 直接打击于棘突的暴力外伤亦可造成本病。

影像学
- 下颈椎或上胸椎棘突骨质断裂，骨折部位多在棘突基底部上方，可见垂直或斜行骨折线
- 骨折断端多向下移位

- X 线正位片见双棘突影
- 可伴有棘上韧带、棘间韧带或项韧带损伤，韧带局部 T_2WI 信号增高，连续性部分或完全中断
- 脊髓或神经根损伤少见。

鉴别诊断
- 颈背部肌肉扭伤、颈椎病：可有颈背部疼痛、活动受限，影像学无棘突骨质不连
- 棘突二次骨化中心未愈合：游离骨块位于棘突尖部，多较小，边缘硬化，无移位，无症状。

诊断要点
- 颈椎屈曲牵拉撕脱伤或直接暴力外伤病史
- 下颈椎或上胸椎的孤立性棘突骨折
- 稳定性骨折，没有神经系统损伤。

治疗及预后
- 多数患者经过保守治疗后疼痛缓解，无需手术
- 部分患者保守治疗后骨折不愈合，但不影响功能，故不主张手术
- 如果疼痛持续不缓解，可考虑手术干预。

参考文献
1. Posthuma de Boer J, van Wulfften Palthe AF, Stadhouder A, et al. The Clay- Shoveler's fracture:a case report and review of the literature.J Emerg Med, 2016, 51(3):292-297.
2. 李连华, 孙天胜. 什么是Clay-Shoveler's骨折？中国脊柱脊髓杂志, 2010, 20(6):528.
3. J.W.M.Van Geothem. 脊柱与脊髓影像诊断学. 孟俊非译. 北京: 人民卫生出版社, 2009.

（陈　雯）

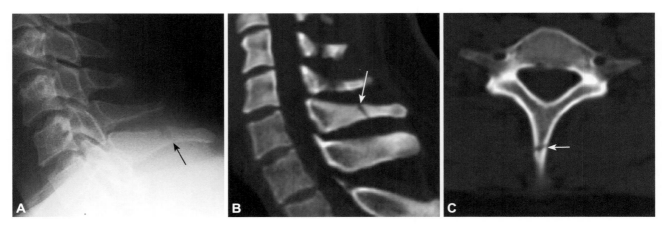

图 **3.2.10-1** 男，29 岁，Clay-Shoveler 骨折。A、B、C. 颈椎侧位片、CT 矢状位和轴位片显示 C₇ 棘突骨质不连，见斜行透亮骨折线（箭），断端略分离移位

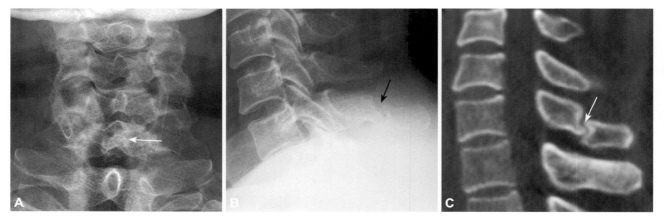

图 **3.2.10-2** 男，45 岁，Clay-Shoveler 骨折。A. 颈椎正位片显示 C₇ 双棘突影（箭）；B、C. 颈椎侧位片及 CT 矢状位片显示 C₇ 棘突骨质不连，见不规则骨折线影（箭），断端向下移位，边缘硬化

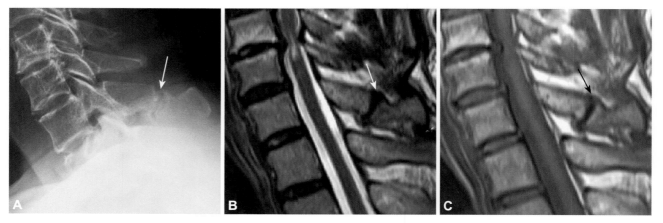

图 **3.2.10-3** 男，65 岁，Clay-Shoveler 骨折。A. 颈椎侧位片显示 C₇ 棘突骨质不连（箭），断端骨质硬化；B、C. T₂WI 和 T₁WI 显示 C₇ 棘突骨质不连（箭）

3.2.11 Chance 骨折
(Chance fracture)

概述

- 多发生于车祸中仅系腰部安全带而没有肩部安全带者，又称安全带骨折
- 好发于胸腰椎交界处（T_{11}-L_3）
- 属于屈曲-牵拉性损伤
- 约占脊椎骨折的 5%。

临床特点

- 典型的屈曲-牵拉性损伤外伤史
- 局部剧烈疼痛，活动受限
- 很少并发脊髓神经损伤
- 可伴有腹腔脏器损伤、血肿、肌肉软组织损伤等。

损伤机制

- 当躯体骤然减速时，以安全带为支点，以上脊柱急性前屈，以下节段固定，造成屈曲-牵拉性损伤
- 后柱和中柱结构受牵拉，可出现
  - 棘突水平断裂或棘间韧带撕裂
  - 撕裂水平向前延伸，可累及椎板、椎弓、横突、小关节、椎体或椎间盘
- 前柱结构受屈曲力作用可压缩、楔形变。

影像学

- Chance 损伤可表现为骨折和（或）韧带损伤
- 累及单节段或相邻的两个节段
- 横行骨折
  - 骨折线横行经过棘突、椎板、椎弓、横突、小关节、椎体，后部张开
  - 椎体前部压缩、楔形变
  - 脊柱后凸
  - MRI 可见骨折线及骨髓水肿
- 韧带损伤
  - 可有棘上韧带和棘间韧带损伤，并可向前延伸累及黄韧带、后纵韧带
  - MRI 可见损伤韧带 T_2WI 信号增高，连续性部分或完全中断
  - 后部韧带损伤可造成棘突间距增宽、关节突分离
- 前纵韧带连续性完整
- 伴有椎间盘撕裂时，T_2WI 上椎间盘内见线样、条样高信号
- 少数患者可有脊髓损伤。

鉴别诊断

- 屈曲-牵拉型骨折脱位：与 Chance 骨折发生机制类似，三柱结构均破裂，前纵韧带断裂，椎体脱位或半脱位。

诊断要点

- 特殊受伤方式
- 横行骨折，后柱和中柱牵拉伤，可伴前柱压缩
- 前纵韧带连续。

治疗及预后

- 保守治疗：过伸位支具固定
- 手术治疗包括后路加压固定及融合
- 明显韧带断裂的损伤不易愈合。

参考文献

1. Ross J, Moore K, Borg B, et al. Diagnostic Imaging: Spine. 2 ed. Canada: Amirsys, 2010.
2. Denis F. The three column spine and its significance in the classification of acute thoracolumbar spine injuries. Spine, 1983, 8(8): 817-831.
3. J.W.M.Van Geothem. 脊柱与脊髓影像诊断学. 孟俊非译.北京：人民卫生出版社, 2009.
4. Browner BD等著. 创伤骨科学, 3版. 王学谦译. 天津: 天津科技翻译出版公司, 2007.

（陈 雯）

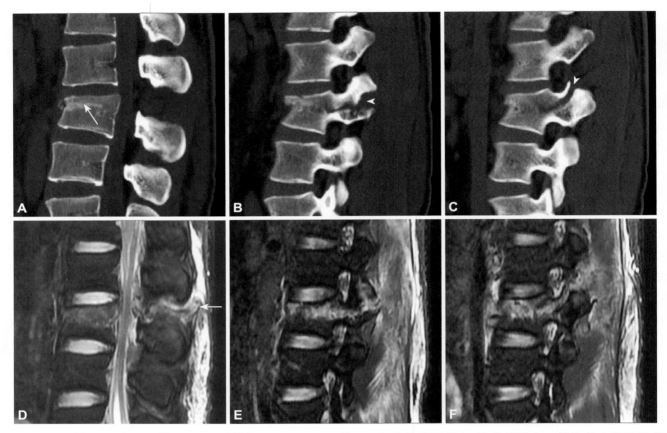

图 3.2.11-1　男，30 岁，腰椎 Chance 骨折。A、B、C. 腰椎 CT 矢状位片显示 L₃ 椎体楔形变，椎体前中部可见横行致密骨折线（箭），椎体后部及双侧附件可见横行透亮骨折线（箭头），断端分离，L₂₋₃ 棘突间距增宽；D、E、F. 脂肪抑制 T₂WI 显示 L₃ 椎体楔形变，椎体及双侧附件见骨折线及骨髓水肿，L₂₋₃ 棘突间距增宽（箭），棘间韧带及棘上韧带撕裂、信号增高，软组织肿胀

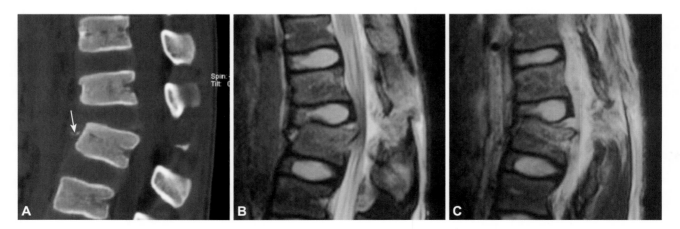

图 3.2.11-2　男，14 岁，腰椎 Chance 骨折。A. 腰椎 CT 矢状位片和 B、C. 脂肪抑制 T₂WI 显示 L₂₋₃ 椎体后突成角，L₃ 椎体前上缘见分离小骨片影（箭），部分椎体及附件骨髓水肿，L₂₋₃ 椎间盘与 L₃ 椎体分离，局部硬膜囊及马尾神经受压，后纵韧带、黄韧带、棘间韧带及棘上韧带断裂，棘突间距增宽，周围软组织水肿

3.2.12 骨折脱位
(Fracture dislocation)

概述
- 由剪切、旋转、屈曲、牵拉等剧烈的复杂外力作用导致
- 脊柱三柱均破坏，出现半脱位或脱位
- 占脊柱损伤的 15%～20%
- 属于不稳定性骨折
- 常合并脊髓和神经损伤。

临床特点
- 高能量复杂受力的外伤病史
- 受伤部位疼痛、压痛、活动受限
- 脊髓和神经受损症状，如损伤平面以下瘫痪、感觉丧失、括约肌功能障碍等。

损伤机制
- 根据损伤机制分为三型
  - 屈曲 - 旋转型：中、后柱在张力和旋转力作用下完全断裂，可有后方韧带复合体撕裂，小关节骨折、脱位或半脱位；前柱在压缩和旋转力作用下破坏，出现椎体前部楔形变、前纵韧带剥离
  - 剪切力型：三柱均断裂，剪切力常从后向前，上段脊柱向相应方向移位，前纵韧带撕裂，附件骨折
  - 屈曲 - 分离型：中、后柱在张力作用下断裂，纤维环撕裂，导致上部脊柱相对于下部脊柱出现半脱位或脱位，前纵韧带剥离，韧带断裂。

影像学
- 损伤上部脊柱相对于下部脊柱发生脱位或半脱位，伴或不伴旋转
- 可从椎弓根和棘突的方向来判断有无旋转
- 严重脱位时，同一横断面图像上可同时显示两个椎体，称"双环征"，小关节脱位导致"裸露小关节征"
- 椎体前部楔形变或椎体横行骨折
- 可有小关节、棘突、椎板等附件骨折

- 椎间盘撕裂时，T_2WI 上椎间盘内见线样、条样高信号，椎间隙可增宽
- 韧带损伤时，MRI 可见韧带肿胀增粗、信号增高、连续性部分或完全中断，后方韧带复合体损伤时可有棘突间距增宽、小关节分离
- 硬膜囊及脊髓受压，椎管变形
- 脊髓损伤（水肿、出血、横断）时，MRI 出现相应异常改变
- 伴硬膜外血肿时，硬膜外见梭形高密度影，急性期可见典型等 T_1 短 T_2 信号
- 周围软组织肿胀。

鉴别诊断
- Chance 骨折：为屈曲 - 牵拉性损伤，可见横行骨折，无椎体脱位或半脱位
- 爆裂骨折：高能量轴向负荷外伤史，椎体粉碎性骨折，无椎体脱位或半脱位。

诊断要点
- 高能量复杂受力的外伤病史
- 脊柱三柱均破坏，椎体脱位或半脱位
- 常合并脊髓和神经损伤。

治疗及预后
- 为不稳定性骨折，需手术治疗
- 严重脊髓神经损伤者，预后不良。

参考文献
1. Ross J, Moore K, Borg B, et al. Diagnostic Imaging: Spine. 2 ed. Canada: Amirsys, 2010.
2. J.W.M.Van Geothem. 脊柱与脊髓影像诊断学. 孟俊非译. 北京：人民卫生出版社，2009.
3. 贾宁阳，王晨光. 脊柱影像诊断学. 北京：人民军医出版社，2007.
4. Adam Greenspan. 骨放射学，3版. 唐光建译. 北京：中国医药科技出版社，2003.

（陈 雯）

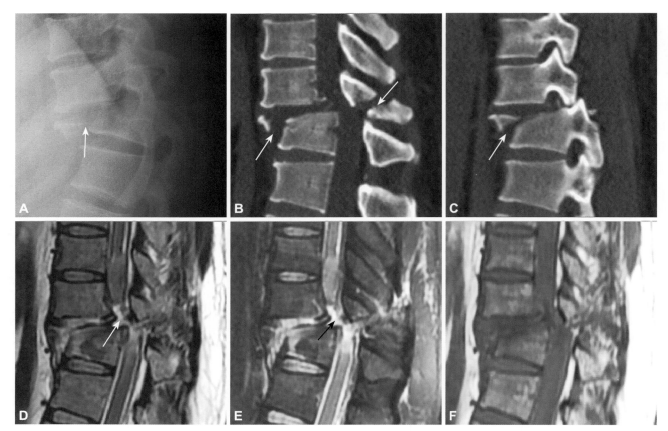

图 3.2.12-1 男，32 岁，下胸椎骨折脱位。A. 胸腰段侧位片和 B、C. CT 矢状位片显示 T$_{10}$ 椎体前移，T$_{11}$ 椎体、T$_{10}$ 棘突骨折（箭），断端分离，小关节绞锁，硬膜囊受压，椎管狭窄；D、E、F. T$_2$WI、脂肪抑制 T$_2$WI 和 T$_1$WI 显示 T$_{10}$ 椎体前移，T$_{11}$ 椎体、T$_{10}$ 棘突骨折伴骨髓水肿，T$_{10-11}$ 椎间盘、后纵韧带、黄韧带撕裂，T$_{9-10}$ 棘上韧带撕裂，局部棘间韧带损伤，硬膜囊受压，椎管狭窄，脊髓横断（箭），断端回缩，T$_2$WI 信号增高

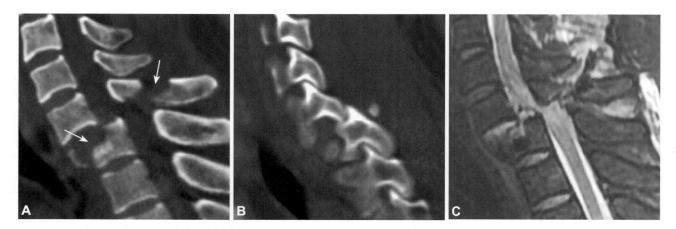

图 3.2.12-2 男，46 岁，颈胸段骨折脱位。A、B. 颈胸段 CT 矢状位片显示 C$_7$ 椎体前移，T$_1$ 椎体、C$_7$ 棘突骨折（箭），断端分离，小关节绞锁，硬膜囊受压，椎管狭窄；C. 脂肪抑制 T$_2$WI 显示 C$_7$ 椎体前移，T$_1$ 椎体、C$_7$ 棘突骨折伴骨髓水肿，C$_7$-T$_1$ 椎间盘、后纵韧带撕裂，后方韧带复合体损伤，可见广泛高信号，硬膜囊及脊髓受压，椎管狭窄，脊髓内见条片状高信号

3.2.13　椎体压缩骨折
(Compression fracture)

概述
- 椎体前柱压缩，中柱不受累
- 常由坠落伤、车祸、臀部着地摔伤等引起
- 好发于胸腰段（T_{11}-L_2）
- 单发或多发，以单发多见
- 是胸腰椎骨折中最常见的类型
- 一般不伴脊髓损伤。

临床特点
- 受伤部位疼痛、压痛、叩击痛
- 活动受限，肌肉痉挛
- 可伴脊柱后凸
- 合并神经损伤受压者，可出现相应神经系统症状和体征。

损伤机制
- 根据外力方向不同，可分为前屈压缩和侧方压缩，前者多见
- 椎体前柱压缩，常＜50%，上下终板多受累，前纵韧带多完整
- 中柱作为支点未受累
- 后柱承受张力，严重时可导致棘上、棘间韧带断裂。

影像学
- 椎体前方/侧方高度减低、楔形变
- 脊柱后凸或侧弯
- 椎体前缘或侧缘骨皮质皱褶、中断，骨小梁嵌插，终板断裂
- MR可见骨髓水肿及低信号骨折线
- 椎体后缘高度不变，骨皮质完整
- 棘上、棘间韧带损伤时，X线及CT可见棘突间距增大，MRI可见韧带信号增高或断裂
- 侧方压缩时可伴发横突骨折
- 部分病例可并发椎旁血肿
- 通常无脊髓损伤。

鉴别诊断
- 陈旧骨质疏松性压缩骨折：多见于老年人，尤其是女性，广泛骨质疏松，多发椎体楔形变扁，由于骨质重塑愈合，骨皮质相对完整，骨小梁无明显断裂嵌插，无骨髓水肿及骨折线
- 爆裂骨折：椎体后缘受累，骨折片突入椎管
- 病理性压缩骨折：骨肿瘤病史，椎体骨质破坏，软组织肿块形成
- 半椎体：先天发育不全所致，无外伤史，只有形态改变，无骨折线及骨髓水肿
- Scheuermann病：多累及下胸椎，多发椎体楔形变，脊柱结构性后凸，无外伤史，只有形态改变，无骨折线及骨髓水肿，椎体终板不规则，可见许莫氏结节。

诊断要点
- 脊柱外伤史
- 椎体前方或侧方压缩、楔形变，骨皮质皱褶、骨小梁嵌插及骨髓水肿
- 椎体后缘未受累，无骨折碎片突入椎管。

治疗及预后
- 椎体压缩较轻、无神经损伤时，可采取保守治疗，预后较好
- 前柱压缩≥40%或后凸＞25°～30°，合并脊髓、神经损伤时首选手术治疗。

参考文献
1. Ross J, Moore K, Borg B, et al. Diagnostic Imaging: Spine. 2 ed. Canada: Amirsys, 2010.
2. Denis F. The three column spine and its significance in the classification of acute thoracolumbar spine injuries. Spine, 1983, 8(8):817-831.
3. Browner BD等著. 创伤骨科学, 3版. 王学谦译. 天津: 天津科技翻译出版公司, 2007.
4. 贾宁阳, 王晨光. 脊柱影像诊断学. 北京: 人民军医出版社, 2007.

（陈　雯）

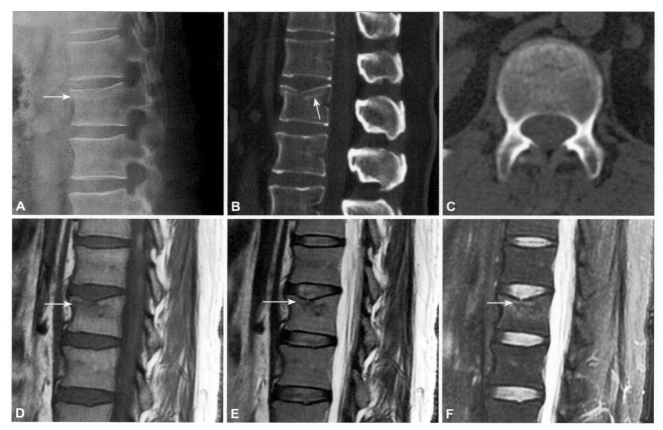

图 3.2.13-1 男，45 岁，L₁ 椎体压缩骨折。A、B、C. 胸腰段侧位片、CT 矢状位和轴位片显示 L₁ 椎体轻度楔形变，前缘和上缘骨皮质不连续，骨小梁嵌插，可见致密骨折线（箭），椎体后缘未受累；D、E、F. T₁WI、T₂WI 和脂肪抑制 T₂WI 显示 L₁ 椎体轻度楔形变，前缘和上缘骨皮质不连续，椎体内见骨髓水肿及低信号骨折线（箭）

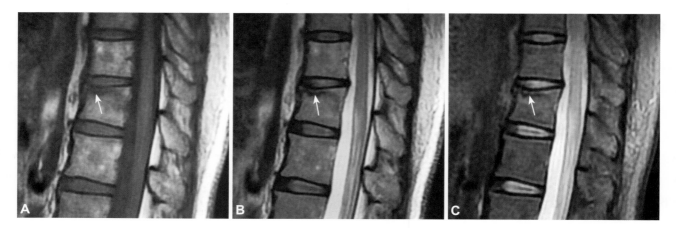

图 3.2.13-2 女，42 岁，T₁₂ 椎体压缩骨折。A、B、C. T₁WI、T₂WI 和脂肪抑制 T₂WI 显示 T₁₂ 椎体轻度楔形变，前上缘骨皮质不连续，椎体内见骨髓水肿及低信号骨折线（箭），椎体后缘骨皮质完整

3.2.14 椎体爆裂性骨折
(Burst fracture)

概述
- 椎体前、中柱受累，伴或不伴后柱损伤
- 多由高能创伤引起，如高空坠落伤、坐地伤、高处重物坠落打击伤等
- 约占全部脊椎骨折的 14%
- 胸腰椎交界部好发
- 脊髓损伤比例高。

临床特点
- 脊柱高能量轴向负荷外伤病史
- 局部剧烈疼痛，活动受限
- 可合并后凸畸形
- 脊髓损伤时可有损伤平面以下感觉、运动、括约肌功能丧失或部分丧失
- 神经根损伤时可有肢体麻木、疼痛或感觉过敏，严重者肢体瘫痪。

损伤机制
- 轴向负荷过大导致椎体终板骨折和髓核突入到椎体内，最终椎体爆裂，骨折片向外移位，部分骨碎片可移入椎管，损伤脊髓
- 合并屈曲力时可引起脊柱后凸
- 合并侧屈、旋转力时可导致侧屈、旋转移位。

影像学
- 全椎体骨折，同时累及前、中柱，骨质断裂，多发骨折片形成，断端分离或嵌插
- 可有椎体高度减低、楔形变、横径增加
- MRI 可见骨髓水肿及低信号骨折线影
- 脊柱后凸或侧弯
- 椎体后缘骨折片可后移，硬膜囊及脊髓受压变形，继发椎管狭窄
- 伴或不伴后柱损伤：可有椎弓根间距增宽，后柱骨折，韧带损伤
- 硬膜外血肿：CT 可见椎管内硬膜外条状、梭形高密度影，急性期 MRI 呈等 T_1 短 T_2 信号
- 脊髓损伤

  - 水肿：脊髓增粗，内见长 T_1 长 T_2 信号
  - 出血：MRI 信号随时间演变，急性期呈等 T_1 短 T_2 信号，亚急性期呈短 T_1 长 / 短 T_2 信号
- 椎间盘损伤：如创伤性椎间盘突出、髓核突入椎体、骨折片嵌入等
- 周围韧带损伤、撕裂：韧带不连续，T_2WI 信号增高
- 周围软组织肿胀。

鉴别诊断
- 单纯椎体压缩骨折：椎体前方压缩、楔形变，椎体后缘未受累，无骨折碎片突入椎管
- 骨折脱位：存在旋转力作用时易混淆，骨折脱位椎体损伤相对轻，移位更明显。

诊断要点
- 脊柱高能量轴向负荷外伤病史
- 椎体前、中柱骨折，伴或不伴后柱损伤
- 多发骨折片形成，骨折片后移
- 椎管狭窄，脊髓受压、损伤。

治疗及预后
- 不伴有神经功能损伤者可考虑保守治疗
- 对于有神经功能损伤、不稳定骨折、脊髓压迫、显著畸形者需手术干预
- 损伤脊髓者预后差。

参考文献

1. Denis F. The three column spine and its significance in the classification of acute thoracolumbar spine injuries.Spine, 1983, 8(8): 817-831.
2. Max Achi. Classification of thoracolumbar fracture and dislocation. Eur Spine J, 2010, 19 (Suppl 1): s2-7.
3. Browner BD等著. 创伤骨科学, 3版. 王学谦译. 天津: 天津科技翻译出版公司, 2007.
4. J.W.M.Van Geothem. 脊柱与脊髓影像诊断学. 孟俊非译. 北京: 人民卫生出版社, 2009.

（陈 雯）

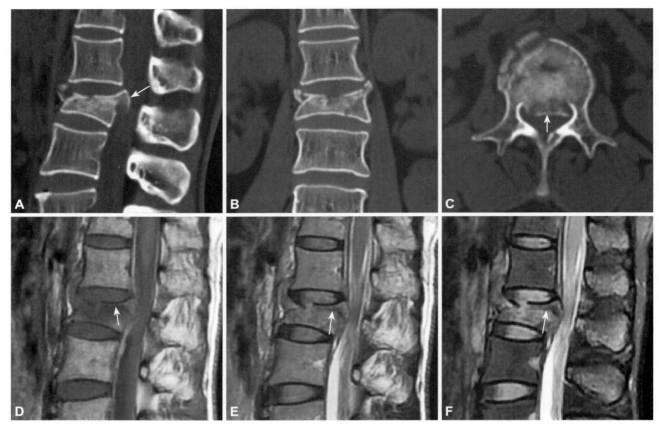

图 3.2.14-1　女，49 岁，L₂ 椎体爆裂性骨折。A、B、C. CT 矢状位、冠状位、轴位片显示 L₂ 椎体变扁，骨皮质不连续，可见多发骨折线，累及前、中柱，椎体后缘骨折片后移突入椎管（箭），继发椎管狭窄；D、E、F. T₁WI、T₂WI 和脂肪抑制 T₂WI 显示 L₂ 椎体变扁，骨皮质断裂，可见骨髓水肿及低信号骨折线（箭），椎体后缘骨折片向后突入椎管，硬膜囊及马尾神经受压，椎管狭窄，周围软组织肿胀

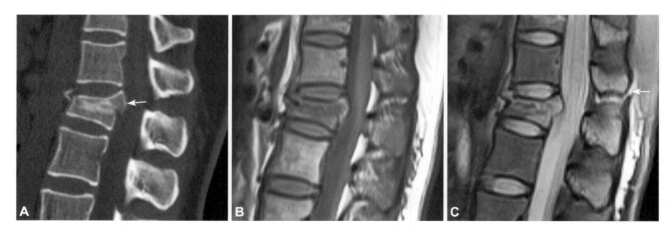

图 3.2.14-2　女，24 岁，L₁ 椎体爆裂性骨折。A. CT 矢状位片显示 L₁ 椎体变扁，骨皮质断裂，可见多发骨折线，累及前、中柱，部分骨小梁嵌插，椎体后缘骨折片后移突入椎管（箭），继发椎管狭窄；B、C. T₁WI 和脂肪抑制 T₂WI 显示 L₁ 椎体变扁，骨皮质断裂，可见骨髓水肿及多发低信号骨折线，椎体后缘骨折片向后突入椎管，硬膜囊受压，椎管狭窄，T₁₂-L₁ 棘间韧带及棘上韧带撕裂（箭），软组织肿胀

3.2.15 椎板小关节骨折 (Facet-lamina fracture)

概述

- 属于脊柱后柱结构损伤
- 骨折线通过椎弓根、椎板、上下关节突或关节柱
- 可伴随周围软组织结构如小关节囊、黄韧带损伤
- 损伤机制具有多样性
  - 过伸压缩损伤
  - 过屈压缩损伤
  - 过屈分离损伤
  - 侧屈损伤
  - 过伸旋转损伤
  - 过屈旋转损伤
- 不合并任何前后半脱位的单纯小关节骨折是稳定的
- 合并前中柱骨折的椎板小关节骨折为不稳定骨折。

损伤机制

- 过度后伸时，脊柱后方结构受到压力可以造成孤立的椎板、棘突、关节柱以及椎弓根的骨折
- 不合并椎体移位时，椎板小关节骨折为稳定性骨折
- 极少数情况下，椎板骨折可以移位到椎管内，压迫硬膜囊
- 椎弓根骨折通常为双侧性
- 椎弓根骨折合并其他后柱损伤时，是不稳定骨折。

临床特点

- 临床表现取决于神经损害的程度
- 可合并脊柱不稳的表现，如疼痛、肢体麻木甚至行走障碍
- 漏诊的关节突骨折是创伤后慢性颈痛、背痛、下腰痛的原因
- 不稳定的椎板小关节骨折会加速局部脊柱节段的退行性改变。

影像学

- X线易漏诊，需仔细观察
- CT矢状位重建是显示骨折线的最佳方法

- 薄层CT+冠状位/矢状位重建可明确显示椎板、小关节骨折线的位置、走行以及小关节对位关系的改变
- CT/MR可显示合并的硬膜外血肿
- MR上表现为受累椎板或小关节高信号的骨髓水肿
- T_2WI脂肪抑制序列可清楚显示损伤区
- T_2WI脂肪抑制序列上棘间韧带、黄韧带及小关节囊损伤、破裂表现为高信号。

鉴别诊断

- 椎弓峡部裂
  - 单侧或双侧发生
  - 椎弓峡部可见透亮线
  - 边缘骨质硬化。

诊断要点

- 外伤史＋临床表现＋典型影像学征象
- 薄层CT+冠状位/矢状位重建是显示椎板、小关节骨结构改变的最佳检查方法
- MR可直接显示骨髓水肿、韧带及小关节囊损伤。

治疗及预后

- 治疗方案的选择取决于损伤发生的机制及脊柱是否稳定
- 预后与神经损害的程度相关。

参考文献

1. Ross J, Moore K, Borg B, et al. Diagnostic Imaging: Spine. 2 ed. Canada: Amirsys, 2010.
2. Browner BD等著. 创伤骨科学, 3版. 王学谦译. 天津: 天津科技翻译出版公司, 2007.
3. Albee. AO脊柱手册. 陈仲强译.山东: 山东科学技术出版社, 2010.

（庞超楠）

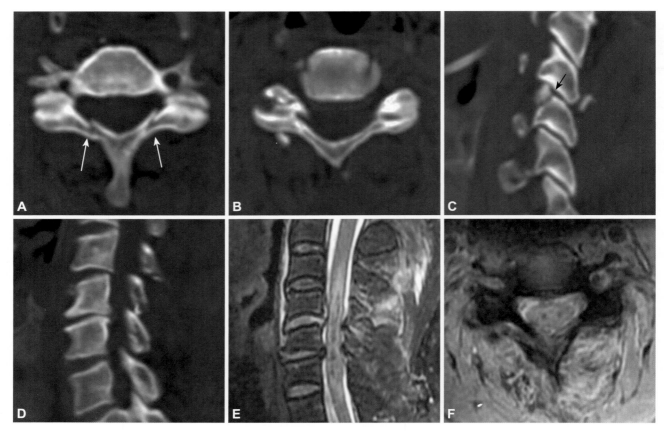

图 3.2.15-1 男，61 岁，C5 双侧椎板、右侧关节突骨折。A-B、C-D. CT 扫描横断位、矢状位骨窗显示 C₅ 双侧椎板及右侧上关节突骨折（箭）；E. MRI 矢状位 T₂WI 脂肪抑制序列显示 C₄₋₅ 椎间盘向后上方突出，C₄₋₆ 黄韧带褶皱，椎管狭窄，脊髓增粗，其内可见条状高信号水肿和低信号出血；椎前软组织广泛水肿，棘间韧带、项韧带见条片状长 T₂ 信号水肿；F. MRI 横断位 T₂WI 脂肪抑制序列显示脊髓增粗、水肿并有多发点状出血灶，后方软组织见条片状水肿

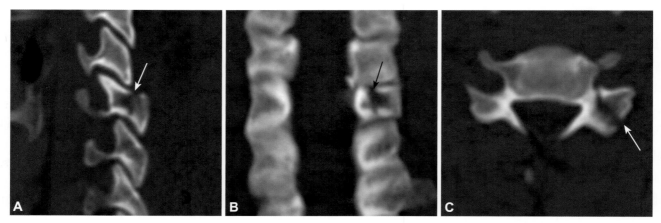

图 3.2.15-2 男，37 岁，C₄ 左侧关节突骨折。A、B、C. CT 矢状位、冠状位、横断位骨窗显示 C₄ 左侧关节突透亮骨折线（箭）

3.2.16 骶骨骨折 (Sacral fracture)

概述
- 骶骨骨折多为直接撞击局部所致
- 易合并骨盆骨折，可出现非骨性合并损伤
- 累及骶孔时可出现骶神经损伤。

临床特点
- 局部疼痛、皮下淤血、惧坐、压痛
- 累及骶孔者出现马鞍区感觉障碍
- 累及 S_{1-2} 者出现坐骨神经受损症状
- 严重者合并直肠破裂、脑脊液漏及腹膜后血肿。

病理
- 纵行、斜行骨折多见（95%），横行骨折少见，粉碎性骨折罕见
- 侧方骶孔受累或力量较大导致移位时，出现神经损伤
- 常合并骨盆骨折，严重时可合并直肠破裂、脑脊液漏及腹膜后血肿。

影像学
- 检查方法的比较
  - X 线容易漏诊
  - CT 为首选检查方法，能够清晰地显示骨折
  - MRI 有利于发现隐匿骨折及软组织损伤
- CT 轴位、冠状位、矢状位重建可完整观察骨折线全程走行范围
- MRI 所示长 T_1 长 T_2 信号骨髓水肿提示骨质损伤，有利于发现隐匿骨折
- 合并骨盆骨折时可见骨盆构成骨连续性中断，骨盆垂直或旋转移位、骶髂关节脱位、耻骨联合分离等
- 累及骶孔时易损伤骶神经，出现骶神经走行、信号异常
- 合并直肠破裂时，可见局部肠壁连续性中断、积气、积血
- 合并腹膜后血肿时，局部可见团状高密度出血影。

诊断要点
- 直接暴力的外伤病史
- X 线受重叠因素及肠内容物影响，诊断敏感性低
- CT 作为首选检查，可准确观察骨折情况
- MR 有利于发现隐匿骨折以及非骨性损伤
- 易合并骨盆骨折，累及骶孔时易损伤骶神经
- 注意盆腔脏器损伤。

治疗及预后
- 无移位者：采取非手术治疗，卧床、局部保护缓解压力
- 有移位者：可经肛门手法复位，无法还纳或不能维持对位者可手术开放复位或内固定治疗
- 合并骨盆骨折者：应以骨盆骨折为主进行治疗
- 骶神经受压者：可先行局部封闭疗法，无效时则需行手术减压
- 合并直肠破裂、腹膜后血肿等严重合并症时应手术处理
- 单纯性无移位者预后好，伴有内脏或神经损伤者易残留后遗症，以局部残留痛最多见。

参考文献
1. Bydon M. Sacral fractures. Neurosurg Focus, 2014, 37(1):E12.
2. Bederman SS. Fixation techniques for complex traumatic transverse sacral fractures: a systematic review. Spine (Phila Pa 1976), 2013, 38(16): E1028-1040.
3. Porrino JA Jr. The importance of sagittal 2D reconstruction in pelvic and sacral trauma: avoiding oversight of U-shaped fractures of the sacrum. AJR Am J Roentgenl, 2010, 194(4): 1065-1071.

（赵宇晴）

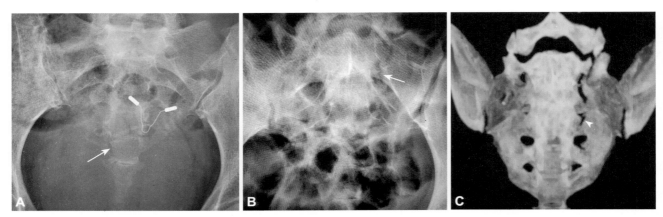

图 3.2.16-1 骶骨骨折。A. 骶骨正位 X 线片可观察到骨折线（箭）；B、C. 另一患者，骶骨正位 X 线片由于受盆腔肠管遮挡，无法观察到骨折线全程（箭）；CT 重建可清晰显示骨折线走行及骶孔受累（箭头）

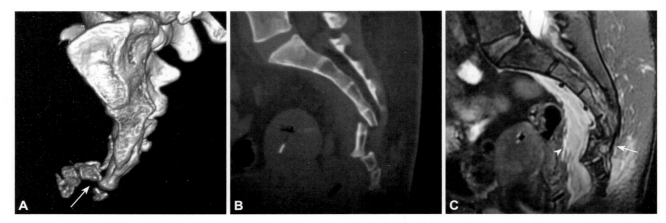

图 3.2.16-2 骶骨骨折。A. CT 三维重建可以直观地显示骶尾骨骨折脱位的情况（箭）；B. CT 骨窗矢状位可以清晰地显示骨折线及骨折断端的移位情况；C. MRI 脂肪抑制 T_2WI 示骶骨骨折（箭）同时合并骶骨前方软组织损伤（箭头），血肿形成

3.2.17 应力骨折 (Stress fracture)

概述

- 应力骨折是由低于强度极限的应力反复持久地作用于骨骼，引起局部骨质的积累性微损伤，最终导致的一种特殊类型的骨折
- 根据受累骨矿物质含量正常与否，分为疲劳骨折和不全骨折（又称衰竭骨折）两型
- 前者多见于运动员、士兵、舞蹈演员等，后者多见于老年人，尤其是绝经期妇女
- 椎弓应力骨折：好发于腰椎，多为疲劳骨折，以椎弓峡部最多见，椎弓根相对少见
- 骶骨应力骨折：青少年及运动员多为疲劳骨折，老年人多为不全骨折。

临床特点

- 无明显外伤或只有轻微外伤
- 下腰部或臀部疼痛，站立、坐位或活动时加重，休息可缓解
- 有时疼痛可牵涉至大腿或膝关节。

损伤机制

- 疲劳骨折：受累骨的矿物质含量及弹性抵抗力均正常，由于超负荷运动或反复机械应力作用于骨的某一部位，导致骨皮质和骨小梁的细微断裂
- 不全骨折（衰竭骨折）：非肿瘤性疾病引起骨矿物质含量减少，弹性抵抗力降低，异常骨组织在正常生理活动时即可发生骨小梁断裂。常见于骨质疏松、骨盆放疗、长期服用类固醇药物、类风湿关节炎、Paget 病等。

影像学

- 椎弓根应力骨折
  - 椎弓根见纵向骨折线
  - 部分继发于对侧附件异常，如对侧椎弓峡部不连、椎板切除等腰椎手术后
- 椎弓峡部不连

  - 侧位片峡部可见自后上斜向前下方的裂隙样骨质不连，边缘可有硬化
  - 左右斜位片可见附件"猎狗"样投影的颈部断裂
  - 可伴不同程度的脊椎滑脱
  - CT 可明确显示椎弓峡部不连
- 骶骨不全骨折
  - 骶骨翼纵行骨折，双侧多见，骨折线位于骶孔外侧，与骶髂关节平行，以累及骶骨中前份为主，少数前后贯通
  - 严重者骨折可横向延伸至骶骨体部，在冠状面上见特征性"H"形骨折线
  - 常合并其他部位不全骨折，如腰椎、耻骨、髂骨、髋臼等
  - 多有骨质疏松
- 骨折线周围可见长 T_1 长 T_2 信号骨髓水肿，增强扫描可见强化
- 修复期骨折线模糊，周围骨质硬化，局部骨膜增生，骨痂堆积，骨皮质增厚。

鉴别诊断

- 骨肿瘤伴病理性骨折：可见骨质破坏及软组织肿块，骨折线不一定位于承重区且很少双侧对称分布。

诊断要点

- 无明显外伤或只有轻微外伤
- 椎弓根或峡部骨折，可伴脊椎滑脱
- 单侧或双侧骶骨翼纵行骨折，伴或不伴骶骨体部横行骨折。

治疗及预后

- 多采用保守治疗，包括休息制动、镇痛、抗骨质疏松治疗等
- 保守治疗效果不佳、伴有神经症状、脊椎不稳定时，需手术治疗。

参考文献

1. Ross J, Moore K, Borg B, et al. Diagnostic Imaging: Spine. 2ed. Canada: Amirsys, 2010.

2. Micheli LJ, Curtis C. Stress fractures in the spine and sacrum. Clin Sports Med, 2006, 25(1):75-88.

3. Murthy NS. Imaging of stress fractures of the spine.Radiol Clin North Am, 2012, 50(4):799-821.

（陈　雯）

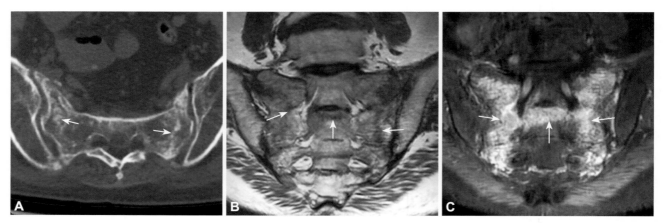

图 3.2.17-1　女，70 岁，骶骨不全骨折。A．骶椎 CT 片显示骨质疏松，双侧骶骨翼骨皮质断裂，可见迂曲纵行骨折线（箭），大致与骶髂关节平行，部分骨折线模糊，可见骨质硬化；B. T₂WI 平扫显示双侧骶骨翼及骶骨体部"H"形低信号骨折线（箭）；C. T₁WI 增强扫描显示骶骨"H"形骨折线周围可见明显强化（箭）

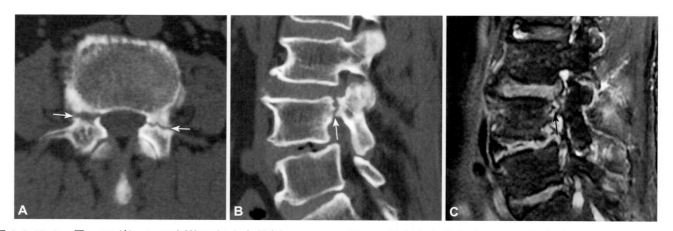

图 3.2.17-2　男，59 岁，L₄ 双侧椎弓根应力骨折。A、B. 腰椎 CT 轴位和矢状位片显示 L₄ 椎体稍前移，L₄ 双侧椎弓根骨质不连（箭），边缘硬化；C．脂肪抑制 T₂WI 显示 L₄ 椎弓根骨质不连（箭），边缘少许骨髓水肿

3.2.18 骨质疏松压缩骨折
(Osteoporotic compression fracture)

概述
- 指在骨质疏松基础上发生的椎体压缩骨折
- 是骨质疏松症最常见的并发症
- 约占所有骨质疏松性骨折的 40%
- 多见于老年人，尤其是绝经后女性
- 常发生在下胸椎和上腰椎，常多发椎体受累。

临床特点
- 多无明显外伤或仅有轻度外伤史，甚至咳嗽、弯腰等日常动作即可引起骨折
- 急性或慢性持续性胸背/腰背部疼痛，卧床休息有时可减轻，改变体位或行走时疼痛加重
- 脊柱后凸畸形，身高缩短，驼背
- 胸廓容积减小，肺活量下降，肺功能受限
- 多无下肢神经损害表现，椎体压缩严重者也可出现下肢症状。

损伤机制
- 骨质疏松导致骨小梁的表面密度下降，椎体骨小梁变细、数量减少、强度降低
- 在压缩力的作用下，骨小梁结构失稳、局部碎裂，椎体压缩骨折。

影像学
- 椎体压缩呈扁平形、楔形或双凹形
- 椎体上终板和（或）下终板塌陷
- 压缩椎体后上角可上翘突向椎管
- 常多发椎体受累、多种压缩形态并存
- 脊柱骨质密度减低、骨皮质变薄、骨小梁减少
- 可伴脊柱侧后凸畸形
- 新鲜压缩骨折：骨皮质皱褶中断，骨小梁嵌插，压缩椎体内可见长 T_1 长 T_2 信号骨髓水肿及低信号骨折线
- 陈旧性压缩骨折：压缩椎体骨质重塑愈合，骨皮质相对完整，骨小梁无明显断裂嵌插，信号可与正常椎体相仿，无骨髓水肿及骨折线，椎体内真空征象、积液征。

鉴别诊断
- 单纯外伤性压缩骨折：有明确外伤史，可见于不同年龄，无骨质疏松表现
- 转移瘤所致病理性压缩骨折：原发肿瘤病史，椎体骨质破坏，常多椎体跳跃性受累，常累及椎弓根，呈膨胀性改变，可有椎旁、硬膜外软组织肿块，增强扫描见肿瘤强化
- 多发性骨髓瘤：可表现为骨质疏松，多发椎体压缩骨折，多发骨质破坏，本-周蛋白尿。

诊断要点
- 多见于老年人，有骨质疏松
- 多无明显外伤或仅有轻度外伤史
- 常多发椎体受累，多种压缩形态并存
- 新鲜与陈旧骨折并存。

治疗及预后
- 非手术治疗：卧床休息、药物镇痛、支具保护、抗骨质疏松治疗等
- 手术治疗：包括微创手术和开放手术。

参考文献
1. 杨惠林, 刘强, 唐海. 重视我国骨质疏松性椎体压缩骨折的规范化诊疗. 中华医学杂志, 2016, 96(48): 3857-3861.
2. 赵宇驰, 孙常太. 骨质疏松性椎体压缩骨折的诊断. 中国脊柱脊髓杂志, 2010, 20(3): 250-252.
3. 唐海. 椎体成形术及椎体后凸成形术. 北京: 北京大学医学出版社, 2012.

（陈 雯）

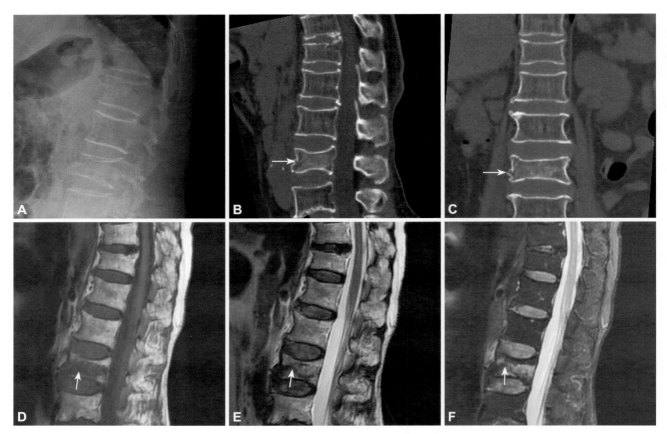

图 3.2.18-1 女，69 岁，胸腰椎骨质疏松压缩骨折。A、B、C. 胸腰椎侧位片、CT 矢状位和冠状位片显示胸腰椎骨质疏松，L₃ 椎体楔形变，椎体前缘及右侧缘骨皮质皱褶、断裂（箭），T₁₂ 椎体楔形变，骨皮质尚连续；D、E、F. T₁WI、T₂WI 和脂肪抑制 T₂WI 显示 L₃ 椎体压缩，其内见骨髓水肿及低信号骨折线影（箭，新鲜压缩骨折），T₁₂ 椎体压缩，信号未见明显异常（陈旧性压缩骨折）

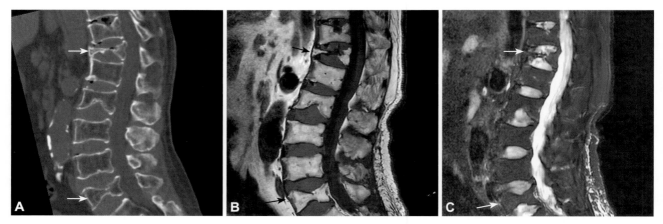

图 3.2.18-2 女，71 岁，胸腰椎骨质疏松压缩骨折。A. CT 矢状位片显示胸腰椎骨质疏松，T₁₂、L₅ 椎体压缩变扁（箭），T₁₁、L₂ 椎体缘见许莫氏结节压迹；B、C. T₁WI 和脂肪抑制 T₂WI 显示 T₁₂、L₅ 椎体压缩（箭），信号未见明显异常（陈旧性压缩骨折）

3.2.19 强直性脊柱炎脊柱骨折
(Spinal fracture in ankylosing spondylitis)

概述

- 强直性脊柱炎的脊柱由于骨性强直、骨质疏松、脊柱脆性增加，在很轻的外力甚至没有外力的情况下即可发生骨折
- 好发于下颈椎和胸腰段
- 常同时累及三柱，多为不稳定性骨折，易伴发脱位
- 并发神经损伤的发生率高于一般脊柱骨折
- 一般认为是强直性脊柱炎的晚期并发症。

临床特点

- 强直性脊柱炎病史及相应症状
- 有或轻或重的外伤史，亦可无明确外伤史
- 新发或加重的颈痛、胸背痛或腰背痛
- 并发脊髓、神经损伤时产生相应症状。

损伤机制

- 脊柱骨性强直、椎体骨质疏松，导致脊柱脆性增加，韧性、适应性及对外力的保护性缓冲作用降低，因而较正常人更易发生骨折
- 脊柱骨性强直及后凸畸形，导致生物力学发生改变，下颈椎与胸腰段为相对固定的胸椎与活动度较大的颈椎、腰椎的交界处，是应力最为集中的部位，因此常于此处发生骨折
- 由于脊柱骨性强直，而骨折节段仍可有异常活动，在机械力的反复作用下，导致椎间盘及椎体损伤、退变、坏死，修复性纤维结缔组织增生及反应性骨质增生，进而假关节形成。

影像学

- Graham 分类：分为剪力骨折、应力骨折和压缩骨折三类，以前两类多见
- 剪力骨折
  ○ 多见于颈椎，为新鲜骨折
  ○ 骨折线大多通过椎间隙水平延及后柱，椎间盘

内难以见到骨折线
  ○ 常伴同节段的椎板、同节段或相邻节段关节突骨折
  ○ 也可表现为骨化融合的前纵韧带或棘间韧带连续性中断
  ○ 部分可表现为经椎体的横行骨折
  ○ 易并发脊髓神经损伤
- 应力骨折
  ○ 多见于胸腰段
  ○ 骨折线多经椎间盘累及后柱
  ○ 骨折平面存在椎间盘 - 椎体破坏性病损（Andersson 病灶）
  ○ 相邻椎体上、下终板广泛的软骨下骨质破坏，边缘不整，周围伴有骨质硬化、骨赘和假关节形成
  ○ 假关节的 MRI 表现有两种模式：T_1WI 和 T_2WI 均为低信号；T_1WI 低信号，T_2WI 高信号
- 椎体压缩骨折。

鉴别诊断

- 脊柱结核：多有低热、盗汗等症状，椎体骨质破坏，椎间隙变窄，椎旁脓肿，无累及三柱的骨折线
- 化脓性脊柱炎：疼痛剧烈，呈强迫体位，可有发热，病灶影像变化较快且很少累及后柱。

诊断要点

- 强直性脊柱炎病史，有或无明确外伤史
- 经椎间盘或椎体的横贯骨折，常累及三柱
- 剪力骨折、应力骨折或椎体压缩骨折。

治疗及预后

- 只要患者身体条件允许，多主张行手术治疗，以复位、稳定脊柱，解除对神经的压迫，促进骨折断端融合。

参考文献

1. 郭昭庆, 党耕町, 陈仲强, 等. 强直性脊柱炎脊柱骨折的特点及诊断. 中华骨科杂志, 2003, 23(10): 577-580.
2. 陈伟, 刘玉珂, 张斌青, 等. 强直性脊柱炎脊柱骨折的影像学表现及损伤特点. 中国CT和MRI杂志, 2013, 11(1): 101-104.
3. 郭昭庆, 党耕町, 陈仲强, 等. 强直性脊柱炎脊柱骨折的治疗. 中华外科杂志, 2004, 42(6): 334-339.

（陈　雯）

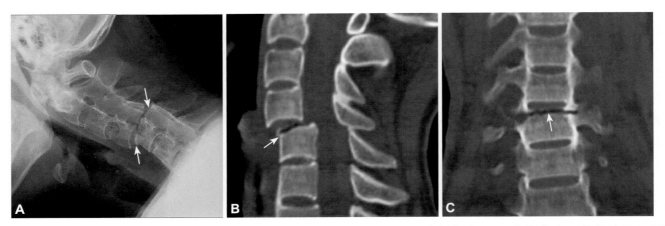

图 3.2.19-1　男，39 岁，强直性脊柱炎合并颈椎剪力骨折。A、B、C. 颈椎侧位片、CT 矢状位和冠状位片显示颈椎强直性脊柱炎，C$_{4-5}$ 椎间横贯性骨折（箭），骨折线贯穿 C$_5$ 椎体上缘、椎间、双侧椎板、棘突间，C$_4$ 椎体向前移位

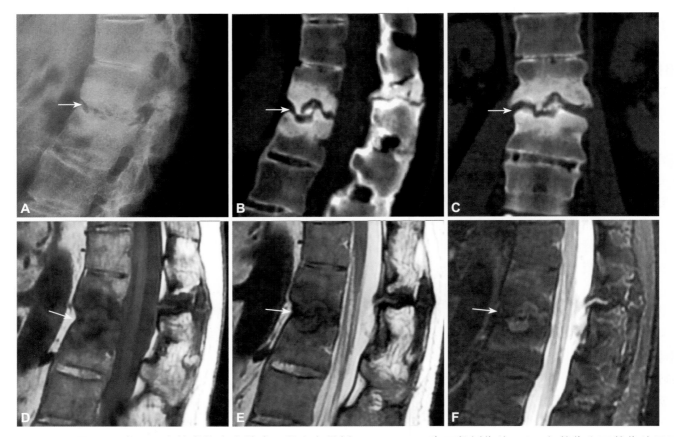

图 3.2.19-2　男，49 岁，强直性脊柱炎合并胸腰段应力骨折。A、B、C. 胸腰段侧位片、CT 矢状位和冠状位片显示胸腰段强直性脊柱炎，经 L$_{1-2}$ 椎间应力骨折，累及三柱，相邻椎体终板骨质破坏，边缘不整，骨质硬化，假关节形成（箭，Andersson 病灶）；D、E、F. T$_1$WI、T$_2$WI 和脂肪抑制 T$_2$WI 显示 L$_{1-2}$ 椎间应力骨折，假关节在 T$_1$WI 和 T$_2$WI 上均呈低信号，在脂肪抑制 T$_2$WI 上呈稍低信号（箭）

3.2.20 韧带损伤
(Ligamentous injury)

概述
- 脊柱外伤时可引起韧带损伤，伴或不伴骨折、脱位
- 主要韧带包括：前纵韧带、后纵韧带、黄韧带、横突间韧带、棘间韧带、棘上韧带和项韧带
- 功能：前纵韧带限制脊柱过度后伸和椎间盘向前突出；后纵韧带限制脊柱过度前屈；横突间韧带限制脊柱过度侧屈；棘间韧带、棘上韧带、黄韧带、小关节囊合称后方韧带复合体，有限制脊柱过度屈曲、旋转、分离和移位的作用。

临床特点
- 急、慢性外伤史
- 局部疼痛、压痛、活动受限
- 可伴脊柱不稳、侧屈或后凸等畸形
- 损伤脊髓或神经时产生相应症状。

病理
- 韧带结构部分或完全中断
- 可伴韧带内及周围水肿、出血。

损伤机制
- 不同类型的外伤可导致不同韧带损伤
- 过伸分离伤：前纵韧带损伤，严重时伴后纵韧带损伤、椎体后脱位
- 屈曲压缩伤：棘间、棘上韧带损伤，严重时伴后纵韧带损伤
- 屈曲分离伤：后方韧带复合体损伤，可伴前、后纵韧带损伤、小关节脱位
- 侧屈伤：牵张侧横突间韧带、小关节囊损伤。

影像学
- 损伤韧带连续性部分或完全中断
- 损伤韧带内及周围 T₂WI 信号增高，韧带增粗，边缘模糊，可伴出血、血肿
- 前纵韧带、后纵韧带损伤时，T₂WI 上脊椎前、后缘可见纵行或横行高信号，韧带可与椎体缘分离、

掀起
- 前纵韧带损伤可伴椎前软组织肿胀，出现椎前阴影增宽
- 后方韧带复合体损伤可造成棘突间距增宽、脊柱后凸、关节突分离
- 过伸过屈侧位片出现脊柱不稳者，需警惕韧带、椎间盘损伤
- 可伴有脊柱骨折或脱位、韧带附着处撕脱骨折、创伤性椎间盘突出或撕裂、硬膜外血肿、脊髓或神经损伤、软组织损伤等。

鉴别诊断
- MRI 多能敏感而准确地诊断韧带损伤，需注意外伤患者不要漏诊韧带损伤及骨折、脱位等伴发损伤。

诊断要点
- 急、慢性外伤史
- 脊柱韧带连续性部分或完全中断。

治疗及预后
- 对于无骨折脱位、无脊髓损伤、无脊柱不稳者，可考虑保守治疗
- 伴脊髓损伤、脊柱不稳、保守治疗效果不佳者，需手术治疗。

参考文献
1. Ross J, Moore K, Borg B, et al. Diagnostic Imaging: Spine. 2 ed. Canada: Amirsys, 2010.
2. 叶添文, 陈雄生, 贾连顺, 等. 颈椎前纵韧带损伤的诊断与治疗. 中华创伤骨科杂志, 2008, 10(7): 643-646.
3. 吴群峰, 李方财, 陈学强, 等. 下颈椎前纵韧带与后纵韧带损伤的MRI诊断. 中国脊柱脊髓杂志, 2012, 22(7): 588-593.
4. 姜助国, 赵建民, 刘瑞, 等. 胸腰椎后方韧带复合体损伤的影像学评估. 生物骨科材料与临床研究, 2013, 10(4): 32-33, 36.

（陈 雯）

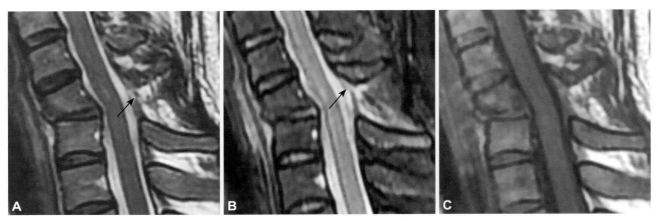

图 3.2.20-1　女，36 岁，颈椎骨折伴韧带损伤。A、B、C. 颈椎 T₂WI、脂肪抑制 T₂WI 和 T₁WI 显示 C6-7 后凸，C6 椎体前下缘骨折，椎前软组织肿胀，C6-7 黄韧带撕裂（箭），棘间韧带损伤，T₂WI 信号增高，棘突间距增宽，周围软组织肿胀

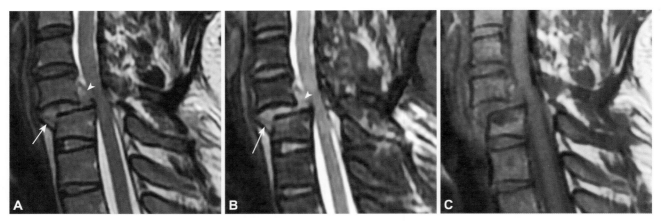

图 3.2.20-2　女，31 岁，颈椎骨折脱位伴韧带损伤。A、B、C. T₂WI、脂肪抑制 T₂WI 和 T₁WI 显示 C6 椎体前移，C7 椎体前缘撕脱骨折伴骨髓水肿，C6-7 椎间盘突出，硬膜囊及脊髓受压，继发椎管狭窄，C6-7 前纵韧带分离（箭），椎前软组织肿胀，后纵韧带断裂（箭头），部分棘间韧带和项韧带损伤，T₂WI 信号增高，周围软组织肿胀

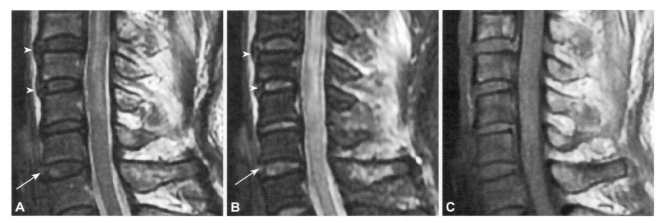

图 3.2.20-3　男，59 岁，颈椎韧带损伤。A、B、C. T₂WI、脂肪抑制 T₂WI 和 T₁WI 显示 C6-7 前纵韧带撕裂（箭），C3-5 前纵韧带增粗、信号增高（箭头），椎前软组织肿胀，多发棘间韧带和项韧带损伤，T₂WI 见广泛高信号，周围软组织肿胀，部分棘突见骨髓水肿，脊髓内见条带状长 T₂ 信号

3.2.21 创伤性椎间盘突出
(Traumatic disc herniation)

概述

- 是指外伤导致的椎间盘纤维环破裂和髓核移位突出
- 多见于青壮年男性，可单发或多发
- 好发部位：颈椎＞胸椎＞腰椎，颈椎以 C_{5-6} 椎间盘最好发
- 可伴发于骨折或脱位，在椎小关节脱位者中发病率高。

临床特点

- 受伤部位疼痛、活动受限
- 脊髓、神经根受压症状
- 严重者可有不全或完全截瘫。

损伤机制

- 外伤导致椎间盘纤维环破裂，髓核移位突出
- 可压迫硬膜囊、脊髓或神经根。

影像学

- 脊椎生理曲度异常或侧弯
- 椎间隙变窄或不等宽
- 椎间盘向周围局限性膨隆
  - CT 呈软组织密度影
  - 急性损伤时在 T_1WI 呈等或略低信号，T_2WI 呈高信号，信号可混杂不均，髓核界限模糊
  - 陈旧损伤时 T_2WI 信号减低，表现可与退变性椎间盘突出类似
- 纤维环撕裂，T_2WI 局部见高信号
- 严重时可有椎间盘脱出或游离，可位于椎间隙水平或邻近上、下椎体后方
- 硬膜囊、脊髓或神经根受压，椎管或椎间孔变窄
- 脊髓损伤包括水肿、挫裂伤、血肿等，MRI 可见脊髓增粗及信号异常
- 韧带损伤时，MRI 可见韧带信号增高、连续性部分或完全中断
- 可合并有脊椎滑脱、小关节脱位、多种椎体及附件骨折、椎旁血肿、硬膜外血肿、软组织损伤等。

鉴别诊断

- 非创伤性椎间盘突出：无外伤史，无脊椎骨折或脱位，无椎旁或硬膜外血肿，无韧带及软组织损伤。

诊断要点

- 颈部外伤史
- CT 或 MRI 显示椎间盘突出
- 可合并脊椎骨折或脱位，脊髓、韧带及软组织损伤等
- MRI 是首选影像检查方法，对比外伤前影像资料有助于鉴别诊断。

治疗及预后

- 对轻症患者可考虑非手术治疗，包括牵引制动、理疗等
- 对有明显脊髓及神经根受压症状、保守治疗效果不满意者，应尽早手术治疗。

参考文献

1. Ross J, Moore K, Borg B, et al. Diagnostic Imaging: Spine. 2ed. Canada: Amirsys, 2010.
2. Browner BD等著. 创伤骨科学, 3版. 王学谦译. 天津: 天津科技翻译出版公司, 2007.
3. 苗惊雷, 张朝越, 彭智. 外伤性颈椎间盘突出症的特点与治疗. 中国骨伤, 2012, 25(10): 817-820.
4. 韩文龙, 李成学, 张荆文. 外伤性颈椎间盘突出症的诊断和治疗(附23例报告). 临床急诊杂志, 2005, 6(6): 20-21.

（陈 雯）

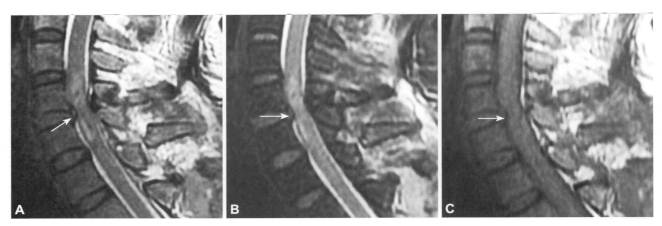

图 3.2.21-1 男，46 岁，颈椎创伤性椎间盘突出。A、B、C. T₂WI、脂肪抑制 T₂WI 和 T₁WI 显示 C₅₋₆ 椎间盘突出（箭），硬膜囊及脊髓受压，继发椎管狭窄，脊髓内见条片状长 T₂ 信号及条状短 T₂ 信号影，多发棘突骨质断裂伴骨髓水肿，断端分离移位，棘间韧带及项韧带信号增高，周围软组织肿胀

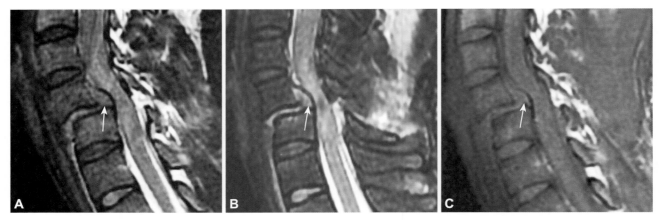

图 3.2.21-2 男，29 岁，颈椎创伤性椎间盘突出。A、B、C. T₂WI、脂肪抑制 T₂WI 和 T₁WI 显示 C₅ 椎体前移，C₅₋₆ 椎间盘突出（箭），硬膜囊及脊髓受压，继发椎管狭窄，脊髓内见条片状长 T₂ 信号及斑片状稍短 T₂ 信号影，C₅₋₆ 前纵韧带、黄韧带断裂，后纵韧带分离，项韧带信号增高，软组织肿胀

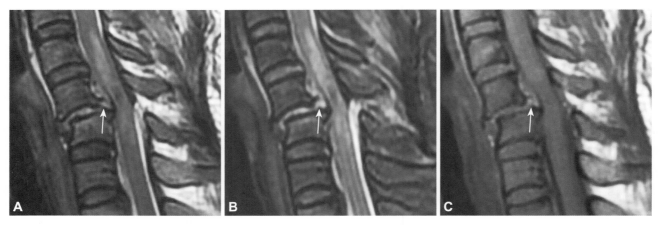

图 3.2.21-3 女，43 岁，颈椎创伤性椎间盘突出。A、B、C. T₂WI、脂肪抑制 T₂WI 和 T₁WI 显示 C₅ 椎体前移，C₅₋₆ 椎间盘突出（箭），硬膜囊及脊髓受压，继发椎管狭窄，脊髓内见条片状长 T₂ 信号及斑片状短 T₂ 信号影，C₅₋₆ 前纵韧带、后纵韧带、黄韧带断裂，部分棘间韧带及项韧带信号增高，椎前软组织肿胀

3.3　脊髓、硬脊膜、血管损伤

3.3.1　脊髓损伤
(Spinal cord injury)

概述
- 脊髓损伤好发于颈髓和脊髓胸腰交界区
- 脊髓损伤可分为骨折脱位型和无骨折脱位型两类。

临床特点
- 骨折脱位型脊髓损伤：中青年常见，有急性外伤史，如暴力伤、交通伤、运动伤、坠落伤等，伴脊柱骨折或脱位
- 无骨折脱位型脊髓损伤：儿童及中老年常见，伴或不伴有急性外伤史，无脊柱骨折或脱位
- 脊髓损伤临床表现为受损平面以下感觉、运动功能障碍，自主神经功能紊乱、反射异常等。

病理
- 脊髓损伤早期表现为水肿、出血、缺血、液化坏死，镜下可见神经细胞及轴突变性、坏死、溶解，胶质细胞增生
- 脊髓损伤后期可出现脊髓萎缩、软化、囊变、空洞、瘢痕形成、沃勒变性等
- 脊髓挫伤时软脊膜仍完整，脊髓仍连续，多表现为脊髓水肿
- 脊髓裂伤时有软脊膜撕裂和脊髓完全或不全断裂，多伴脊髓出血
- 脊髓出血可破入髓外引起蛛网膜下腔出血，脊髓内出血后期大部分吸收，残留软化灶
- 脊髓沃勒变性表现为脊髓损伤层面上方感觉神经、下方运动神经轴突及髓鞘溶解、胶质细胞增生
- 无骨折脱位型脊髓损伤的可能诱因
  - 椎体退行性后滑脱、椎体后突骨赘、后纵韧带骨化等
  - 原发性或继发性椎管狭窄
  - 非外伤性脊柱疾病如脊柱结核、类风湿等。

影像学
- 脊髓水肿
  - 是脊髓损伤最常见的类型
  - 表现为脊髓内片状等或稍长 T_1 长 T_2 信号，灰白质分界不清、外形肿胀
- 脊髓出血
  - 脊髓内出现点片状短 T_1 信号或短 T_2 信号时，可诊断脊髓出血
- 脊髓断裂
  - 脊髓不连续，形态不规整，断端回缩、增粗，断端间可见缝隙，可表现为脑脊液信号
  - 合并蛛网膜下腔出血、硬膜下血肿、硬膜外血肿时，局部信号混杂
- 脊髓软化
  - 脊髓水肿、出血区后期可发生软化
  - 软化灶表现为脊髓内斑片状稍长 T_1 长 T_2 信号，T_2 信号比水肿信号高，但低于脑脊液信号
- 脊髓囊变、空洞
  - 多表现为髓内边界清楚的囊性脑脊液样信号
  - 与蛛网膜下腔相通时，具有一定的搏动性，而表现为髓内流空低信号
- 脊髓萎缩
  - 脊髓萎缩表现为节段性脊髓变细、蛛网膜下腔增宽
- 脊髓损伤伴随表现
  - 神经根撕脱，表现为神经根不连续
  - 可伴有蛛网膜下腔出血、硬膜下血肿及硬膜外血肿
  - 脊柱椎体或附件的骨折、脱位
  - 还常合并有软组织挫伤、韧带断裂、软组织血肿。

鉴别诊断
- 椎管内感染
  - 脊髓损伤伴慢性血肿、蛛网膜粘连者，需与椎

管内感染鉴别，椎管内感染信号混杂，可向椎管内外蔓延

- 增强扫描椎管内脓肿表现为不均匀强化或环形强化，邻近脊膜呈线状强化
- 肿瘤伴囊变
  - 脊髓损伤伴囊变/空洞时，需与肿瘤伴囊变鉴别，增强扫描脊髓囊变区一般不强化，而肿瘤实质区可见强化。

诊断要点

- 脊髓损伤可伴或不伴有脊柱急性外伤史
- 早期脊髓水肿、出血、脊髓断裂
- 后期脊髓萎缩、囊变、空洞。

治疗及预后

- 全身治疗、药物治疗、高压氧治疗
- 手术：脊柱复位内固定术、椎管减压术等
- 脊髓损伤出血范围越大，预后越差。

参考文献

1. Haefeli J, Mabray MC, Whetstone WD, et al. Multivariate analysis of MRI biomarkers for predicting neurologic impairment in cervical spinal cord injury. AJNR Am J Neuroradiol, 2017, 38(3):648-655.
2. Slucky AV, Potter HG. Use of magnetic resonance imaging in spinal trauma: indications, techniques, and utility. J Am Acad Orthop Surg, 1998, 6(3):134-145.
3. 耿道颖, 李郁欣.脊柱与脊髓影像诊断学. 北京: 人民军医出版社, 2008: 65-71.
4. Singh A, Tetreault L, Kalsi-Ryan S, et al. Global prevalence and incidence of traumatic spinal cord injury. Clin Epidemiol, 2014, 23(6): 309-331.
5. Martinez-Perez R, Munarriz PM, Paredes I, et al. Cervical spinal cord injury without computed tomography evidence of trauma in adults: magnetic resonance imaging prognostic factors. World Neurosurg. 2017, 99:192-199.

（李美娇）

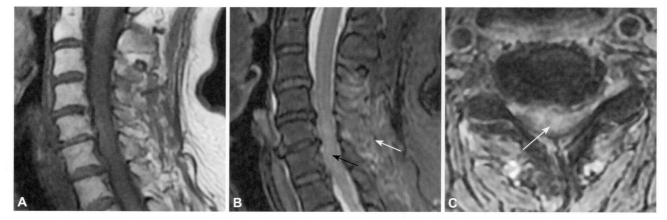

图 3.3.1-1　女，61 岁，头着地摔倒 2 小时，颈椎间盘突出伴无骨折脱位型颈髓损伤（脊髓水肿）。A，B. 颈椎 MRI T$_1$WI 及抑脂 T$_2$WI 矢状位显示 C$_{3-7}$ 椎间盘突出，继发椎管狭窄、硬膜囊及脊髓受压，C$_{5-6}$ 水平脊髓内可见条片状稍长 T$_1$ 长 T$_2$ 信号（黑箭），抑脂 T$_2$WI 序列上多发棘间韧带及邻近软组织呈高信号（白箭）；C. 抑脂 T$_2$WI 轴位示颈髓内信号增高，灰白质分界不清（白箭）

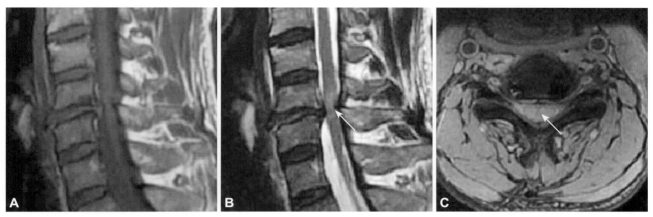

图 3.3.1-2 男，49 岁，行走时摔伤致颈部过伸伤 6 天，无骨折脱位型颈髓损伤（脊髓水肿）。A，B. 颈椎 MRI T₁WI 及 T₂WI 矢状位示颈髓内小片状等 T₁ 稍长 T₂ 信号，边界模糊（箭）。还可见颈椎退行性改变，椎体后缘骨赘，C₅₋₆ 间盘突出，继发性椎管狭窄；C. 抑脂 T₂WI 轴位示颈髓信号稍增高（箭）

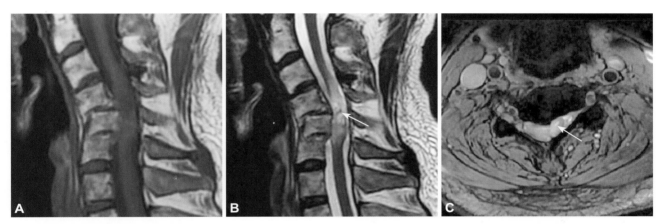

图 3.3.1-3 男，45 岁，坠落伤后 11 小时，骨折脱位型颈髓损伤（脊髓水肿及出血）。A，B. 颈椎 MRI T₁WI 及 T₂WI 矢状位示 C₄ 椎体前移，C₅₋₆ 椎体骨质不连，C₄₋₅ 水平椎管狭窄，硬膜囊及脊髓受压；C₄₋₅ 水平脊髓增粗伴片状稍长 T₁ 不均匀长 T₂ 信号及斑点状短 T₂ 信号（箭）；C. 抑脂 T₂WI 轴位示颈髓增粗，信号增高（箭），局部椎管狭窄

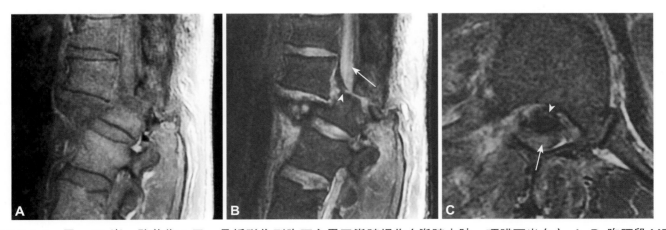

图 3.3.1-4 男，46 岁，坠落伤 1 天，骨折脱位型胸腰交界区脊髓损伤（脊髓水肿、硬膜下出血）。A，B. 胸腰段 MRI T₁WI 及抑脂 T₂WI 矢状位示 T₁₂ 椎体明显前移、L₁ 椎体压缩、双侧附件多发骨折，椎管明显变窄，脊髓圆锥肿胀、呈等 T₁ 长 T₂ 信号（箭），硬膜外见长 T₁ 短 T₂ 信号血肿（箭头）；C. 抑脂 T₂WI 轴位示脊髓圆锥呈稍长 T₂ 信号（箭），前缘可见梭形短 T₂ 信号血肿（箭头）

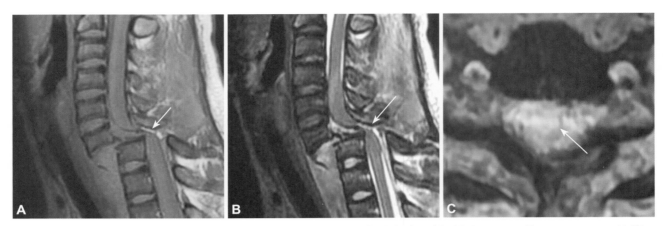

图 3.3.1-5 女，16 岁，车祸伤 6 小时，骨折脱位型颈髓损伤（脊髓水肿、断裂）。A, B. 颈椎 MRI T₁WI 及抑脂 T₂WI 矢状位示 C₆ 椎体明显前移，C₇ 椎体及附件骨折，C₆₋₇ 椎间隙水平颈髓断裂（箭），断端上方颈髓肿胀，呈稍长 T₂ 信号。颈椎多发韧带断裂，椎前、棘突后方血肿形成；C. 抑脂 T₂WI 轴位示颈髓断端可见条状脑脊液样长 T₂ 信号（箭）

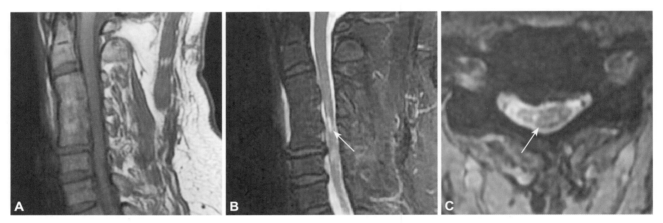

图 3.3.1-6 男，45 岁，颈部外伤后双上肢疼痛、无力，无骨折脱位型颈髓损伤（脊髓软化）。A, B. 颈椎 MRI T₁WI、及抑脂 T₂WI 矢状位示 C₄₋₆ 水平颈髓内见小片状长 T₁ 长 T₂ 信号（箭），边界清楚，并可见 C₃₋₅ 椎体融合，C₂₋₃、C₅₋₇ 椎间盘突出，硬膜囊及脊髓前缘受压；C. 抑脂 T₂WI 轴位可见脊髓内小斑片状长 T₂ 信号，边界清晰（箭）

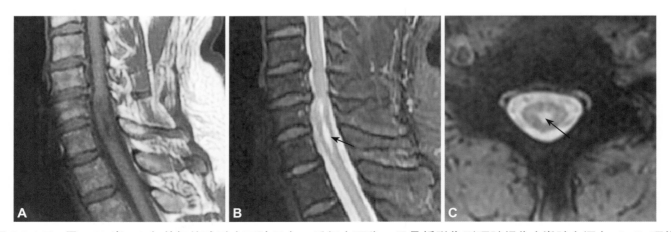

图 3.3.1-7 男，53 岁，1 年前打篮球时右下肢无力，后行走不稳，无骨折脱位型颈髓损伤（脊髓空洞）。A, B. 颈椎 MRI T₁WI 及抑脂 T₂WI 矢状位示 C₆₋₇ 水平脊髓中央管扩张（箭），并可见颈椎椎体缘、小关节骨质增生硬化，C₄₋₇ 椎间盘不同程度突出，硬膜囊及脊髓前缘受压；C. 抑脂 T₂WI 轴位可见脊髓中央管扩张，边界清晰（箭）

3.3.2 硬膜下血肿 (Subdural hematoma)

概述
- 脊柱硬膜下血肿罕见
- 可分为自发性及继发性硬膜下血肿
- 常和腰穿、抗凝治疗、血液病等有关，而无外伤史
- 症状、体征缺乏特异性。

临床特点
- 临床罕见，可分为自发性及继发性硬膜下血肿
- 自发性硬膜下血肿：原因不明
- 继发性硬膜下血肿
  - 医源性脊柱硬膜下血肿，多有麻醉、脊柱外科手术、腰穿、抗凝治疗等病史
  - 血液系统疾病凝血功能障碍、脊柱血管畸形或肿瘤可继发脊柱硬膜下血肿
  - 颅内硬膜下出血蔓延至脊柱硬膜下形成血肿
  - 脊柱外伤可引起硬膜下血肿
- 脊髓受压表现，突发疼痛为最常见的临床症状，还伴有感觉障碍、肢体无力或瘫痪、反射减弱或消失等
- 马尾受压引起马尾综合征，表现为膀胱和直肠括约肌功能障碍。

病理
- 脊柱硬膜下血肿可由创伤或非创伤性因素引起
- 非创伤性硬膜下血肿的可能原因
  - 胸腹内压骤升引起硬膜下脊髓外小血管撕裂
  - 凝血功能异常导致脊髓静脉出血、渗血
  - 麻醉、脊柱外科手术等损伤硬膜下髓外小血管
  - 颅内硬膜下出血向下蔓延至脊髓外硬膜下
- 血液积聚刺激脊神经引起疼痛，压迫脊髓或神经根，引起感觉、运动、反射及括约肌功能障碍的临床表现
- 硬膜下血肿也可继发于血管畸形或肿瘤。

影像学
- CT 硬膜下血肿表现为椎管内脊髓外稍高密度影

- MR 硬膜下血肿位于线状低信号的硬脊膜的内侧
- 多位于背侧，长度可达数个脊髓节段
- 矢状位呈新月形或梭形，有时内可见分隔
- 轴位常呈新月形
- 理论上随出血时间不同 MR 各序列信号不同
- 脊髓圆锥下方的硬膜下血肿，矢状位可见条状异常信号包绕终丝、马尾
- 脊髓及神经根受压
- 可能伴有脊髓损伤、血管畸形或肿瘤。

鉴别诊断
- 硬膜外血肿：常有外伤史，伴脊柱骨折或脱位，呈椎管内硬膜外双凸形出血信号，随出血时间不同硬膜外血肿 T_1WI 及 T_2WI 信号不同
- 脓肿、蜂窝织炎：伴有发热，血液及脑脊液白细胞比例升高，病灶可位于硬膜或硬膜下，T_1WI 呈等或低信号，T_2WI 呈高信号，边界不清，增强扫描呈环形强化
- 淋巴瘤：呈椎管内包绕硬膜囊的软组织信号，或呈硬膜外梭形或条状软组织信号，T_1WI、T_2WI 呈等或稍高信号，常伴椎旁软组织肿块和椎体骨质破坏，增强扫描可见较均匀强化。

诊断要点
- 常无明显外伤史，可有腰穿、抗凝治疗、血液系统疾病等病史
- 硬膜下血肿位于线状低信号的硬脊膜的内侧
- 血肿多位于背侧，长度可达数个脊髓节段
- CT 表现为椎管内脊髓外稍高密度影
- MR 信号随血肿形成时间长短而不同。

治疗及预后
- 保守治疗包括纠正出血诱因、康复治疗等，适用于病变较轻者或难以耐受手术治疗者
- 手术包括椎管减压、清除血肿，如合并血管畸形或肿瘤需同时治疗。

参考文献

1. Braun P, Kazmi K, Nogués-Meléndez P, et al. MRI findings in spinal subdural and epidural hematomas.Eur J Radiol, 2007, 64(1):119-125.

2. Kasliwal MK, Shannon LR, O'Toole JE, et al. Inverted Mercedes Benz sign in lumbar spinal subdural hematoma. J Emerg Med, 2014, 47(6):692-693.

3. Kasliwal MK, Moftakhar R, O'Toole JE, et al.High cervical spinal subdural hemorrhage as a harbinger of craniocervical arteriovenous fistula: an unusual clinical presentation.Spine J, 2015, 15(5): e13-17.

（李美娇）

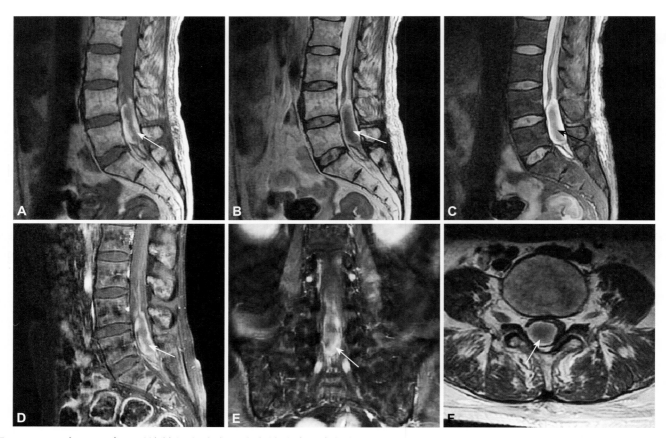

图 **3.3.2-1**　女，36 岁，系统性红斑狼疮、狼疮性脑病，有抗凝治疗及鞘内注射史，继发性腰骶部硬膜下血肿。A、B、C、D、E. 分别为腰椎 MR 矢状位 T_1WI、T_2WI、抑脂 T_2WI、矢状位及冠状位抑脂 T_1WI 增强，可见 L_4-S_1 水平硬膜囊内类椭圆形混杂信号影，边缘呈高信号，增强扫描未见强化（箭）；F. 腰椎 MR 轴位 T_2WI 示硬膜囊内可见混杂 T_2 信号，边缘呈高信号（箭），马尾神经受压，位于血肿的左前方

3.3.3 硬膜外血肿
(Epidural hematoma)

概述
- 脊柱硬膜外血肿可分为自发性及继发性
- 可有暴力外伤史，或有腰穿、硬膜外麻醉、脊柱手术史或抗凝治疗史，还有部分患者无明显诱因
- 自发性硬膜外血肿又称无创伤性硬膜外血肿，中老年患者相对多见
- MRI是硬膜外血肿最佳诊断方法。

临床特点
- 急性起病，常以颈背痛、血肿相应节段神经根性疼痛为首发表现
- 随后可出现运动、感觉及括约肌功能障碍，表现为肢体无力或瘫痪、感觉减退或消失、尿便潴留或尿失禁等。

病理
- 硬膜外静脉丛的撕裂导致硬膜外血肿形成
- 椎间盘疝可继发硬膜外静脉丛撕裂，这类血肿常位于椎管腹侧
- 外伤、腰穿、硬膜外麻醉、脊柱手术继发硬膜外血肿多位于相应损伤部位
- 胸腹内压升高（咳嗽、打喷嚏、排便、搬重物、产妇生产等）引起胸腹部静脉血大量反流进入无瓣膜的脊柱硬膜外静脉丛，硬膜外静脉丛压力升高破裂出血引起硬膜外血肿
- 急性期硬膜外血肿内或血肿周围的小血管渗血，血肿周围炎性反应、肉芽组织形成及多发小血管生成可能和增强扫描血肿强化方式有关。

影像学
- 硬膜外血肿常累及数个脊髓节段
- 自发性硬膜外血肿多位于胸段脊髓背侧
- 矢状位典型者呈双凸状，也可呈条形，轴位呈新月形或双凸状
- 硬膜外血肿相对脊髓呈稍高密度，信号随血肿形成时间长短而不同
- 增强扫描血肿可见环形强化
- 可伴有椎间盘疝、椎管内肿瘤、血管畸形等
- 可合并骨折、脱位
- 脊髓表现
  - 脊髓受压常表现为脊髓移位、局部变细
  - 可伴有脊髓水肿，呈片状稍长 T_2 信号，边缘模糊。

鉴别诊断
- 椎间盘脱出：与椎间盘关系密切，呈椭圆形或泪滴状，长度小于一个脊髓节段，位于椎管内腹侧硬膜外，增强扫描有时可见边缘强化
- 硬膜外血管瘤：多累及数个脊髓节段，类圆形或梭形，增强扫描明显强化有提示意义
- 硬膜外脓肿：临床有感染表现，多呈梭形，稍长 T_1 长 T_2 信号，增强扫描呈环形强化；可伴有邻近骨质、间盘、软组织炎症
- 淋巴瘤：软组织肿块包绕硬膜囊生长，呈等 T_1、等或稍长 T_2 信号，增强扫描可见较均匀轻中度强化，常伴椎旁软组织肿块和椎体骨质破坏。

诊断要点
- 临床可有创伤史、医源性损伤或抗凝治疗史，也可有胸腹内压升高诱因，或无明显诱因
- 急性起病，最初为颈背部疼痛、神经根性疼痛，随后出现运动、感觉及括约肌功能障碍
- 椎管内背侧硬膜外累及数个节段的双凸状、条状或新月形血肿信号。

治疗及预后
- 引起脊髓压迫症状者应及时进行手术治疗，清除血肿、解除脊髓压迫
- 血肿较小时，去除诱因后保守治疗，部分患者血肿可自行吸收
- 预后和血肿的大小、部位、术前神经功能障碍严重程度及手术间隔时间等有关。

参考文献

1. Braun P, Kazmi K, Nogués-Meléndez P, et al. MRI findings in spinal subdural and epidural hematomas.Eur J Radiol, 2007, 64(1):119-125.

2. Gundry CR, Heithoff KB. Epidural hematoma of the lumbar spine: 18 surgically confirmed cases.Radiology, 1993, 187(2):427-431.

3. 杨家斐, 邢新博, 杨淑辉等.非创伤性脊髓硬膜外血肿的MRI诊断及鉴别诊断.中国CT和MRI杂志, 2015, 3:107-109.

（李美娇）

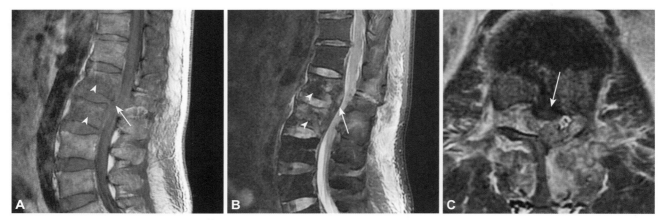

图 3.3.3-1 男，57 岁，坠落伤 2 天，腰部创伤性硬膜外血肿。A、B. 矢状位 T_1WI 及抑脂 T_2WI 示 L_{1-2} 椎体略扁，骨质不连，见不均匀长 T_1 长 T_2 信号（箭头），L_{1-2} 椎体后缘硬膜囊外见梭形等 T_1、混杂短 T_2 信号（箭），继发椎管狭窄，硬膜囊及神经根受压；C. 轴位 T_2WI 示血肿位于椎管内腹侧，呈双凸状短 T_2 信号（箭）

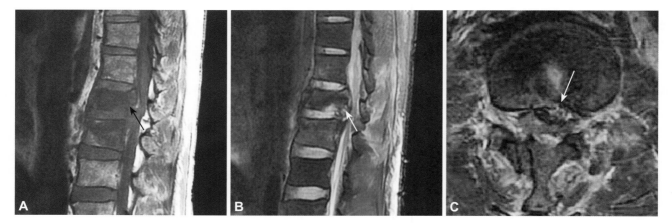

图 3.3.3-2 男，44 岁，坠落伤 3 天，胸腰段创伤性硬膜外血肿。A、B. 矢状位 T_1WI 及抑脂 T_2WI 示 L_1 椎体变扁，T_{12}-L_2 椎体多发骨质不连，见片状长 T_1 长 T_2 信号，L_{1-2} 椎体后方椎管前部可见梭形等 T_1 混杂 T_2 信号（箭），继发椎管狭窄，硬膜囊、神经根及脊髓圆锥受压；C. 轴位 T_2WI 示血肿位于椎管内腹侧，呈双凸状混杂 T_2 信号（箭）

感染与炎性病变

4.1 感染性病变

4.1.1 脊柱结核 (Spinal tuberculosis)

概述

- 骨关节结核占全身结核病的 7% ~ 15%，脊柱结核占骨关节结核的 5% ~ 75%
- 发病与卫生条件、免疫力有关，发展中国家发病率高于发达国家
- 病原菌是结核分枝杆菌，属需氧菌
- 感染途径可由直接扩散、血行播散而来，其中血行播散最常见
- 腰椎最常见，其次是胸椎，颈椎最少。

临床特点

- 症状隐袭，可出现以下主要表现
- 结核中毒症状，低热、消瘦、盗汗和乏力
- 疼痛，一般最先出现，表现为局部钝痛或沿脊神经放射性疼痛
- 神经功能障碍，严重者可表现为不全或完全瘫痪
- 晚期可发生脊柱后凸畸形
- 实验室检查可有红细胞沉降率（血沉）增高
- PPD 试验可呈强阳性。

病理

- 病理改变可分为：增殖型和干酪型，两者多混合存在
- 增殖型结核：以肉芽增生为主，有典型的结核结节，由单核细胞和上皮样细胞组成
- 干酪型结核：病变进展较快，形成富有蛋白的渗出物，并迅速发生干酪样变性，进而形成脓肿。累及血管可引起骨质坏死，形成大小不一的死骨。同时，干酪样物质本身亦可发生沙砾状钙化
- 抗酸染色阳性。

影像学

- 检查方法的优势
  - X 线用于筛查病变
  - CT 能够更清晰地显示骨质改变及钙化
  - MRI 可早期发现病变，软组织分辨率高
- 最常见的受累部位是两相邻椎体及相应椎间盘
- 骨质病变
  - 骨质破坏最常见于椎体，晚期可累及附件，单独发生于附件者较少
  - 骨质破坏早期发生于椎体终板下，主要位于椎体前中部
  - 骨质破坏呈斑片状、斑点状低密度区。T_1WI 多呈均匀低信号，少数成等、低混杂信号；T_2WI 多呈不均匀较高信号，干酪性小脓肿呈高信号，边界清晰
  - 死骨多为松质骨，呈沙砾样或小片状高密度
  - 增强后坏死区无强化，周边可有中度或明显强化
- 根据骨质破坏发生的部位可分为
  - 边缘型：此型最多见，破坏位于椎体终板下，易累及间盘
  - 韧带下型：脓液在椎旁韧带下蔓延引起椎体周缘骨质破坏
  - 中心型：椎体中央骨质破坏
  - 附件型：较少见
- 椎间盘病变
  - 椎体终板侵蚀破坏，椎间盘呈 T_1WI 低信号、T_2WI 高信号改变，椎间隙变窄
  - 中度或明显强化，坏死区无强化
- 椎旁侵犯及脓肿
  - 发生于颈椎多位于椎体前方，胸椎位于椎旁，腰椎常累及腰大肌
  - 椎旁脓肿多跨越 2 个以上椎体
  - 脓肿内可见钙化，典型脓肿壁薄而均匀
  - 椎旁脓肿呈 T_1WI 稍低信号，T_2WI 高信号，DWI 可为稍高信号
  - 增强多呈不均匀较明显环形强化，中央坏死液化区无强化。

鉴别诊断

- 化脓性脊柱炎：起病急骤，疼痛剧烈，常伴高热和血象增高，骨质和椎间结构破坏迅速，其内少有死骨和钙化，椎旁软组织脓肿多无钙化
- 转移瘤：有原发肿瘤病史，椎间隙保持完整，无硬膜外或椎旁脓肿。

诊断要点

- 隐袭发病，可有结核中毒症状，PPD 试验强阳性
- 椎体和（或）附件骨质破坏，其内可见沙砾样死骨
- 椎间隙变窄及椎间盘信号改变
- 椎旁软组织肿胀及脓肿形成，脓肿内可见钙化
- 增强扫描病变呈中等以上强化，坏死区周边环形强化。

治疗及预后

- 早期、足量、规律、联合应用抗结核药
- 手术减压、脊柱固定、脓肿引流、病灶清除
- 早期治疗预后良好，疾病晚期致残率高。

参考文献

1. Jain R, Sawhney S, Berry M. Computed Tomography of vertebral tuberculosis: patterns of bone destruction. Clinical Radiology, 1993, 47:196-199.
2. Currie S, Galea S S, Barron D, et al. MRI characteristics of tuberculous spondylitis. Clinical Radiology, 2011, 66: 778-787.

（田春艳）

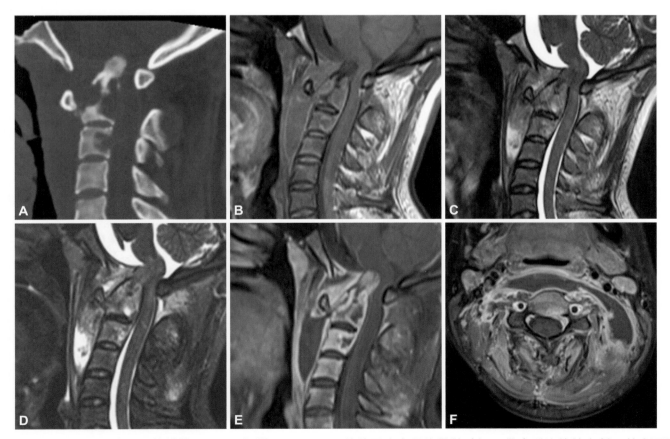

图 4.1.1-1 女，18 岁，颈椎结核。A. CT 扫描显示 C$_2$、C$_3$ 椎体及齿突呈溶骨性破坏，骨皮质连续性中断，其内可见少量死骨；B、C、D、E、F. MRI 扫描显示，骨质破坏区呈等 T$_1$ 稍长 T$_2$ 信号，抑脂后呈不均匀高信号；椎旁脓肿呈长 T$_1$ 长 T$_2$ 信号；增强扫描脓肿呈环形强化；局部脊髓明显受压

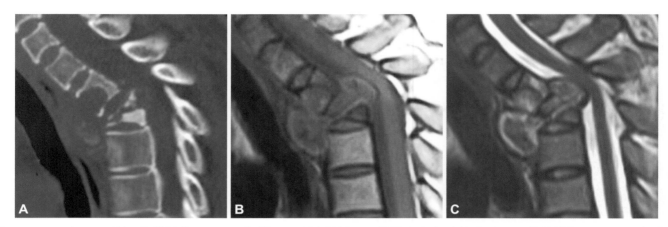

图 4.1.1-2 女，33 岁，胸椎结核。A. CT 扫描显示颈胸段以 T$_{2-3}$ 椎体为中心后凸畸形，T$_1$ 椎体前部及 T$_2$、T$_3$ 椎体骨质破坏，T$_2$ 椎体被骨碎片取代，T$_3$ 椎体明显压缩，相应椎间隙明显变窄，病变局部可见软组织肿块影，其内密度不均、可见斑片状高密度影；相应节段硬膜囊明显受压；B、C. MRI 扫描显示 T$_{1-3}$ 椎体骨质破坏，呈长 T$_1$ 混杂 T$_2$ 信号；椎旁可见软组织肿块影，中心以长 T$_1$ 短 T$_2$ 为主的混杂信号，周围见等 T$_1$ 长 T$_2$ 环状信号影，病变向椎管内突出，硬膜囊及脊髓受压

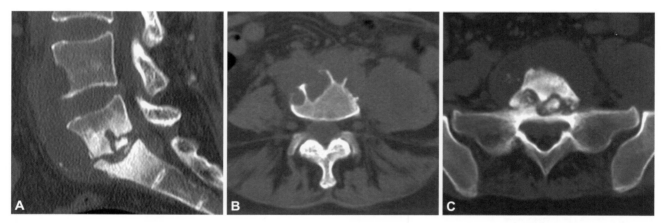

图 4.1.1-3 女，31 岁，腰椎结核。A、B、C. CT 扫描分别显示 L$_4$ 前缘、L$_5$ 及 S$_1$ 相对缘骨质破坏，L$_5$-S$_1$ 椎间隙明显变窄，局部可见死骨影，椎旁及腰大肌脓肿形成

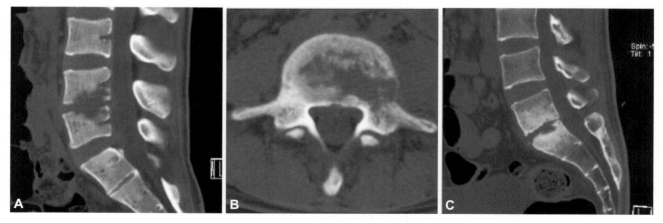

图 4.1.1-4 脊柱结核，破坏类型。A、B. 溶骨型，椎体内可见大片低密度骨质破坏区，边缘模糊；C. 局灶破坏硬化型，骨质破坏区呈低密度，边界清晰，其周围骨质明显硬化

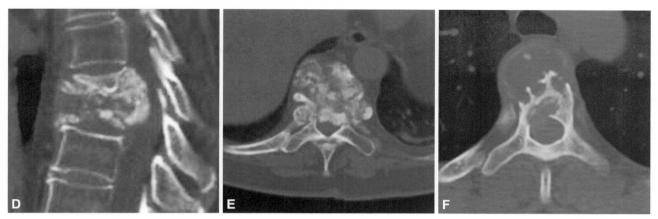

图 4.1.1-4（续） D、E. 骨碎片型，椎体正常结构丧失，代之以大小不等、多发骨碎片影，其范围超出正常椎体范围；F. 骨膜下型，椎体边缘不规则骨破坏

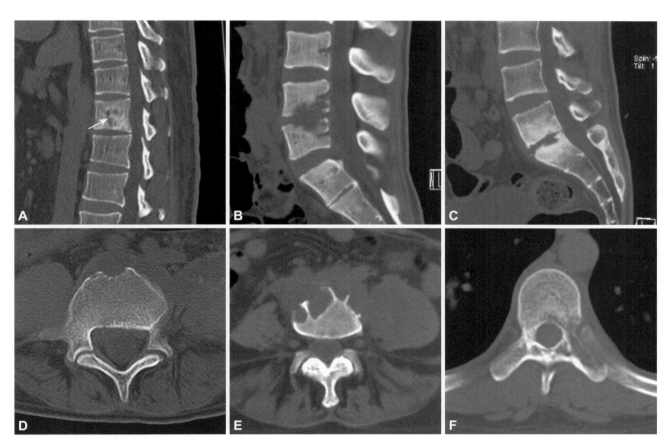

图 4.1.1-5 脊柱结核，按部位分型。A. 中心型，椎体内可见斑片状骨质破坏（箭）；B、C. 边缘型，椎体终板下不规则骨质破坏；D、E. 韧带下型，椎体前缘骨质破坏；F. 附件型，附件区不规则骨质破坏

4.1.2 化脓性脊柱炎 (Pyogenic spondylitis)

概述

- 脊椎骨质及椎间盘由金黄色葡萄球菌感染所致的化脓性炎症
- 属少见病，占骨关节化脓性感染 5%
- 60 ~ 70 岁老年人多见
- 椎体终板信号异常及骨质破坏，终板塌陷，椎间盘信号异常及破坏
- 75% 合并椎旁及硬膜外蜂窝织炎、脓肿
- 下腰椎好发。

临床特点

- 急性或慢性腰背部疼痛，活动后加重
- 局限性触痛，脊柱压痛
- 发热、乏力
- 血沉升高，CPR 升高，白细胞计数升高
- 下肢疼痛
- 截瘫、感觉障碍。

病理

- 金黄色葡萄球菌是最常见的致病菌，引起椎骨骨髓炎和椎间盘感染
- 感染途径：血行感染最常见（滋养动脉和脊椎周围静脉系统），其次为外伤、手术、邻近组织感染蔓延
- 早期椎体软骨下区域（终板下骨质）邻近椎间盘的病灶，感染向椎体腹侧蔓延，可造成邻近韧带的感染
- 终板侵蚀破坏进展，出现椎体塌陷
- 破坏间盘引起椎间隙狭窄
- 化脓性小关节炎相对少见，可出现关节积液积脓及骨质破坏
- 75% 合并硬膜外或椎旁蜂窝织炎或脓肿
- 晚期椎体及小关节可硬化、融合。

影像学

- 早期（2 ~ 8 周）终板骨质侵蚀，X 线表现为阴性

- 椎间盘炎：椎间隙变窄，T2WI 脂肪抑制图像呈高信号，增强明显强化
- 椎体骨髓炎：终板侵蚀和塌陷，相邻椎体见边界模糊的片状 T1WI 低信号、T2WI 脂肪抑制高信号，增强明显均匀或不均匀强化，病变晚期可见椎体的硬化、融合
- 化脓性小关节炎：小关节间隙增宽，关节积液，出现溶骨、硬化改变，T1WI 低信号，T2WI 高信号，增强明显强化
- 硬膜外或椎旁脓肿，脓肿壁多较厚，不规则，T1WI 与肌肉信号相近，T2WI 脂肪抑制图像呈高信号，增强明显不均匀或环形强化。

鉴别诊断

- 退行性变：椎间盘退变，椎间隙变窄，T1/T2WI 低信号，增强轻度或无强化；终板结构完整保留或见施莫尔结节，Modic I 相邻椎体骨髓水肿；小关节增生硬化
- 结核性脊柱炎：胸腰段好发；椎体破坏塌陷明显，驼背畸形；有或无终板破坏；椎旁脓肿多见，范围较广，大于骨质破坏范围，脓肿壁光滑、较薄
- 神经性脊柱关节病：脊髓损伤后遗症；椎间隙消失，椎间盘信号减低；终板侵蚀、硬化；椎体 T1/T2WI 低信号
- 转移瘤：有原发瘤病史，椎间隙完整，无硬膜外或椎旁脓肿。

诊断要点

- 终板侵蚀塌陷，小关节侵蚀破坏
- 椎间盘、椎体、小关节 T1WI 低信号，T2WI 高信号，增强明显强化
- 硬膜外或椎旁脓肿，增强不均匀或环形强化。

治疗及预后

- 早期诊断、早期抗感染治疗，预后良好
- 早期应用广谱抗生素抗感染治疗 6 ~ 8 周，脊柱

制动 6～12 周

- 合并硬膜外脓肿压迫神经，手术减压治疗。

参考文献

1. Kowalski TJ, Layton KF, Berbari EF, et al. Follow-up MR imaging in patients with pyogenic spine infections: lack of correlation with clinical features.AJNR Am J Neuroradiol, 2007, 28(4):693-699.

2. Hong SH, Kim SM, Ahn JM, et al. Tuberculous versus pyogenic arthritis: MR imaging evaluation. Radiology, 2001, 218: 848-853.

3. Jung NY, Jee WH, Ha KY, et al. Discrimination of tuberculous spondylitis from pyogenic spondylitis on MRI. AJR Am J Roentgenol, 2004, 182(6):1405-1410.

（田春艳）

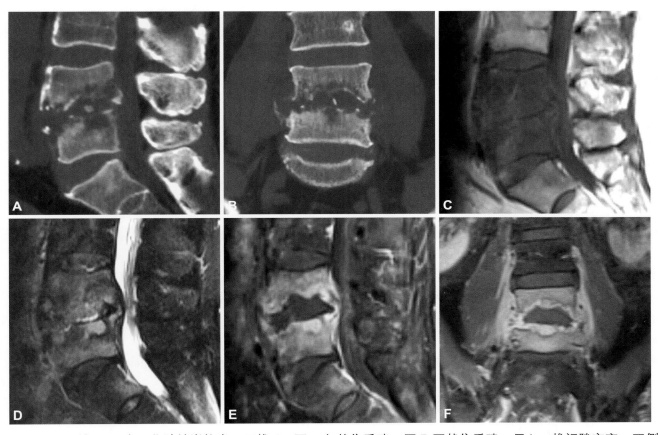

图 4.1.2-1 男性，74 岁，化脓性脊柱炎。腰椎 CT 图 A 矢状位重建、图 B 冠状位重建，示 L4-5 椎间隙变窄，双侧终板侵蚀破坏，椎体塌陷，邻近骨质轻度硬化改变。腰椎 MRI 图 C T₁WI 矢状位、图 D T₂WI 抑脂矢状位，示 L4-5 椎体终板骨质破坏，呈不均匀长 T₁ 长 T₂ 信号，椎间隙变窄，信号不均，局部见不规则混杂长 T₂ 信号。MR 增强扫描图 E T₁WI 抑脂矢状位、图 F T₁WI 抑脂冠状位，L4-5 椎体相对终板破坏，椎间见不规则无强化区，边缘及椎体不均匀明显强化，椎旁软组织肿胀并明显强化

4.1.3　硬膜下脓肿
(Subdural abscess)

概述

- 发生于硬脊膜与蛛网膜之间的化脓性炎症
- 腰椎最常见，也可蔓延累及全脊椎
- 临床较罕见。

临床特点

- 临床表现分为三个阶段
  - 早期：发热，伴或不伴腰背痛或神经根性疼痛
  - 中期：神经功能缺陷，如肌力下降、麻木、括约肌功能障碍等
  - 晚期：下肢体瘫痪和感觉缺失
- 压迫脊髓及神经根可引起不可逆的神经损伤。

病理

- 金黄色葡萄球菌为最常见致病菌
- 血行播散是最常见感染途径
- 儿童约53%合并先天性脊柱裂
- 成人发病危险因素包括：免疫缺陷状态、糖尿病、静脉毒品滥用。

影像学

- MRI为首选影像学检查方法，CT可显示硬膜下间隙增宽，增厚且明显强化的硬脊膜，X线检查无明显价值
- 典型硬膜下脓肿轴位呈半环形或新月形
- T_1WI呈低信号，T_2WI呈高信号
- T_1WI增强扫描呈环形强化，可分辨位于硬膜外脂肪及脓肿之间明显强化的硬脊膜
- 少数病例脓肿T_1WI呈等或稍高信号，增强扫描无明显强化
- DWI脓肿内黏稠的脓液呈明显扩散受限
- MRI可同时清楚显示合并邻近感染的情况，如硬膜外脓肿、椎旁脓肿或蜂窝织炎、腰背部中线皮肤窦道感染。

鉴别诊断

- 硬膜外脓肿：多呈"双凸形"，常累及硬膜外脂肪，沿神经根管蔓延
- 硬膜下血肿：T_1WI高信号，增强无明显强化
- 硬膜下占位：临床上多缺少急性发热等感染表现，病程相对缓慢，短期内影像变化较小。

诊断要点

- 存在发病危险因素：免疫缺陷状态、糖尿病、静脉毒品滥用等危险因素，近期有脊柱手术、腰穿或椎管内麻醉等操作史等
- 急性发热、腰背痛及神经功能受损的临床症状和体征
- MRI显示病变位于硬膜下，轴位呈半环形或新月形，T_1WI呈低信号，T_2WI呈高信号，增强扫描呈环形强化，DWI可见扩散受限。

治疗及预后

- 早期诊断、及时手术引流脓腔及充分冲洗是治疗关键
- 术后需静脉应用敏感抗生素4~8周
- 早期治疗，神经功能可部分或完全恢复。

参考文献

1. Velissaris D, Aretha D, Fligou F, et al. Spinal subdural Staphylococcus aureus abscess:case report and review of the literature. World Journal of Emergency Surgery. 2009, 4(1):31.
2. Khalil JG, Diehn FE, Campeau NG, et al. Thoracolumbosacral spinal subdural abscess: magnetic resonance imaging appearance and limited surgical management. Spine. 2013, 38(13): E844-E847.

（朱　巧）

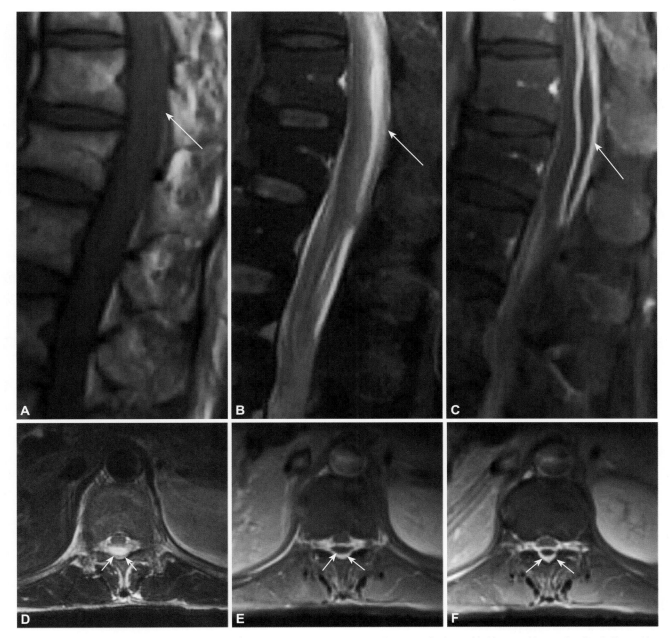

图 4.1.3-1　男，51 岁，T₈-L₁ 水平硬膜下脓肿。A. T₁WI 矢状位显示病变呈等信号（箭），与脊髓信号接近；B. T₂WI 矢状位显示脊髓背侧条形高信号（箭）；C. T₁WI 增强矢状位扫描显示病变环形强化（箭）；D. T₂WI 抑脂序列轴位显示脊髓背侧新月形高信号（箭）；E、F. T₁WI 增强扫描显示脓肿呈边缘环形强化（箭）

4.1.4 硬膜外脓肿
(Spinal epidural abscess)

概述

- 椎管内硬膜外间隙的化脓性感染
- 多发生于下胸椎及腰椎
- 脓肿约 80% 位于硬脊膜背侧，约 20% 位于腹侧，少数也可环绕硬脊膜全周
- 病变可累及多个节段，少数累及全脊柱
- 常伴有邻近化脓性脊柱炎、椎间盘炎、硬膜外软组织蜂窝织炎或椎旁脓肿等
- 发病年龄高峰为 60~70 岁
- 男性多于女性。

临床特点

- 发病危险因素
  - 糖尿病、酗酒、HIV 感染等基础病
  - 脊柱创伤、手术、硬膜外麻醉、腰穿等操作史
  - 存在局部或全身性感染源、静脉毒品滥用等
- 临床症状及体征可分为四个阶段
  - Ⅰ期，脊柱受累区域的背痛
  - Ⅱ期，神经根性放射痛
  - Ⅲ期，肌力下降、感觉缺陷及二便障碍
  - Ⅳ期，瘫痪
- 背痛、发热及神经功能障碍最常见。

病理

- 病原菌以金黄色葡萄球菌最多见
- 感染途径包括邻近感染蔓延、血行播散
- 脓肿病理变化
  - 渗出：液体及炎症细胞的渗出、浸润
  - 变性：从病灶中心开始出现变性、坏死
  - 修复：肉芽组织和纤维组织增生，从脓肿周围开始，逐渐向病灶中心进行
- 引起脊髓损伤的机制包括
  - 脓肿直接压迫
  - 微小化脓性菌栓栓塞脊髓供血动脉。

影像学

- 脓肿位于硬膜外间隙
- 脓肿形成早期，T_1WI 呈等或稍低信号，T_2WI 及 T_2 抑脂序列呈高信号，T_1WI 增强扫描呈均匀强化
- 脓肿形成后
  - 脓肿壁多光滑，表现为长或稍短 T_1 长 T_2 信号，当脓肿壁纤维组织增生明显或含铁血黄素较多时，脓肿壁可见一薄层短 T_2 信号，T_1WI 增强扫描可见环形强化
  - 脓腔呈长 T_1 长 T_2 信号影，脓液黏稠时 T_1WI 信号可偏高，DWI 呈明显扩散受限，ADC 图呈低信号，T_1WI 增强脓腔无强化
  - 脓腔多为单房，少数可呈多房
- 硬膜外脂肪信号完全或部分消失，相邻硬膜囊及脊髓受压向对侧移位，脊髓可出现水肿或变性，T_2WI 及 T_2 抑脂序列信号增高
- 约 80% 硬膜外脓肿伴随有邻近椎体骨髓炎或椎间盘炎，表现为
  - 椎间隙变窄
  - 终板密度或信号增高，或伴骨质破坏
  - 邻近椎体骨髓水肿、骨质破坏
- 椎旁软组织肿胀，出现广泛长 T_1 长 T_2 信号，可伴椎旁脓肿形成。

鉴别诊断

- 硬膜外转移瘤：硬膜外软组织肿块，增强较广泛强化，常由椎体转移瘤侵犯而来，可伴病理性骨折，椎间盘多不受累
- 硬膜外血肿：T_2WI 呈不均匀高信号，急性期出血 T_1WI 呈等信号，亚急性及慢性期血肿呈 T_1WI 高信号，增强多无强化。

诊断要点

- 存在免疫缺陷等危险因素：脊柱手术或腰穿等操

作史，有局部或全身其他部位的感染灶
- 背痛、发热及神经功能障碍的典型症状
- MRI 表现为硬膜外条状长 T_1 长 T_2 信号影，增强扫描均匀或环形强化
- 伴邻近间盘炎或骨髓炎、周围软组织广泛水肿。

治疗及预后

- 早期手术脓腔引流、冲洗，解除脊髓压迫
- 取得病原前需早期足量经验应用广谱抗生素
- 明确病原后续静脉应用敏感抗生素 6~8 周
- 瘫痪超过 24~36 小时多难以恢复。

参考文献

1. Bond A, Manian FA. Spinal epidural abscess: a review with special emphasis on earlier diagnosis. Biomed Res Int. 2016:1614328.
2. Stratton A, Gustafson K, Thomas K, et al. Incidence and risk factors for failed medical management of spinal epidural abscess: a systematic review and meta-analysis. J Neurosurg Spine. 2017; 26(1):81-89.

（朱 巧）

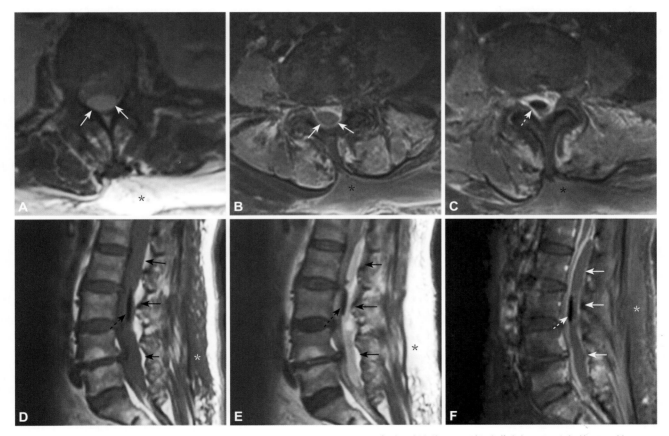

图 4.1.4-1　女，63 岁，L$_{1-5}$ 水平硬膜外脓肿。A、B、C. T$_2$WI 抑脂序列轴位显示脊髓背侧双凸形高信号（箭），T$_1$WI 增强扫描呈边缘环形强化（箭），病变内见气体信号影（虚箭）；椎旁软组织水肿，脓肿形成（ * ）；D、E、F. 显示椎管内背侧条形长 T$_1$ 长 T$_2$ 信号影（箭），其内见极低信号气体影（虚箭），增强扫描病变边缘明显强化（箭）；L$_{4-5}$ 椎间隙狭窄，相对终板退变脂肪化

4.1.5 椎旁脓肿
(Paraspinal abscess)

概述

- 定义：椎旁软组织的化脓性感染
- 位于椎前或椎旁，可累及邻近肌肉
- 可伴硬膜外脓肿
- 发病年龄呈双峰分布，10～19 岁儿童及 60～70 岁成年人高发
- 男：女约 3：1。

临床特点

- 危险因素
  - 静脉毒品滥用、局部创伤、手术等
  - 免疫缺陷状态：HIV 感染、激素或免疫抑制剂治疗
  - 糖尿病、酗酒、肝硬化、慢性肾衰竭等基础疾病
- 主要临床表现
  - 发热（50%）、腰背痛、椎旁肌肉痉挛，可有下肢放射痛
  - 伴硬膜外脓肿时，可有无力、麻木、括约肌功能障碍等症状体征
- ESR、WBC 常升高。

病理

- 病原学
  - 金黄色葡萄球菌、大肠杆菌为常见病原
  - 真菌为罕见病原，常见于免疫缺陷宿主
- 感染途径
  - 邻近感染直接蔓延：椎间盘炎、化脓性小关节炎等
  - 经皮深部组织感染：创伤、硬膜外注射或置管、脊柱或消化道手术
  - 远处感染血行播散：革兰氏阳性细菌感染多见
- 大体病理：坏死软组织，表现为黏稠灰绿色脓液
- 镜下所见：脓肿中心的脓液含中性粒细胞、微生物及细胞碎片，周围脓肿壁由肉芽组织、纤维组织增生构成。

影像学

- 脓肿发生部位
  - 椎前间隙：表现为椎前软组织增厚，发生于颈椎、上胸椎者，可有气道、食管受压改变
  - 椎体周围软组织：腰大肌、髂腰肌、竖脊肌等，表现为一侧肌肉体积增大
- 脓肿形成早期：周围软组织蜂窝织炎，表现为边界不清的低密度影或长 T_1 长 T_2 信号影，增强扫描均匀强化
- 脓肿形成后
  - 不规则液体聚集，大小不一，可单发、多发或多房
  - 可于韧带下或沿肌肉向头足方向蔓延
  - 脓腔 CT 上呈液体密度，MRI 呈长 T_1 长 T_2 信号，脓液黏稠时 T_1WI 信号可偏高，DWI 呈明显扩散受限，ADC 图呈低信号；增强扫描脓腔无强化
  - 脓壁多较薄，内壁较光滑，CT 上呈等或稍低密度，MRI 呈长或稍短 T_1 短 T_2 信号，增强扫描呈明显环形强化
- 可伴随邻近椎体骨髓炎或椎间盘炎
  - 终板密度或信号增高，不规则骨质侵蚀
  - 邻近椎体骨髓水肿、骨质破坏
  - 椎间盘 T_2WI 信号增高，晚期椎间隙变窄
  - 增强后椎间盘及椎体病灶同时呈中度或明显强化
- 椎管内侵犯
  - 脓肿可蔓延至椎管内硬膜外，压迫脊髓。

鉴别诊断

- 原发或转移性肿瘤：椎旁软组织肿块，T_1WI 多呈等信号，T_2WI 呈高信号，增强扫描肿块不同程度强化，坏死区无强化，DWI 肿块呈高信号，椎间盘常不受累
- 腹膜后血肿：CT 上血肿呈高密度，急性期血肿 T_1WI、T_2WI 呈等或稍低信号，亚急性期血肿 T_1WI、T_2WI 呈高信号，增强无或轻度强化。

诊断要点

- 典型临床表现及相关危险因素
- 椎旁软组织肿胀，病变内液体聚集，增强扫描边缘环形强化。

治疗及预后

- 长程静脉应用敏感抗生素
- 经皮导管引流脓腔
- 预后与宿主免疫功能状态、椎体及椎管内受累情况、合并症等有关。

参考文献

1. Siddiq DM, Musher DM, Daeouiche RO. Spinal and paraspinal pneumococcal infections-a review. Eur J Clin Microbiol Infect Dis. 2014; 33(4):517-527.
2. Kitova-John MB, Azim-Araghi A, et al. Idiopathic septic arthritis of a lumbar facet joint associated with paraspinal abscess.BMJ Case Rep, 2015Aug, 13; published online.

（朱 巧）

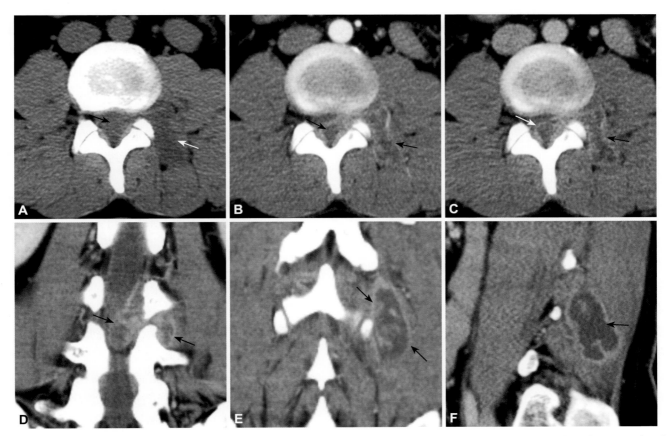

图 4.1.5-1 男，33 岁，椎旁脓肿。轴位 CT 平扫（A）显示 L₃₋₄ 椎管内、左侧椎间孔区及左侧椎旁竖脊肌内不规则稍低密度影（箭），CT 增强轴位动脉期（B）；静脉期（C）；冠状位静脉期重建（D、E）；矢状位静脉期重建（F）显示病变边缘环状强化（箭）

4.1.6 布鲁氏菌脊柱炎
(Brucellar Spondylitis)

概述
- 定义：布鲁氏菌侵及脊柱及其周围软组织，是一种局限非特异的肉芽肿性感染
- 由布氏杆菌引起的人畜共患病，又称波状热、马耳他热
- 我国主要见于内蒙古、新疆、青海、甘肃、宁夏等地区。

临床特点
- 男性多于女性，约 3 : 1
- 发病年龄以 50 ~ 60 岁最多见
- 全身症状：发热以弛张热为主，伴寒战、多汗、全身不适
- 腰背痛（约 95%）为最早、最常见症状
- 不同程度的神经功能受损，如麻木、下肢轻瘫、二便功能障碍等
- 布氏杆菌血凝集试验阳性
- 血液或组织样本分离培养布氏杆菌可确诊。

病理
- 布鲁氏菌经黏膜或损伤的皮肤接触感染人体后，经血液播散累及各组织器官，包括脊柱
- 布氏杆菌脊柱炎最早累及终板，与局部血供丰富有关
- 随后通过髓腔蔓延累及椎体其他部位
- 晚期累及椎间盘及邻近椎体
- 病理改变：渗出、增生和肉芽肿形成
- 骨破坏和修复常并存
- 胞内菌，荚膜抗巨噬细胞吞噬，易复发。

影像学
- 下腰椎受累居多，L_4 椎体发病率最高，常累及 2 ~ 3 个椎体
- 脊柱受累分为局限型和弥漫型两种形式
  - 局限型：少见，骨髓炎局限于前上终板
  - 弥漫型：相对多见，骨髓炎累及整个椎体、椎

间盘、邻近椎体、硬膜外间隙、脊膜及脊髓

- 骨改变
  - 最早期改变为椎体骨髓水肿，MRI 表现为 T_1WI 低信号，T_2WI 高信号，STIR 或抑脂 T_2WI 显示更明显
  - 骨质破坏早期发生于两个椎体的相邻面，表现为局部骨质疏松，数周后出现"虫噬样"改变，破坏区可发展累及半个甚至整个椎体
  - 骨质破坏区 T_1WI 呈等、低信号，T_2WI 呈等、高信号，STIR 呈高信号，由于破坏区肉芽组织增生，增强扫描轻度至明显强化
  - 修复与破坏同时发生，破坏区周围可出现骨质增生硬化，椎体边缘可见"鸟嘴样"的骨赘，相邻椎体骨赘连接形成骨桥。
  - 周围骨质硬化区 T_1WI、T_2WI 均为低信号
  - 椎体形态多正常或仅轻度压缩
- 椎间盘病变
  - 早期感染引起间盘水肿，T_2WI 和 STIR 序列呈高信号，增强扫描可有强化
  - 终板侵蚀破坏，间盘可突入椎体内或向后方椎管突出
  - 晚期可出现椎间隙狭窄
- 韧带改变
  - 韧带炎症引起前纵韧带、棘间韧带骨化
- 椎旁软组织侵犯及脓肿
  - 软组织肿胀，肌肉与脂肪间隙模糊
  - T_2WI 信号增高，增强扫描可见强化
  - 约 16% 患者可出现椎旁脓肿
  - 脓肿一般较局限，不超过受累椎体范围
  - 无明显流注现象，钙化较结核少见
  - 椎旁脓肿 T_1WI 呈低信号，T_2WI 呈高信号及等、高混杂信号，可见厚而不规则强化的脓肿壁。

鉴别诊断
- 脊柱结核：起病隐匿，多有肺结核相关病史。椎体破坏变形更明显，破坏区常见死骨，易出现脊

柱后凸畸形，椎旁寒性脓肿范围大，可见钙化
- 化脓性脊柱炎：起病急，高热不呈间歇性，全身中毒症状重，中性粒细胞升高显著；骨质和椎间结构破坏迅速。

诊断要点
- 居住或来往于流行地区，牛、羊等接触史
- 发热，腰背痛，血清凝集试验阳性
- 主要发生于下腰椎，常累及 2~3 个椎体
- 骨破坏和修复常并存
- 椎体边缘"鸟嘴样"骨赘及骨桥形成
- 晚期出现椎间隙狭窄。

治疗及预后
- 药物治疗为主：抗生素治疗 6 周到 6 个月
- 少数需手术解除对脊髓及神经根的压迫
- 早期治疗预后良好，疾病易复发。

参考文献
1. J Bozgeyik Z, Aglamis S, Bozdag PG, et al. Magnetic resonance imaging finding of musculoskeletal brucellosis. Clin Imaging, 2014, 38(5):719-723.
2. Koubaa M, Maaloul I, Marrakchi C, et al. Spinal brucellosis in south of Tunisia: review of 32 cases. Spine J, 2014, 14(8): 1538-1544.

（朱 巧）

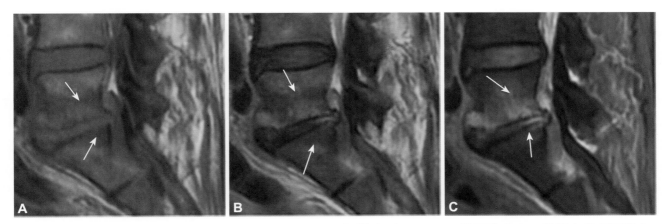

图 4.1.6-1　女，53 岁，布鲁氏菌脊柱炎。A、B、C. MRI 扫描分别显示 L5-S1 椎间隙变窄，椎间盘信号不均匀，L5 终板骨质侵蚀，L5-S1 相对终板下骨质见片状长 T1 长 T2 信号（箭），周围软组织肿胀

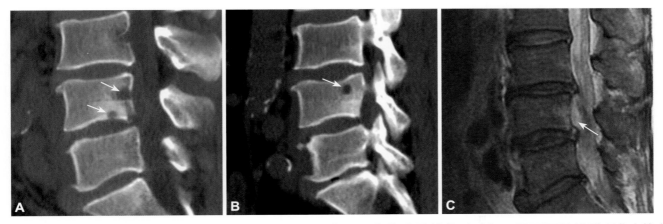

图 4.1.6-2　男，58 岁，布鲁氏菌脊柱炎。A、B. CT 扫描示 L4 椎体溶骨性骨质破坏，周围可见骨质硬化（箭）；C. MRI T2 抑脂序列示 L4 椎体后方椎管内脓肿形成（箭）

4.1.7 非特异性脊柱感染
(Non-specific spinal infection)

概述

- 非特异性脊柱感染多数是由低毒力细菌引起的化脓性炎症
- 是一种少见疾病，近年来由于糖尿病、免疫抑制及高龄等因素影响，发病率逐渐增加
- 好发于成年人，男：女约4：1
- 发病隐匿，首发症状缺乏特异性，早期诊断较困难，易被误诊为脊柱结核
- 包括椎体骨髓炎、椎间盘炎、椎旁及硬膜外脓肿
- 多见于腰椎，其次为胸椎，颈椎少见。

临床特点

- 易感因素包括：高龄、营养不良、糖尿病、静脉毒品滥用、中心静脉置管及尿管留置、慢性肾病、免疫抑制、HIV感染及长期使用激素等
- 发病初期隐匿，表现为局部轻微疼痛
- 疼痛可进行性加重发展为剧痛，活动后加重，休息后不缓解
- 晚期严重者可有脊柱失稳及神经损害症状
- 实验室检查可有白细胞计数、红细胞沉降率、C反应蛋白、降钙素原升高
- 血培养阳性率低，价值有限；CT引导穿刺活检细菌培养及术中组织活检细菌培养可提高阳性率。

病理

- 血行感染为最主要感染途径
- 全身其他部位感染，如肺部感染、尿路感染、消化道感染及皮肤感染等，局部病原菌入侵血流，随血流达到脊柱
- 最初表现为椎体炎，之后感染经局部蔓延并透过终板发展至椎间隙，并破坏相邻终板及椎体，最终穿透纤维环及椎体表面到达椎旁组织及硬膜外，导致椎旁及硬膜外感染。

影像学

- X线、CT检查在疾病早期很难发现椎体密度改变、椎体终板侵蚀破坏及椎间隙变窄，一般晚于临床症状2~3周
- MRI可于组织出现充血、水肿、渗出、坏死等炎症反应早期即出现异常信号，是早期诊断的首选检查
- 椎体骨髓炎与椎间盘炎
  - 非特异性感染多累及单个椎体或相邻椎体，主要累及前方椎体及椎间盘，较少累及后方附件
  - 溶骨性破坏同时伴有周围骨质增生、硬化，形成感染性骨赘
  - 受累椎体及椎间盘多呈T_1WI低信号，T_2WI多呈不均匀较高信号
  - 晚期椎间隙变窄
  - 增强后椎体病灶与椎间盘炎可同时强化
- 椎旁侵犯及脓肿
  - 椎旁受累早期多表现为软组织水肿增厚，T_1WI为低信号，T_2WI为高信号，增强扫描均匀强化
  - 脓肿形成后CT上表现为椎旁低密度肿块，部分其内可见气体；脓腔T_1WI呈低信号，T_2WI呈高信号，DWI为高信号；脓肿壁多光滑，T_2WI呈低或等信号，增强可见环形强化
- 椎管内侵犯
  - 脓肿可蔓延至椎管内硬膜外，压迫脊髓和（或）神经根。

鉴别诊断

- 脊柱结核：多表现为无痛或局部轻微疼痛，常累及多个椎体，可呈跳跃性；椎体及椎间盘破坏严重，常见泥沙样死骨及钙化，周围骨质硬化相对轻微；常形成椎旁流注脓肿
- 化脓性脊柱炎：起病急骤，疼痛剧烈，常伴高热，骨质和椎间结构破坏迅速，骨质增生硬化一般不如非特异性脊柱感染显著。

诊断要点

- 有腰痛、发热等症状

- ESR、CRP、PCT 等升高
- MRI 表现为受累椎体及椎间隙 T_1WI 低信号、T_2WI 高信号伴终板轮廓消失
- 血培养或组织病理培养提示细菌感染
- 细菌培养阴性者抗结核治疗无效，诊断学抗生素治疗有效。

治疗及预后

- 非手术治疗：足量敏感抗生素治疗结合体外支具保护，适应于早期诊断、局部无脓肿形成者
- 手术治疗：清除病灶，减压内固定，置管冲洗引流，适用于脊柱失稳、畸形、出现较大椎旁或硬膜外脓肿形成、非手术治疗无效等
- 及时诊断、早期治疗预后良好。

参考文献

1. J Butler JS, Shelly MJ, Timlin Ml, et al.Nontuberculous pyogenic spinal infection in adults: a 12-year experience from a tertiary referral center.Spine (Phila Pa 1976), 2006, 31(23):2695-2700.
2. Duarte RM, Vaccaro AR. Spinal infection: state of the art and management algorithm. Eur Spine J, 2013, 22(12): 2787-2799.

（朱　巧）

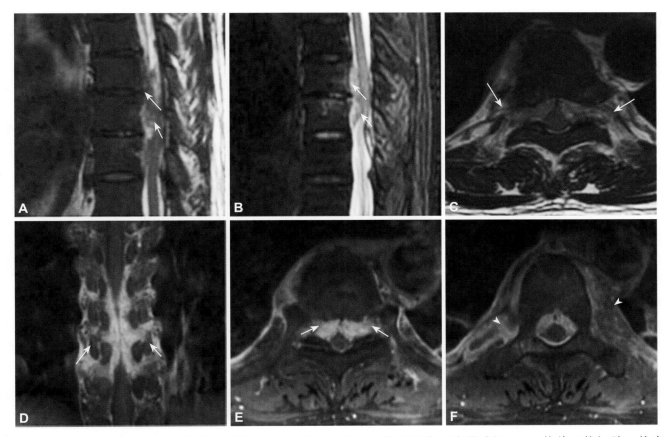

图 4.1.7-1　男，54 岁，非特异性脊柱感染。A ~ F. MRI 扫描显示胸腰椎信号弥漫减低，T_{8-9} 椎体及椎间隙、椎旁及后方椎管内硬膜外不规则片状等 T_1、混杂 T_2 信号，增强扫描均匀强化（箭）。T_9 右侧椎旁见环形强化影。硬膜囊及脊髓受压。双侧胸膜增厚强化（箭头）

4.1.8 包虫病
(Echinococcosis)

概述
- 又称棘球蚴病，是细粒棘球蚴绦虫的幼虫感染人体所致的慢性寄生虫疾病
- 好发于畜牧业发达的国家或地区，是一种人畜共患病，人、牛、羊是中间宿主
- 包虫病以肝、肺居多，骨包虫占人体包虫的 0.5%～4.0%，其中脊柱包虫约占骨包虫的 50%
- 脊柱包虫病可发生于脊柱任何节段，以胸椎最为多见，其次为腰、骶椎，颈椎最少。

临床特点
- 各年龄均可发病，无明显性别差异
- 首发症状主要为病变部位的疼痛或放射痛
- 部分可出现局部包块
- 可因轻微外伤导致并且迅速加重
- 一般不合并发热、消瘦等全身症状
- 病情多呈渐进性发展，晚期可出现不同程度的脊髓、神经压迫症状
- 血清学包虫抗原和（或）抗体检测可阳性。

病理
- 囊性单房型细粒棘球绦虫和小泡多房型棘球绦虫均可引起人类感染，以前者多见
- 棘球蚴虫卵在肠道内孵化后所形成的六钩蚴进入人体循环到达骨骼，并寄生于骨骼形成骨包虫
- 包虫在骨组织的发育始于松质骨，沿骨小梁间隙向阻力小的方向生长，通过局部骨质侵蚀、吸收，使位于松质骨内的囊肿逐渐扩大和延伸
- 囊肿继续生长，可侵及椎弓根和椎板，甚至引起病理性骨折，或侵入周围软组织形成继发性椎旁、椎管内包虫囊肿
- 根据包虫的原发部位分为五类
  - 髓内包虫病
  - 髓外硬膜内包虫病
  - 椎管内硬膜外包虫病
  - 脊椎包虫病
  - 椎旁包虫病。

影像学
- 脊椎包虫
  - 单个椎体发生，或累及相邻多个椎体
  - 椎间盘一般不受累
  - 椎体内多发大小不等囊性骨质破坏，簇集成葡萄串样
  - 骨质破坏区骨皮质膨隆、变薄、断裂或缺损，椎体可呈楔形变
  - MR 上呈多房性，母囊内可见大小不等子囊影，子囊充满母囊或排列在母囊周边，使整个病灶呈"玫瑰花"或"车轮状"
  - 囊壁在 T_1WI 和 T_2WI 呈低信号；母囊囊液呈等 T_1、稍长 T_2 信号；子囊囊液呈长 T_1 长 T_2 信号，增强一般无明显强化
- 椎管内包虫病
  - 脊椎包虫易向椎管方向生长
  - 因空间限制一般看不到呈玫瑰花状征象
  - 仅显示多发挤压变形的包虫囊肿
- 椎旁包虫病
  - 母囊内可见多发大小不等的子囊
  - 多局限于椎体旁，较少向远处扩散。

鉴别诊断
- 脊柱结核：多有肺结核相关病史。椎体破坏变形更明显，破坏区常见死骨，易出现脊柱后凸畸形，椎旁脓肿范围大
- 转移瘤：有原发瘤病史，常多发，累及不连续多个节段，增强扫描不同程度强化。

诊断要点
- 来自牧区，有腰背部疼痛或脊髓压迫症状
- 椎体骨质破坏，影像表现为囊性、多房性损害，可向椎旁和椎管侵袭性生长
- 增强扫描病变一般无明显强化

- 除外结核、肿瘤，结合血清学检查可诊断。

治疗及预后

- 手术切除病灶、局部消灭头节、植骨和术前术后药物治疗为治疗原则
- 阿苯达唑为首选药物之一
- 微小子囊难以全部消灭，易复发。

参考文献

1. Neumayr A, Tamarozzi F, Goblirsch S, et al. Spinal cystic echinococcosis--a systematic analysis and review of the literature: part 1. Epidemiology and anatomy. PLoS Negl Trop Dis, 2013, 7(9):e2450.

2. Neumayr A, Tamarozzi F, Goblirsch S, et al. Spinal cystic echinococcosis-a systematic analysis and review of the literature: part 2. Treatment, follow-up and outcome. PLoS Negl Trop Dis, 2013, 7(9):e2458.

（朱　巧）

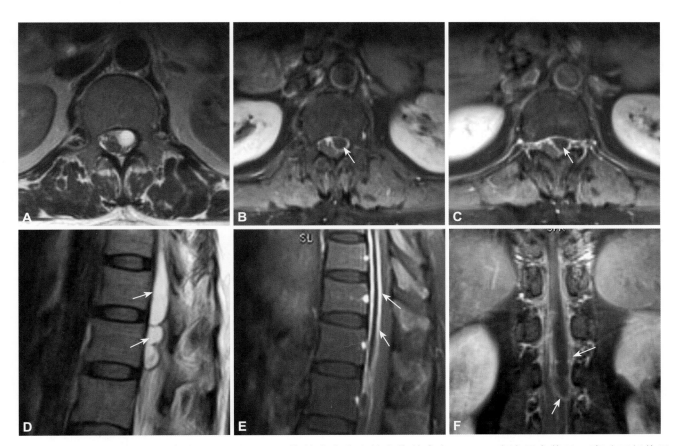

图 4.1.8-1　男，50 岁，包虫病。A～F. MRI 显示椎管内多房囊性占位性病变，T$_2$WI 囊液呈高信号，囊壁呈低信号；T$_1$WI 增强扫描囊壁可见明显强化（箭）

4.2 炎症性与自身免疫性疾病

4.2.1 概述
(Overview)

分类
- 类风湿脊柱炎
- 脊柱关节炎（Spondyloarthritis, SpA），既往又称血清阴性脊柱关节病，包括
  ○ 强直性脊柱炎
  ○ 反应性关节炎
  ○ 银屑病关节炎
  ○ 炎症性肠病性关节炎
  ○ 青少年特发性关节炎
  ○ 未分化脊柱关节炎
- 神经性关节炎（Charcot 脊柱）。

类风湿脊柱炎
- 多发性、非特异性慢性关节炎症为主要表现的全身性疾病
- 手、足小关节是最早、最常受累的部位
- 中轴骨受累少见，多累及颈椎，寰枢关节最易受累
- 寰枢关节、钩椎关节、椎小关节骨质侵蚀
- 骶髂关节多为单侧或非对称性受累
- 骶髂关节骨质侵蚀，不伴有反应性骨质硬化
- 骶髂关节骨性强直少见。

强直性脊柱炎
- 以中轴关节慢性炎症为主的全身性疾病
- 骶髂关节最早受累，常为双侧对称性受累
- 病变自下而上累及脊柱
  ○ 椎间盘、椎体连接区，Romanus 病变
  ○ 椎间盘钙化
  ○ 椎间盘 Andersson 病变
  ○ 椎小关节等滑膜关节骨质侵蚀、硬化、骨性强直
  ○ 韧带广泛骨化。

反应性关节炎
- 是一种发生于某些特定部位（如肠道和泌尿生殖道）感染之后出现的关节炎
- 曾被称为 Reiter 综合征（具有典型尿道炎、结膜炎和关节炎三联征者）、Fiessinger-Leroy 综合征等
- 脊柱病变多累及胸腰椎交界处，与银屑病关节炎类似
- 椎体边缘及跨越间盘的韧带骨赘、椎旁软组织骨化，呈节段性、双侧不对称
- 少数类似强直性脊柱炎，形成广泛对称的韧带骨化
- 骶髂关节受累较脊柱病变常见，为单侧或双侧、对称或非对称性
- 骶髂关节面下骨质侵蚀、骨质硬化、骨性强直。

银屑病关节炎
- 银屑病患者伴发的一种侵蚀性关节炎
- 远端指（趾）间关节非对称性受累为特征性表现
- 脊柱病变多发生于胸、腰椎，粗大的、断续性、不对称的韧带骨化，具有特征性
- 颈椎椎前绒毛状新生骨
- 可伴有椎旁软组织骨化
- 寰枢关节脱位
- 方椎、小关节融合少见
- 骶髂关节单侧、双侧对称或不对称受累
- 骶髂关节面及关节面下骨质侵蚀、骨质硬化
- 骶髂关节可发生骨性强直，较少见。

炎症性肠病性关节炎
- 为溃疡性结肠炎、克罗恩病及 Whipple 病的一种肠外表现
- 关节炎可与肠病同时或在肠病后发生，少数发生于肠病前
- 影像表现与强直性脊柱炎类似
- 最早侵犯骶髂关节，随病变进展逐渐上行性侵及脊柱
- 骶髂关节通常是双侧对称性受累，偶见不对称病变

- 骶髂关节骨质侵蚀、骨质硬化、骨性强直
- 起止点炎
- 椎小关节骨质侵蚀、骨质硬化、骨性强直
- 广泛韧带骨化
- 纤维环骨化。

青少年特发性关节炎

- 是儿童最常见的风湿病
- 多累及上颈椎及颅颈交接区
- 椎小关节及寰枢关节滑膜炎、骨质侵蚀、骨质硬化、骨性强直
- 特征性表现为椎小关节骨性强直，主要见于 C_{2-3} 水平
- 颈椎半脱位，寰枢关节半脱位最常见
- 椎体发育不全
- 胸腰椎病变不常见，可见椎体压缩性骨折
- 骶髂关节骨质侵蚀、骨质硬化、骨性强直。

未分化脊柱关节炎

- 具有脊柱关节炎的某些临床和（或）放射学特征
- 表现不典型，尚未达到已确定的任何一种脊柱关节炎诊断标准的疾病
- 是一个临时诊断，借以区分类风湿关节炎及其他风湿性疾病

- 脊柱炎、骶髂关节炎，与强直性脊柱炎类似。

神经性关节炎（Charcot 脊柱）

- 是一种罕见的继发于深感觉及本体感觉丧失后进行性加重的脊柱损伤
- 最易累及胸腰椎、腰骶椎结合部
- 椎体及椎小关节骨炎、骨质破坏，二者多同时受累
- 椎体骨坏死、椎体内积气、椎体骨质硬化
- 终板骨质侵蚀
- 椎体半脱位
- 椎体压缩骨折、椎体周围骨碎片
- 椎间隙狭窄、椎间盘积气、椎间盘破坏
- 椎旁软组织肿块、椎旁积液。

参考文献

1. Rudwaleit M，Baraliakos X，Listing J，et al.Magnetic resonance imaging of the spine and the sacroiliac joints in ankylosing spondylitis and undifferentiated spondylo arthritis during treatment with etanercept.Ann Rheum Dis, 2005, 64(9):1305-1310.
2. Braun J，Baraliakos X.Imaging of axial spondyloarthritis including ankylosing spondylitis.AnnRheumDis, 2011, 70(1):i97-103.

（任　翠）

4.2.2 类风湿关节炎
(Rheumatoid arthritis)

概述

- 类风湿因子阳性，以滑膜炎和关节破坏为主的全身多关节病变
- 手、足小关节是最早、最常受累的部位
- 发生于脊柱者，80% 累及颈椎，以寰枢椎常见，受累程度与周围小关节一致
- 主要表现为骨质疏松，齿突侵蚀破坏，寰枢椎半脱位或脱位
- 25~55 岁多见，女性发病率比男性高 2~3 倍。

临床特点

- 晨僵，疼痛，活动受限
- 寰枢椎半脱位、脱位，甚至骨折
- 血沉加快，95% 类风湿因子阳性。

病理

- 侵蚀性滑膜炎，滑膜充血、水肿、增厚，血管翳样肉芽组织形成
- 软骨变性、溶解，软骨下骨质侵蚀破坏
- 周围韧带侵蚀破坏，韧带松弛，颈椎脱位及半脱位
- 镜下可见滑膜内淋巴细胞、浆细胞及巨噬细胞浸润，炎性血管翳侵蚀关节软骨及软骨下骨质。

影像学

- 80% 累及颈椎，寰枕关节间隙狭窄、融合，颅底凹陷
- 齿突骨质侵蚀，边缘不规整
- 寰枢椎半脱位、脱位
- 椎体缘、关节突关节及钩椎关节骨质侵蚀硬化
- 30% 可累及骶髂关节
- 骶髂关节多为单侧或非对称性受累

- 骶髂关节骨质侵蚀，不伴有反应性骨质硬化
- 骶髂关节骨性强直少见
- 广泛骨质疏松。

鉴别诊断

- 强直性脊柱炎：最早侵犯骶髂关节，随病变进展逐渐上行性侵及脊柱，呈竹节椎样改变
- 退行性骨关节病：骨质增生硬化为主，不出现骨质破坏。

诊断要点

- 手、足小关节是最早、最常受累的部位
- 主要累及颈椎，以寰枢椎为主
- 齿突骨质侵蚀，边缘不规整
- 寰枢椎半脱位、脱位
- 骶髂关节多为单侧或非对称性受累
- 广泛骨质疏松。

治疗及预后

- 免疫抑制治疗
- 手术治疗，稳定颈椎，神经减压，缓解疼痛。

参考文献

1. Wasserman BR, Moskovich R, Razi AE. Rheumatoid arthritis of the cervical spine--clinical considerations. Bull NYU Hosp Jt Dis, 2011, 69(2):136-148.
2. Ostergaard M. Can imaging be used for inflammatory arthritis screening? Semin Musculoskelet Radiol. 2012, Nov, 16(5):401-409.

（田春艳）

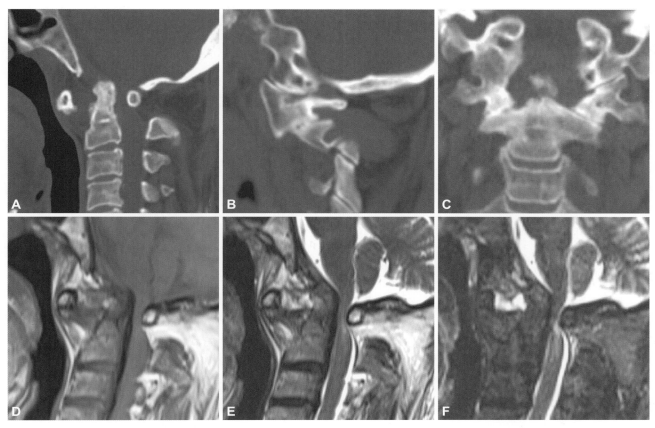

图 **4.2.2-1** 男，67 岁，颈椎类风湿关节炎。A～C. 颈椎 CT 矢状位、冠状位，显示齿突骨质侵蚀硬化，寰齿间隙明显增宽，约 12.7mm，寰枢椎脱位，继发椎管狭窄；寰枢椎小关节间隙明显变窄，部分融合，关节面骨质侵蚀硬化；D～E. 颈椎 MRI，显示寰齿间隙明显增宽，滑囊积液，寰枢椎脱位，继发椎管狭窄，局部颈髓明显受压，T₂WI 信号增高

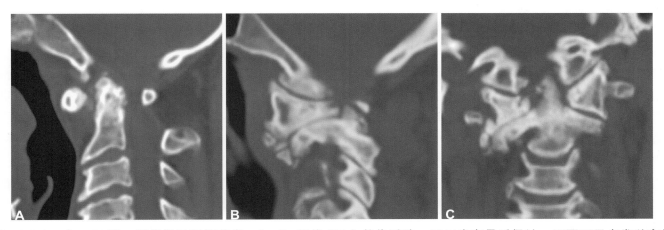

图 **4.2.2-2** 女，44 岁，颈椎类风湿关节炎。A、B. 颈椎 CT 矢状位重建，显示齿突骨质侵蚀，周围可见多发游离骨块影，寰齿间隙增宽，相应椎管狭窄；C. 颈椎 CT 冠状位重建，显示寰枢椎右侧小关节间隙明显变窄，关节面骨质侵蚀硬化，周围多发碎骨块

4.2.3 强直性脊柱炎
(Ankylosing spondylitis, AS)

概述
- 主要累及骶髂关节和脊柱的慢性自身免疫性疾病
- 非特异性滑膜炎和附着点炎是 AS 的主要病理特征
- 90% 的病例 HLA-B 27 阳性，类风湿因子多为阴性
- 多见于青壮年男性，发病高峰年龄为 20～30 岁。

临床特点
- 发病隐匿，脊柱活动受限，晨僵，下腰痛、不适
- 少数人有低热、疲劳和体重下降，个别患者可出现贫血
- 4%～33% 的患者有虹膜炎或虹膜睫状体炎
- 10% 的患者心脏受累，二尖瓣关闭不全、主动脉瓣关闭不全、心律失常、心包炎或心肌炎
- 20% 的患者出现肺间质纤维化、肺炎和胸膜炎。

病理
- 非特异性炎症：为慢性增生性滑膜炎、血管翳、附着点炎及邻近骨髓炎，渗出、炎性细胞浸润较轻，增生较明显
- 镜下滑膜细胞肥大、滑膜增生，有明显的淋巴和浆细胞浸润，还可见巨噬细胞
- 滑膜炎症及血管翳可导致关节软骨及软骨下骨质的侵蚀破坏，纤维增殖可导致软骨化生及软骨内化骨，造成关节骨性强直及关节囊钙化
- 附着点炎即肌腱、韧带、关节囊和骨间膜等附着部位的炎症，炎症早期引起附着点的侵蚀、邻近骨髓炎及肉芽组织形成，后期炎症修复，受累部位钙化、新骨形成。

影像学
- 检查方法的优势：X 线可初步筛查病变；CT 能够更清晰地显示骨质侵蚀硬化，软骨内骨化，韧带钙化；MRI 能发现早期骨髓病变，附着点炎、滑膜炎
- 发病部位：最早侵犯骶髂关节，随病变进展逐渐上行性侵及脊柱
- 骶髂关节：早期双侧骶髂关节面模糊，骨质轻度硬化及微小侵蚀，髂骨缘因软骨薄相对出现早和明显；中期关节骨质侵蚀，关节间隙狭窄明显；晚期骨性强直；分级：0 级 - 正常
  - Ⅰ级 - 可疑病变
  - Ⅱ级 - 微小侵蚀、硬化（早期）
  - Ⅲ级 - 侵蚀、硬化、关节间隙狭窄（中期），
  - Ⅳ级 - 骶髂关节骨性强直（晚期）
- 脊柱早期骨质稀疏
- Romanus 病灶：椎体终板边缘骨炎，侵蚀破坏性病灶，椎体缘磨角，局部脂肪化及骨髓水肿，STIR 序列表现可为高信号，增强局部强化
- 方形椎体：椎体终板边缘骨炎 (Romanus 病灶)，导致椎体缘磨光或形成硬化角；前纵韧带骨化填充椎体的正常前凹缘
- 椎间盘钙化
- 小关节间隙模糊变窄，后期强直
- 韧带广泛纵向钙化，形成竹节椎，棘间韧带、棘上韧带骨化
- 肌腱、韧带附着部骨侵蚀及骨化
- Anderson 病灶：好发于胸腰段，此处骨化融合较晚，应力相对集中，形成的应力骨折愈合不良，形成椎间盘 - 椎体破坏病损，相邻椎体上、下终板广泛的软骨下骨质破坏，边缘不整，周围伴有骨质硬化和假关节形成
- 并发症：骨折，好发于颈椎或胸腰段，多为脊柱横贯骨折，累及三柱，骨折可通过椎体或椎间盘。

鉴别诊断
- 类风湿关节炎：明显骨质疏松，缺乏骨性强直和

竹节椎表现，类风湿因子阳性，C反应蛋白阳性，最常累及寰枢椎

- DISH：椎旁韧带粗大钙化，骶髂关节不受累。

诊断要点

- 青壮年男性多见，HLA-B 27阳性，类风湿因子阴性
- 骶髂关节首先发病，沿脊柱由下向上逐渐进展
- 早期改变为骨质侵蚀，后期骨质增生融合，骨性强直
- 典型影像表现为
  - 对称性骶髂关节炎，骨质侵蚀或强直
  - 脊柱呈方形椎体，竹节椎
  - 棘间韧带、棘上韧带骨化。

治疗及预后

- 免疫调节治疗，控制和预防关节破坏和功能丧失
- 尚无有效的根治方法，病情逐渐进展
- 晚期可造成脊柱或受累关节的强直畸形，并导致终身残疾
- 合并骨折时需手术治疗，稳定脊柱，解除神经压迫。

参考文献

1. Lukas C, BraunJ, vanHD, et al. Scoring inflammatory activity of the spine by magnetic resonance imaging in ankylosing spondylitis: a multireaderexperiment. J Rheumatol, 2007, 34:862-870.
2. GuglielmiG, ScalzoG, CascavillaA, et al. Imaging of sacroiliac joints involvement in ser onegative spondyloarthropathies.Clin Rheumatol, 2009, 28:1007-1019.

（田春艳）

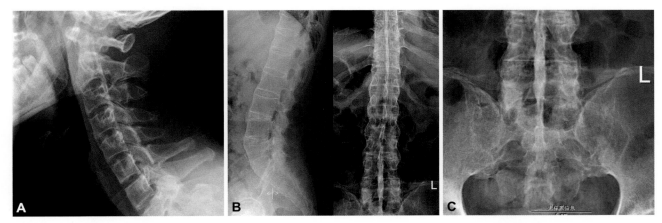

图 4.2.3-1　男，62岁，强直性脊柱炎。A、B.脊柱呈竹节样改变，椎体呈方形，前纵韧带、棘间韧带、棘上韧带骨化，椎间盘钙化，小关节融合；C.骶髂关节正位平片示双侧骶髂关节间隙消失，骨性融合

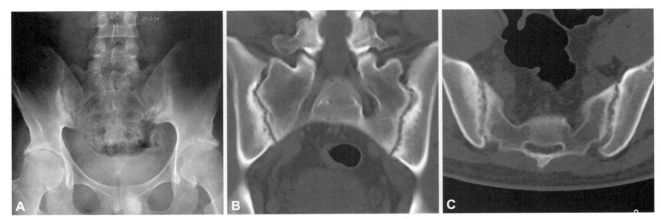

图 4.2.3-2 男，35 岁，强直性脊柱炎。A. 骶髂关节正位平片示双侧骶髂关节间隙变窄，关节面模糊，侵蚀破坏，关节面下骨质硬化；B、C. 骶髂关节 CT 冠状位及横断位重建，双侧骶髂关节间隙不规则变窄，部分融合，关节面毛糙，侵蚀破坏囊变，关节面下骨质硬化

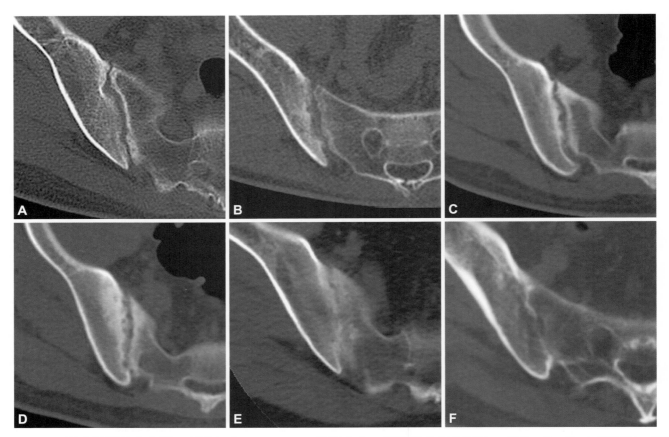

图 4.2.3-3 强直性脊柱炎分期。骶髂关节 CT。A、B. 早期病变，骶髂关节轻度侵蚀、硬化；C、D. 中期病变，骶髂关节间隙变窄，关节面侵蚀破坏囊变，关节面毛糙，关节面下骨质硬化。E. 晚期病变，骶髂关节骨质硬化，关节面模糊，关节间隙明显变窄，部分骨性融合；F. 骶髂关节骨性融合

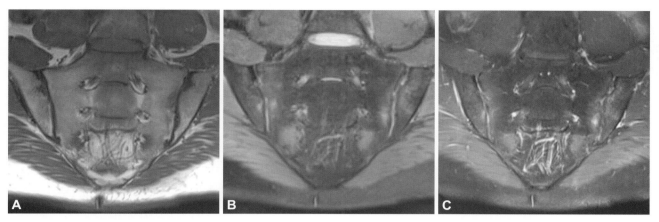

图 4.2.3-4　男，27 岁，强直性脊柱炎。骶髂关节 MRI。A. T₁WI 冠状位；B. T₂WI 抑脂冠状位，示双侧骶髂关节面下脂肪化及骨髓水肿，T₂WI 抑脂序列见斑片状高信号；C. 增强 T₁WI 抑脂冠状位显示双侧骶髂关节面下斑片状强化

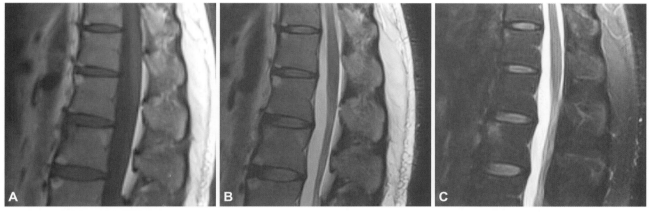

图 4.2.3-5　男，31 岁，强直性脊柱炎，Romanus 病灶。胸腰段 MRI。A. T₁WI 矢状位；B. T₂WI 矢状位；C. T₂WI 抑脂矢状位，示椎体缘磨角，脂肪化并骨髓水肿，椎体边缘呈混杂短 T₁ 长 T₂ 信号，T₂WI 抑脂序列部分表现为高信号

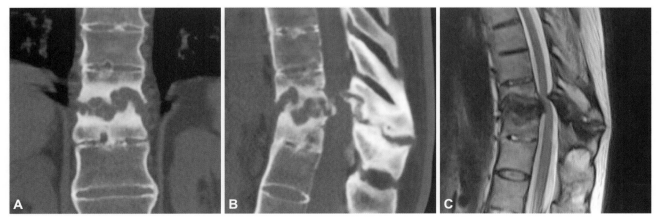

图 4.2.3-6　男，39 岁，强直性脊柱炎，Anderson 病灶。A. 胸椎 CT 冠状重建；B. 胸椎 CT 矢状重建；C. 胸椎 MR T₂WI 矢状位示胸椎以 T₁₀₋₁₁ 为中心略后突，T₁₀₋₁₁ 椎间正常形态消失，相对椎体缘骨质破坏，边缘明显硬化，并向后贯穿附件及棘间韧带，病变节段椎管明显变窄，脊髓受压、T₂ 信号略增高。余椎体呈"方椎"，椎旁韧带骨化，椎间盘钙化，脊柱呈"竹节样"改变

4.2.4 青少年特发性关节炎
(Juvenile idiopathic arthritis, JIA)

概述

- 16 岁以下儿童不明原因关节肿胀，持续 6 周以上
- 儿童最常见风湿病，患病率（16～150）/100000
- 病因不明，与病毒感染、免疫调节异常、遗传性易感因素等有关
- 分类
  - 全身型幼年特发性关节炎
  - 少关节型幼年特发性关节炎
  - 多关节型幼年特发性关节炎（类风湿因子阴性）
  - 多关节型幼年特发性关节炎（类风湿因子阳性）
  - 银屑病性幼年特发性关节炎
  - 与附着点炎症相关的关节炎
  - 未定类的幼年特发性关节炎。

临床特点

- 全身型
  - 发热，起病急，热型呈弛张热
  - 皮疹
  - 肝、脾大
  - 关节炎，大、小关节均可受累
  - 浆膜炎
- 多关节型
  - 受累关节≥5 个，慢性多发、对称性，以指（趾）小关节受累较为突出
  - 晨僵
  - 关节肿痛，一般先从大关节开始，逐渐累及小关节，关节僵直变形
  - 肌肉萎缩
  - 全身症状较轻
- 少关节型
  - 受累关节 <5 个，以大关节为主
  - Ⅰ型：女孩多见，发病年龄 4 岁以前，膝、肘、踝关节为好发部位
  - Ⅱ型：男孩多见，年龄一般 8 岁以上，常以下肢大关节受累为主
- 与附着点炎相关的幼年特发性关节炎
  - 有骶髂关节压痛和（或）炎性腰骶部疼痛
  - 6 岁以上发病的男性患儿
  - 急性或症状性前葡萄膜炎
- 银屑病性幼年特发性关节炎
  - 关节炎合并银屑病或关节炎合并下述至少 2 项：指（趾）炎、指甲凹陷或指甲脱离、家族史中一级亲属患银屑病
  - 关节炎可比银屑病出现早数年
- 未定类的幼年特发性关节炎
  - 不满足上述任何亚型的标准
  - 或同时符合上述 2 项以上亚型特征的关节炎。

病理

- JIA 的滑膜炎症与成人的类风湿关节炎类似，但炎性表现不明显，滑膜纤维蛋白渗出不广泛，滑膜间质细胞增生不明显
- 明显的滑膜绒毛样增生
- 滑膜内层及内膜下层纤维组织增生
- 炎细胞浸润
- 血管增生，可伴有毛细血管、小静脉及大血管的内皮细胞增生
- 有时可见软骨碎片。

影像学

- 颈椎
  - 多累及上颈椎及颅颈交界区
  - 常多个水平受累
  - 椎小关节及寰枢关节滑膜炎、骨质侵蚀、骨质硬化、骨性强直
  - 特征性表现为椎小关节骨性强直，主要见于 C_{2-3} 水平
  - 颈椎半脱位，寰枢关节半脱位最常见
  - 椎体发育不全，椎体前后径和垂直径减小，椎体骨质增生，椎体融合
  - 椎间隙狭窄，椎间盘钙化
  - 颅底凹陷，颅颈交界区椎管狭窄

- 胸腰椎
  - 病变不常见
  - 可见椎体压缩性骨折，特别是接受激素治疗的患者
  - 椎小关节滑膜炎、骨质侵蚀、骨质硬化、关节骨性强直
- 骶髂关节
  - 约30%与附着点炎症相关的关节炎会累及骶髂关节
  - 滑膜炎，增强扫描明显强化
  - 关节面及关节面下骨质侵蚀
  - 关节面下骨炎（骨髓水肿）提示病变为活动期，增强扫描明显强化
  - 骨质增生硬化
  - 关节面下脂肪沉积
  - 关节间隙早期可增宽，病变进展关节间隙狭窄、消失，进而发生骨性强直
- 起止点炎
  - 肌腱、韧带的骨附着处增粗、T_2信号增高，局部滑囊积液
  - 邻近骨质骨髓水肿，增强扫描明显强化
- 骨质疏松。

鉴别诊断

- 颈椎先天性融合：椎体和（或）附件分隔不全，无椎小关节、寰枢关节滑膜炎、软骨破坏及骨质侵蚀，无全身性症状
- 颈椎感染：椎体骨质侵蚀、骨炎、骨质硬化，可伴有死骨，无椎体发育不良，可有椎间盘破坏，明显强化，无滑膜炎，无椎小关节骨性强直，椎旁软组织明显肿胀、椎旁脓肿。

诊断要点

- 16岁以下儿童，不明原因的关节肿痛症状
- 颈椎半脱位
- 椎体发育不良，椎体大小不一，椎体骨质增生、

椎体融合
- 齿突及椎小关节骨质侵蚀
- 椎小关节骨性强直，特别是位于 C$_{2-3}$ 水平，具有特征性。

治疗及预后

- 药物治疗：非甾体抗炎药、免疫抑制剂、生物制剂、糖皮质激素
- 外科手术，关节畸形并功能障碍者，可行关节置换，早期滑膜炎或严重滑膜炎药物治疗无效时，可行滑膜切除术
- 致残率高，未经治疗者，2年致残率达50%，3年致残率可达70%。

参考文献

1. Munir S, Patil K, Miller E, et al. Juvenile idiopathic arthritis of the axial joints: A systematic review of the diagnostic accuracy and predictive value of conventional MRI. Am J Roentgenol, 2014, 202(1):199-210.
2. Sheybani EF, Khanna G, White AJ, et al. Imaging of juvenile idiopathic arthritis: A multi-modality approach. Radiographics, 2013, 33(5):1253-1273.
3. Johnson K. Imaging of juvenile idiopathic arthritis. Pediatr Radiol, 2006, 36(8):743-758.
4. Magnimanzoni S, Malattia C, Lanni S, et al. Advances and challenges in imaging in juvenile idiopathic arthritis. Nat Rev Rheumatol, 2012, 8(6): 329-336.
5. Giancane G, Consolaro A, Lanni S, et al. Juvenile idiopathic arthritis: diagnosis and treatment. Rheumatol Ther, 2016, 3(2):187-207.
6. Sudoł-Szopińska I, Matuszewska G, Gietka P, et al. Imaging of juvenile idiopathic arthritis. Part I: Clinical classifications and radiographs. J Ultrason, 2016, 16(66):225-236.
7. Sudoł-Szopińska I, Grochowska E, Gietka P, et al. Imaging of juvenile idiopathic arthritis. Part II: Ultrasonography and MRI. J Ultrason, 2016, 16(66):237-251.

（任　翠）

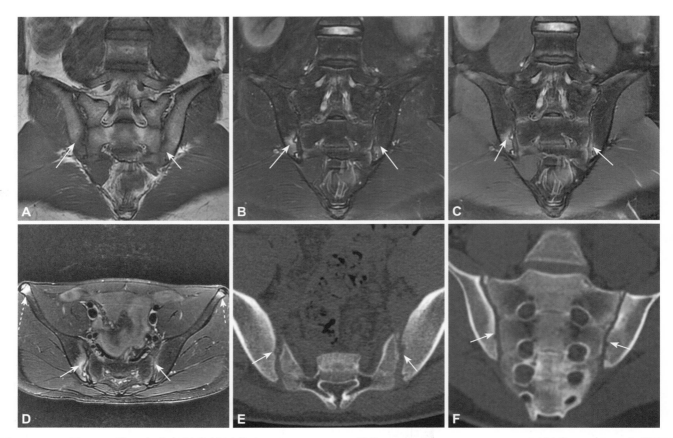

图 4.2.4-1 男，15 岁，青少年特发性关节炎。A～D. MR 冠状位 T₁WI、FS-T₂WI、PDWI 及轴位 FS-T₂WI 扫描显示双侧骶髂关节面毛糙，关节面下见多发片状及小囊状长 T₁ 长 T₂ 信号影，髂骨侧为著（箭）。双侧髂骨翼韧带下骨炎（虚箭）；E、F. CT 轴位及冠状位显示双侧骶髂关节面多发骨质侵蚀（箭）

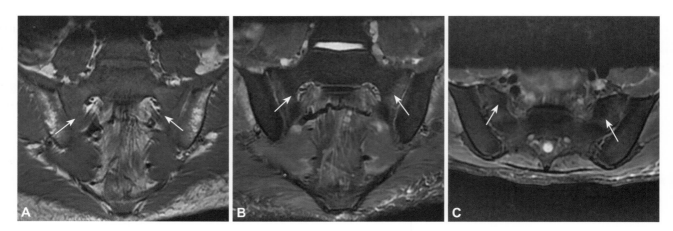

图 4.2.4-2 男，13 岁，青少年特发性关节炎。A～C. MR 冠状位 T₁WI、PDWI 及轴位 FS-T₂WI 扫描显示双侧骶髂关节面毛糙，关节面下骶骨侧见片状长 T₁ 长 T₂ 信号影（箭）。双侧骶部皮下水肿

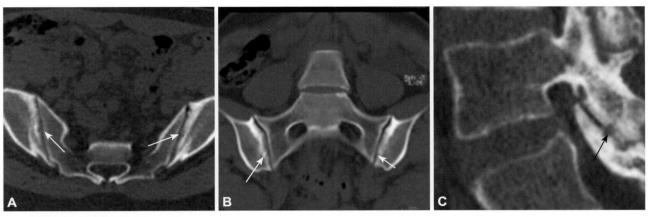

图 **4.2.4-3**　男，16 岁，青少年特发性关节炎。A、B. CT 轴位及冠状位扫描显示双侧骶髂关节面多发骨质侵蚀（箭），关节下骨质明显增生硬化；C. CT 矢状位扫描显示 L$_{4-5}$ 椎小关节骨质侵蚀（箭）

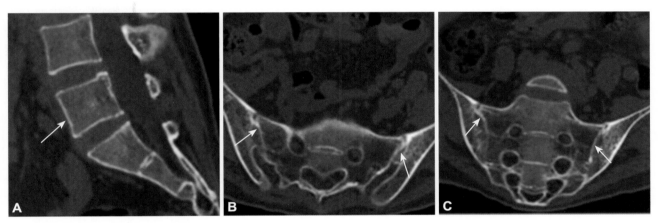

图 **4.2.4-4**　男，21 岁，青少年特发性关节炎。A. CT 矢状位扫描显示 L$_5$ 椎体呈方形（箭）；B、C. CT 轴位及冠状位扫描显示双侧骶髂关节骨性强直（箭），关节面下骨质疏松

4.2.5　肠病性脊柱关节病
(Enteropathic spondyloarthropathy)

概述
- 是血清阴性脊柱关节病中的一种独立类型
- 为溃疡性结肠炎、克罗恩病及 Whipple 病的一种肠外表现
- 肠病性脊柱关节病发病率较外周性关节炎低，为1.1%~6.4%
- 多见于男性，各年龄组均可发病
- HLA-B27 阳性提示炎症性肠病患者发生脊柱炎和虹膜炎的危险性增高。

临床特点
- 关节炎可与肠病同时或在肠病后发生，少数发生于肠病前
- 发病隐匿，慢性病程
- 临床表现类似于典型的强直性脊柱炎
- 腰背部疼痛，晨僵，活动后可缓解
- 脊柱症状与肠病恶化或缓解不相关
- 最终可导致脊柱强直。

病理
- 关节滑膜的病理改变为非特异性炎症
- 镜下可见滑膜细胞肥大，淋巴细胞和少量浆细胞浸润，血管增殖，血管壁多形核细胞浸润
- 滑膜炎症和血管翳可造成关节软骨和软骨下骨的侵蚀破坏
- 可发生骨化和钙化，后期骨性融合强直。

影像学
- 影像表现与强直性脊柱炎类似
- 发病部位：最早侵犯骶髂关节，随病变进展逐渐上行性侵及脊柱
- 骶髂关节
  - 通常是双侧对称性受累
  - 滑膜炎，MR 表现为滑膜增厚，T_2WI 呈中等或高信号，增强扫描明显强化
  - 病变进展出现关节面及关节面下骨质侵蚀、骨质硬化、骨髓水肿、脂肪沉积
  - 早期关节间隙增宽，后期关节间隙狭窄、消失，晚期骨性强直
  - 肌腱、韧带附着部骨侵蚀及骨化
- 脊柱
  - 早期骨质稀疏
  - 起止点炎，累及椎体前角及两侧角，韧带下片状骨髓水肿，增强扫描明显强化，随后椎体角骨炎可吸收
  - 病变进展出现相对较轻的骨质侵蚀、明显的骨质硬化，椎体角骨质密度增高，椎体前缘凹陷消失，表现为方椎
  - 椎小关节滑膜炎、骨质侵蚀、骨质硬化，后期骨性强直、关节囊骨化
  - 前纵韧带、棘间韧带、棘上韧带广泛骨化
  - 纤维环广泛骨化与脊柱两侧的骨桥形成竹节椎。

鉴别诊断
- 类风湿关节炎：主要累及四肢滑膜关节，较少侵犯脊柱，多累及颈椎，寰枢关节受累最常见。骶髂关节炎多为单侧或非对称性受累，骨质侵蚀，不伴有骨质硬化，关节骨性融合罕见
- 强直性脊柱炎：影像表现类似，很难鉴别，无炎性肠病病史。

诊断要点
- 炎性肠病病史
- 血清类风湿因子阴性，HLA-B27 可阳性
- 骶髂关节首先发病，沿脊柱上行性逐渐进展
- 典型表现为对称性骶髂关节炎，骨质侵蚀、骨质硬化、骨性强直
- 广泛韧带骨化、方椎和竹节椎。

治疗及预后
- 免疫调节治疗，控制和预防关节破坏和功能丧失
- 尚无有效的根治方法，病情逐渐进展

- 晚期可造成脊柱或受累关节的强直畸形，并导致终身残疾。

参考文献

1. Peluso R, DI Minno MN, Bruner V, et al. Discovertebral erosions in patients with enteropathic spondyloarthritis. J Rheumatol, 2012, 39(12): 2332-2340.

2. MesterAR, Makó EK, Karlinger K et al. Enteropathic arthritis in the sacroiliac joint. Imaging and differential diagnosis. Eur J Radiol, 2000, 35(3):199-208.

3. Paparo F, Revelli M, Semprini A, et al. Seronegative spondyloarthropathies: what radiologists should know. Radiol Med, 2014, 119(3):156-163.

4. Luong AA, Salonen DC. Imaging of the seronegative spondyloarthropathies.CurrRheumatol Rep, 2000, 2(4):288-296.

5. Navallas M, Ares J, Beltrán B, et al. Sacroiliitis associated with axial spondyloarthropathy:new concepts and latest trends. Radiographics, 2013, 33 (4):933-956.

6. Prakash D, Prabhu SM, Irodi A. Seronegative spondyloarthropathy-related sacroiliitis: CT, MRI features and differentials. Indian J Radiol Imaging, 2014, 24(3):271-278.

7. Boy FN, Kayhan A, Karakas HM, et al. The role of multiparametric MR imaging in the detection of early inflammatory sacroiliitis according to ASAS criteria. Eur J Radiol. 2014, 83(6):989-996.

（任 翠）

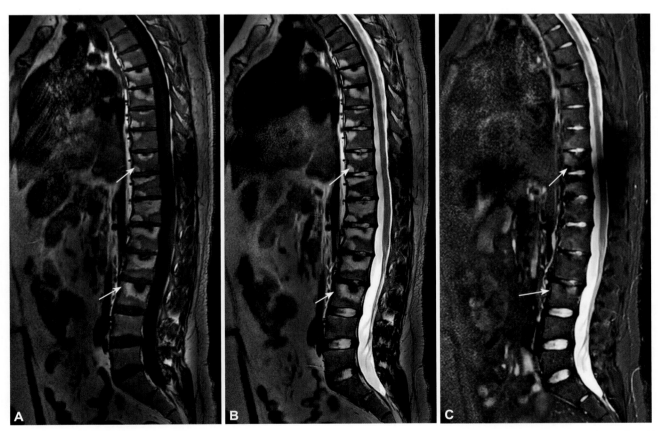

图 4.2.5-1 男，24 岁，炎性肠病性脊柱关节病。A. 矢状位 T_1WI；B. 矢状位 T_2WI 及 C. FS-T_2WI 显示多发胸腰椎椎体脂肪沉积伴骨髓水肿、多发椎体 Schmorl 结节（箭）

4.2.6 神经性关节炎
(Charcot spine)

概述

- 1868 年由法国神经病学家 Charcot 首次报道
- 是一种罕见的继发于深感觉及本体感觉丧失后进行性加重的脊柱损伤
- 最常见的病因为创伤性脊髓损伤，其他包括神经梅毒、糖尿病、先天性无痛症、脊髓空洞症、腓骨肌萎缩症、格林 - 巴利综合征、横贯性脊髓炎、遗传性共济失调。

临床特点

- 背痛、脊柱畸形、脊柱不稳
- 脊柱主动或被动活动时出现弹响
- 神经功能紊乱：脊柱强直、深肌腱反射消失、自主神经反射异常
- 对于绝大多数患者，最初的神经损伤症状会掩盖早期 Charcot 脊柱症状，即使病变晚期，患者的症状较轻，与影像学上病变的严重程度不成正比
- 可有白细胞计数、血沉、C 反应蛋白等炎症指标升高。

病理

- 脊髓损伤的截瘫患者，在坐直或移动过程中，压力主要作用于胸腰椎及腰骶椎结合部，因此是 Charcot 脊柱的最常发病部位
- 当患者行脊柱固定术后，活动度最大的部位就会随即发生变化，位于固定平面以上或以下
- 椎板切除术会降低脊柱的稳定性，因此，椎板切除层面也易于发生 Charcot 脊柱
- 发病机制存在争议，目前大多数学者认为两种学说共同作用的结果
  - 神经营养学说：是由中枢神经系统控制骨及关节营养的营养中心破坏所致
  - 神经创伤学说：痛觉和位置觉丧失，正常关节的保护性反射消失，使关节遭受反复的创伤（可能是不为察觉的微小创伤）所致
- 病理分为肥大型和萎缩型，二者主要区别是新骨形成多少
- 最常见的是以肥大型为主的混合型。

影像学

- 最易累及脊柱活动最大的胸腰椎、腰骶椎结合部
- 椎体及椎小关节骨髓水肿、骨质破坏，二者多同时受累，增强扫描可强化
- 椎体骨坏死、椎体内积气
- 椎体骨质硬化
- 终板骨质侵蚀
- 大的绒毛状的椎体边缘骨赘
- 椎体半脱位
- 屈伸位，受累椎体活动度过大
- 椎体压缩骨折
- 椎体周围骨碎片
- 椎间隙狭窄、椎间盘积气
- 椎间盘破坏，T_2WI 呈高信号，环形强化
- 椎旁软组织肿块，不均匀强化
- 椎旁积液，多位于间盘、椎小关节、假关节周围，可形成假脓肿，环形强化。

鉴别诊断

- 化脓性脊柱炎：主要为相邻椎体及椎间盘破坏，很少累及椎小关节，椎体骨质密度多减低，而神经性关节炎多增高，间盘积气极其少见，椎体滑脱无神经性关节炎常见
- 脊柱结核：多累及脊柱前柱，驼背畸形，椎旁冷脓肿，间盘积气少见
- 退变性间盘病变：椎体终板骨皮质完整，退变严重也可出现侵蚀，椎间盘 T_2 信号减低，而神经性关节炎增高，增生骨赘较粗大，椎旁软组织无异常。

诊断要点

- 创伤性脊髓损伤、糖尿病、神经梅毒等神经损伤病史

- 最易累及胸腰椎、腰骶椎结合部或手术脊柱融合平面上下
- 整个椎间关节（椎体椎间盘复合体及椎小关节）骨质破坏、骨质密度无减低
- 椎旁软组织肿块、多发碎骨片。

治疗及预后

- 手术清创、减压、融合
- 治疗后大多数患者可恢复基本功能。

参考文献

1. Ledbetter LN, Salzman KL, Sanders K, et al. Spinal neuroarthropathy: Pathophysiology clinical and imaging features, and differential diagnosis. Radiographics, 2016, 36(3):783-799.
2. Hermann KG, Althoff CE, Schneider U, et al. Spinal changes in patients with spondyloarthritis: comparison of MR imaging and radiographic appearances. Radio Graphics, 2005, 25(3):559-569.

（任　翠）

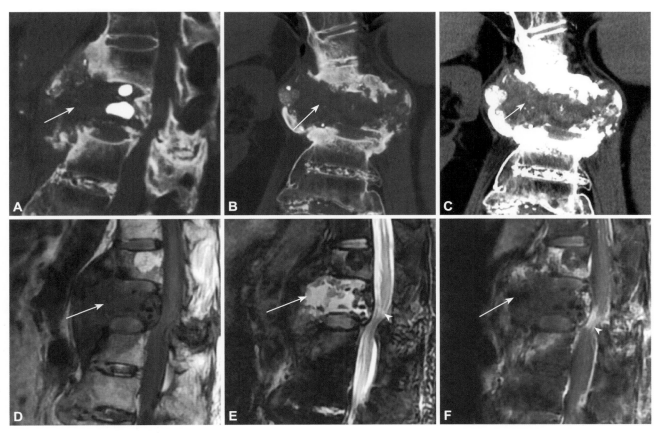

图 4.2.6-1　女，73岁，截瘫患者。A、B、C. CT 矢状位、冠状位骨窗及冠状位软组织窗显示 L1 椎体及双侧附件骨质破坏累及 T12 及 L2 椎体，局部软组织肿块形成，软组织肿块内可见多发碎骨片及钙化灶（箭），T12-L2 椎体边缘可见绒毛状边缘骨赘；D、E、F. MR 矢状位 T1WI、脂肪抑制 T2WI 及 T1WI 增强显示 T12-L1 骨质破坏，局部软组织肿块呈长 T1、混杂长 / 略长 T2 信号，其内见低信号游离骨片及钙化，病变呈不均匀明显强化，长 T2 坏死区无强化（箭）。T12、L2 椎体内可见片状长 T1 长 T2 骨髓水肿，增强扫描明显强化。L1 水平椎管狭窄，脊髓圆锥变性、水肿，明显强化（箭头）

脊柱退行性疾病

5.1   概述

定义

- 脊柱退行性疾病多为生理性老化过程
- 遗传性、自身免疫性、创伤、慢性劳损等原因，可促使脊柱发生退行性变
- 脊柱退行性变的原发病变，是由椎间盘退变引起的
- 脊柱退行性变主要包括：椎间盘、椎小关节、椎体、韧带退行性变及继发性改变。

椎间盘退行性变

- 颈椎及腰椎活动度大，最易受累
- 椎间盘退行性变包括髓核、纤维环、软骨终板的退变，三者相互联系、互为因果
- 髓核退行性变
  - 常于 25 岁以后出现
  - 椎间盘退变最先表现为髓核脱水
  - 逐渐其正常结构被纤维组织取代
  - 髓核碎裂形成裂隙，裂隙内产生负压，使周围组织内的气体弥散至裂隙内形成"真空"现象
- 纤维环退行性变
  - 髓核水分减少会引起作用于纤维环的应力增加
  - 早期为纤维组织的透明变性、胶原排列紊乱，逐渐出现裂隙、撕裂
  - 髓核可穿过纤维环裂隙向外突出
  - 纤维环在椎体边缘附着处形成牵拉性骨赘
- 软骨终板退行性变
  - 透明软骨转化为少弹性的纤维软骨，逐渐出现磨损、裂隙。

椎小关节退行性变

- 椎间盘退行性变以后导致的椎小关节异常活动和失稳所致
- 早期为损伤性滑膜炎，关节滑膜增生、滑囊内积液
- 随之出现关节软骨损伤，关节间隙变窄

- 软骨下骨质增生、硬化、囊变
- 椎小关节边缘骨赘形成
- 大的骨赘可与相邻椎体终板形成假关节
- 关节囊松弛、钙化
- 关节内积气
- 关节半脱位、脱位。

椎体退行性变

- 软骨退变刺激机体修复，引起关节面下骨髓水肿、脂肪沉积、骨质增生硬化
- 椎体边缘骨赘、骨桥形成。

韧带退行性变

- 脊柱失稳引起周围韧带受力增加，出现纤维增生、硬化、钙化或骨化
- 多见于前纵韧带、后纵韧带及黄韧带
- 早期为纤维结构排列紊乱，弹性纤维减少、胶原纤维大量增生、肿胀、黏液变性
- 进一步发展韧带中未分化间充质细胞软骨化生形成纤维软骨细胞
- 最终钙盐结晶体沉着、骨化。

继发性改变

- 上述结构的退行性病变可引起椎管、椎间孔、横突孔及侧隐窝的继发性狭窄、椎体滑脱
- 脊神经根的改变
  - 早期为神经根袖水肿、渗出等反应性炎症
  - 压力持续存在，可引起粘连性蛛网膜炎，加重对神经根的刺激
  - 神经根袖纤维化，神经根缺血、变性
- 脊髓的改变
  - 脊髓血管受压、可持续性痉挛，逐渐出现管壁增厚、纤维化、血栓形成
  - 导致脊髓水肿、变性、囊变或空洞形成
- 椎动脉的改变

- 颈椎出现节段性不稳和椎间隙狭窄时，可造成椎动脉扭曲并受到挤压
- 椎体边缘及钩椎关节等处增生骨赘可直接压迫椎动脉或刺激周围的交感神经使其痉挛
- 退变性椎体滑脱
  - 主要由于椎小关节半脱位引起
  - 根据椎体的移位方向分为：前滑脱、后滑脱、侧方滑脱（少见）。

参考文献

1. Nouri A, Tetreault L, Singh A, et al. Degenerative cervical myelopathy: epidemiology, genetics, and pathogenesis. Spine, 2015, 40(12):675-693.
2. Fu MC, Webb ML, Buerba RA, et al. Comparison of agreement of cervical spine degenerative pathology findings in magnetic resonance imaging studies. Spine J, 2016, 16(1):42-48.
3. Galbusera F, Lovi A, Bassani T, et al. MR imaging and radiographic imaging of degenerative spine disorders and spine alignment. Magn Reson Imaging Clin N Am, 2016, 24(3):515-522.
4. 白人驹, 张学林. 医学影像诊断学. 北京: 人民卫生出版社, 2001.
5. 李联忠. 脊椎疾病影像诊断学. 北京: 人民卫生出版社, 1999.

（任　翠　刘　颖）

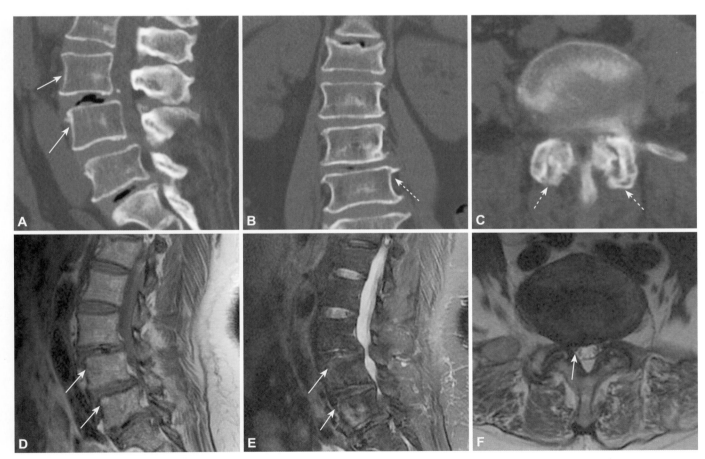

图 5.1.1-1　女，61 岁，腰椎退行性骨关节病。A、B、C. CT 扫描显示腰椎侧弯，顺列差，L₃₋₄ 椎体 I 度前滑脱（箭），多发椎体缘及椎小关节骨质增生硬化，骨赘形成（虚箭），L₃₋₄、L₅-S₁ 间盘气化；D、E. MR 扫描显示 L₄-S₁ 终板下骨质脂肪沉积、骨髓水肿（箭）；F. MR 轴位显示 L₅-S₁ 椎间盘右后突出，椎管狭窄，硬膜囊及神经根受压（箭）

5.2 脊柱退行性疾病

5.2.1 退行性间盘病变
(Degenerative disc disease)

概述
- 椎间盘退行性病变好发于 45 ~ 65 岁
- 男女比例大致相同
- 椎间盘膨出、突出，以腰椎最常见
- 多发生于 L_{4-5} 和 L_5-S_1 节段，其次是颈椎（C_{5-6}、C_{6-7} 常见）、胸椎
- 伴发骨质增生
- 伴发椎管及椎间孔狭窄
- 伴发退行性椎体滑脱。

临床特点
- 腰腿痛是最常见、最早出现的症状
- 多以一侧为主
- 严重压迫神经根时出现神经根痛：后外侧放射痛向下延伸至下肢
- 当腰过屈时、腹部压力增加时症状加重，平躺时疼痛可缓解
- 感觉障碍
- 运动障碍。

病理
- 正常椎间盘由软骨终板、纤维环和髓核构成
- 退行性间盘病变包括纤维环、髓核、软骨板的退变
- 随年龄增长，髓核脱水而逐渐缩小至中心部，周围纤维环亦增厚，后期表现为纤维环的撕裂
- 髓核退行性变，最后引起间盘膨出、间盘突出、间盘脱出、间盘游离
- 髓核退行性变
  - 早期为水分脱失和吸水功能减低
  - 正常结构逐渐被纤维组织取代
  - 髓核可进行性缩小
- 纤维环退行性变
  - 早期为纤维组织的透明变性、胶原纤维增粗、排列紊乱、逐渐出现裂隙
  - 裂隙发生于纤维环的一层或多层，以外层纤维

环的后外侧周边多见
  - 纤维环周边撕裂范围逐渐扩大，并向中心部分延伸，形成放射状完全撕裂
  - 纤维环撕裂多由肉芽组织修复，不随髓核疝出
- 椎间盘膨出
  - 髓核脱水皱缩
  - 纤维环松弛但完整，纤维环均匀超出椎体终板边缘
- 椎间盘突出
  - 纤维环断裂，髓核突出，后纵韧带未断裂
  - 髓核突出部分与未突出部分多由"狭颈"相连
  - 可向前、外侧或后方突出
  - 向后突出可分为后正中型、后外侧型、外侧型
- 椎间盘脱出
  - 纤维环、后纵韧带断裂，髓核突入椎管内
  - 可位于椎间盘水平或相邻上、下椎体后方
- 椎间盘游离
  - 脱出髓核与相应椎间盘不相连
  - 游离部分可达相邻上、下椎体后方。

影像学
- 检查方法的优势
  - X 线价值有限，通过观察椎间隙、终板骨质变化，间接反映椎间盘可能存在退变
  - CT 及 MRI 可以直接观察间盘改变
  - MR 是最佳的诊断方法
- 纤维环撕裂
  - CT 上无法直接看到纤维环撕裂
  - MR 上纤维环撕裂于 T_2WI 呈高信号，表现为环绕髓核的纤维环呈线状、星芒状
- 椎间盘膨出
  - 椎间盘膨出的短径 $\leqslant 3mm$
  - 椎间盘向周围均匀膨出，呈软组织密度影，等或低信号
  - 髓核信号下降，水平髓核裂隙的消失

- 可伴有纤维环撕裂，于 T_2WI 呈高信号
- 可有椎间隙狭窄
- 真空现象
- 椎体缘骨赘形成，骨性终板硬化，小关节骨关节病
- 椎管不同程度狭窄
- 硬膜囊、脊髓或神经根受压
- 椎间盘突出
  - 颈椎以 C_{6-7} 水平最常见，C_{5-6} 其次
  - 腰椎以 L_{4-5}、L_5-S_1 水平为主
  - 椎间盘可向后方中央、后外侧、椎间孔、椎间孔外侧突出
  - 表现为邻近椎间盘水平硬膜外软组织密度影向后方、侧方突出
  - T_1WI 呈等信号，如果钙化或真空现象，可能显示为更低的信号；T_2WI 呈等或稍高信号
  - 可伴有纤维环撕裂
  - 可有椎间隙狭窄、真空现象
  - 终板硬化，小关节骨关节病
  - 硬膜囊、脊髓或神经根受压
- 椎间盘脱出
  - 脱出的椎间盘髓核与间盘可不相连，至邻近硬膜外，呈软组织密度影，T_1WI 呈等信号，T_2WI 呈等或稍高信号
  - 增强扫描，髓核本身无明显强化，周围有肉芽组织或扩张硬膜外丛时出现强化，表现为环形强化
- 椎间盘游离
  - 脱出的椎间盘髓核与间盘可不相连，进入上、下椎管，可位于后纵韧带前方或后方，呈软组织密度影，T_1WI 呈等信号，T_2WI 呈等或稍高信号
  - 增强扫描，髓核本身无明显强化，周围有肉芽组织或扩张硬膜外丛时出现强化，表现为环形强化

强化。

鉴别诊断

- 硬膜外脓肿：硬膜外脓肿多数伴有椎间盘炎、骨髓炎、增强扫描周边可见强化
- 神经鞘瘤：神经鞘瘤可呈哑铃型改变，沿椎间孔生长，增强扫描呈明显强化
- 硬膜外转移：一般骨质受累，病变沿纵向延伸，椎旁延伸，增强扫描可见强化。

诊断要点

- MR 是最佳的诊断方法
- 可见到纤维环撕裂，间盘膨出，间盘突出，间盘脱出，继发椎管狭窄。

治疗及预后

- 保守治疗，包括
  - 卧床休息
  - 物理治疗
  - 药物治疗（非甾体类抗炎药）、硬膜外注射
- 如果持续性疼痛，可进行椎间盘切除术。

参考文献

1. Paul A, Bjarki SK. Intervertebral mobility in the progressive degenerative process. A radiostereometric analysis. Eur Spine J, 2004, 13:567–572.
2. L.I.Kauppila. Atherosclerosis and disc degeneration/ low-back pain-a systematic review.Eur J Vasc Endovasc Surg, 2009, 37:661–670.
3. Munter FM, Wasserman BA, Wu HM, et al. Serial MR imaging of annular tears in lumbar intervertebral disks. AJNR Am J Neuroradiol, 2002, 23(7): 1105-1109.

（刘　颖）

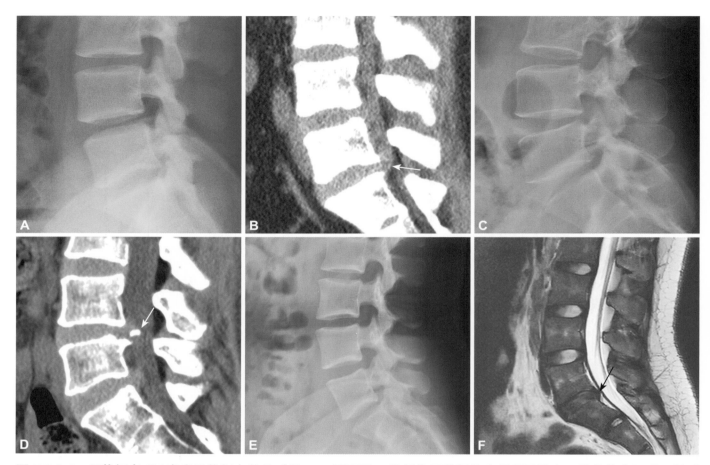

图 5.2.1-1 腰椎间盘 CT 突出及椎间盘信号减低。A. 示腰椎 X 线侧位腰椎间隙未见明显狭窄，椎体缘未见明显骨质增生；B. 示腰椎 CT 矢状位 L₅-S₁ 椎间盘向后方突出（箭）；C. 示腰椎 X 线侧位腰椎间隙未见明显狭窄，椎体缘未见明显骨质增生；D. 示腰椎 CT 矢状位 L₄-S₁ 椎间盘向后方突出，L₄-₅ 椎间隙后方可见点状高密度影（箭）；E. 示腰椎 X 线侧位腰椎间隙未见明显狭窄，椎体缘未见明显骨质增生；F. 示 T₂WI 序列 L₅-S₁ 椎间盘信号减低（箭），间盘未见明显突出

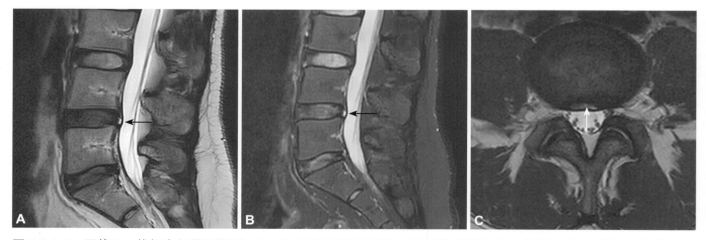

图 5.2.1-2 腰椎 L₄-₅ 椎间盘纤维环撕裂。A、B. T₂WI 序列矢状位、T₂ 脂肪抑制序列矢状位显示 L₄-₅ 椎间盘纤维环可见线状高信号（箭）；C. T₂WI 轴位显示后方纤维环可见线状长 T₂ 信号影（箭）

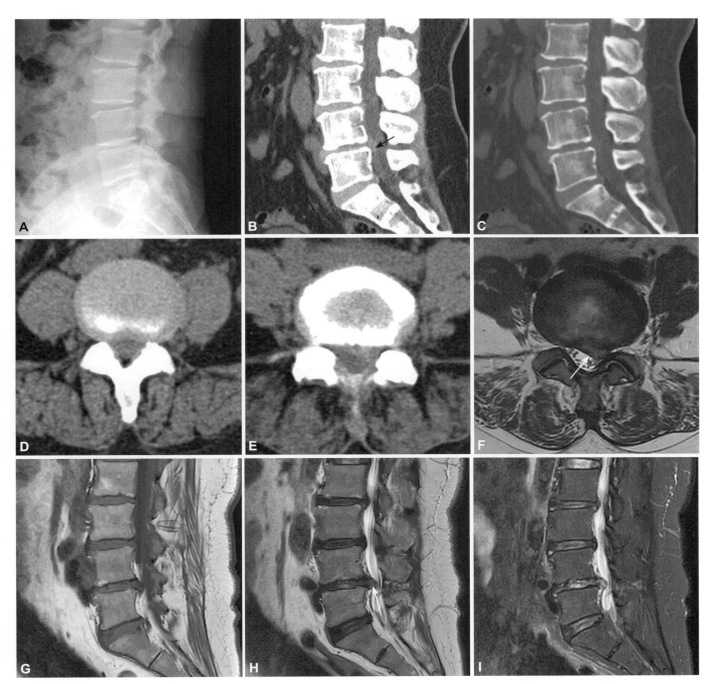

图 5.2.1-3 女，54 岁，腰椎间盘膨出及突出。A. 示腰椎 X 线侧位，L4-5 椎间隙变窄、相应椎体边缘骨质增生；B～E. 分别示腰椎 CT 矢状位软窗、骨窗，轴位软窗 L3-4、L4-5，显示 L3-4 椎间盘膨出，L4-5 椎间盘突出（箭），L2-5 椎体边缘骨质增生；F. 示 L4-5 椎间盘向左后方突出，相应 L5 左侧神经根受压（箭）；G～I. 示 L3-4 椎间盘膨出，L4-5 椎间盘突出（箭），相应硬膜囊受压，继发椎管狭窄

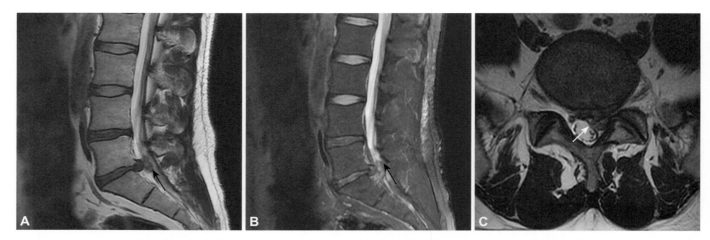

图 5.2.1-4 男，30 岁，腰椎间盘脱出。A～C. MR T₂WI 矢状位及脂肪抑制序列、T₂WI 轴位扫描分别显示 L₅-S₁ 椎间盘向左后方脱出（箭），呈等 T₂ 信号影，位于硬膜囊外，相应硬膜囊受压及左侧 S₁ 神经根受压，相应椎体边缘轻度骨质增生

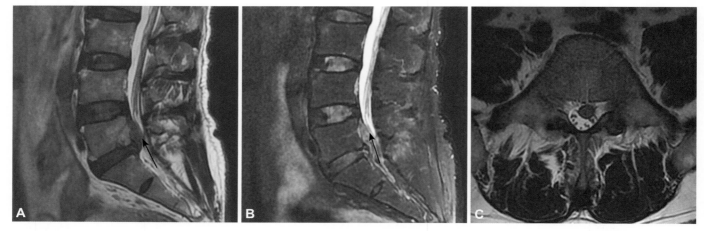

图 5.2.1-5 男，51 岁，腰椎间盘脱出。A～C. MR T₂WI 矢状位及脂肪抑制序列矢状位、T₂WI 轴位扫描分别显示 L₅-S₁ 椎间盘向左后方脱出后游离至椎管内 L₅ 椎体后方（箭），呈等 T₂ 信号影，位于硬膜囊外，相应硬膜囊受压及左侧神经根受压

5.2.2 退行性终板病变
(Degenerative endplate changes)

概述

- 椎体软骨终板分为骨性终板和软骨终板
- 退行性终板病变又称为椎体终板改变
- 软骨终板及终板下骨质在 MRI 上的信号改变，为 Modic 改变
- 好发于成人，常见于腰椎
- 病因未知，可能反映了急、慢性间盘退变的后遗改变。

临床特点

- 与下腰痛关系密切
- 非特异性的颈部或后背疼痛
- 也可能无症状，或偶然因伴发间盘退变而发现。

病理

- Ⅰ 型：水肿期或炎性期
- Ⅱ 型：脂肪期或黄骨髓期
- Ⅲ 型：骨质硬化期。

影像学

- Modic 改变是评价终板及终板下骨质退变的分型，分为 Ⅰ、Ⅱ、Ⅲ 型
- X 线对早期改变不敏感，Ⅲ 型改变可能被认为椎间盘源性终板硬化
- CT 对早期改变不敏感，Ⅲ 型表现为终板硬化
- MRI 可以清楚显示终板改变
- Ⅰ 型终板
  - T_1WI 呈包括终板在内的水平低信号带
  - T_2WI 呈包括终板在内的水平高信号带
  - T_1 增强可见线性椎间盘增强
- Ⅱ 型终板
  - T_1WI 呈高信号带
  - T_2WI 呈等到轻度增高的带状信号
- Ⅲ 型终板
  - T_1WI 呈低信号带
  - T_2WI 呈包括终板在内的低信号带
- 采用超短回波时间（ultrashort echo time, UTE）序列对于软骨终板显示更为清晰，可以显示常规序列中无法显示的骨性终板。

鉴别诊断

- 椎间隙感染：累及终板的低信号类似 Ⅰ 型改变，但一般有终板破坏，T_2WI 间盘呈高信号，椎旁、硬膜下软组织脓肿
- 血清阴性脊柱关节病：炎性终板改变可能类似 Ⅰ 型退行性终板改变，晚期椎体和后方附件融合。

诊断要点

- MRI 诊断退行性终板病变
- 表现为包括终板在内的水平带异常信号
- 不同分型在 T_1WI 和 T_2WI 上信号不同。

治疗及预后

- 退行性终板病变可能无症状
- 关于脊柱融合中终板改变的作用存在争议。

参考文献

1. Farshad-Amacker NA, Farshad M, Winklehner A. MR imaging of degenerative disc disease. Eur J Radiol, 2015, 84(9):1768-1776.
2. Weishaupt D, Zanetti M, Hodler J, et al. Painful lumbar disk derangement: relevance of endplate abnormalities at MR imaging. Radiology, 2001, 218(2):420-427.
3. Bae W C, Statum S, Zhang Z, et al. Morphology of the cartilaginous endplates in human intervertebral disks with ultrashort echo time MR imaging. Radiology, 2013, 266(2):564-574.

（刘　颖）

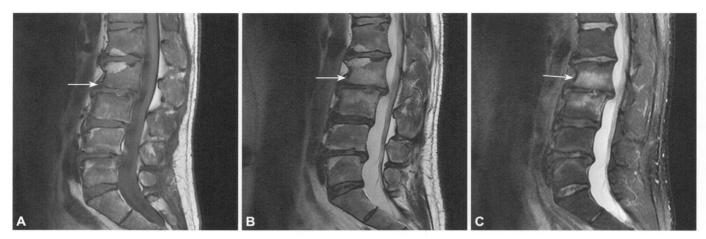

图 5.2.2-1　男，70 岁，退行性终板病变。A～C. MR T₁WI、T₂WI、T₂ 脂肪抑制序列矢状位，显示 L₂₋₃ 相对终板呈条片状长 T₁ 长 T₂ 信号影（Ⅰ型），脂肪抑制序列呈高信号（箭），局部终板形态不规则，L₂₋₃ 椎间盘突出，腰椎多发椎体缘骨质增生。L₄₋₅ 椎体缘可见条形短 T₁ 长 T₂ 信号影（Ⅱ型），脂肪抑制序列呈高信号，局部终板形态不规则

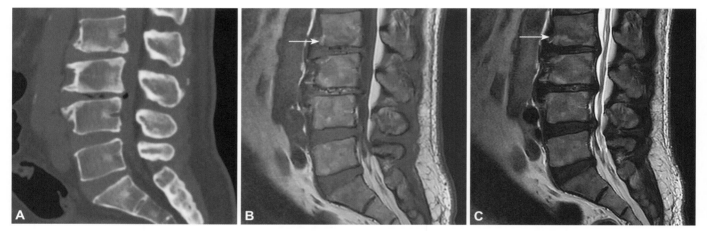

图 5.2.2-2　腰椎退行性终板病变，Ⅱ型。A. CT 矢状位显示 L₂₋₃ 椎体缘可见硬化；B、C. MR T₁WI、T₂WI 矢状位，L₂₋₃ 终板呈条带状稍短 T₁ 长 T₂ 信号影（箭）

5.2.3 施莫尔结节
(Schmorl node)

概述
- 椎间盘通过椎体薄弱的终板疝入到椎体内
- 又称为椎体内间盘疝
- 男性明显多于女性。

临床特点
- 可有局限性、非放射性疼痛及压痛
- 大多数病例是偶然发现
- 好发于 T_8-L_1 椎体
- 大小不等，从几毫米到巨大型，多数呈向上的圆形或圆锥形。

病理
- 病理分期反映了局灶性终板骨折
- 典型的施莫尔结节是一个愈合的局灶终板骨折
- 发育、退行性变、创伤和疾病均可影响
  - 反复应力作用在未成熟终板
  - 骨质疏松、肿瘤或感染可能使终板变弱。

影像学
- X 线显示终板轮廓局部缺损，从椎间隙延伸至椎体，伴有皮质边缘，边界清晰
- CT
  - 轴位显示经过椎体层面可见致密骨质包绕的低密度小岛
  - 矢状位重建可以显示邻近椎间隙的终板缺损，周围包绕硬化骨，并可清晰显示施莫尔结节钙化
  - 骨窗可以更清晰地显示骨质改变
- MRI
  - 终板可见局部缺损
  - 可显示椎间盘填充到缺损的终板内

- 当急性发作时，邻近骨髓水肿，呈长 T_1 长 T_2 信号影，脂肪抑制序列呈高信号
- T_1 增强：急性期呈弥漫骨髓强化，亚急性期局部边缘强化。

鉴别诊断
- 急性压缩骨折：与急性施莫尔结节导致的弥漫水肿类似，可见骨折线或骨小梁微骨折
- II 型终板病变：退行性间盘病变，终板水肿被脂肪替代，且终板没有局灶性缺损
- 椎间盘炎：可见到终板缺损，但间盘弥漫信号异常。

诊断要点
- 影像学发现椎体终板的局限性缺损
- 缺损与间盘相连。

治疗及预后
- 自限性疾病
- 一般预后较好，除非骨质疏松引起压缩骨折
- 观察，有疼痛症状者对症治疗。

参考文献

1. Mattei TA, Rehman AA. Schmorl's nodes: current pathophysiological, diagnostic, and therapeutic paradigms. Neurosurg Rev, 2014, 37(1):39-46.
2. Kyere KA, Than KD, Wang AC, et al. Schmorl's nodes. Eur Spine J, 2012, 21(11):2115-2121.
3. Peng B, Wu W, Hou S, et al. The pathogenesis of Schmorl's nodes. J Bone Joint Surg Br, 2003, 85(6): 879-882.

（刘　颖）

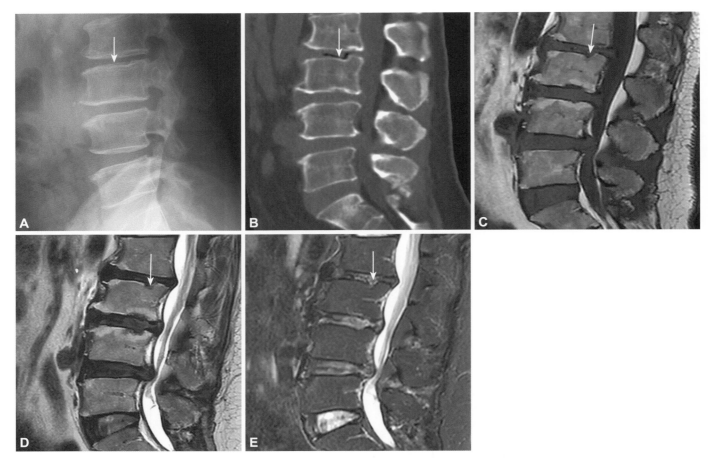

图 5.2.3-1 女，51 岁，腰椎施莫尔结节。A. X 线侧位仅能显示腰椎 L$_{2-4}$ 椎体缘可见轻度凹陷（箭）；B. CT 矢状位显示 L$_{2-3}$ 椎体缘可见终板凹陷（箭）；C～E. MR T$_1$WI、T$_2$WI 及脂肪抑制序列矢状位显示 L$_{2-4}$ 椎体可见终板局限性凹陷，间盘陷入，多发施莫尔结节，L$_{3-4}$ 终板短 T$_1$ 长 T$_2$ 信号影

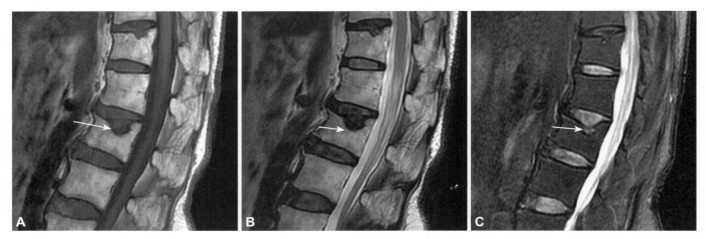

图 5.2.3-2 女，64 岁。胸腰椎施莫尔结节。A～C. MR T$_1$WI、T$_2$WI、T$_2$ 脂肪抑制序列矢状位，胸腰椎多发椎体可见终板局限性凹陷，以 L$_2$ 椎体为主，可见间盘陷入（箭）

5.2.4 小关节骨关节病 (Facet arthropathy)

概述
- 又称退行性小关节病
- 60 岁以后常见，没有性别差异
- 中、下颈椎及下腰椎最常见
- 病因：间盘 - 椎体连接松动、纤维环及椎旁韧带松弛，导致压力向后方小关节传递，反复作用于小关节，继发退变
- 可伴随脊柱后凸、脊柱侧弯出现。

临床特点
- 最常见的症状和体征为颈痛及腰痛
- 休息后加重（早晨加重），反复轻度运动缓解
- 疼痛的持续时间和小关节退变的严重程度无关
- 腰椎表现疼痛位于髋、臀、大腿为中心，不延伸至膝关节以下，不伴放射，过伸位时加重；直腿抬高试验阴性
- 合并压迫，表现为神经根病，出现神经根管狭窄症状；钩椎关节骨质增生时可造成椎动脉狭窄，产生眩晕、头疼等中枢神经系统症状。

病理
- 骨关节突过度生长，累及神经孔，软骨侵蚀伴关节间隙狭窄
- 关节囊松弛可能导致上下小关节半脱位
- 分级：Pathria 分级
  - 0 级：正常
  - 1 级：轻度狭窄和关节不规则
  - 2 级：中度狭窄、关节不规则，硬化和骨赘形成
  - 3 级：严重狭窄、几乎关节间隙消失，硬化和骨赘形成。

影像学
- 检查方法的优势
  - X 线对早期小关节退变效果显示差，病变严重时可以显示
  - CT 对小关节退变敏感
  - MRI 可更清晰显示小关节软骨、滑膜、韧带
- 关节软骨变薄，滑膜增生
- 小关节积液，MRI 表现为线性长 T_1 长 T_2 信号
- 小关节腔内可见低密度气体影，呈真空现象
- 小关节增生硬化，骨赘形成，严重者呈"蘑菇帽"样
- 小关节硬化呈骨象牙质改变
- 关节突增生，延伸至椎间孔，导致椎间孔变窄
- 韧带变形、肥厚。

鉴别诊断
- 强直性脊柱炎：小关节结构紊乱，关节间隙模糊，骨质糜烂，严重者小关节融合。

诊断要点
- 小关节骨质增生、小关节间隙狭窄、小关节积液
- MR 显示关节软骨变薄、滑膜增生，小关节积液呈长 T_1 长 T_2 信号，合并椎间孔变形及狭窄。

治疗及预后
- 机械性疼痛：保守药物治疗
- 椎间孔狭窄、神经根病：神经根阻滞
- 严重的小关节疾病，合并半脱位，可采用手术治疗。

参考文献
1. 欧阳林, 徐玉琴, 郑潜新, 等. 下腰椎小关节退行性病变的 X 线、CT、MRI 影像学比较. 中华临床医师杂志, 2009, 3(4):658-664.
2. 冯传汉, 张铁良. 临床骨科学. 北京: 人民卫生出版社, 2004:1952-1955.

（刘　颖）

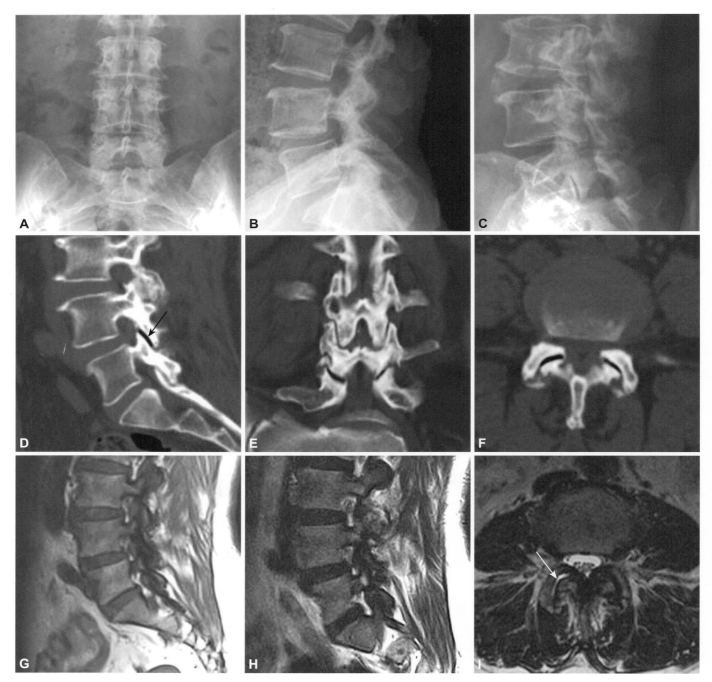

图 5.2.4-1　女，65 岁．腰椎小关节骨关节病。A、B. X 线正侧位示腰椎小关节骨质增生、小关节间隙变窄、椎间孔变窄；C. X 线斜位可以更好地显示小关节，小关节间隙变窄，小关节骨质增生；D~F. 腰椎 CT 矢状位、冠状位重建、轴位显示 L$_{3-5}$ 小关节骨质增生，L$_{4-5}$ 小关节间隙狭窄、关节间隙内可见积气（箭）；G、H. MR T$_1$WI、T$_2$WI 矢状位示腰椎小关节骨质增生、小关节间隙变窄、边缘硬化。I. T$_2$WI 轴位示 L$_{4-5}$ 双侧小关节骨质增生、左侧小关节硬化，小关节间隙变窄消失；右侧小关节内可见积液征象（箭）

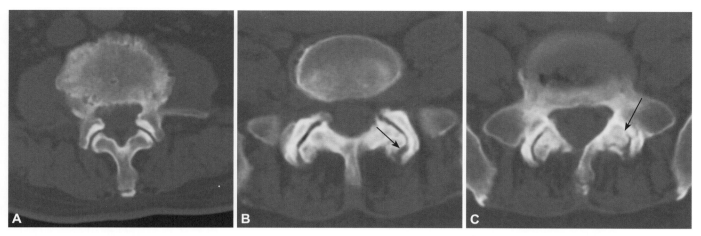

图 5.2.4-2 腰椎小关节骨关节病不同分级，CT 轴位。A. 1 级，腰椎小关节关节面硬化，小关节间隙轻度变窄；B. 腰椎小关节关节面不规则，中度狭窄，关节面硬化，骨赘形成（箭）；C. 腰椎小关节关节面不规则，左侧关节间隙重度狭窄（箭），几近消失，关节面硬化，骨赘形成

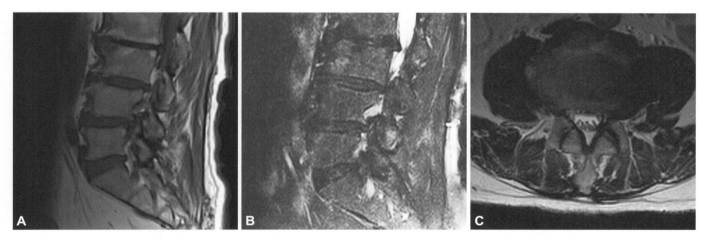

图 5.2.4-3 男，61 岁，腰椎小关节骨关节病。A. T₁WI 矢状位示腰椎小关节骨质增生、小关节间隙变窄；B.T₂WI 脂肪抑制序列矢状位示小关节信号增高；C. T₂WI 轴位示双侧小关节间隙明显变窄、小关节硬化

5.2.5 小关节滑膜囊肿
(Facet joint synovial cyst)

概述
- 好发于老年女性
- 腰椎：占 90%，其中 L_{4-5} 占 70%～80%；颈椎和胸椎不常见
- 囊肿与关节腔内液体相连，多位于邻近小关节的后外侧
- 病因：小关节退行性变或外伤形成，常与间盘退变和小关节病伴发。

临床特点
- 最常见的症状是慢性下腰痛
- 可出现神经性跛行
- 囊肿压迫神经时，出现神经根症状
- 如出血则出现急性疼痛。

病理
- 囊肿内含草黄的液体，并与关节相通，可有含铁血黄素或气体
- 镜下呈浆液性或黏液性液体（伴或不伴出血），囊壁由结缔组织或胶原纤维及弹力纤维构成，伴炎症细胞浸润、多核巨细胞或斑点状钙化。

影像学
- 检查方法的优势
  - X 线滑膜囊肿不能直接显示
  - CT 上可以显示滑膜囊肿
  - MRI 容易发现滑膜囊肿
- 滑膜囊肿大小多为 1～2cm
- 形态：可呈圆形、分叶状，边界清晰
- 常位于小关节的后外侧，也可位于前内侧
- 囊肿呈液体密度，多呈长 T_1 长 T_2 信号，类似脑脊液信号，脂肪抑制序列为高信号
- 出血时，内部密度增高，可呈短 T_1 短 T_2 信号
- 增强扫描示囊肿壁强化，边界清晰
- 囊肿壁可钙化。

鉴别诊断
- 当滑膜囊肿位于前内方，需鉴别以下疾病
  - 突出的间盘：突出的间盘与小关节不连续，通常位于前部硬膜外间隙，T_2WI 上呈等或稍高信号
  - 神经鞘肿瘤：髓外硬膜下最常见，呈哑铃型，增强后强化
  - 硬膜外脓肿：脓肿从小关节延伸出，类似滑膜囊肿，但范围可能较广，周围软组织水肿和强化
- 当滑膜囊肿位于后外方，需要与腱鞘囊肿鉴别，影像学很难鉴别，腱鞘囊肿不与关节相通并囊壁内缺乏滑膜上皮被覆。

诊断要点
- 滑膜囊肿与邻近小关节相通
- 多位于关节后外侧
- 呈液体密度影
- MR 呈长 T_1 长 T_2 信号影，边界清晰
- 增强扫描边缘强化。

治疗及预后
- 保守治疗：卧床休息；止痛剂；硬膜外和小关节注射
- CT 引导下经皮囊肿抽吸：囊肿类固醇注射 6 个月后，1/2～2/3 的患者有明显的症状缓解
- 单侧椎板切除术和黄韧带切除术：缓解神经根压迫和椎管狭窄。

参考文献
1. 赵文, 靳天涛. 腰椎椎小关节滑膜囊肿MRI诊断2例. 中国医学影像技术.2010, 26(8):1420.
2. 冯传汉, 张铁良.临床骨科学. 北京: 人民卫生出版社, 2004:1952-1955.

（刘 颖）

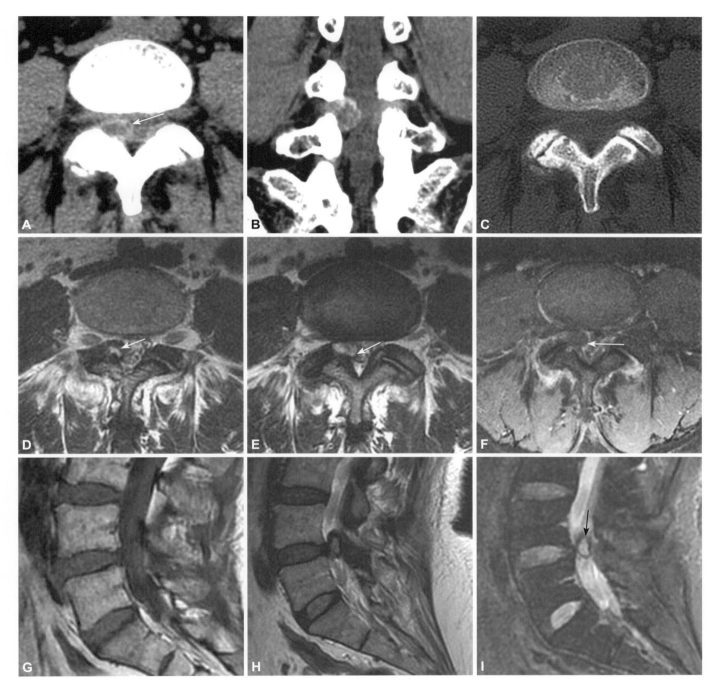

图 5.2.5-1 女，56 岁，腰椎小关节滑膜囊肿。A. CT 轴位软组织窗示 L₃₋₄ 右侧小关节前方可见类圆形低密度影，边缘可见环形影（箭）；B. CT 冠状位示 L₃₋₄ 右侧可见类圆形密度影；C. CT 轴位骨窗示椎体附件骨质未见明显受累；D、E. MR T₂WI 轴位示 L₃₋₅ 右侧小关节前方可见类圆形长 T₂ 信号影（箭），边缘可见环形低信号，与小关节关系密切；F. MR T₁ 增强轴位序列，可见环形强化（箭）；G～I. MR T₁WI、T₂WI、T₂ 脂肪抑制序列矢状位示 L₃₋₄ 水平椎管内可见长 T₁ 稍长 T₂ 信号影，边缘可见环形低信号（箭），抑脂像呈高信号（箭）

5.2.6 后纵韧带骨化
(Ossification of posterior longitudinal ligament, OPLL)

概述

- 脊柱后纵韧带骨化，压迫脊髓和（或）神经根
- 常见于中老年男性
- 通常 >50 岁，30 岁以下少见
- 男女比例为 2：1
- 颈椎最为多见，好发于 C_{3-5}，其次是 T_{4-7}
- 病因不明，可能的因素包括感染、自身免疫或创伤等。

临床特点

- 多数无症状，偶然发现
- 后纵韧带骨化生长，导致脊髓前方受压，引起脊髓后移
  - 表现为脊髓病变的患者症状与狭窄程度有关
  - 如果椎管直径 <6mm，几乎全出现症状
  - 直径 >14mm，很少出现症状
  - 当直径在 6~14mm 时，表现多变，颈椎活动度较大，容易产生症状
- 症状可表现为进行性四肢瘫痪或截瘫。

病理

- 后纵韧带的异常增厚及骨组织形成
- 与年龄匹配的对照组比较，OPPL 患者骨质密度增高
- OPLL 发生时，既沿纵轴生长，也向水平扩大
- 不同区域骨化进程不同。

影像学

- 检查方法的优势
  - X 线侧位片可显示后纵韧带骨化，但容易与小关节复合体重叠
  - CT 三维重建可以直观立体地显示病变
  - MRI 的多平面成像能更好地显示硬膜囊、脊髓及神经根受压情况
- 后纵韧带骨化表现为椎体后方后纵韧带的骨化
- 分为连续型、节段型、混合型等

  - 连续型：骨化呈条索状连续跨越数个椎体
  - 节段型：骨化块存在于每个椎体后缘，数个骨化灶可分别单独存在，而无联系。本型最为常见
  - 混合型：既有连续骨化块、又有节段骨化块
- 后纵韧带骨化表现为椎体后方纵行条形高密度影突向椎管
- 轴位呈特征性"倒 T"或"领结"征，表现为与邻近椎体皮质相连或与椎体后缘有一定间隙
- 后纵韧带骨化在所有脉冲序列中显示低信号
- T_2*GRE：后纵韧带骨化可见低信号；由于磁敏感效应会夸大椎管狭窄程度
- 继发椎管狭窄，容量变小
- 脊髓、神经受压移位变形
- 当发生脊髓水肿、变性或软化时，T_2WI 可呈现高信号。

鉴别诊断

- 颈椎病：通常在椎间隙水平，不会跨越 4 个或更多椎体水平，无"T"征
- 椎间盘钙化：在单个间盘水平出现肿块样钙化，无"T"征
- 脊膜瘤：可见硬膜尾征及 T_2 低信号钙化，增强扫描可见强化，无"T"征
- 硬膜外血肿：硬膜外血肿的密度没有后纵韧带骨化密度高；MRI 上不同时间的血肿信号变化特点不同。

诊断要点

- 多个椎体后方出现骨化
- 于 X 线侧位片、CT 矢状位表现为椎体后方条形高密度影，沿纵轴生长
- CT 及 MRI 轴位呈特征性"倒 T"或"领结"征，为 OPLL 的特征性表现
- MR 上增厚的低信号后纵韧带强烈提示 OPLL。

治疗及预后

- 无症状者，只需保守观察
- 有症状或椎管明显狭窄患者，进行手术解除压迫：椎板切除或减压椎管成形术。

参考文献

1. Epstein NE, Grande DA, Breitbart AS. In vitro characteristics of cultured posterior longitudinal ligament tissue. Spine, 2002, 27(1):56-58.

2. Matsunaga S, Sakou T, Taketomi E, et al.Clinical course of patients with ossification of the posterior longitudinal ligament: a minimum l0-year cohort study. J Neurosurg, 2004, 100(3 Suppl Spine):245-248.

（刘　颖）

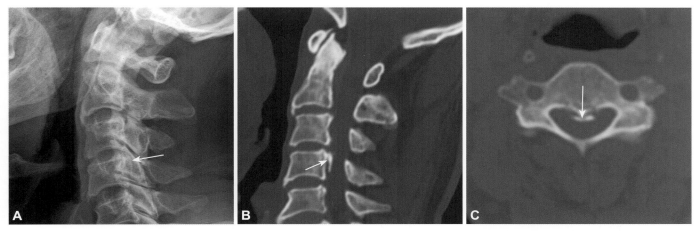

图 5.2.6-1　男，76 岁，OPLL，节段型。A. 颈椎侧位片，C₄ 椎体后缘可见线状高密度影（箭）；B、C. 颈椎 CT 矢状位及轴位骨窗，C₄ 椎体后缘可见条形高密度影（箭），轴位示与椎体有一定间隙，呈"倒 T"征（箭）

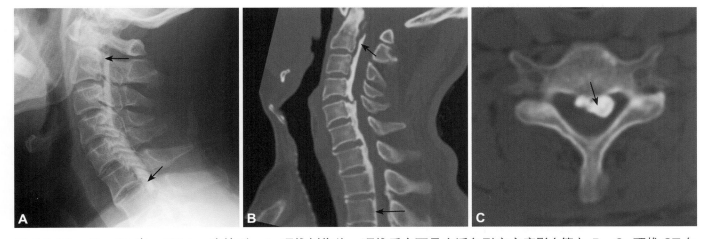

图 5.2.6-2　男，63 岁，OPLL，连续型。A. 颈椎侧位片，颈椎后方可见广泛条形高密度影（箭）；B、C. 颈椎 CT 矢状位及轴位骨窗，椎体后方可见广泛、连续条形高密度影，轴位该层面与骨皮质相连（箭）

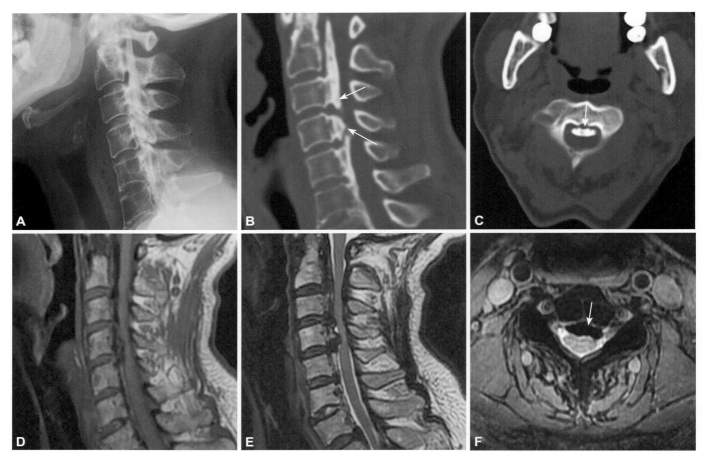

图 5.2.6-3 男，65 岁，OPLL，连续型。A. 颈椎侧位片；B. 颈椎 CT 矢状位重建骨窗，颈椎椎体后方可见广泛条形高密度影（箭），与椎体存在间隙，相应椎管变窄；C，颈椎 CT 轴位骨窗，颈椎椎体后方可见条形高密度影，与椎体可见间隙（箭）；D～F. 颈椎 MR T₁WI、T₂WI 矢状位、T₂WI 轴位，椎体后方可见线状低信号，与椎体后缘存在间隙（箭），相应硬膜囊及脊髓明显受压，椎管狭窄，C₃₋₅ 水平颈髓可见点片状高信号影

5.2.7 黄韧带骨化
(Ossification of ligamentum flavum, OLF)

概述

- 黄韧带骨化是临床常见的一种异位骨化现象，多数情况无临床表现，病情严重时可以对脊髓、神经、血管产生压迫，从而产生相应脊髓水平的症状和体征
- 中老年人群黄韧带骨化的患病率为 26%～64%，但只有其中很少的一部分人会发展为脊柱疾患，OLF 的年发病率约为 0.5/100000 人
- 男性发病率高于女性，男女比例约为 2∶1。该病以下胸段多见，约占 67%，上胸段 6%，中胸段较少
- OLF 的确切病因及发生机制尚未完全阐明，多数学者认为 OLF 为局部的机械因素、脂及微量元素代谢异常、遗传等多种因素共同作用的结果
- 病生理因素为相关肌肉的功能不全所致，脊柱轴线的偏移和继发的异常应力可导致韧带负荷过重，研究证实应力刺激能够促进黄韧带骨化的进程。

临床特点

- 绝大多数 OLF 起病隐匿，自然病程多进展缓慢，但一旦发病，病情呈进行性加重
- 早期大多数 OLF 患者无任何症状，部分患者伴有腰背痛、闷胀感等腰背部非特异性症状；病程发展至椎管狭窄、脊髓受压时，出现节段性神经系统症状及脊髓功能障碍
- 典型的临床症状为：腰背部疼痛、双下肢麻木、踩棉感、胸腹部束带感、下肢痉挛性麻痹等感觉功能障碍表现，双下肢无力、间歇性跛行、行走不稳运动功能障碍表现
- 典型的临床体征为：下肢肌张力增高，肌力正常或减弱，节段性脊神经支配区感觉障碍，膝腱、跟腱反射活跃或亢进，膝、踝阵挛，锥体束征阳性。

病理

- 黄韧带骨化处，黄韧带明显肥厚，局部外观近似于皮质骨。根据 OLF 的大体形态特征，可将其分为结节样、棘状、板状三种类型。

影像学

- OLF 于各检查方法的影像学表现
  - X 线为椎间孔区自椎板后缘凸向椎管内的高密度影，其形态可为结节状、棘状或板状
  - CT 能够更清晰地显示骨质改变及骨化病灶，典型黄韧带骨化表现为两侧椎板前缘呈 "V" 形高密度影凸入椎管内，两侧骨化多不对称
  - 轴位 CT 检查可以良好地显示骨化块的形态、大小、累及节段，并可以测量椎管侵占率；应用 CT 三维重建可以直观地观察 OLF 累及的节段以及 OLF 与邻近结构的位置关系
  - MRI 同样可清晰地显示 OLF 的位置、累及的节段，并且由于软组织分辨率高，可良好地显示受压的硬膜囊和脊髓的形态、受压程度及髓内有无异常
  - 骨化的黄韧带在 T_1WI 和 T_2WI 均呈低信号，硬膜外脂肪移位，脊髓可受压变形。如在 T_2WI 像上出现脊髓异常高信号，则表明脊髓受压损伤严重。

鉴别诊断

- 弥漫性特发性骨肥厚症：中老年发病，多发生于脊柱，表现为脊柱骨肥厚、椎前外侧韧带钙化、骨赘形成，也可发生于全身骨与肌腱附着点的钙化和骨质增生
- 氟骨症：氟中毒时可引起严重的脊柱骨刺和韧带钙化，特别多见于骶结节韧带，并伴有骨与大关节的明显疼痛，运动受限，可伴有厌食或便秘。

诊断要点

- 起病隐匿，慢性病程
- 具有胸（腰）椎管狭窄症的临床表现
- 临床体征为上运动神经元损害
- 影像学检查在责任节段黄韧带区发现异位骨化

块，硬膜囊受压，硬膜外脂肪中断，脊髓受压变形

- 除外其他疾病。

治疗及预后

- 保守治疗：症状轻微的患者行卧床休息、物理疗法和消炎镇痛、营养神经等非手术治疗方法有缓解症状作用
- 对于 OLF 明显压迫脊髓导致脊髓功能障碍者，应建议手术治疗。外科治疗的原则是充分减压，彻底切除致压的 OLF 节段。

参考文献

1. Ahn DK, Lee S, Moon SH, et al. Ossification of the ligamentumflavum. Asian Spine J, 2014, 8(1):89-96.
2. Feng FB, Sun CG, Chen ZQ. Progress on clinical characteristics and identification of location of thoracic ossification of the ligamentum flavum.Orthop Surg, 2015, 7(2):87-96.

（刘 颖 田 帅）

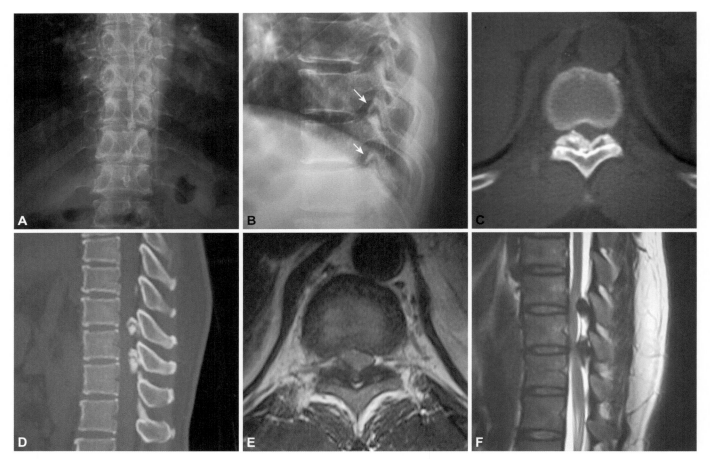

图 5.2.7-1　男，41 岁，胸椎管狭窄症。A. 胸椎正位 X 线片显示病变椎间隙显示欠清，局部椎板投影区密度增高；B. 胸椎侧位 X 线片显示 T₉-₁₁ 椎间孔区见棘状骨性密度影，并凸向椎管内，为骨化的黄韧带（箭）；C、D. 胸椎 CT 平扫轴位及矢状位，显示两侧椎板前缘呈 "V" 形高密度影凸入椎管内，右侧著，继发椎管狭窄；T₈-₁₁ 水平黄韧带骨化，硬膜囊及胸髓明显受压，局部椎管侵占率超过 50%；E、F. 胸椎 MRI 平扫 T₂WI 显示多节段黄韧带骨化，继发椎管狭窄，硬膜囊及胸髓明显受压，T₉ 水平脊髓内见片状长 T₂ 信号影

5.2.8 椎体不稳 (Vertebral instability)

概述

- 由于脊柱功能单位（又称脊柱的运动节段，包括相邻的两个脊柱及其之间的链接结构）的稳定性降低导致运动节段的运动异常或范围增加
- 当脊柱运动时，相对于邻近椎体，椎体运动程度比正常时增加
- 好发年龄：>50 岁，常见于 50～60 岁女性；20% 的椎体不稳患者，在 10 多岁时开始出现症状
- 可发生在任何脊柱节段，其中颈椎、腰椎常见。

临床特点

- 颈部及腰部疼痛
- 神经根症状，表现为单侧肢体的放射痛、麻木、无力
- 如颈髓压迫，出现痉挛性共济失调性步态，四肢无力，肌肉萎缩。

病理

- 颈椎及腰椎退行性变
- 在长期高负荷应力作用下反复屈伸运动，关节突周围关节囊和韧带松弛，引起椎体不稳定
- 双侧关节突关节失去了正常的对应关系，关节突关节间隙变窄、关节面变薄，逐渐强直融合。

影像学

- X 线侧位片、伸屈位片显示正常椎前缘、椎后缘及棘突后缘连线为三条相互平行的光滑连续曲线，当椎体不稳时椎体缘不在一条曲线上
- 过屈 / 过伸位：椎体移位运动增大，椎间位移 >3mm，$L_5\text{-}S_1$>5mm
- 沿相邻椎体后缘画两条线，两者相交的锐角 >10°
- 严重者出现椎体滑脱
- 相邻椎体骨质增生
- 退行性间盘病变，椎间隙高度降低。

鉴别诊断

- 椎体退行性滑脱：好发于老年女性，腰椎最常见；侧位时椎体出现明显的前向或后向移位，椎弓峡部完整，伴椎间盘相对膨出、椎管狭窄
- 椎体峡部不连：椎体出现移位，且椎弓峡部不连续。

诊断要点

- 椎体不稳好发年龄 >50 岁
- 颈、腰椎常见
- X 线伸屈位时椎体移位增大，椎间位移 >3mm，$L_5\text{-}S_1$>5mm，椎体成角 >10°。

治疗及预后

- 非手术疗法：锻炼、理疗、药物治疗疼痛，如 NSAIDs
- 非手术疗法无效时需行手术治疗，椎体融合术。

参考文献

1. Fritz JM, Piva SR, Childs JD. Accuracy of the clinical examination to predict radiographic instability of the lumbar spine. Eur Spine J, 2005, 14(8):743-750.
2. 冯传汉, 张铁良. 临床骨科学. 人民卫生出版社, 2004:1952-1955.

（刘 颖）

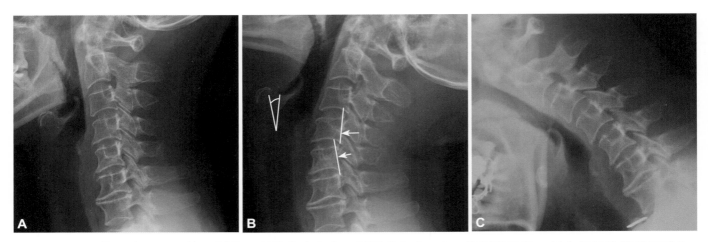

图 5.2.8-1 颈椎不稳。A. X 线正侧位示颈椎曲度变直，顺列尚存在。C$_{6-7}$ 椎间隙变窄，相应椎体边缘骨质增生、小关节硬化；B. X 线过伸位示 C$_{3-5}$ 顺列差，C$_3$、C$_4$ 椎体向后方移位，C$_4$ 后移约 3mm，C$_{4-5}$ 椎体成角约 20° （箭）；C. X 线过屈位示 C$_{3-5}$ 顺列较过伸位整齐

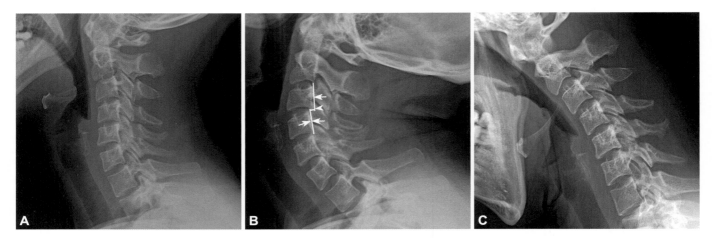

图 5.2.8-2 颈椎不稳。A. X 线正侧位示颈椎曲度变直，顺列尚存在；B. X 线过伸位 C$_{3-5}$ 顺列差，以 C$_{3-4}$ 为著，C$_3$ 椎体后移，测量椎体后缘线（箭），间距约 3.1mm（箭头）；C. X 线片过屈位示顺列存在

5.2.9 椎体滑脱
(Spondylolisthesia)

概述

- 椎管滑脱分为退行性椎体滑脱和椎弓峡部不连导致的椎体滑脱
- 退行性椎体滑脱
  - 为脊柱退行性变所致
  - 多见于中年以后
  - 女性多见
  - 腰椎最常见，其次是颈椎，胸椎几乎不发生
  - 根据椎体滑脱的方向分为前滑脱、后滑脱、左右滑脱（少见）
- 椎弓峡部不连椎体滑脱
  - 峡部不连是指同一椎骨的上、下关节突之间的缺损
  - 82% 的峡部不连发生在 L5，其余多在 L4
  - 常累及双侧，为对称性。

临床特点

- 根据椎体滑脱程度不同，症状轻重不一
- 退行性椎体滑脱
  - 与椎间盘突出症状类似
  - 颈椎表现为头颈部和上臂的麻痛不适
  - 腰椎主要为腰腿部疼痛不适
  - 疼痛症状持续很长时间
  - 查体直腿抬高试验或股神经牵拉试验（-）
- 椎弓峡部不连椎体滑脱
  - 下腰痛，有明显的腰部后伸痛，多发生于劳动后，休息后可好转
  - 疼痛向腰臀部及大腿后放射，很少涉及小腿
  - 查体局部深压痛。

病理

- 退行性椎体滑脱
  - 由于椎间盘变性和脱水，导致椎间隙变窄，盘-椎连接松动，脊柱节段之间的稳定性下降，是造成椎体滑脱的最重要原因之一
  - 椎体附件的结构差异，如椎小关节突变性也是

造成椎体滑脱的重要因素之一
  - 异常的机械应力作用
  - 小关节囊及韧带肌肉松弛
- 椎弓峡部不连椎体滑脱
  - 先天性因素：先天发育不良所致峡部狭长而薄弱，引起椎体滑脱
  - 后天性因素
  - 在反复进行剧烈背伸活动时，腰椎峡部承受增加的重复应力、压力以及剪切力，造成峡部的分离或吸收
  - 峡部出现多次疲劳骨性微小骨折，骨折不断愈合使峡部虽未断裂但被延长，薄弱的峡部最终会断裂，造成椎体的滑脱
  - 急性外伤导致峡部断裂。

影像学

- 根据 Meyerding 法，将滑脱下位椎体上缘分为四等份，根据上位椎体后缘与其位置关系，分为 Ⅰ ~ Ⅳ度
  - Ⅰ度：<25% 的椎体移位
  - Ⅱ度：25%~49% 的椎体移位
  - Ⅲ度：50%~74% 的椎体移位
  - Ⅳ度：75%~100% 的椎体移位
- 退行性椎体滑脱
  - 椎弓峡部连续
  - 下段颈椎滑脱多向前，上段颈椎滑脱多向后
  - 腰椎 L_4、L_5 椎体易出现前滑脱，L_3 及其以上椎体后滑脱多见
  - X 线、CT 及 MRI 可见椎体前移或椎体后移
  - X 线及 CT 上可见滑脱椎体相应椎间隙狭窄
  - 椎小关节骨质增生、伴半脱位
  - 滑脱椎体下方层面椎间盘相对于上位椎体呈膨出表现
  - 双椎小关节征
  - 相应椎体边缘骨质增生
  - MR 可以清晰显示神经根、脊髓受压

- 椎弓峡部不连椎体滑脱
  - 椎弓峡部断裂，裂隙越宽椎体移位越明显
  - X 线、CT 表现为椎弓峡部可见透亮线影，MR 表现为线状长 T_1 长 T_2 信号影，多为双侧，也可仅累及单侧
  - CT 及 MR 轴位表现为与下一椎体呈双椎体后缘，相应椎间盘膨出
  - 双椎小关节征
  - 椎体滑脱引起相应水平椎间孔变扁
  - MR 可以清晰显示神经根、脊髓受压神经根压迫。

鉴别诊断

- 退行性椎体滑脱需与椎弓峡部不连椎体滑脱鉴别，椎体峡部是否相连是鉴别两者最重要一点，退行性椎体滑脱好发于老年女性，有小关节退变，椎弓峡部完整；椎体峡部不连椎体滑脱可见椎弓峡部骨质不连续。

诊断要点

- 椎体退行性滑脱以腰椎最常见
  - 椎体出现移位

- 椎弓峡部连续
  - 伴椎间盘相对膨出
  - 小关节半脱位
- 椎弓峡部不连椎体滑脱
  - 椎体峡部不连续，伴椎体滑脱
  - 轴位呈"双椎小关节征"。

治疗及预后

- 退变早期，症状轻微，不需要手术干预
- 不稳定期，需要进行稳定融合手术
- 峡部不连
  - 无下肢神经根受压症状者保守治疗
  - 手术治疗：植骨融合术，内固定＋植骨融合术。

参考文献

1. Dilip K, Sengupta, Harry N. Degenerative spondylolisthesis: review of current trends and controversies. Spine, 2005, 30(65):S71-81.
2. Logroscino G, Mazza O, Aulisa G.Spondylolysis and spondylolisthsis in the pediatric and adolescent population.Pitta L Childs Nerv Syst, 2001, 17 (11) : 644-655.

（刘　颖）

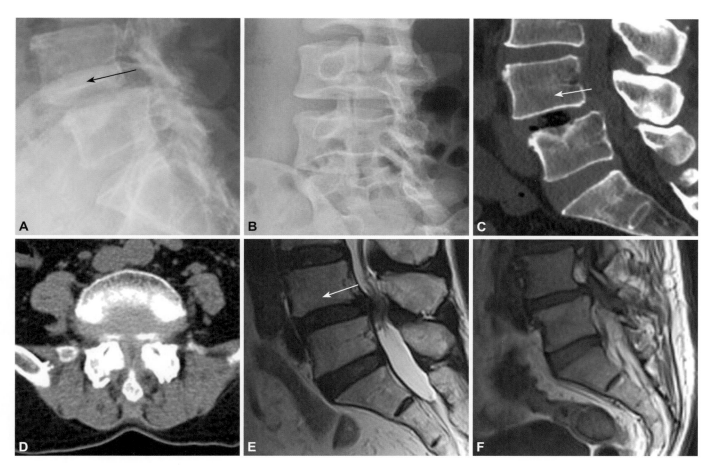

图 5.2.9-1 腰椎退行性滑椎。A. X 线侧位示 L4-5 椎体顺列差，L4 椎体前移（箭）；B. 双斜位 L4 峡部连续；C. CT 矢状位重建骨窗示 L4-5 椎体顺列差，L4 椎体前移（箭），相应水平椎管狭窄；D. CT 轴位软组织窗可见椎间盘膨出，椎小关节结构紊乱，骨质增生，小关节间隙变窄；E. MR 矢状位 T2WI 示 L4-5 椎体顺列差，L4 椎体前移（箭），L4-5 椎间盘膨出，相应水平椎管狭窄、扭曲；F. 矢状位 T1WI 示 L4 峡部连续

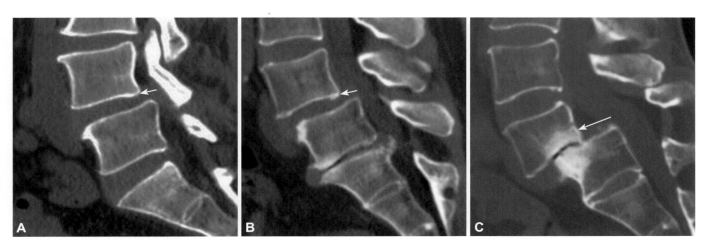

图 5.2.9-2 腰椎退行性滑椎，不同分级。A. Ⅰ度，CT 矢状位重建骨窗示 L4-5 椎体顺列差，L4 椎体前移，未达 1/4 椎体（箭）；B. Ⅱ度，L4-5 椎体顺列差，L4 椎体前移，约 1/4 椎体（箭）；C. Ⅲ度，L4-5 椎体顺列差，L4 椎体明显前移，超过 1/2 椎体（箭）

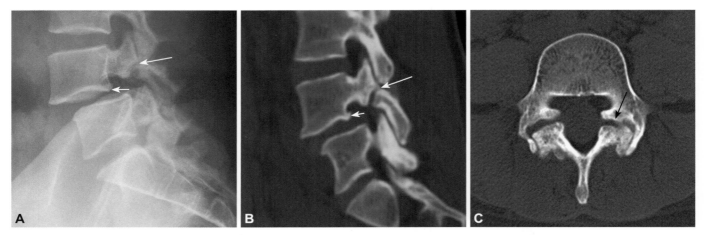

图 5.2.9-3　男，15 岁，先天性 L₄ 峡部不连、滑椎。A. X 线侧位显示 L₄ 峡部不连，L₄ 椎体前移超过 1/4 椎体，Ⅱ度（箭）；B. CT 矢状位重建骨窗示 L₄ 峡部不连，L₄ 椎体前移，超过 1/4 椎体（箭）；C. CT 轴位显示双椎小关节征（箭），相应小关节结构紊乱

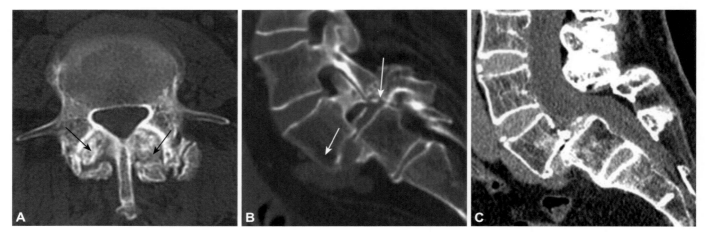

图 5.2.9-4　女，39 岁，L₅ 椎弓峡部不连、继发退行性变。A. CT 轴位示双椎小关节征（箭）；B、C. CT 矢状位重建示 L₅-S₁ 顺列差，L₅ 椎体明显前移，椎间隙变窄，L₅ 椎弓峡部不连，超过 3/4 椎体（箭）

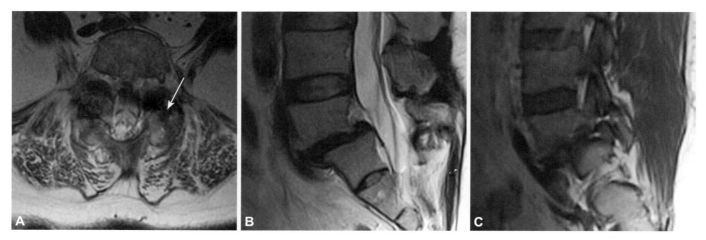

图 5.2.9-5　男，61 岁，腰椎弓峡部不连。A. MR T₂WI 轴位示 L₅ 双侧小关节结构紊乱，呈 "双小关节征"（箭），小关节间隙变窄、骨质增生；B、C. MR T₂WI、T₁WI 示 L₅ 峡部不连，L₅ 椎体前移，超过 1/4 椎体，L₅-S₁ 椎间隙变窄，椎间盘相对膨出

5.2.10 椎管狭窄
(Spinal stenosis)

概述

- 椎管狭窄分为先天性椎管狭窄和获得性椎管狭窄两类
- 先天性椎管狭窄
  - 椎管前后径狭窄，骨性椎管直径小于正常值
  - 好发部位：腰椎 > 颈椎 > 胸椎
  - 大小：颈椎椎管绝对前后径 <13mm；腰椎椎管绝对前后径 <15mm
  - 形态：腰椎椎管呈三叶草型
  - 年龄：男性多于女性，10 多岁可能出现，最常见于 40 ~ 50 岁，发病年龄比退行性狭窄要年轻
- 获得性椎管狭窄
  - 最常继发于多种退行性改变
  - 好发部位：颈椎、腰椎，其中下腰椎，L$_{4-5}$ 常见
  - 年龄：多 >50 岁，女性易伴发退行性滑椎。

临床特点

- 先天性椎管狭窄
  - 颈椎：放射性上肢痛或麻木，渐进性脊髓病变或可逆急性神经系统障碍
  - 腰椎：下腰痛，单侧或双侧放射痛，间歇性跛行，马尾综合征
- 获得性椎管狭窄
  - 椎管狭窄相对应部位的疼痛、感觉异常
  - 主要是下腰痛、下肢痛
  - 肢体麻木、无力
  - 间歇性跛行
  - 影像上椎管狭窄的程度可能与症状并不匹配。

病理

- 先天性椎管狭窄
  - 非特异性，最常见于先天性软骨发育不全
  - 椎体与椎弓根过早骨化，造成椎弓根变短，椎板增宽、增厚，最终造成椎管变小
- 获得性椎管狭窄
  - 继发于脊柱退行性、外伤和医源性等原因导致的狭窄
  - 构成椎管结构的任何部分突向椎管内，都会使椎管容积变小、变窄。

影像学

- 先天性椎管狭窄
  - X 线侧位可显示椎管前后径变短
  - X 线正位、CT 冠状位重建示椎弓根间距减小
  - CT 矢状位可以测量椎管前后径狭窄的程度
    椎管前后径（椎体后缘至棘突椎板线的最短距离）变短
    颈椎椎管 <13mm
    胸椎椎管 <10mm
    腰椎椎管 <15mm
  - CT 轴位可呈三叶草型（腰椎）、椎弓根变短、椎板增宽及变厚
  - 硬膜囊受压，局部硬膜外脂肪间隙消失
  - 椎间盘退变
  - 小关节退行性改变、小关节肥大、骨质增生
  - MR T$_1$WI 轴位显示小关节信号减低；椎体骨髓改变，提示合并退行性变化
  - MR T$_2$WI 轴位显示硬膜囊、脊髓受压，局部硬膜外脂肪间隙消失
- 获得性椎管狭窄
  - X 线侧位、CT 矢状位清晰显示椎管矢状径狭窄，诊断标准同先天性椎管狭窄
  - MR T$_2$WI 轴位及矢状位显示椎管硬膜外脂肪间隙减小，硬膜囊及脊髓受压
  - 常伴有椎间隙变窄，椎间盘疾病（膨出、突出）、小关节病，骨赘形成
  - 常伴有后纵韧带和黄韧带骨化
  - 部分合并峡部不连，椎体滑脱
  - 侧隐窝狭窄：侧隐窝小于 3mm
  - 椎间孔狭窄：椎体后缘、上关节突的骨质增生可造成椎间孔狭窄。

鉴别诊断

- 先天性椎管狭窄需与获得性椎管狭窄鉴别，先天性椎管狭窄发病年龄相对较轻，椎弓根变短，伴发的退行性改变较轻；获得性椎管狭窄椎弓根一般不窄，常合并椎小关节半脱位、峡部不连、椎间盘及小关节退行性改变，后纵韧带及黄韧带的肥厚骨化。

诊断要点

- 椎管狭窄表现为管径变小，前后径小于正常值
- 先天性椎管狭窄一般椎弓根变短
- 获得性椎管狭窄多继发于退行性改变。

治疗及预后

- 先天性椎管狭窄：出现症状后，多需要进行手术治疗，如椎板切除减压术
- 获得性椎管狭窄：非手术疗法如卧床、牵引、止痛药、注射治疗、热疗。非手术疗法无效时，需要进行手术治疗，以椎板切除、减压为主。

参考文献

1. 张立, 党耕町, 王超, 等. 退变性腰椎管狭窄症患者颈椎管的X线测量. 中华医学杂志, 2006, 86(45):3193-3196.
2. 胡少平, 俞红文. 退行性腰椎管狭窄的螺旋CT诊断及临床意义. 实用骨科杂志, 2010, 16(6):438-440.
3. 冯传汉, 张铁良. 临床骨科学. 人民卫生出版社, 2004:1952-1955.

（刘　颖）

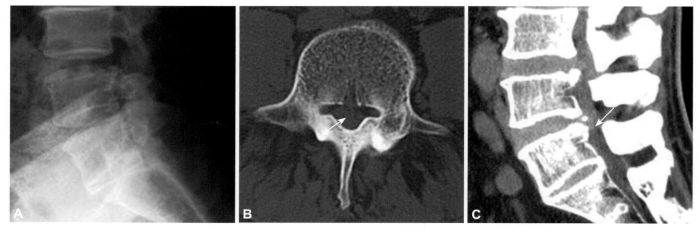

图 5.2.10-1　男，50 岁，先天性腰椎椎管狭窄。A. X 线侧位示腰椎管前后径变窄，前后径约 9mm；B. CT 轴位骨窗示椎管前后径减小，椎管呈三叶草形（箭），椎弓根变短，椎板增宽；C. CT 矢状位软组织窗示椎管前后径减小（箭），L₄₋₅ 椎间盘轻度退变

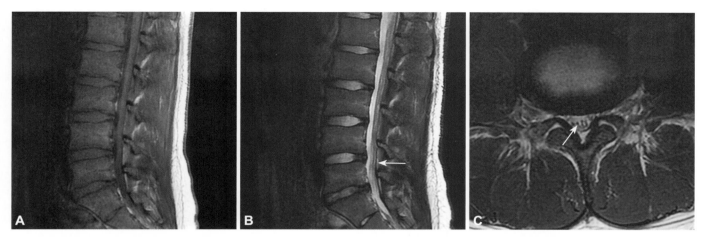

图 5.2.10-2　男，45 岁，先天性腰椎椎管狭窄。A、B. MRI 矢状位 T₁WI、T₂WI 示椎体前后径减小（箭），硬膜囊变扁；C. 轴位 T₂WI 示椎管前后径减小（箭），椎管呈三叶草形

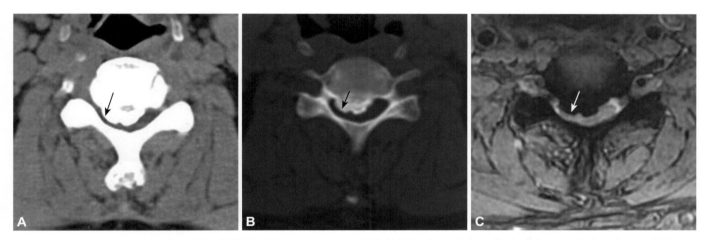

图 5.2.10-3　男，65 岁。获得性颈椎椎管狭窄。A、B. CT 轴位软组织窗、骨窗示椎体后方可见骨性密度影（箭），向后方椎管内明显突出，相应硬膜囊明显受压，继发椎管狭窄；C. MR T₂WI 轴位示椎体后缘后纵韧带骨化（箭），相应硬膜囊、颈髓受压，继发椎管狭窄，相应水平颈髓内可见长 T₂ 信号影

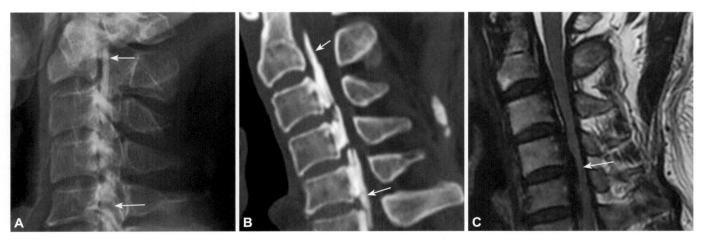

图 5.2.10-4　男，65 岁，获得性颈椎椎管狭窄。A. X 线侧位显示 C₂₋₅ 椎体后方可见条形骨性密度影（箭），继发椎管狭窄；B. CT 矢状位示 C₂₋₅ 椎体后方后纵韧带骨化（箭），相应硬膜囊受压，继发椎管狭窄；C. MR 矢状位 T₂WI 示 C₂₋₅ 椎体后缘可见条形低信号影，相应硬膜囊、颈髓明显受压，颈髓变细，C₄₋₅ 水平颈髓内可见条形高信号影（箭）

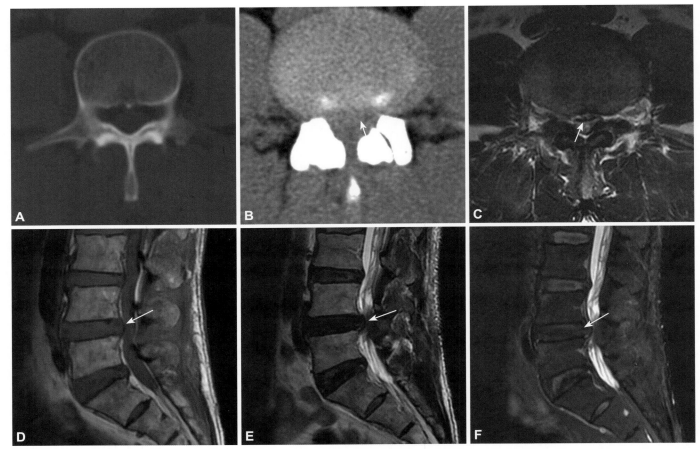

图 5.2.10-5 男，64 岁，混合性腰椎管狭窄。A. CT 轴位骨窗显示 L4 椎体水平椎管狭窄；B. CT 轴位软窗显示 L4-5 水平椎间盘突出（箭），继发相应水平椎管狭窄；C. MR T2WI 轴位示 L4-5 椎间盘向后方突出（箭），相应硬膜囊受压，继发椎管狭窄；D ~ F. MR T1WI 矢状位、T2WI 矢状位、T2WI 矢状脂肪抑制序列示 L4-5 椎间盘向后方突出（箭），相应硬膜囊受压，继发椎管狭窄

5.2.11 弥漫性特发性骨肥厚 (Diffuse idiopathic skeletal hyperostosis, DISH)

概述
- 又称弥漫性特发性骨质增生症
- 常见于中老年男性，通常 >50 岁
- 随年龄增长而逐渐增多
- 男女比例为 2∶1
- 胸椎最常见，其次是颈椎、腰椎
- 病因不明，可能与糖尿病、血脂异常、高尿酸血症、酗酒等不良习惯有关。

临床特点
- 经常偶然发现
- 患者常主诉间歇性脊柱僵直、活动受限
- 晨起、久坐或天冷时症状加重，轻度活动后缓解
- 疼痛与附着点炎、肌腱炎有关
- 当前方骨质压迫食管时可出现吞咽困难。

病理
- 不明原因刺激导致脊柱的前纵韧带、椎旁结缔组织和纤维的局限性或广泛钙化或骨化。

影像学
- 至少 4 个相邻椎体节段前外侧连续性骨化，主要在胸椎部位
- 早期骨化带呈波纹状，后为宽大、不规则的柱样骨化带
- 椎间隙存在
- 间盘多数不受累
- 小关节一般不受累
- X 线侧位片显示最清晰
- CT 矢状位骨窗可见增厚的前纵韧带骨化，且与椎体骨不相连
- MR 对于诊断 DISH 不是必须的，沿着椎体前缘的前纵韧带骨化，如果显著钙化则呈现低信号；如果骨髓脂肪浸润，则呈等信号
- 前纵韧带骨化基本不强化（类似椎体骨髓）。

鉴别诊断
- 颈椎病：很少有连续达或超过 4 个节段的，通常局限于椎间盘水平；更易累及小关节、伴有间盘退变
- 强直性脊柱炎：多见于青年男性；一般出现骶髂关节、脊柱小关节的强直；可出现前纵韧带骨化、薄而平；实验室检查 HLA-B27 阳性
- 银屑病或反应性关节炎：一般有临床病史，多为较大的骨赘，呈跳跃式分布，可伴有骶髂关节强直。

诊断要点
- 椎体前缘连续 4 个相邻椎体节段前外侧连续性骨化
- 间盘及小关节多数不受累，骶髂关节不受累。

治疗及预后
- 大部分保守观察
- 如有与 DISH 相关的严重症状，可考虑骨赘切除术。

参考文献

1. Mader R. Diffuse idiopathic skeletal hyperostosis: a distinct clinical entity. Isr Med Assoc J, 2003, 5(7):506-508.
2. Holgate RL, Steyn M. Diffuse idiopathic skeletal hyperostosis: diagnostic, clinical, and paleopathological considerations. Clin Anat, 2016, 29(7):870-877.

（刘 颖）

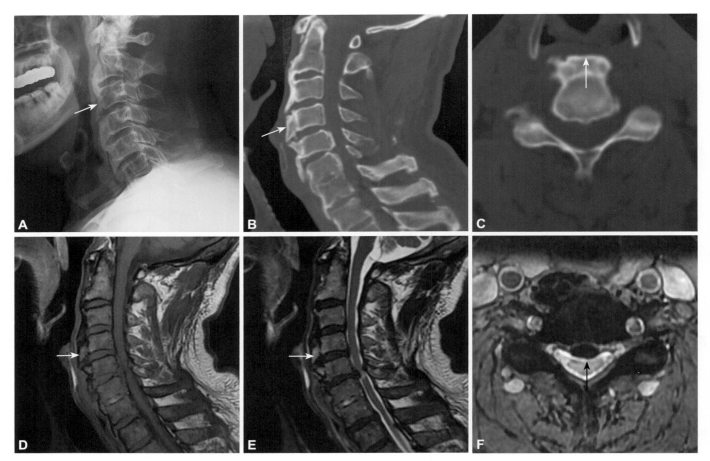

图 5.2.11-1 男，70 岁，DISH。A. 颈椎侧位片，C$_{2-7}$ 椎体前缘可见条形高密度影（箭）；B. 颈椎 CT 矢状位，椎体前缘可见广泛前纵韧带骨化（箭），呈条形高密度影，相应椎间隙存在；C. 颈椎 CT 轴位，椎体前缘可见条形高密度影；D ~ F. 颈椎 MR T$_1$WI 矢状位、T$_2$WI 矢状位、轴位，颈椎椎体广泛前纵韧带骨化，呈等长 T$_1$ 信号、等短 T$_2$ 信号影（箭），诸椎间隙尚在，C$_{5-6}$ 椎间盘突出（箭），相应硬膜囊受压，继发椎管狭窄，C$_{5-6}$ 颈髓可见斑片状长 T$_1$ 长 T$_2$ 信号影

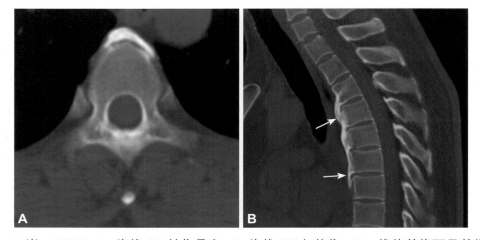

图 5.2.11-2 男，40 岁，DISH。A. 胸椎 CT 轴位骨窗；B. 胸椎 CT 矢状位，T$_{3-6}$ 椎体前缘可见前纵韧带骨化，呈条形高密度影（箭），局部向前突起，诸椎间隙存在

脊柱及脊髓肿瘤性病变

6.1 概述

脊柱肿瘤临床及流行病学特点

- 发生于脊柱的肿瘤及肿瘤样病变占全身骨肿瘤的5%~8%
- 恶性与非恶性脊柱肿瘤的比率约为2：1
  - 最常见的脊柱非恶性肿瘤为血管瘤，约占所有原发脊柱肿瘤的28%；其次为骨巨细胞瘤（16%）、骨母细胞瘤（4.4%）、动脉瘤样骨囊肿（2.9%）、朗格汉斯细胞组织细胞增多症（3.9%）、骨软骨瘤（3.8%）
  - 最常见的脊柱恶性肿瘤是转移瘤，但脊柱最常见的原发恶性骨肿瘤为脊索瘤，占9.8%；其次为多发性骨髓瘤、软骨肉瘤、淋巴瘤、尤因肉瘤等
- 不同脊柱肿瘤好发年龄不同。随着年龄的增长，恶性脊柱肿瘤发生的概率增加，良性脊柱肿瘤发生概率减低
  - 朗格汉斯细胞组织细胞增生症好发于10岁以下儿童，成人较少见
  - 骨样骨瘤、动脉瘤样骨囊肿、骨纤维异常增殖症、尤因肉瘤好发于20岁以下
  - 骨母细胞瘤、骨软骨瘤好发于10~30岁
  - 骨巨细胞瘤、骨样骨瘤好发于20~30岁
  - 血管瘤好发于30~40岁
  - 淋巴瘤有两个发病高峰，即20岁以下及40岁以上
  - 转移瘤、骨髓瘤、软骨肉瘤、骨肉瘤、脊索瘤均好发于40岁以上中老年人。

脊柱肿瘤基本影像学特点

椎骨好发部位

- 好发于椎体：血管瘤、朗格汉斯细胞组织细胞增生症、骨巨细胞瘤、浆细胞瘤、脊索瘤、淋巴瘤、转移瘤等，均可延至椎弓根
- 好发于附件：骨样骨瘤、骨母细胞瘤、动脉瘤样骨囊肿、骨软骨瘤、软骨肉瘤、尤因肉瘤等。其中除骨样骨瘤和骨软骨瘤外，这些肿瘤均可起源于附件并向前蔓延至椎体
- 肿瘤较大时或椎体附件均全部受累时，无法判断肿瘤在椎骨的起源。

病变数目

- 单发/多发、有无累及邻近椎骨对诊断起提示作用
- 良性、恶性脊柱肿瘤均可多发
  - 可多发的常见良性肿瘤有血管瘤、骨软骨瘤、骨纤维异常增殖症
  - 可多发的常见中间型肿瘤有朗格汉斯组织组织细胞增生症
  - 可多发的恶性肿瘤有转移瘤、多发骨髓瘤、淋巴瘤、尤因肉瘤等
- 累及邻近椎骨的恶性多见，如骨肉瘤、软骨肉瘤、淋巴瘤、尤因肉瘤、脊索瘤、多发骨髓瘤；中间型脊柱肿瘤如朗格汉斯细胞组织细胞增生症和动脉瘤样骨囊肿也可累及邻近椎骨；孤立性浆细胞瘤、动脉瘤样骨囊肿、骨巨细胞瘤可穿透椎间盘蔓延至邻骨。

骨质破坏

- 骨质破坏是指局部骨质被病理组织所取代造成的骨质缺失。骨皮质、骨松质均可发生破坏，骨质破坏不仅是肿瘤细胞直接作用的结果，而且也反映了正常的破骨细胞对不断增大的肿块压力的反应性活动
- 肿瘤引起的骨质破坏形态与肿瘤的生长速度密切相关。骨质破坏可表现为地图样、虫蚀样、渗透样骨质破坏
- 地图样骨质破坏
  - 提示肿瘤生长相对缓慢、呈团块状在骨内堆积
  - 大部分良性肿瘤为地图样骨质破坏，如骨纤维异常增殖症、朗格汉斯细胞组织细胞增生症等
  - 少数低度恶性肿瘤也表现为此种形式破坏，如转移瘤、淋巴瘤等
  - 膨胀性骨质破坏为地图样骨质破坏的特殊类型。膨胀性骨质破坏发生的机制为当骨肿瘤长大到一定程度后，骨皮质内部破骨、骨外膜增生形成新骨，使骨逐渐膨胀、扩张；当原有的骨皮

质完全破坏消失后，肿瘤边缘可完全被骨膜新生骨壳包裹

- 膨胀性骨质破坏多见于良性及中间型肿瘤，如脊柱单纯性骨囊肿、动脉瘤样骨囊肿、骨巨细胞瘤、血管瘤、骨纤维异常增殖症、朗格汉斯细胞组织细胞增生症、内生软骨瘤、软骨母细胞瘤、骨母细胞瘤
- 少数脊柱恶性肿瘤也可表现为膨胀性骨质破坏，例如细胞瘤、多发性骨髓瘤、纤维肉瘤、转移瘤等，但恶性肿瘤膨胀样改变轻微、骨皮质不连续
- 虫蚀样骨质破坏
  - 表现为小孔状、簇状的不规则溶骨性骨质破坏区，大小不一（2~5mm），边缘模糊，可单个发生、也可融合，内可有残留的未破坏的正常骨质
  - 虫蚀样骨质破坏提示肿瘤侵袭性生长，主要见于恶性肿瘤，例如转移瘤、淋巴瘤；还可见于侵袭性生长的中间型肿瘤，如朗格汉斯细胞组织细胞增生症
- 渗透状骨质破坏
  - 肿瘤细胞在骨皮质未破坏之前，沿着骨哈弗斯管和福尔克曼管蔓延，在骨膜新生骨小梁之间、松质骨小梁之间浸润
  - 表现为多发、大小一致（小于1mm）、卵圆形、筛孔样的低密度骨质破坏区，边界模糊，早期位于肿瘤的边缘或突破骨皮质的部位，但后期可引起骨皮质中断、病理骨折
  - 代表肿瘤呈高度侵袭性，生长非常迅速，见于脊柱高度恶性肿瘤，例如尤因肉瘤、骨肉瘤、淋巴瘤、转移瘤等。

肿瘤边界

- 在一定程度上提示肿瘤的良恶性信息
- 病变边界间接反映了肿瘤生长的速度及宿主骨对肿瘤刺激的反应。据此，病灶边缘可分为边界清晰、有硬化边，边界清晰、无硬化边以及边界模糊不清
  - 边界清晰伴完整硬化边代表生长缓慢的良性病变，硬化边可厚、可薄，生长越慢、硬化边越

厚；组织学上硬化边表现为病灶周围残留骨小梁断端之间的一层板层骨。此种边界见于脊柱良性骨囊肿、骨纤维异常增殖症、骨脂肪瘤、骨样骨瘤。肿瘤边界清晰伴断续硬化边，提示肿瘤生长慢，骨质边破坏、边修复，因此产生断续硬化边；例如动脉瘤样骨囊肿、骨巨细胞瘤、朗格汉斯细胞组织细胞增生症的骨质修复期。脊柱骨巨细胞瘤与四肢骨巨细胞瘤不同，脊柱骨巨细胞瘤因承重可产生反应性断续硬化边，而四肢骨巨细胞瘤边界清晰不伴硬化

- 边界清晰、无硬化边，骨小梁残端可直达肿瘤边缘，所见病变与边界清晰伴硬化边的病变类似，但生长略快
- 边界模糊代表肿瘤侵袭性生长、生长快速；在溶骨性骨质破坏边缘，肿瘤扩展至骨小梁之间，边界不清、移行带宽；主要见于恶性肿瘤，例如尤因肉瘤、骨肉瘤、淋巴瘤、转移瘤、骨髓瘤、未分化多形性肉瘤；另外，朗格汉斯细胞组织细胞增生症进展期边缘模糊。

肿瘤基质、内部含骨或钙化

- 肿瘤基质为部分骨肿瘤细胞产生的非细胞性物质，包括骨性基质、软骨性基质及纤维性基质。骨肿瘤内部出现骨密度可见于肿瘤成骨、反应性成骨、残留骨，内部出现钙化可见于瘤软骨钙化、营养不良性钙化等
- 肿瘤成骨
  - 骨瘤、骨样骨瘤、骨母细胞瘤、骨肉瘤等骨源性肿瘤通过肿瘤性的骨母细胞直接形成肿瘤性骨样组织或肿瘤性骨质。骨瘤为良性骨源性肿瘤，包括致密型骨瘤和松质型骨瘤，前者多见，影像常表现为致密的骨性密度；后者较少见，影像表现为骨松质密度。骨样骨瘤及骨母细胞瘤因骨化、钙化不完全，早期可呈云雾状、磨玻璃密度，后期骨性基质中形成的不规则骨质增加，常见斑点状、团块状高密度影。分化较好的骨肉瘤肿瘤骨常呈象牙质样密度，分化较差的可呈棉絮样、磨玻璃样密度，肿瘤骨形态亦多样，可呈斑片状、针状、团块状、无定形样

- 骨化性纤维瘤及骨纤维异常增殖症等纤维性肿瘤通过成纤维细胞化生为骨母细胞而成骨。骨化性纤维瘤影像常表现为不均匀的高密度或磨玻璃密度。骨纤维异常增殖症由纤维组织和不成熟、钙化不均匀的骨小梁交织组成，多表现为磨玻璃密度
- 肿瘤内部残留骨
  - 残留骨是骨被肿瘤或肿瘤样病变破坏后残存的骨质，包括残存骨嵴、骨性间隔、死骨等。残留骨的形态可在一定程度上反映骨肿瘤的良恶性
  - 残存骨嵴及骨性间隔常见于生长较缓慢的良性及中间性骨肿瘤，如骨巨细胞瘤内部常见纤细骨嵴并形成"皂泡样"改变，动脉瘤样骨囊肿囊内可见或粗或细的骨小梁状分隔或骨嵴，血管瘤内残存骨小梁形成"栅栏状改变"，骨母细胞瘤、软骨黏液样纤维瘤、非骨化性纤维瘤、骨化性纤维瘤、良性纤维组织细胞瘤内部多发骨嵴形成的多房状改变。但也可见于少数恶性骨肿瘤，如孤立性浆细胞瘤内可见放射状残存骨嵴并形成"微脑征"，骨转移瘤、骨髓瘤内也可见到残存骨嵴
  - 肿瘤内残留死骨或"浮冰状"残留骨常见于生长迅速、弥漫浸润破坏的恶性骨肿瘤，如尤因肉瘤、骨的纤维肉瘤、恶性非霍奇金淋巴瘤。少数良性骨肿瘤也可见死骨，如早期嗜酸性肉芽肿可见点状死骨
- 肿瘤内部反应性成骨
  - 反应性成骨是指骨骼遭到肿瘤破坏后，正常骨母细胞增生形成的新生骨。反应骨是正常的骨组织，不同于肿瘤细胞产生的瘤骨。多种良恶性骨肿瘤内均可见反应骨形成
  - 针状反应骨常见于尤因肉瘤；斑片及颗粒状反应骨常见于恶性非霍奇金淋巴瘤、转移瘤；象牙质样反应骨常见于恶性非霍奇金淋巴瘤、骨髓瘤及骨转移瘤。血管瘤的残存骨小梁表面也有反应性成骨，表现为残存骨小梁的增粗
- 瘤软骨钙化
  - 软骨基质见于软骨源性肿瘤，包括骨软骨瘤、内生软骨瘤、软骨母细胞瘤、软骨肉瘤、软骨黏液样纤维瘤，也可见于少数骨肉瘤。此外，

软骨样基质还见于软骨样脊索瘤
  - 软骨基质钙化常发生在血管丰富的小叶边缘区，表现为特征性的环形、弧状、半环形钙化。小叶内部瘤软骨基质的钙化可表现为斑点、斑片状、不规则钙化。瘤软骨钙化程度及形态与肿瘤内软骨基质所占的比例、肿瘤细胞的分化程度有关
  - 肿瘤内软骨基质比例越大、肿瘤细胞分化越好，越容易出现特征性的瘤软骨钙化。值得注意的是，并非所有软骨源性肿瘤均会出现瘤软骨钙化，因此，未见到瘤软骨钙化也不能除外软骨源性肿瘤
  - 骨软骨瘤软骨帽可有不同程度的钙化，常呈不规则形钙化。软骨瘤常见环状、圆弧状的特征性钙化，也可见斑点状、棉絮状钙化。软骨母细胞瘤由排列密集的软骨母细胞、软骨样基质组成，部分可见点状、团状及片絮状钙化。软骨黏液样纤维瘤所含软骨比例相对低，因此钙化较少见，有钙化者可表现为斑片状钙化
  - 分化程度不同的软骨肉瘤可见不同形态、密度的钙化。高分化软骨肉瘤软骨基质钙化多而密，常呈特征性环形、半环形钙化，也可见小点状钙化；低分化软骨肉瘤细胞密集，肿瘤细胞异型性明显，产生的软骨基质少，影像上钙化也相对少、密度较低。成软骨型骨肉瘤、软骨样脊索瘤的钙化与软骨肉瘤类似。
- 非特征性钙化
  - 除瘤软骨钙化外，其他肿瘤内部的钙化常继发于肿瘤组织坏死或局部骨梗死，在影像表现上缺乏特异性，呈斑点、斑片状
  - 内部常见钙化的骨肿瘤包括骨内脂肪瘤、骨内脂肪肉瘤、脊索瘤、骨内神经鞘瘤、未分化多形性肉瘤（旧称骨恶性纤维组织细胞瘤）、骨平滑肌肉瘤等
- 部分肿瘤的成骨或肿瘤内钙化具有较为特异的影像表现，识别相应的影像特征有助于明确肿瘤的来源。尽管肿瘤骨、反应性成骨、残留骨及钙化有时在影像上难以区分，但理解不同原因的肿瘤内骨及钙化对应的病理机制有助于准确描述影像征象，为肿瘤的定性诊断提供依据。

软组织肿块

- 肿瘤突破骨皮质形成软组织肿块多为恶性肿瘤的征象。恶性肿瘤较早就可形成软组织肿块，边界模糊或清晰
- 尤因肉瘤、淋巴瘤、骨肉瘤、脊索瘤骨质破坏轻微时就形成巨大软组织肿块。每种肿瘤软组织肿块特点不同。尤因肉瘤软组织肿块多侵犯椎管，位于椎旁部分常大于骨内病变，肿块内出血坏死常见。淋巴瘤软组织肿块易沿椎管内外侵犯、包绕硬膜囊呈套袖状浸润，肿块纵径大于横径，密度或信号均匀，坏死不常见。骨肉瘤特点为内部肿瘤骨形成。脊索瘤软组织肿块因含有大量黏液间质，在 CT 上密度低于肌肉，在 MRI 呈明显高信号。软骨肉瘤软组织肿块呈分叶状，内部瘤软骨钙化特征详见上一小节
- 多数良性肿瘤不伴有软组织肿块，但部分侵袭性生长的良性肿瘤合并软组织肿块，如侵袭性血管瘤软组织肿块可侵犯椎旁及椎管内，因其含有的血管成分及间质水肿较多，在 T₂WI 上呈明显高信号
- 部分中间型肿瘤可形成软组织肿块，例如脊柱骨巨细胞瘤、朗格汉斯细胞组织细胞增生症、骨母细胞瘤。骨巨细胞瘤内部含有丰富的纤维化、骨化和含铁血黄素沉积，故软组织肿块以 T₂WI 等低或混杂信号多见。朗格汉斯细胞组织细胞增生症进展期软组织肿块上下蔓延范围大于骨质破坏范围，边缘模糊，信号或密度均匀。

肿瘤分类

WHO 2020 第 5 版骨肿瘤分类解读

- WHO 2020 年第 5 版骨与软组织肿瘤分类包括三个部分
  - 骨肿瘤
  - 骨和软组织的未分化小圆细胞肉瘤
  - 软组织肿瘤
- 值得注意的是 2020 年第 5 版骨肿瘤分类中未出现我们熟悉的尤因肉瘤，尤因肉瘤被归为了骨和软组织的未分化小圆细胞肉瘤中
- 新版 WHO 分类体现了在临床、病理、分子生物学和预后等多方面的研究进展，更注重根据肿瘤的生物学行为进行分类。

生物学行为分类

- 骨肿瘤分为良性、中间型及恶性
- 中间型又分为局部侵袭性和罕见转移两种亚型
- 良性
  - 局部复发能力有限，即使复发也是非破坏性的，能通过完整局部切除或刮除得以治愈的一组肿瘤
- 中间型
  - 局部侵袭性：切除后局部常复发并呈浸润性、破坏性生长的一类骨肿瘤，通常要求切除边缘需包括部分周边正常组织
  - 中间型（局部侵袭性）包括软骨瘤病、非典型软骨肿瘤、骨母细胞瘤、韧带样纤维瘤、上皮样血管瘤、骨纤维结构不良样釉质瘤、间质瘤
  - 中间型（局部侵袭性、罕见转移）：具有局部侵袭性，偶尔会发生远处转移的一类骨肿瘤，远处转移的比例不超过 2%，通常无法通过组织病理学特征预测是否会发生转移，仅包括骨巨细胞瘤
- 恶性
  - 除局部破坏性生长和复发外，还具有突出的远处转移能力
  - 转移能力主要取决于组织学类型和分级。

类别的增删

- 删除纤维组织细胞性肿瘤、肌源性肿瘤、脂肪源性肿瘤、未明确肿瘤性质的肿瘤、杂类肿瘤这 5 种类别
- 新增了骨的其他间叶性肿瘤。

新增病理类型

- 新增 18 种病理类型
- 分别为骨膜软骨肉瘤、软骨样脊索瘤、分化差的脊索瘤、退分化脊索瘤、冬眠瘤、骨纤维结构不良样釉质瘤、间质瘤、骨转移瘤、退分化釉质瘤、霍奇金病、弥漫性大 B 细胞淋巴瘤、滤泡性淋巴瘤、边缘带 B 细胞淋巴瘤、T 细胞淋巴瘤、间变性大细胞淋巴瘤、恶性淋巴瘤（淋巴母细胞性）、Burkitt 淋巴瘤、弥漫性朗格汉斯细胞组织细胞增生症。

附表 1：WHO（2020）骨肿瘤分类

软骨源性肿瘤

- 良性
  - 甲下骨疣
  - 奇异性骨旁骨软骨瘤样增生
  - 骨膜软骨瘤
  - 内生软骨瘤
  - 骨软骨瘤
  - 软骨母细胞瘤
  - 软骨黏液样纤维瘤
  - 骨软骨黏液瘤
- 中间型（局部侵袭性）
  - 软骨瘤病
  - 非典型软骨肿瘤
- 恶性
  - 软骨肉瘤 I 级
  - 软骨肉瘤 II 级
  - 软骨肉瘤 III 级
  - 骨膜软骨肉瘤
  - 透明细胞软骨肉瘤
  - 间充质软骨肉瘤
  - 退分化软骨肉瘤

骨源性肿瘤

- 良性
  - 骨瘤
  - 骨样骨瘤
- 中间型（局部侵袭性）
  - 骨母细胞瘤
- 恶性
  - 低级别中心性骨肉瘤
  - 骨肉瘤
    - 普通型骨肉瘤
    - 血管扩张性骨肉瘤
    - 小细胞骨肉瘤
  - 骨旁骨肉瘤
  - 骨膜骨肉瘤
  - 高级别表面骨肉瘤
  - 继发性骨肉瘤

纤维源性肿瘤

- 中间型（局部侵袭性）

  - 韧带样纤维瘤
- 恶性
  - 纤维肉瘤

骨血管肿瘤

- 良性
  - 血管瘤
- 中间型（局部侵袭性）
  - 上皮样血管瘤
- 恶性
  - 上皮样血管内皮瘤
  - 血管肉瘤

富含破骨性巨细胞的肿瘤

- 良性
  - 动脉瘤样骨囊肿
  - 非骨化性纤维瘤
- 中间型（局部侵袭性，罕见转移）
  - 骨巨细胞瘤
- 恶性
  - 恶性骨巨细胞瘤

脊索源性肿瘤

- 良性
  - 良性脊索样肿瘤
- 恶性
  - 脊索瘤
  - 软骨样脊索瘤
  - 分化差的脊索瘤
  - 退分化脊索瘤

骨的其他间叶性肿瘤

- 良性
  - 胸壁软骨间叶性错构瘤
  - 单纯性骨囊肿
  - 骨纤维异常增殖症
  - 骨纤维结构不良
  - 脂肪瘤
  - 冬眠瘤
- 中间型（局部侵袭性）
  - 骨纤维结构不良样釉质瘤
  - 间质瘤
- 恶性
  - 长骨的釉质瘤

- 退分化釉质瘤
- 平滑肌肉瘤
- 未分化多形性肉瘤
- 骨转移瘤

骨的造血系统肿瘤
- 骨的浆细胞瘤
- 恶性非霍奇金淋巴瘤
- 霍奇金病
- 弥漫性大B细胞淋巴瘤
- 滤泡性淋巴瘤
- 边缘带B细胞淋巴瘤
- T细胞淋巴瘤
- 间变性大细胞淋巴瘤
- 恶性淋巴瘤，淋巴母细胞性
- Burkitt淋巴瘤
- 朗格罕细胞组织细胞增生症
- 弥漫性朗格罕细胞组织细胞增生症
- Erdheim-Chester病
- 罗道病。

附表2：WHO（2020）骨与软组织未分化的小圆细胞肉瘤分类
- 骨和软组织未分化的小圆细胞肉瘤
- 尤因肉瘤
- 具EWSR1基因融合但与ETS基因组无关的圆形细胞肉瘤
- CIC重组肉瘤
- 具BCOR基因改变的肉瘤。

参考文献

1. Fletcher CDM, Bridge JA, Hogendoorn PCW, et al. WHO classification of tumours of soft tissue and bone. Lyon: IARC Press, 2013: 239-394.
2. Rosenberg AE. WHO Classification of Soft Tissue and Bone,fourth edition: summary andcommentary. Curr Opin Oncol, 2013, 25(5): 571-573.
3. Rodallec MH, Feydy A, Larousserie F, et al. Diagnostic imaging of solitary tumors of the spine: what to do and say. Radiographics, 2008, 28(4):1019-1041.
4. 杜湘珂, 朱绍同. 骨与软组织肿瘤影像诊断及鉴别诊断. 北京: 北京医科大学出版社, 2007:12-23.
5. 林晓燕. 骨肿瘤病理与影像对照. 北京: 中医药科技出版社. 2013:67-83.
6. Nichols RE, Dixon LB. Radiographic Analysis of Solitary Bone Lesions. Radiol Clin N Am, 2011(49):1095-1114.
7. Errani C, Kreshak J, Ruggieri P, et al. Imaging of bone tumors for the musculoskeletal oncologic surgeon. Eur J Radiol, 2013, 82(12):2083-91.
8. Zhou Z, Wang X, Wu Z, Huang W, Xiao J. Epidemiological characteristics of primary spinal osseous tumors in Eastern China. World J Surg Oncol, 2017, 15(1):73.
9. 孟悛非. 2020年WHO骨肿瘤分类及其中部分少见病种示例与解析. 影像诊断与介入放射学, 2020, 29(29):390-393.

（袁　源　张立华）

6.2 脊柱肿瘤

6.2.1 骨样骨瘤 (Osteoid osteoma)

概述
- 一种良性成骨性骨肿瘤
- 瘤巢直径以 1.5cm 或 2cm 为界
- 约 10% 发生于脊柱
- 腰椎（59%）＞颈椎（27%）＞胸椎（12%）＞骶骨（2%）（文献腰椎较颈椎多见，我院颈椎更多见）
- 脊柱的骨样骨瘤以附件最常见，椎弓、椎板及棘突均可见
- 椎体受累相对少见，约占 10%
- 骨样骨瘤比较稳定，一旦体积增大则警惕向骨母细胞瘤转换
- 骨样骨瘤发展分 3 个阶段，即初期、中期和成熟期
  - 初期以成骨纤维及成骨细胞为主
  - 中期则形成骨样组织较多
  - 成熟期以网织骨为主要成分。

临床特点
- 年轻男性多见，男女比例（2～3）∶1
- 10～30 岁占 90%
- 夜间疼痛明显，阿司匹林可缓解
- 痛性代偿性脊柱侧凸
- 病灶常位于侧凸顶椎的凹侧。

病理
- 瘤巢呈边界清晰的粉红色肿块，周边可见反应性骨质硬化
- 镜下瘤巢由骨样组织和血管丰富的结缔组织构成
- 瘤巢中心以网织骨为主，伴钙化或骨化
- 外周为血管丰富的纤维基质，血管间含有无髓神经纤维
- 周围反应带可见淋巴细胞和浆细胞。

影像学
- 瘤巢是诊断的关键

- 与 MRI 相比，CT 在发现瘤巢方面有优势
- 瘤巢呈低密度伴不同程度骨化
- 瘤巢周围为反应性硬化带
- 硬化型瘤巢不明显，需薄层扫描才能发现
- 可见骨膜反应
- 邻近骨可伴硬化、可伴韧带骨化
- 瘤巢在 T2WI 呈低或高信号
- 周围反应带高信号，范围可延伸至邻近椎体
- 增强扫描
  - 瘤巢明显迅速强化
  - 周围反应带强化较慢
- 骨扫描：摄取增加，可敏感探测出病变位置，当怀疑骨样骨瘤时，应作为首选。

鉴别诊断
- 骨母细胞瘤：病理上二者无差异；从二者发病年龄看，骨母细胞瘤患者偏大；骨母细胞瘤直径通常大于 2cm、病变膨胀更明显、病变周围硬化不及骨样骨瘤明显，有或无骨硬化，部分病变侵袭性强；如随诊过程中骨样骨瘤体积增大，应考虑其向骨母细胞瘤转换
- 应力骨折：骨折周围出现的硬化与骨样骨瘤周围硬化带有相似之处，CT 薄层重建可清晰显示骨折线与瘤巢的差异
- 骨感染：寻找到瘤巢是区分二者的关键。

诊断要点
- 儿童或青少年多见
- 夜间痛，水杨酸类药物可缓解
- 附件多于椎体
- 瘤巢是确定诊断的关键
- 骨扫描、CT 用于发现瘤巢
- 瘤巢可伴钙化
- 瘤巢周围骨质增生硬化
- 邻近骨髓水肿及软组织水肿比较明显

- 部分可向骨母细胞瘤转换，需随诊。

治疗及预后

- 手术需完整切除病变包括瘤巢和硬化骨
- 部分稳定的病变可随诊观察
- 可采用射频治疗。

参考文献

1. Saccomanni B. Osteoid osteoma and osteoblastoma of the spine: a review of the literature. Curr Rev Musculoskelet Med. 2009, 2(1):65-7.

2. Chai JW, Hong SH, Choi JY, et al. Radiologic diagnosis of osteoid osteoma: from simple to challenging findings. Radiographics, 2010, 30(3):737-49.

3. 孟悛非, 肖利华, 陈应明等.骨样骨瘤的影像学诊断. 中华放射学杂志, 2003, 37(7):615-619.

（张立华）

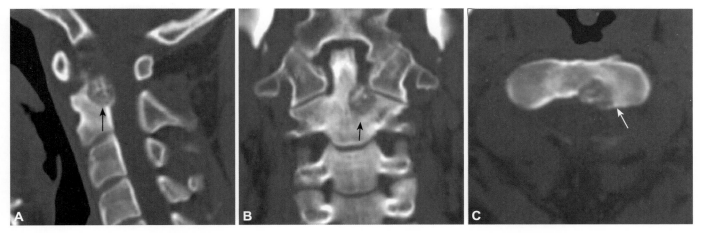

图 6.2.1-1　男，18 岁，C2 骨样骨瘤。A. CT 矢状位重建显示 C2 齿突底部后缘见低密度瘤巢（箭），内可见点状钙化，周围邻近骨质密度增高；B. 冠状位重建显示病灶位于 C2 椎体偏左侧（箭），内部可见条状钙化；C. 轴位重建显示病变边界清晰（箭），周围邻近骨质可见硬化

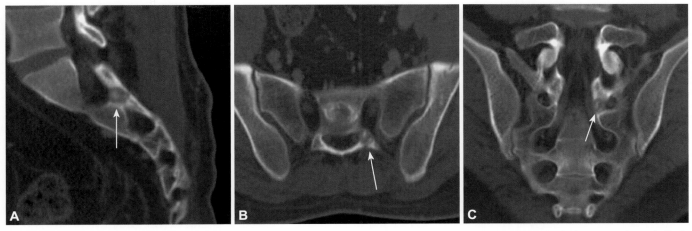

图 6.2.1-2　男，42 岁，骶骨骨样骨瘤。A、B. 轴位 CT 重建 S2 左侧骶孔前壁可见小圆形低密度瘤巢，内部见点状高密度，病变直径约 1cm；C. 冠状位显示病变周边可见一薄层硬化缘

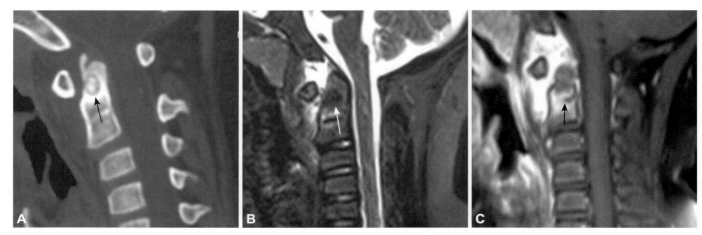

图 **6.2.1-3** 男，10 岁，C₂ 骨样骨瘤。A. 矢状位 CT 显示 C₂ 齿突见圆形低密度影，中心见钙化瘤巢（箭）；B. 脂肪抑制序列显示瘤巢呈低信号（箭），邻近软组织水肿；C. 增强扫描示 C₂ 齿突及邻近软组织可见明显强化，瘤巢强化不明显（箭）

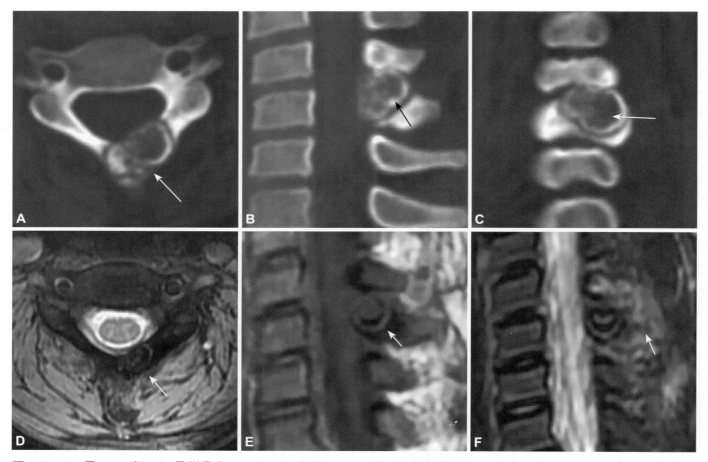

图 **6.2.1-4** 男，14 岁，C₅ 骨样骨瘤。A~C. CT 骨窗显示 C₅ 棘突及椎板膨胀性骨质破坏（箭），内见不规则团片状混杂密度影，边界清楚，周边见硬化边，瘤巢大小约 1.8cm×1.2cm，局部突向椎管内；D~F. MRI 轴位 T₂WI 显示 C₅ 双侧椎弓信号减低，左侧椎弓膨胀性骨质破坏，病变内部呈等 T₁ 稍长 T₂ 信号（箭），周边见骨髓水肿（箭）

6.2.2 骨母细胞瘤 (Osteoblastoma)

概述

- 2020 WHO 分型归属于中间型（局部侵袭性）成骨性骨肿瘤
- 起源于成骨细胞和骨样组织
- 瘤巢直径往往大于 2cm，不足 2cm 具有侵袭性的也要考虑为骨母细胞瘤
- 40% 发生于脊柱，后部附件较椎体略常见
- 发生于附件的骨母细胞瘤往往可累及到椎体
- 颈椎（40%）＞腰椎（25%）＞胸椎（20%）＞骶骨（15%～20%）
- 生物学行为与骨样骨瘤不同，部分具侵袭性
- 可由骨样骨瘤发展而来，部分可演变为骨肉瘤。

临床特点

- 年轻男性多见，男女比例（2～3）：1
- 90% 为 20～30 岁
- 局限疼痛或疼痛性脊柱侧弯
- 疼痛对水杨酸类药物反应不及骨样骨瘤明显。

病理

- 以往将其分经典型和具有侵袭性骨母细胞瘤
- 病变血管成分丰富，呈粉红色肿块，与周围母骨分界清晰
- 镜下大量骨母细胞、骨样组织、纤维血管基质
- 细胞间可见钙化及骨化、无软骨成分
- 10%～15% 可见动脉瘤样骨囊肿成分
- 部分肿瘤细胞核异型性明显，同时可见上皮样骨母细胞。

影像学

- 椎体或附件膨胀性骨破坏
- 界限相对清楚，可呈分叶状生长
- 可伴周围反应性骨硬化
- 硬化边有或无
- 瘤体内常有斑点状钙化或骨化影
- 发生于椎体可合并压缩性骨折
- 移行带窄或宽均可
- 周围可有软组织肿块
- T_1WI 呈低信号或等信号
- T_2WI 呈等或高信号
- 瘤周水肿呈高信号，累及邻近骨和软组织
- 部分可见动脉瘤样骨囊肿成分
- 增强扫描
  - 瘤巢强化方式多样，明显强化多见
  - 周围反应带也可强化。

鉴别诊断

- 骨样骨瘤：直径小于 1.5cm，大部分病变稳定，部分可转换为骨母细胞瘤，需随访
- 动脉瘤样骨囊肿：后部附件膨胀性病变，原发的很少合并钙化或骨化；骨母细胞瘤可合并动脉瘤样骨囊肿，需病理判断为原发或继发
- 骨肉瘤：侵袭性更明显、移行带更宽考虑骨母细胞瘤恶变为骨肉瘤
- 脊索瘤：椎体为主、溶骨性破坏伴骨质硬化，内见散在钙化，MRI 信号较具有特征性
- 骨感染：骨母细胞瘤可引起广泛的水肿，结合 CT 发现瘤巢可鉴别。

诊断要点

- 发病年龄较骨样骨瘤略大
- 可位于椎体或附件
- 后部附件区的相对常见
- 伴钙化的膨胀性溶骨性病变要考虑到骨母细胞瘤
- 瘤巢边界不清、反应骨不明显或薄弱、肿瘤突破间室侵入椎管和（或）累及周边软组织、病理上细胞分裂增多提示具有侵袭性
- 如果移行带增宽要考虑到骨肉瘤的可能。

治疗及预后

- 切除病变，术前可进行栓塞治疗
- 肿瘤彻底切除、植骨融合及坚强内固定是成功关键。

参考文献

1. Shaikh MI, Saifuddin A, Pringle J, et al. Spinal osteoblastoma: CT and MR imaging with pathological correlation.Skeletal Radiol, 1999, 28(1):33-40.

2. Patel AJ, Fox BD, Fahim DK, et al. A clinicopathologic correlation in osteoblastoma of the spine in a child. J Clin Neurosci. 2011; 18(12):1728-1730

3. Kan P, Schmidt MH. Osteoid osteoma and osteoblastoma of the spine. Neurosurg Clin N Am, 2008, 19(1):65-70.

4. Atesok KI, Alman BA, Schemitsch EH, et al.Osteoid osteoma and osteoblastoma. J Am Acad Orthop Surg, 2011, 19(11):678-689.

（张立华）

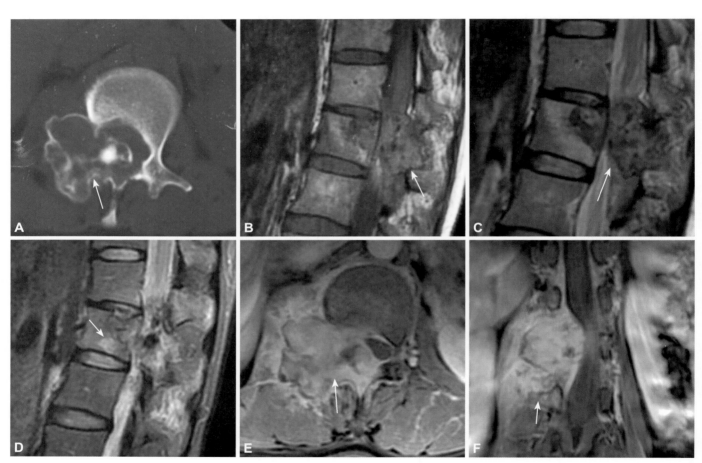

图 6.2.2-1　女，34 岁，L₁ 骨母细胞瘤，具有侵袭性。A. CT 轴位重建显示 L₁ 椎体右侧附件膨胀性骨质破坏，边缘可见不规则骨壳，内部可见点状钙化（箭）；B. 矢状 T₁WI 显示 L₁ 附件及椎管内边界不清的稍长 T₁ 软组织影（箭）；C. T₂WI 显示病变呈等信号（箭），L₁ 椎体及邻近附件见片状水肿带；D. 脂肪抑制序列可清晰显示广泛骨髓水肿（箭）；E. 轴位 T₁WI 增强扫描显示分叶状肿瘤突向椎管及邻近腹腔，呈明显强化（箭）；F. 增强扫描冠状位显示肿瘤及邻近组织软组织、硬膜均呈明显强化（箭）

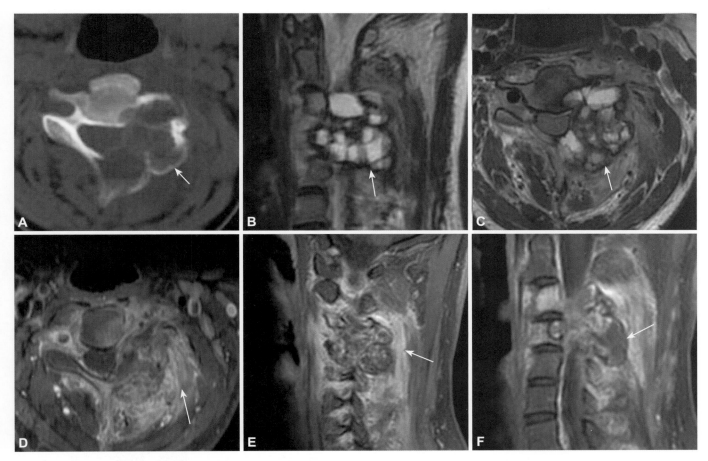

图 6.2.2-2 男,19 岁,C_4 骨母细胞瘤伴动脉瘤样骨囊肿。A. CT 轴位重建显示 C_4 附件膨胀性、溶骨性骨质破坏(箭),累及椎体后缘及左侧横突孔;B、C. T_2WI 显示病变呈混杂信号,内见多发液 - 液平面及多发纤维分隔(箭);D、E. 增强 T_1WI 轴位及矢状位显示病变呈不均匀强化,邻近软组织广泛强化(箭);F. 矢状位增强显示邻近 C_3 椎体及邻近软组织可见强化(箭)

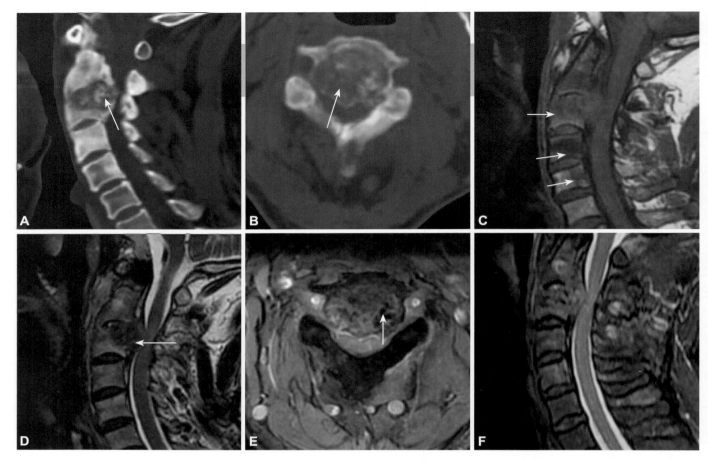

图 6.2.2-3 男，58 岁，C₂₋₃ 椎体骨母细胞瘤。A. 矢状位 CT 重建显示 C₂₋₃ 椎体后部见膨胀性骨质破坏（箭），骨破坏区内见片状高密度影，邻近 C₄₋₅ 椎体骨质密度增高；B. 轴位 CT 显示 C₂ 椎体骨质密度减低（箭），椎体后缘骨皮质连续；C. 矢状位 T₁WI 显示 C₂₋₄ 椎体信号不均匀减低（箭），C₂₋₃ 椎体后缘肿瘤呈低信号；D、E. T₂WI 显示病变呈低信号（箭），硬膜囊及脊髓受压；F. 脂肪抑制序列显示颈椎广泛骨髓水肿，C₂₋₃ 硬膜外软组织压迫，脊髓及硬膜囊受压并脊髓水肿

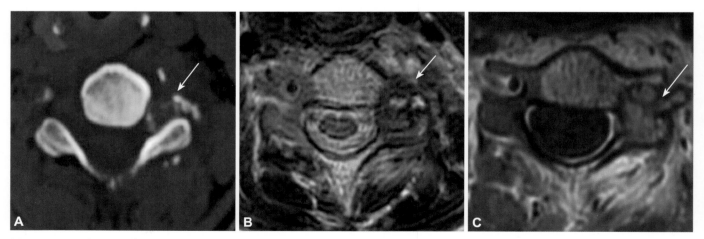

图 6.2.2-4 女，24 岁，C₅₋₆ 椎间孔区骨母细胞瘤。A. 轴位 CT 重建显示 C₅₋₆ 左侧椎间孔扩大，内可见混杂密度影，边缘可见钙化点（箭）；B. 轴位 T₂WI 显示病变呈混杂低信号，内见点状高信号（箭）；C. 增强扫描显示病变呈中等程度强化，轴位软组织可见广泛强化（箭）

6.2.3 骨肉瘤
(Osteosarcoma)

概述
- 约4%的骨肉瘤发生于脊柱
- 可分为原发和继发性两类
- 胸椎、腰椎＞骶椎和颈椎
- 骶骨骨肉瘤继发于Paget病比较常见
- 可发生于椎体或附件
- 可同时累及2个或以上椎体水平
- 可分溶骨型和硬化型、二者混合型
- 纯溶骨性病变约占20%。

临床特点
- 任何年龄均可发生，30～60岁多见
- 男性略多于女性，中位年龄分别为27.5和40岁
- 疼痛、神经压迫症状为主。

病理
- 骨皮质周围可见软组织肿块
- 包括骨化和非骨化区域
- 最常见为普通型，其次为血管扩张性骨肉瘤小细胞骨肉瘤
- 镜下可见多向分化潜能的细胞，细胞高度异型性
- 血管扩张性骨肉瘤见扩张血管及骨样基质。

影像学
- 骨质浸润性破坏
- 部分可表现为象牙椎
- 血管扩张性骨肉瘤内可见液-液平面形成
- 椎旁软组织肿块多见并向椎管内侵犯
- 约10%不伴软组织肿块形成
- 可伴病理压缩骨折
- 伴有成骨的呈低信号
- 增强扫描
  - 软组织成分不均匀强化
- 骨扫描
  - 3期摄取均增加。

鉴别诊断
- 骨转移：成骨性转移的病灶多表现多发、硬化多在骨内；溶骨性二者较难鉴别
- 骨母细胞瘤：部分骨母细胞瘤可恶变为骨肉瘤；病变主要位于附件，伴不规则成骨
- 动脉瘤样骨囊肿（ABC）：与血管扩张性骨肉瘤有相似之处，移行带较窄；二者年龄不同，发生于脊柱的原发ABC青少年患者多见，骨肉瘤中青年多见
- 骨髓炎：通常累及连续椎体及间盘
- 尤因肉瘤：发生于青少年的、成骨型骨肉瘤需与尤因肉瘤鉴别。

诊断要点
- 中青年患者相对多见
- 椎体或附件均可累及
- 溶骨性骨破坏多见，较难诊断
- 部分成骨伴肿瘤骨形成，诊断相对容易
- 椎旁软组织肿块可见
- 部分伴液—液平面形成。

治疗及预后
- 外科广泛切除
- 辅助放化疗
- 预后较差，尤其发生在骶骨者。

参考文献

1. Sundaresan N, Rosen G, Boriani S, et al. Primary malignant tumors of the spine.Orthop Clin North Am, 2009, 40(1):21-36.
2. Knoeller SM, Uhl M, Gahr N, et al. Differential diagnosis of primary malignant bone tumors in the spine and sacrum. The radiological and clinical spectrum: minireview, Neoplasma, 2008; 55(1):16-22.
3. Ilaslan H, Sundaram M, Unni KK, et al. Primary vertebral osteosarcoma: imaging findings. Radiology, 2004, 230(3):697-702.

（张立华）

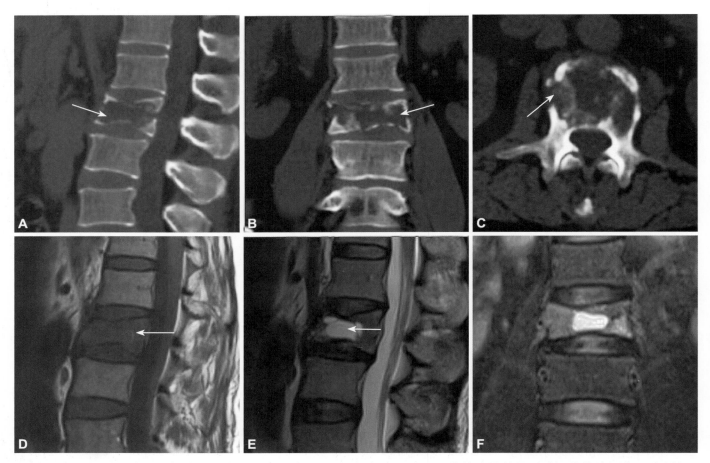

图 6.2.3-1　男，53 岁，L₂ 椎体骨肉瘤。A. 矢状位及 B. 冠状位 CT 显示 L₂ 椎体溶骨性骨质破坏伴椎体轻度压缩（箭），终板不完整（箭）；C. 轴位 CT 重建显示 L₂ 溶骨性骨破坏，周围骨皮质不完整（箭）；D. 矢状位 T₁WI 显示 L₂ 椎体病变呈低信号（箭）；E. T₂WI 显示病变内部囊变呈高信号（箭）；F. 轴位 T₂WI 显示病变周围见少许软组织

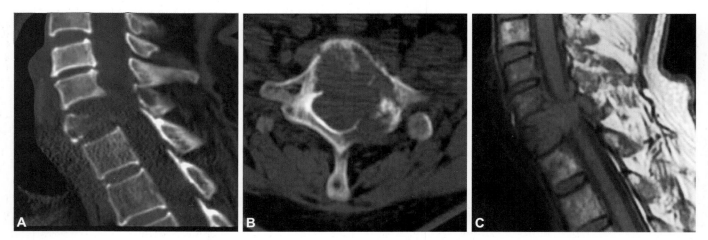

图 6.2.3-2　男，65 岁，C₇ 骨肉瘤。A. 矢状位 CT 重建示 C₇ 椎体压缩；B. 轴位 CT 重建示 C₇ 椎体及附件溶骨性骨质破坏，突破椎体后缘；C. T₁WI 显示病变呈低信号，椎体后缘见软组织肿块压迫硬膜囊

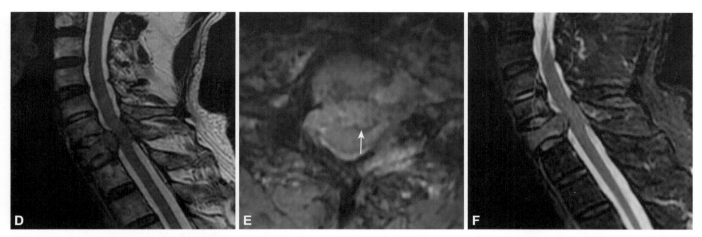

图6.2.3-2（续） D、E. T₂WI 显示病变呈稍高信号；轴位椎旁及硬膜囊外见软组织肿块（箭）；F. 脂肪抑制序列显示病变信号增加

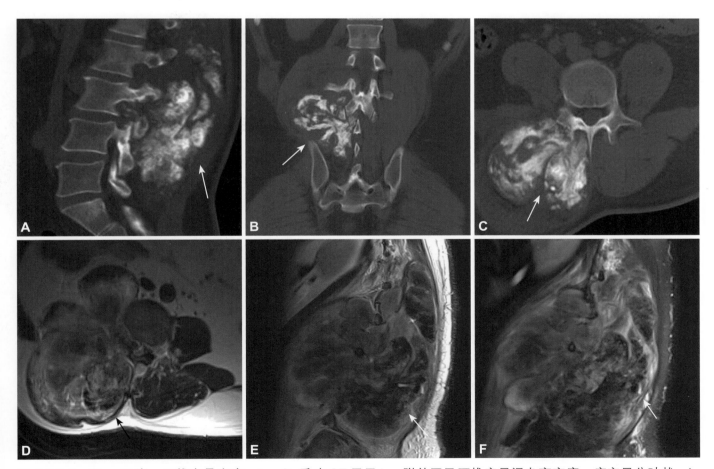

图6.2.3-3 男，47岁，腰椎旁骨肉瘤。A～C. 重建CT显示 L₂₋₄ 附件区及腰椎旁见混杂高密度，病变呈分叶状，L₃ 右侧横突骨破坏（箭）；D、E. T₁WI 显示病变呈低信号，部分突入 L₂₋₄ 右侧椎间孔区，相邻硬膜囊及神经根受压（箭）；F. 增强扫描显示病变呈明显不均匀强化（箭）

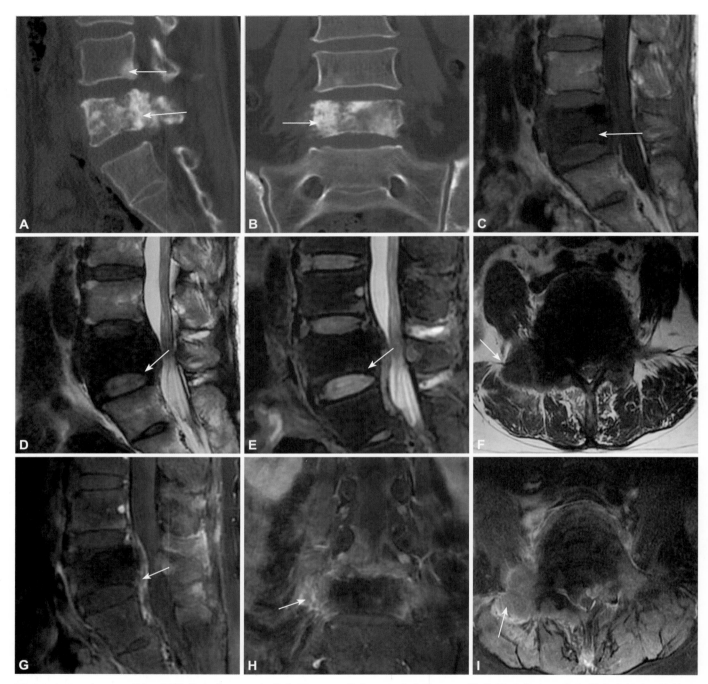

图 6.2.3-4　女，50 岁，腰椎骨肉瘤。A. 矢状位及 B. 冠状位 CT 重建显示 L₅ 椎体骨质密度不均匀增高（箭），椎体后缘及椎旁可见可见骨膜反应及瘤骨，邻近 L₄ 椎体下缘可见结节状高密度影（箭）；C. T₁WI 和 D. T₂WI 病变呈明显低信号（箭）；E. 脂肪抑制序列仍呈低信号（箭）；F. T₂WI 轴位显示 L₅ 右侧附件旁见少许低信号软组织影（箭）；G~I. 增强扫描显示 L₅ 椎体强化不明显，椎旁软组织肿块可见强化（箭）

6.2.4　骨软骨瘤 (Osteochondroma)

概述

- 最常见的骨良性肿瘤，四肢长骨多见
- 有软骨帽的骨性突起
- 一般发生于软骨化骨的部位
- 发生在脊柱少见，发生率<5%
- 位于脊柱的为单发或多发
- 颈椎最多见，以 C2 好发
- 主要位于附件如椎弓根、椎板或关节突
- 骨软骨瘤可恶变为软骨肉瘤，多见术后患者，以下提示恶性或恶性变
  - 瘤体较大并有较厚的软骨帽
  - 软骨帽大于 2cm 时要高度怀疑恶变
  - 成年后肿瘤持续生长也提示恶性。

临床特点

- 10～30 岁好发
- 男性多见，男女比例约 3∶1
- 多为无症状或仅有局部疼痛或不适
- 当瘤体向椎管内或椎间孔内生长时，可出现神经及脊髓压迫症状。

病理

- 呈窄基底或宽基底外突
- 病变与母骨骨皮质及髓腔相连
- 病变分三层，即软骨膜、软骨和软骨帽
- 软骨帽通常小于 2cm，随年龄增加而变薄
- 提示恶性
  - 软骨结构消失、纤维带宽、黏液变及坏死
  - 软骨细胞密度增高、显著异型性和分裂活性增高。

影像学

- 呈宽或窄基底的骨性突起
- 骨皮质、髓腔与母骨相连
- 软骨帽如钙化往往呈环弓样
- 中心骨髓腔 T_2WI 呈高信号
- 外周骨皮质呈低信号
- 软骨帽 T_2WI 呈高信号
- 增强扫描软骨帽可以强化
- 骨扫描
  - 与代谢活性有关，代谢增加则摄取增加。

鉴别诊断

- 软骨肉瘤：骨软骨瘤可恶变为软骨肉瘤，软骨帽厚度＞2cm、生长加速、伴溶骨性骨破坏、软组织肿块、软骨基质提示软骨肉瘤
- 增生骨赘：需结合 CT 观察。

诊断要点

- 发生于脊柱的主要位于颈椎
- 需 CT 观察病变与母骨的关系
- 脊柱外生突起与母骨相连
- 警惕其恶变。

治疗及预后

- 外科务必彻底切除病灶
- 如肿瘤位于后方附件，可行肿瘤及相邻骨质的彻底切除。
- 若肿瘤位于椎体，则可行边缘性切除
- 术后复发率较低，术后复发与瘤体或软骨帽残留有关。

参考文献

1. Thakur NA, Daniels AH, Schiller J, et al. Benign tumors of the spine.J Am AcadOrthop Surg, 2012, 20(11):715-724.
2. Yagi M, Ninomiya K, Kihara M, et al. Symptomatic osteochondroma of the spine in elderly patients. Report of 3 cases. J Neurosurg Spine, 2009, 11(1):64-70.
3. 姜亮，崔岩，刘晓光，等. 脊柱骨软骨瘤的诊断与外科治疗. 中国脊柱脊髓杂志, 2011, 21(2):103-107.

（张立华）

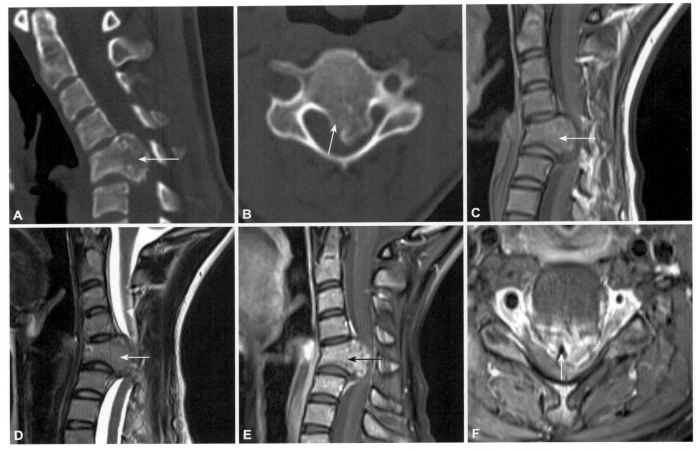

图 6.2.4-1 女，18 岁，C₅ 骨软骨瘤。A. CT 矢状位重建显示 C₅ 椎体后缘可见宽基底的骨性突起（箭），突向后方椎管内致椎管狭窄；B. CT 轴位重建显示 C₅ 后方的骨性突起周围的骨皮质与 C₅ 椎体后缘骨皮质相连（箭）；C. 矢状位重建 T₁WI 和 D. T₂WI 显示 C₅ 椎体后缘病变与椎体信号一致（箭），继发相应水平椎管狭窄；E. 增强扫描矢状位和 F. 轴位显示 C₅ 后缘隆起呈明显强化（箭）

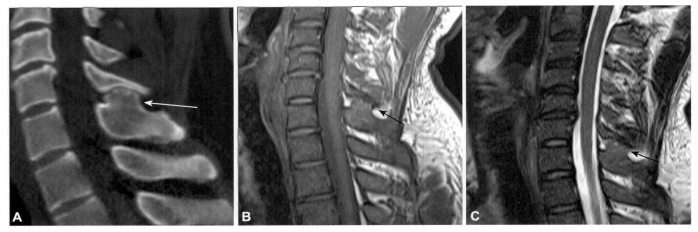

图 6.2.4-2 男，34，C₇ 棘突骨软骨瘤。A、B. CT 矢状位及轴位重建显示 C₇ 棘突后缘可见宽基底的骨性突起，压迫 C₆ 棘突下缘（箭）；C. 矢状位重建 T₁WI 和 D. T₂WI 及 E. 轴位 T₂WI 显示病变与骨质呈等信号（箭）

6.2.5 软骨母细胞瘤 (Chondroblastomas)

概述

- 罕见骨肿瘤，占全部骨肿瘤的 1% 以下
- 2020 版 WHO 分类中将其分类为良性软骨源性肿瘤
- 大部分发生于四肢长骨骺，好发于股骨、胫骨，跟骨、距骨、髌骨等部位也可发病
- 原发于脊柱者罕见，迄今全球范围只有几十例个案报道
- 原发于脊柱者一般病变体积较大，病程长，形态相对不规则，骨质膨胀明显，前、中、后柱均可受累
- 原发于四肢长骨者易合并动脉瘤样骨囊肿，原发于脊柱者罕见。

临床特点

- 男性好发，男女比例约 2 : 1
- 好发于儿童及青少年，5 ~ 25 岁者多见
- 原发于脊柱者因症状出现较晚且不典型，发现时年龄一般更大，30 ~ 50 岁者均可见
- 临床症状可有
  - 局部疼痛
  - 压迫椎管引起的脊髓或神经根症状。

病理

- 大体
  - 类圆形或分叶状肿块，红褐、黄褐色外观，质地中等，边界较清
  - 切面可见灰白、黄白色钙化灶
- 镜下
  - 由三类细胞组成：异型性小的软骨母细胞，散在分布的破骨细胞样多核巨细胞，嗜伊红色无定形软骨样基质
  - 多发钙化，最典型的征象为网格样钙化
- 免疫组化
  - S-100 阳性

- Vim、CK、SMA 部分阳性。

影像学

- 膨胀性溶骨性骨质破坏
- 边界较清晰，呈分叶状
- 椎体及附件一般均受累
- 边缘见完整或不完整硬化边
- 软骨源性肿瘤特征性表现：斑点、斑片状钙化可提示诊断
- 部分病变内可有囊变
- 周围可有软组织肿块
- T_1WI 和 T_2WI 呈稍低 - 等信号为主，钙化为低信号
- 瘤周骨髓及软组织可见水肿高信号
- 增强扫描：不均匀强化。

鉴别诊断

- 骨母细胞瘤：附件区好发，瘤巢及周围反应性骨硬化为特征性表现
- 腱鞘巨细胞瘤：MRI 二者均可呈低信号，腱鞘巨细胞瘤的低信号为含铁血黄素沉积所致，其为滑膜病变，起源于小关节，可累及椎体，病变内无软骨样钙化；而软骨母细胞瘤的低信号为病变的钙化所致，CT 可提供鉴别诊断依据
- 骨巨细胞瘤：无软骨样钙化，椎体常见。

诊断要点

- 青年男性多见
- 膨胀性溶骨性骨质破坏区
- 类圆形或分叶状，边缘硬化
- 内有斑点、斑片状钙化
- T_2WI 信号偏低。

治疗及预后

- 手术治疗

• 可有复发、恶变。

参考文献

1. Ilaslan H, Sundaram M, Unni K K. Vertebral chondroblastoma. Skeletal Radiology, 2003, 32(2):66-71.

2. Vialle R, Feydy A, Rillardon L, et al. Chondroblastoma of the lumbar spine. Journal of Neurosurgery Publishing Group, 2009, 2(5):596-600.

3. Hernández Martínez S J, Campa N H, Ornelas C G, et al. Chondroblastoma of the fourth lumbar vertebra diagnosed by aspiration biopsy: case report and review of the literature. Acta Cytologica, 2011, 55(5):473-477.

（陈　宁　张立华）

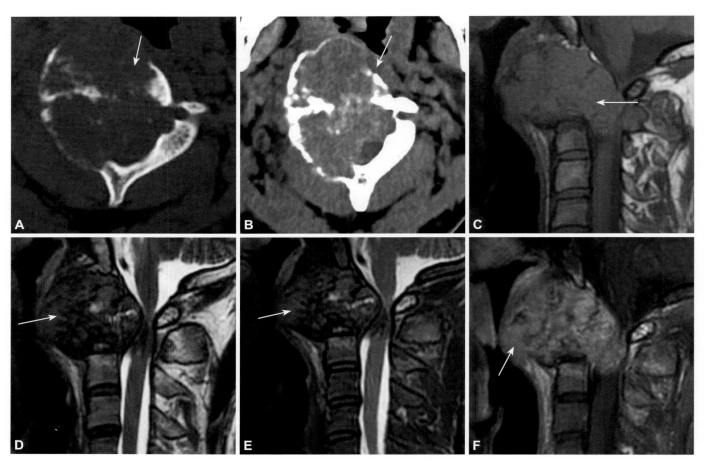

图 6.2.5　男，35 岁，C₂ 软骨母细胞瘤。A、B. CT 轴位重建显示 C₂ 椎体及右侧附件膨胀性、溶骨性骨质破坏，肿瘤内部见点片状状高密度，病变边界不清晰，周围骨皮质不完整（箭）；C. 矢状位 T₁WI 显示病变呈等信号（箭），向椎体前方蔓延，向后进入椎管内；D. T₂WI 显示病变呈低信号（箭），向后压迫硬膜囊，相应水平椎管狭窄，脊髓受压；E. 脂肪抑制序列肿瘤信号略增高（箭）；F. 脂肪抑制的 T₁WI 增强显示病变呈明显强化（箭），内部可见点状强化减低区

6.2.6　软骨肉瘤 (Chondrosarcoma)

概述

- 继脊索瘤和骨髓瘤之后第三常见的原发恶性脊柱骨肿瘤
- 是有透明软骨分化的恶性肿瘤，以软骨基质形成为特点
- 分原发和继发的，原发占 90%
- 继发于骨软骨瘤和内生软骨瘤，其恶性程度较原发低
- 扁骨为最好发部位，发生于脊柱者占 2%～12%
- 胸椎（30%）和骶椎相对多见，颈椎、腰椎各占约 20%
- 胸椎好发于椎肋关节连接处
- 原发位于椎体者约占 5%
- 后部附件约占 40%
- 椎体和附件同时累及约占 45% 左右
- 位于骶骨的偏心性分布多见，以骶骨上部多见，可累及骶髂关节
- 病灶内的钙化模式与钙化灶密度及其恶性程度相关。

临床特点

- 40～60 岁中年男性好发
- 男女比例 2∶1
- 因脊髓或神经根受压可出现相应症状
- 夜间疼痛较明显。

病理

- 肿瘤呈分叶状、可见透明软骨结节，内部可见骨化
- 可分为普通软骨肉瘤、骨膜软骨肉瘤、透明细胞软骨肉瘤、间充质软骨肉瘤、退分化软骨肉瘤
- 普通型软骨肉瘤最多见，约占 85%
- 各型镜下均可见不规则软骨小叶
- 内可见纤维血管分隔
- 黏液样变及软骨基质的液化常见
- 根据分化程度可分 3 级，Ⅰ～Ⅱ级多见
- Ⅰ级肿瘤生长缓慢、Ⅱ级伴局部侵犯

- Ⅲ级为高度恶性，出血坏死常见。

影像学

- 椎体或附件溶骨型或混合型骨破坏
- 伴或不伴软骨基质钙化
- 低度恶性的钙化呈环弓样、较规则
- 高度恶性的钙化呈无定形、点状或散在不规则分布
- 分叶状软组织肿块呈低密度
- T_1WI 呈等或低信号
- T_2WI 呈明显高信号，与肿瘤的黏液样变及软骨基质的液化有关
- 软骨小叶间隔的钙化在 T_2WI 呈低信号
- 增强扫描
  - 以周边或分隔强化为主
  - 分隔状强化自周边伸向中心
  - 中心无明显强化或轻中度强化。

鉴别诊断

- 脊索瘤：好发于脊柱两端，以骶尾骨和 C_2 多见；好发于椎体，与软骨肉瘤好发于附件不同；二者内部均可见钙化，典型的软骨肉瘤呈环弓样钙化；T_2WI 二者信号均偏高，脊索瘤内部纤维分隔多见呈蜂房样，较有特征
- 神经源性肿瘤：囊变坏死伴椎间孔扩大的软骨肉瘤需与神经源性肿瘤鉴别，后者钙化相对少见
- 骨肉瘤：表现形式多样，成骨型表现为不均匀高密度，而非软骨样基质钙化。

诊断要点

- 病变部位主要位于附件区
- 胸椎主要发生于胸肋关节处
- 骶骨也是好发部位之一
- 溶骨性骨破坏
- 环弓样钙化较具有特征性
- 软组织肿块呈分叶状

- CT 呈低密度或混杂密度多见
- T₂WI 呈高信号或混杂信号。

治疗及预后

- 广泛切除
- 高级别的易复发转移。

参考文献

1. 张海栋, 王仁法, 宋少辉, 等. 脊柱原发性软骨肉瘤的CT和MRI诊断. 中国临床医学影像杂志, 2010, 21(1):24-27.

2. 周建军, 丁建国, 曾蒙苏. 原发性软骨肉瘤影像学表现与病理关系. 放射学实践, 2008, 23(01):62-65.

3. Strike SA, McCarthy EF. Chondrosarcoma of the spine: a series of 16 cases and a review of the literature. Iowa Orthop J, 2011, 31:154-159.

4. Schoenfeld AJ, Hornicek FJ, Pedlow FX, et al. Chondrosarcoma of the mobile spine: a review of 21 cases treated at a single center. Spine, 2012, 37(2):119-126.

5. Stuckey RM, Marco RA. Chondrosarcoma of the mobile spine and sacrum. Sarcoma. 2011:274281.

（张立华）

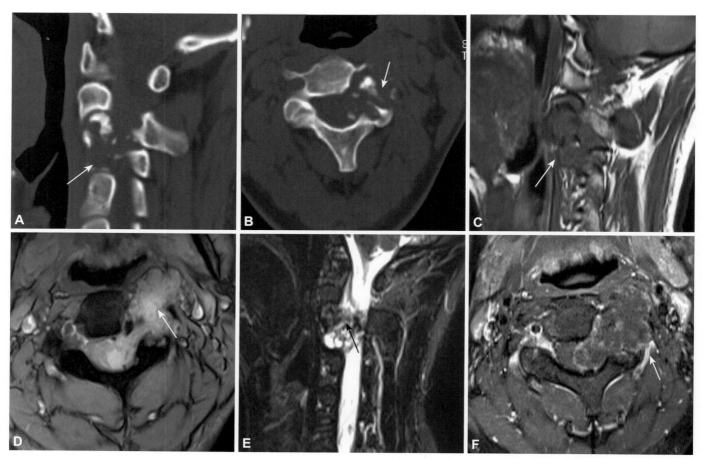

图 6.2.6-1　男, 28 岁, C₂ 软骨肉瘤。A. CT 矢状位及 B. 轴位重建显示 C₂ 左侧横突、关节突溶骨性骨破坏, 内可见多发点状钙化影（箭）; C. 矢状位 T₁WI 显示呈低信号（箭）; D. T₂WI 轴位显示病变呈分叶状高信号, 自椎间孔向椎旁延伸（箭）; E. 脂肪抑制 T₂WI 序列显示病变呈混杂信号（箭）; F. 增强轴位显示 C₂ 左侧横突及椎间孔周围的软组织肿块呈边缘强化（箭）, 内部可见多发点状强化影

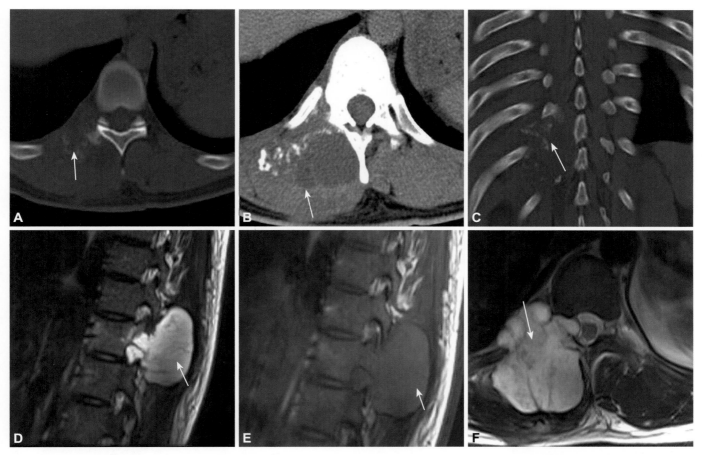

图 6.2.6-2 男，22 岁，T$_{11-12}$ 右侧椎旁软骨肉瘤。A. CT 轴位重建骨窗显示 T$_{11}$ 右侧附件区骨质破坏（箭）；B. 软窗显示破坏区内见散在钙化，软组织肿块呈明显低密度（箭）；C. 冠状位重建显示病变右侧 T$_{11}$ 肋横突关节受累（箭）；D. T$_2$WI 显示病变呈高信号；E. T$_1$WI 呈低信号，内见条状低信号；F. 轴位 T$_2$WI 显示病变以右侧 T$_{11}$ 肋横突关节为中心（箭），呈分叶状，侵犯右侧邻近胸膜、肌肉及硬膜囊

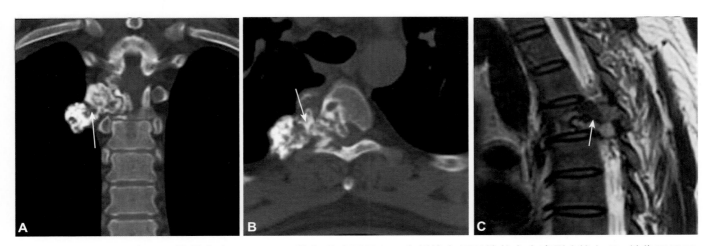

图 6.2.6-3 男，42 岁，T$_4$ 软骨肉瘤。A. CT 冠状位重建显示 T$_{4-5}$ 右侧椎旁见团块状高密度影（箭）；B. 轴位显示 T$_4$ 椎体及右侧肋横突关节受累（箭）；C. T$_2$WI 显示 T$_4$ 椎体后部见高低混杂信号（箭）

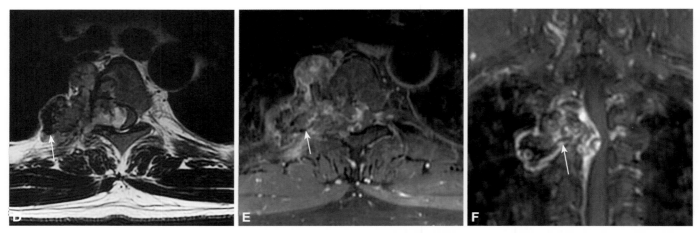

图 6.2.6-3(续) D. 轴位 T₂WI 显示病变主要位于附件区 (箭)，向椎旁及椎管内生长；E、F. 增强扫描显示病变呈中等程度不均匀强化 (箭)

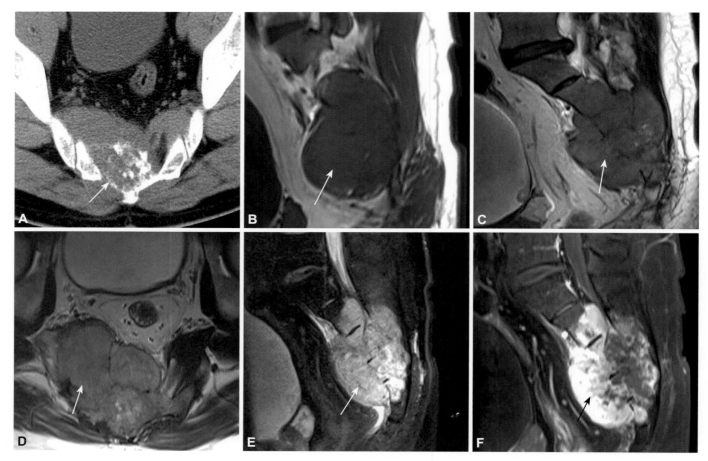

图 6.2.6-4 男，28 岁，骶骨软骨肉瘤。A. CT 重建显示骶骨溶骨性骨质破坏 (箭)，骨破坏区内见多发点状高密度影；B. T₁WI 病变呈低信号 (箭)；C、D. T₂WI 显示分叶状的软组织肿块呈等信号 (箭)，边界清晰；E. 脂肪抑制序列显示病变信号增高 (箭)；F. 增强扫描显示病变呈明显不均匀强化 (箭)

6.2.7 脊柱血管瘤 (Hemangioma)

概述

- 血管瘤是最常见的血管源性肿瘤
- 脊柱以良性的血管瘤最为常见
- 多位于椎体,以胸椎最常见
- 25%～30% 为多发病变
- 目前主张其分无症状、症状性和侵袭性血管瘤
- 侵袭性血管瘤呈侵袭性生长,可累及附件,以胸椎多见。

临床特点

- 中年女性多见,40～60 岁多见
- 多为偶然发现的病变
- 妊娠是一个危险因素,肿瘤可急速进展
- 侵袭性血管瘤可伴局部疼痛、脊髓压迫或神经根受累症状。

病理

- 类型
  - 海绵状血管瘤
  - 毛细血管瘤和动静脉血管瘤
  - 静脉性血管瘤或几种混合
- 骨小梁和脂肪基质间可见成熟薄壁血管、内皮覆盖的毛细血管和血窦结构
- 侵袭性血管瘤血管成分多,而脂肪成分少。

影像学

- 椎体骨小梁粗疏
- 轴位上呈典型的"圆点花布征"
- 矢状位重建呈典型的"栅栏状"
- 椎管内及椎旁可见成骨
- 椎体低密度病变,可见脂肪成分
- 典型的含脂肪多,在 T_1WI 呈高信号,T_2WI 呈高信号
- 部分可见流空血管
- 不典型者 T_1WI 可呈等或低信号,含血管成分多
- 侵袭性血管瘤 T_1WI 呈等或低信号,T_2WI 呈高信号,血管成分为主
- 侵袭性可侵犯至硬膜外,引起脊髓压迫
- 肿瘤可破坏脊柱结构,可合并病理骨折
- 增强扫描呈明显强化多见
- 骨扫描
  - 一般放射性摄取无明显增加,侵袭性或合并压缩骨折的可增加。

鉴别诊断

- 转移瘤:部分转移瘤内可见残存骨棘与血管瘤有相似之处,需结合临床病史;侵袭性血管瘤与转移瘤生长方式及信号特点有相似之处,均可伴椎体及附件侵犯,T_2WI 均呈高信号,增强扫描血管瘤强化更明显
- 局限脂肪浸润:STIR 信号明显减低,血管瘤呈高信号
- Paget 病:椎体膨胀、骨皮质增厚,内部信号不均匀、无明显栅栏状改变、一般无硬膜外软组织形成
- 浆细胞瘤和骨巨细胞瘤:二者骨破坏内部均可见残存骨棘,与血管瘤有相似之处;二者 T_2WI 信号均偏低,与血管瘤不同。

诊断要点

- 典型"圆点花布征"
- 常见残存骨棘
- 典型的含脂肪多的 T_1WI 和 T_2WI 呈高信号
- 含脂肪少的 T_1WI 呈低信号,部分具有侵袭性
- 侵袭性的可由椎体蔓延至附件区
- 椎管及椎旁可见成骨
- 增强扫描明显强化。

治疗及预后

- 典型者随诊观察
- 侵袭性者可行椎体成形术。

参考文献

1. 姜亮, 李杰. 脊柱血管源性肿瘤的诊断与治疗. 中国脊柱脊髓杂志, 2011, 21(1):38-42.

2. Patnaik S, Jyotsnarani Y, Uppin SG, et al. Imaging features of primary tumors of the spine: A pictorial essay. Indian J Radiol Imaging, 2016; 26(2):279-289.

3. Sofie LJ Verbeke, Judith VMG Bovée. Primary vascular tumors of bone: a spectrum of entities? Int J Clin Exp Pathol, 2011, 4(6): 541-551.

（张立华）

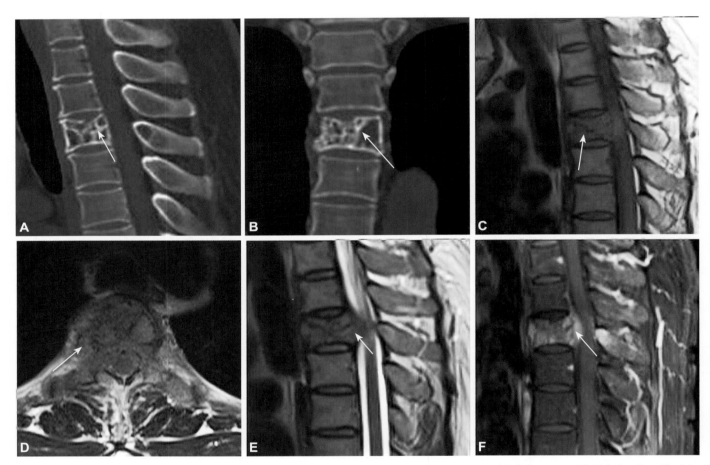

图 **6.2.7-1** 男，48 岁，T₄ 侵袭性血管瘤。A. CT 矢状位及 B. 冠状位重建显示 T₄ 椎体变形，上缘终板塌陷，骨破坏内见残存粗大骨棘（箭）；附件见囊状骨破坏；C. T₁WI 显示病变呈低信号；D. T₂WI 显示呈稍高信号（箭）；E. 轴位 T₂WI 显示病变由椎体累及至双侧椎弓根伴硬膜外软组织肿块形成（箭），相应水平硬膜囊及脊髓受压；F. 增强扫描显示 T₄ 椎体、附件及硬膜外软组织肿块呈中等程度强化（箭）

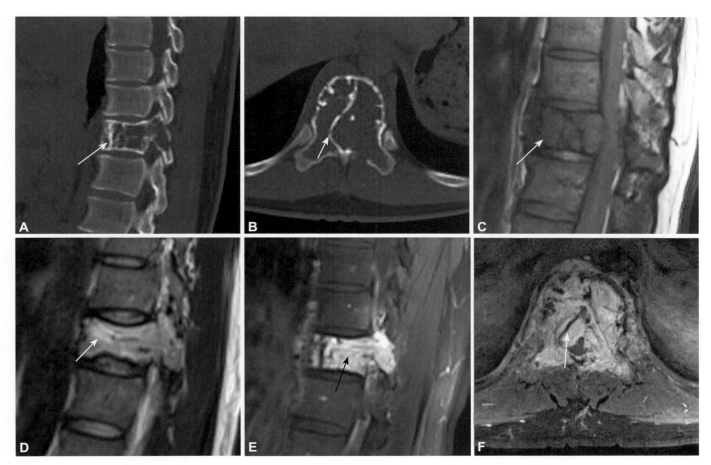

图 6.2.7-2 男，28岁，T₁₁侵袭性血管瘤。A. CT 矢状位及 B. 轴位重建显示 T₁₁ 椎体及附件轻度膨胀性溶骨性骨破坏，内可见残存骨棘（箭）；C. 矢状位 T₁WI 显示 T₁₁ 椎体及附件呈低信号（箭）；D. T₂WI 显示呈高信号（箭），内见点状稍低信号；E. 增强扫描矢状位及 F. 轴位显示 T₁₁ 椎体、附件及硬膜外软组织肿块呈明显强化（箭），硬膜囊及脊髓受压

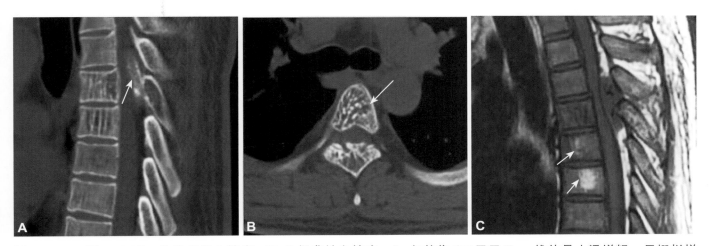

图 6.2.7-3 男，32岁，胸椎多发血管瘤，T₄为侵袭性血管瘤。A. 矢状位 CT 显示 T₄/₅/₇ 椎体骨小梁增粗，呈栅栏样改变，T₄ 附件呈溶骨性骨破坏密度减低，T₃₋₄ 水平椎管内可见软组织肿块影（箭）；B. 轴位 CT 显示椎体病变呈圆点花布征（箭）；C. T₁WI 显示 T₄ 椎体呈稍低信号，T₅₋₆ 椎体低信号区内见点状高信号（箭）

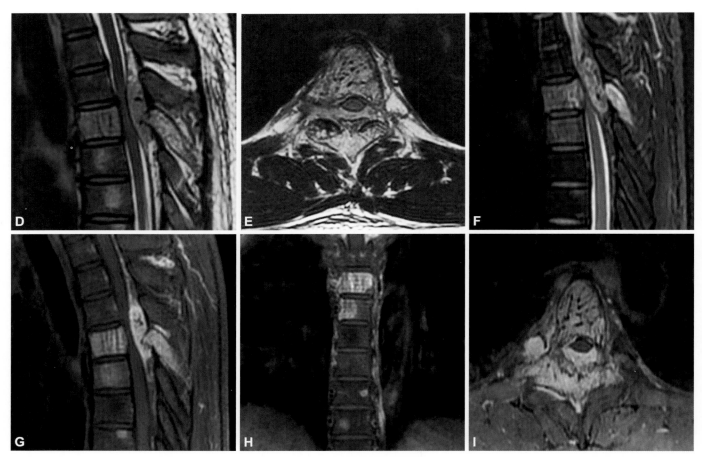

图6.2.7-3（续） D. T$_2$WI显示T$_4$椎体及附件呈高信号，T$_{5-6}$椎体内见灶状高信号，椎管内硬膜外软组织肿块呈高信号；E. 轴位T$_2$WI显示T$_4$硬膜外见高信号软组织肿块，硬膜囊受压；F. 脂肪抑制序列显示T$_4$椎体和附件、T$_5$椎体呈高信号，硬膜外软组织肿块呈高信号；G、H. 矢状位及冠状位增强显示T$_{4/5/7}$椎体及T$_4$附件呈明显强化，T$_{3-4}$硬膜外软组织肿块亦可见强化；I. 轴位显示T$_4$椎体和附件及硬膜外软组织肿块强化

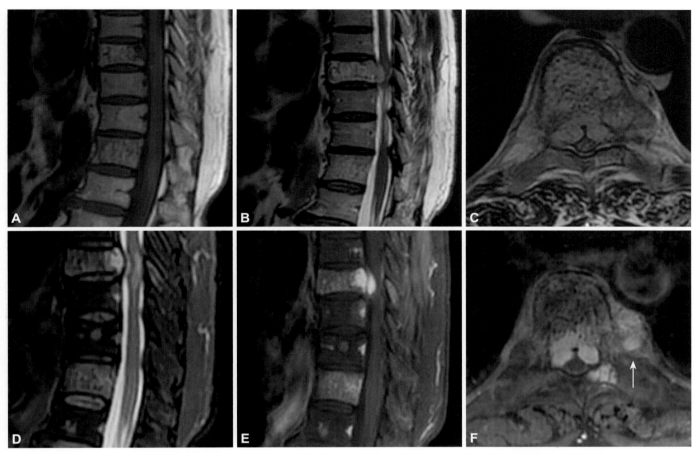

图 6.2.7-4 女，69 岁，T9 侵袭性血管瘤，T12 无症状性血管瘤。A. 矢状位 T1WI 显示胸椎脂肪化、信号增高，T9 椎体椎体变扁；B. T2WI 显示 T9 椎体及 T12 椎体呈稍高信号；C. T2WI 轴位显示 T9 椎体后缘见软组织肿块，压迫硬膜囊及脊髓；D. 脂肪抑制序列显示 T9、T12 椎体信号增高，T10/11、L1 见多发点状高信号；E. 增强扫描胸椎见多发异常强化，T9 和 T12 著；F. 轴位增强显示 T9 椎旁见异常强化软组织肿块（箭）

6.2.8 恶性血管源性肿瘤 (Malignant vascular tumor)

概述

- 包括上皮样血管内皮瘤和血管肉瘤
- 上皮样血管内皮瘤属于低度恶性肿瘤
- 血管肉瘤属于高度恶性肿瘤
- 均由血管内皮分化的瘤细胞构成
- 约 10% 发生于脊柱
- 均可多中心性发病，约占 1/3
- 部分为发生于软组织的肿瘤转移而来
- 临床应明确病变是原发或是转移。

临床特点

- 肿瘤可发生于任何年龄
- 主要表现为疼痛及神经根受压症状。

病理

- 由内衬上皮样内皮细胞的血管增生为特征
- 分化差的血管肉瘤由更为不典型的内皮细胞组成
- CD31 和 CD34 均呈阳性。

影像学

- 上皮样血管内皮瘤与良性血管瘤有相似之处
- 溶骨性骨破坏、可见残存骨小梁及骨棘
- 部分肿瘤周围可见硬化边
- 血管肉瘤多表现为溶骨性骨破坏，内部骨棘少见
- 椎体压缩变形常见
- 均易累及邻近椎体
- T_1WI 呈低信号
- T_2WI 呈高信号或混杂信号
- 椎旁软组织肿块常见
- 增强扫描：呈明显异常强化
- 骨扫描：放射性摄取增加。

鉴别诊断

- 侵袭性血管瘤：二者信号特点及生长方式有相似之处；侵袭性血管瘤累及邻近椎体相对少见；需结合病理结果
- 转移瘤：多发病变需与转移瘤鉴别；二者均可表现为多发、溶骨性破坏；转移瘤多发跳跃多见，连续累及相对少见。

诊断要点

- 相对少见，好发于颈胸椎
- 部分具有血管瘤影像学特点
- 部分不典型，表现为溶骨性骨破坏，缺乏血管瘤特征性表现
- 部分为多中心病变、可累及相邻椎体
- 容易合并脊柱压缩变形
- 增强扫描明显强化多见。

治疗及预后

- 明确诊断后应进行手术切除
- 血管肉瘤预后差。

参考文献

1. Bernard SA, Brian PL, Flemming DJ. Primary osseous tumors of the spine. Semin Musculoskelet Radiol, 2013, 17(2):203-20.
2. Boyaci B, Hornicek FJ, Nielsen GP, et al. Epithe-lioidhemangioma of the spine: a case series of six patients and review of the literature. Spine, 2013, 13(12): 7-13.
3. Romero-Rojas AE, Diaz-Perez JA, Ariza-Serrano LM, et al. Vertebral bone primary angiosarcoma: a case report, Orthop Surg, 2013, 5(2):146-148.

（张立华）

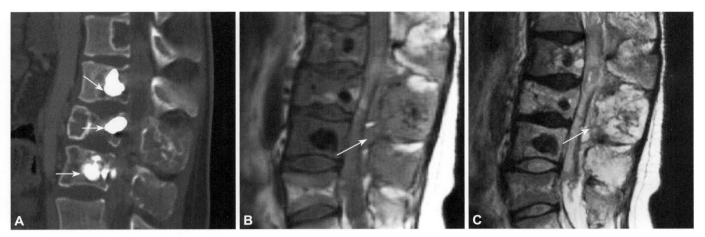

图 6.2.8-1　女，21 岁，L₁₋₅ 上皮样血管内皮瘤椎体成形术后。A. CT 矢状位显示 L₁₋₄ 椎体及附件溶骨性骨破坏，骨破坏区周围可见硬化边，L₃ 椎体压缩变形，椎体内可见骨水泥填充（箭）；B. T₁WI 矢状位示腰椎椎体及 L₃₋₄ 附件信号减低，椎管内可见低信号软组织肿块（箭）；C. T₂WI 矢状位示腰椎信号不均匀增高，腰椎管内可见混杂信号软组织肿块（箭）

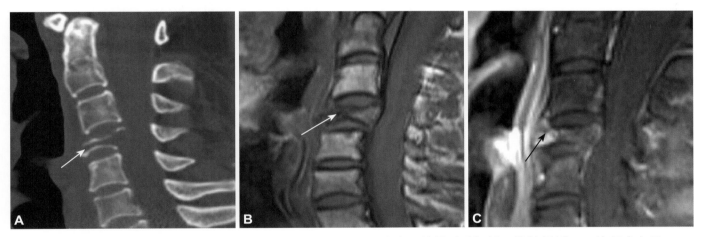

图 6.2.8-2　男，37 岁，C₄ 血管肉瘤。A. CT 矢状位显示 C₄ 椎体溶骨性骨质破坏并压缩性骨折，压缩程度大于 50%（箭）；B. T₁WI 示 C₄ 椎体前中部压缩、呈低信号改变（箭），椎体后部呈等信号；C. T₁WI 增强扫描显示 C₄ 椎体呈中等程度不均匀强化（箭）

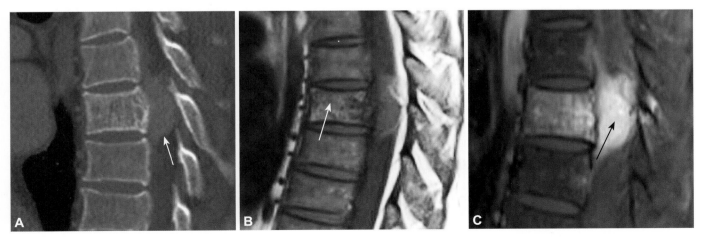

图 6.2.8-3　男，49 岁，T₆ 椎体上皮样血管内皮瘤。A. CT 矢状位显示 T₆ 椎体骨小梁粗疏，呈栅栏样改变，椎体后缘可见软组织肿块突入椎管内（箭）；B. 矢状位 T₁WI 示 T₆ 椎体信号呈稍高信号（箭）；C. 增强扫描示 T₆ 椎体及椎体后缘软组织肿块明显均匀强化（箭）

6.2.9 脂肪瘤 (Intraosseous lipoma)

概述

- 占原发骨肿瘤的 0.1% 以下
- 好发于跟骨及股骨远端
- 约 12% 发生于脊柱
- 腰椎常见，约占 35%，其次是骶骨及颈椎
- 可发生于椎体，亦可见于附件
- 椎体发生率略高
- 极少数可恶变为肉瘤。

临床特点

- 40～60 岁中老年人多见
- 男性多见，比例为 5：2
- 66% 的患者有局部疼痛症状
- 少数患者无症状，为体检时偶然发现
- 极少数表现为脊髓及脊神经受压引起的症状。

病理

- 大量脂肪细胞及少量纤维组织
- 脂肪细胞形态无明显异型性
- Milgram's 分期如下
  - Ⅰ期：包含有活力脂肪细胞的硬性脂肪瘤
  - Ⅱ期：病灶部分坏死，局灶性钙化
  - Ⅲ期：病灶绝大部分坏死，可有不同程度囊变、钙化及反应性新生骨。

影像学

- 溶骨性骨破坏，30% 病灶呈轻度膨胀样改变
- 边界清晰，可伴硬化边
- 肿瘤内可见残存骨嵴
- 约 50% 病例中心可见点状、环状钙化或骨化
- 病变在 CT 上为脂肪密度，CT 值为 -90～-22Hu
- T_1WI
  - 以高信号为主，与脂肪信号相似
  - 如有囊变或钙化、骨化表现为局部低信号
- T_2WI
  - 以高信号为主，与脂肪信号接近

- 抑脂序列呈明显低信号，为较特异表现
- 钙化、骨化表现为局部低信号
- 坏死、囊变表现为高信号，抑脂序列仍呈高信号
- 病变边缘可见 T_1WI 和 T_2WI 均低的线样信号，可能与硬化边及病变包膜相关
- 增强扫描
  - 强化程度与血供有关，一般表现为轻度强化。

鉴别诊断

- 骨囊肿：中心无钙化或骨化，T_1WI 信号较低，抑脂序列呈高信号
- 血管瘤：栅栏样外观，抑脂序列呈高信号
- 骨巨细胞瘤：病变在 CT 上呈软组织密度，T_1WI、T_2WI 信号偏低，增强扫描中等以上程度强化
- 内生软骨瘤：抑脂序列呈高信号。

诊断要点

- 中青年男性多见
- 溶骨性骨破坏，边缘残存骨嵴，可伴硬化边
- 脂肪密度或信号是诊断依据
- T_1WI、T_2WI 呈高信号，抑脂序列呈低信号。

治疗及预后

- 多保守治疗
- 局部疼痛、发生病理骨折、恶变是外科手术切除的适应证
- 复发率、术后恶变率极低。

参考文献

1. Campbell RS, Grainger AJ, Mangham DC, et al. Intraosseous lipoma: report of 35 new cases and a review of the literature. Skeletal Radiol, 2003, 32:209-222.
2. ChaipondTeekhasaenee, Koji Kita, Kenji Takegami, et al. Intraosseous lipoma of the third lumbar spine:a case report. J Med Case Rep, 2015, 9:52-56

（袁　源）

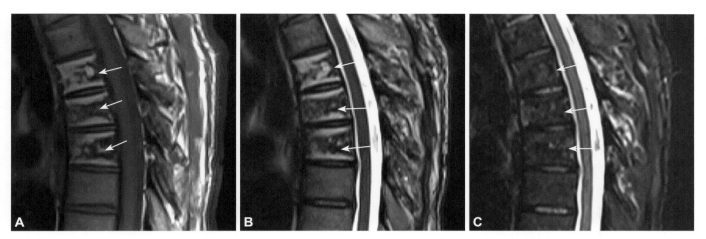

图 6.2.9-1　男，42 岁，T4-6 多发脂肪瘤。A、B. 分别显示 T4-6 椎体及附件病变（箭）在 T1WI 和 T2WI 序列呈混杂信号；C. 示 T2WI 抑脂序列呈低信号。椎旁未见明显软组织肿块

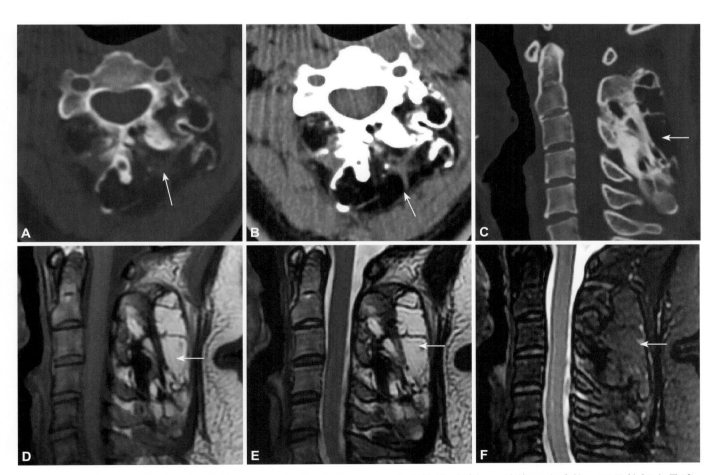

图 6.2.9-2　女，36 岁，C2-3 脂肪瘤。A～C. 示 C2-3 附件区明显膨胀性骨质破坏，外缘呈分叶状，可见较粗大骨嵴，内为脂肪密度（箭）；D、E. 示病变在 T1WI 和 T2WI 序列均呈高信号，与脂肪信号相近（箭），内可见多发低信号分隔；F. 示病变在抑脂序列上呈低信号（箭）

6.2.10 孤立浆细胞瘤
(Solitary plasmacytoma)

概述

- 浆细胞瘤属于单克隆浆细胞异常增殖性疾病
- 浆细胞瘤包括多发骨髓瘤（MM）、孤立浆细胞瘤（SPB）和髓外浆细胞瘤三种
- 孤立浆细胞瘤是浆细胞瘤的一种，占 5% ~ 10%
- 部分可进展为多发骨髓瘤
- 可发生于全身骨骼，以脊柱常见
- 好发部位为胸椎。

临床特点

- 中老年患者多见
- 男性较女性略多见
- 发生椎体病理性骨折可出现脊髓或神经根压迫症状。

病理

- 瘤体为粉红色或灰白色鱼肉样软组织
- 由分化程度不同的肿瘤性浆细胞组成
- 分化成熟的瘤细胞类似正常的浆细胞
- 分化差的瘤细胞其浆细胞性特征难辨认，细胞异型性明显
- 瘤组织间质少，血管丰富或形成血湖。

影像学

- 椎体最易累及，易向椎弓蔓延
- 轻度膨胀性、溶骨性骨破坏多见
- 骨破坏区内可见残存骨嵴
- 部分呈多囊性骨破坏
- 部分表现为骨质密度增高即硬化型
- 少数骨破坏不明显而表现为椎旁软组织肿块
- T_1WI 呈低信号，T_2WI 信号偏低
- 伴或不伴软组织肿块
- 软组织肿块包绕硬膜囊生长
- 增强扫描
  - 明显均匀强化

- 周围脊膜可见强化
- 骨扫描
  - 放射性浓聚、正常或减低均可见。

鉴别诊断

- 血管瘤：二者均可具有残存骨棘、骨小梁呈栅栏状改变，T_2WI 信号具有鉴别意义，血管瘤 T_2WI 信号通常较浆细胞瘤高
- 骨巨细胞瘤：二者信号特点相似即在 T_2WI 均呈等或偏低信号，CT 对二者鉴别有一定意义，骨巨细胞瘤出现膨胀性骨破坏概率较浆细胞瘤大；残存骨棘二者均可见，不具有鉴别诊断意义。

诊断要点

- 单发椎体溶骨性破坏，常累及附件
- 骨质呈轻度膨胀性骨破坏
- 内可见残存骨棘
- 少数表现为骨质硬化
- 椎旁软组织肿块往往包绕硬膜囊生长
- T_2WI 信号偏低，以等或稍低信号为主
- 增强扫描明显强化。

治疗及预后

- 孤立的浆细胞骨髓瘤预后较多发骨髓瘤好
- 有明显脊髓压迫症状者需及时解除症状。

参考文献

1. 李建，范国光，徐克. 脊柱孤立性浆细胞瘤的X线、CT和MRI表现. 中国医学影像学杂志, 2009, 17(6):454-456.
2. 陈韵，周永红，林琼燕. 骨孤立性浆细胞瘤影像学表现及相关病理改变. 实用放射学杂志, 2012, 28(7):1095-1098.
3. Kasliwal MK, O'Toole JE. Unique radiologic feature of spinal plasmacytoma: mini-brain appearance.Neurol India, 2011, 59(3):486-487.
4. Knoeller SM, Uhl M, Gahr N, Differential diagnosis of primary malignant bone tumors in the spine and sacrum. The

radiological and clinical spectrum: minireview. Neoplasma, 2008, 55(1):16-22.

5. Kosaka N, Maeda M, Uematsu H. Solitary plasmacytoma of the sacrum. Radiologic findings of three cases. Clin Imaging, 2005, 29(6):426-429.

（张立华）

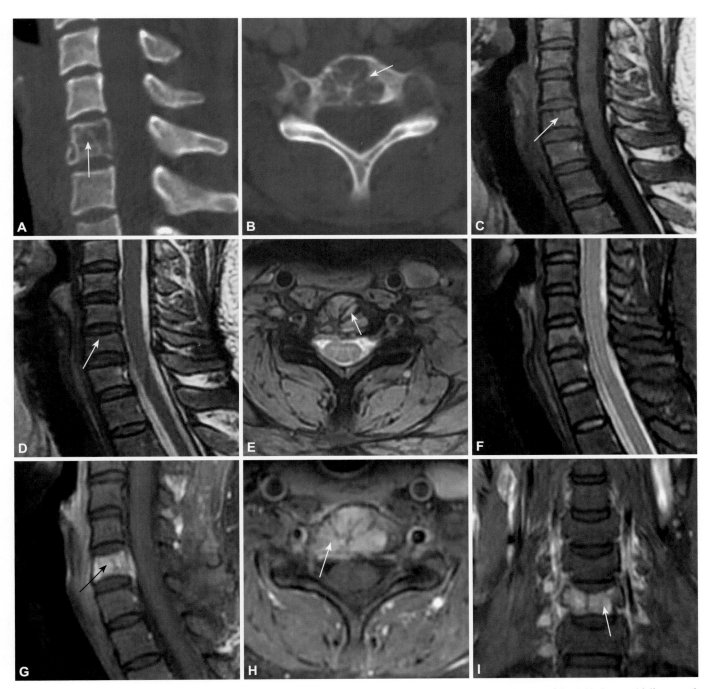

图 6.2.10　女，45 岁，C₆ 椎体孤立浆细胞瘤。A. 矢状位 CT 重建显示 C₆ 椎体溶骨性骨质破坏（箭）；B. 轴位 CT 重建显示骨破坏边界清晰，内见残存骨小梁（箭）；C. T₁WI 显示病变呈等信号（箭）；D. T₂WI 显示病变呈等信号（箭）；E. 轴位 T₂WI 显示骨破坏区呈高信号，内见线状低信号（箭）；F. 脂肪抑制序列示病变呈高信号；G～I. 增强扫描示病变呈明显强化（箭）

6.2.11 多发骨髓瘤
(Multiple myeloma)

概述

- 是由于单克隆浆细胞异常增殖所致
- 多发骨髓瘤是浆细胞瘤的一种
- 呈多中心发病，红骨髓丰富的部位最易受累
- 好发于脊柱、骨盆、肋骨和颅骨
- 约占脊柱原发骨肿瘤的 26%。

临床特点

- 50 ~ 70 岁多见（我院 56.41 ± 11.64 岁）
- 男女比例 3 : 2
- 骨痛是最常见症状
- 病理性压缩骨折、贫血、感染常见
- 部分患者表现为肾衰竭
- 血清中单链免疫球蛋白升高，50% 为 IgG
- 部分合并 POMES 综合征，即多发神经元病、肝脾淋巴结肿大、内分泌异常、异常免疫球蛋白、皮肤病变。

病理

- 瘤体为粉红色或灰白色鱼肉样
- 部分合并淀粉样变性
- 镜下异常浆细胞浸润代替正常骨髓
- 骨髓瘤细胞因分化程度不同而表现各异
- 分化好的瘤细胞类似正常浆细胞，细胞间质少
- 分化差的瘤细胞异型性明显，丧失浆细胞特征。

影像学

- CT 表现多样，可表现为溶骨、硬化、二者混合、部分骨破坏不明显
- 多发溶骨性病变多见
  - 呈穿凿样或囊状骨破坏
  - 骨质膨胀不明显
  - 椎体和附件均累及多见
  - 可累及相邻椎体，可破坏间盘
  - 约 50% 合并椎体病理性压缩
- 少数表现为骨质密度增高，部分合并 POMES 综

合征

- 10% ~ 15% 骨质破坏呈阴性或骨质疏松
- MRI 全脊柱扫描可明确病变范围
  - 推荐观察 T_1WI、脂肪抑制序列和 DWI，可敏感发现病变
- 骨髓信号改变可分为
  - 各序列上均正常
  - 局灶骨髓异常
  - 弥漫骨髓异常信号
  - 弥漫浸润并灶性浸润
  - 骨髓椒盐样改变
- DWI 对发现骨髓病变敏感，呈高信号
- T_2WI 病变呈等或稍高信号
- 椎旁软组织肿块相对比较小
- 增强扫描：骨髓局灶或弥漫异常强化
- 骨扫描
  - 放射浓聚
  - 放射减低
  - 放射浓聚与减低并存。

鉴别诊断

- 转移瘤：原发肿瘤病史、椎弓根早期受累多见；骨扫描阳性多见
- 骨质疏松：部分骨髓瘤患者仅表现为椎体骨质疏松合并或不合并多发压缩、椎体骨破坏不明显，需与骨质疏松鉴别；重点观察脂肪抑制序列，骨质疏松骨髓信号正常，如异常高度怀疑骨髓瘤。

诊断要点

- 中老年患者、多发骨痛、伴明显血清学异常
- CT 表现形式多样，多发溶骨性骨破坏多见
- 部分表现为骨质密度正常或减低而骨破坏不明显
- 椎体多发压缩变形常见
- 部分合并骨硬化，合并骨硬化的应警惕是否合并 POEMS 综合征
- T_1WI 和脂肪抑制序列对诊断有帮助

- T₁WI 呈多灶性、弥漫性异常低信号
- 脂肪抑制序列呈高信号或混杂信号
- 目前全身弥散成像推荐用于多发骨髓瘤检查。

治疗及预后

- 化疗是主要治疗手段
- 手术治疗指征
  ○ 骨髓瘤导致脊髓受压，出现临床症状
- 经保守治疗后仍有脊柱不稳
  ○ 仍存在病理骨折可能的骨髓瘤
- 以下提示预后不良
  ○ 广泛溶骨
  ○ 低血红蛋白
  ○ 高钙血症
  ○ 免疫球蛋白异常增高

○ 肾功能异常。

参考文献

1. Mulligan M, Chirindel A, KarchevskyM. Characterizing and predicting pathologic spine fractures in myeloma patients with FDG PET/CT and MR imaging. Cancer Invest, 2011; 29(5):370-6.
2. Delorme S, Baur-Melnyk A. Imaging in multiple myeloma. Recent Results Cancer Res, 2011, 183:133-47.
3. Terpos E, Moulopoulos LA, Dimopoulos MA. Advances in imaging and the management of myeloma bone disease. J Clin Oncol, 2011, 29(14):1907-1915.
4. 姜亮，袁伟，刘晓光，等. 脊柱多发性骨髓瘤的诊断与治疗——附36例报告. 中国脊柱脊髓杂志, 2011, 21(7):540-544.

（张立华）

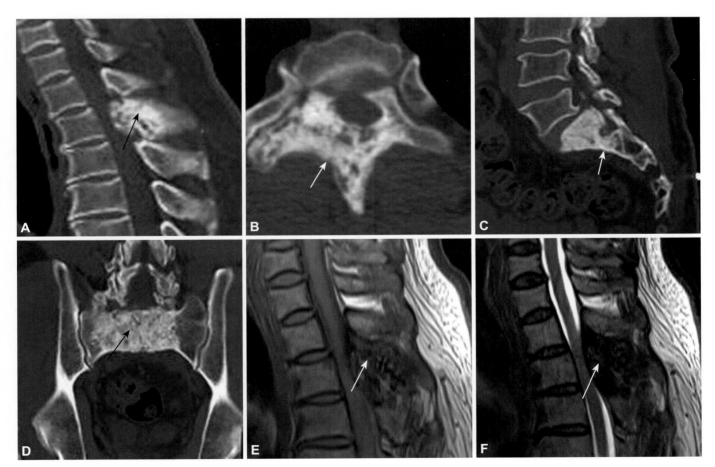

图 6.2.11-1 男，53岁，T₂-S₁多发骨髓瘤，硬化型。A. 矢状位和B. 轴位CT显示T₂附件骨质密度增高，内见多发囊状骨质密度减低影（箭）；C. 矢状位和D. 冠状位CT显示骶骨骨质密度不均匀增高（箭）；E. 矢状位T₁WI和F. T₂WI显示T₂附件病变呈混杂偏低信号（箭），相应水平椎管狭窄，脊髓受压

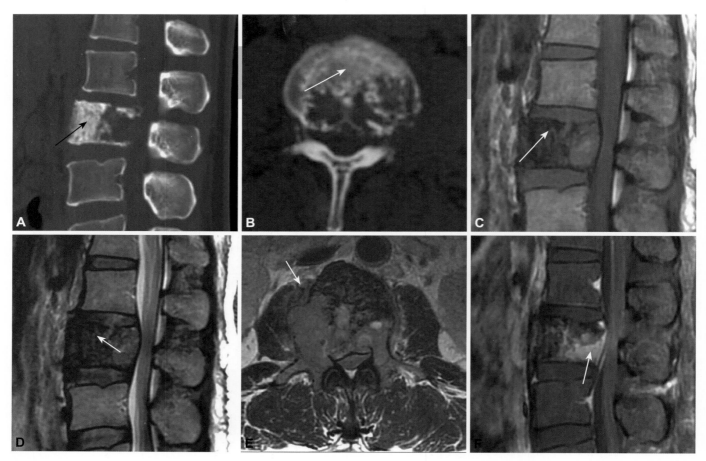

图 6.2.11-2 女，42 岁，多发骨髓瘤。A. 矢状位和 B. 轴位 CT 显示 L₃ 椎体后缘可见大片状溶骨性改变、轻度膨胀，残存骨质呈硬化性改变（箭）；C. 矢状位 T₁WI 和 D. T₂WI 显示 L₃ 椎体后缘病变呈等信号，向后压迫硬膜囊，前缘骨质硬化呈低信号（箭）；E. 轴位 T₂WI 显示 L₃ 骨破坏突破骨皮质，伴椎旁软组织肿块形成（箭）；F. 增强扫描显示病变呈明显不均匀强化（箭）

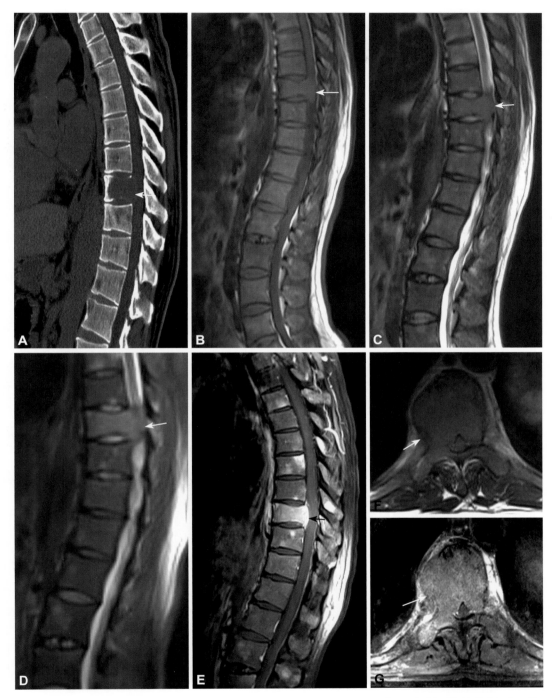

图 6.2.11-3 男，52岁，多发骨髓瘤。A. 矢状位 CT 重建显示 T₉ 椎体溶骨性骨质破坏伴前缘骨质硬化，椎体未见明显压缩（箭）；B. T₁WI 显示椎体信号弥漫减低，T₉ 椎体呈等信号（箭）；C. T₂WI 显示椎体信号不均匀，T₉ 呈等信号（箭）；D. 脂肪抑制序列显示胸椎见多发异常信号，T₉ 椎体信号增高（箭）；E. 增强扫描显示胸椎椎体及附件见多发异常强化（箭）；F、G. 轴位图像显示 T₉ 椎体和附件均可见强化，强化程度相对均匀，椎旁未见明显软组织肿块（箭）

6.2.12 淋巴瘤
(Lymphoma)

概述

- 起源于淋巴网状系统的恶性肿瘤
- 发生于脊柱区的分四型，即髓内型、骨型、软脊膜型和硬膜外型
- 非霍奇金淋巴瘤（NHL）较霍奇金淋巴瘤（HL）多见，NHL 以 B 细胞型多见
- 骨破坏与软组织肿块不成比例
- 发生骨质破坏者一般均有软组织肿块
- 有软组织肿块者不一定发生骨质破坏
- 可分为原发和继发，继发者多见（8∶1）
- 原发淋巴瘤多为单发，继发性以多发和弥漫浸润为主
- 原发淋巴瘤以胸椎（69%）最常见
- 可侵犯多个相邻椎体
- 病变具有跳跃性，椎间盘一般不受累及
- 原发性脊柱区淋巴瘤符合以下条件
  - 组织学证实为淋巴瘤
  - 其他部位无淋巴结或淋巴结外病变的证据
  - 区域淋巴结的肿大不排除原发脊柱区淋巴瘤
  - 6 个月内未出现全身播散现象。

临床特点

- 男性相对多见，男女比例为 8∶1
- 有两个发病高峰：小于 30 岁和 50～70 岁
- 主要表现脊髓及脊神经受压引起的症状。

病理

- NHL 多见，以弥漫大 B 细胞型多见
- 病变呈灰红色肉芽样，可穿透骨皮质、浸润周围软组织
- 骨淋巴瘤在骨小梁之间浸润生长，破坏正常骨结构。

影像学

- 骨质破坏表现多样，同一病例不同部位骨质破坏类型可不一致
  - 可表现为骨小梁模糊，正常骨结构破坏不明显
  - 可仅有骨皮质虫蚀样或穿凿样骨质破坏、缺损
  - 可呈明显溶骨性骨质破坏，轻度膨胀
  - 可呈骨密度增高，部分呈象牙椎
  - 混合性骨质破坏，虫噬样骨破坏与骨密度增高并存
- HL 以硬化型和混合型骨破坏多见
- 合并压缩骨折的相对少见
- 硬膜外型以软组织肿块形成为主，伴或不伴骨破坏
- T_1WI 与 T_2WI 脊髓相比呈等信号，信号比较均匀
  - 骨型在 T_1WI 和 T_2WI 呈低信号，脂肪抑制信号增高，伴或不伴硬膜外累及
  - 硬膜外型呈纵向生长、多节段累及伴邻近椎间孔扩大
  - 软脊膜型伴神经根袖增粗，可见局部结节形成
  - 髓内型肿块呈等信号
- 增强扫描强化程度比较均匀，中度强化多见。

鉴别诊断

- 白血病：主要侵犯脊柱红骨髓分布区，较少形成椎管内及椎旁软组织肿块，部分二者相似
- 转移瘤：有原发瘤病史、多发散在跳跃分布，易合并病理性压缩骨折
- 硬膜外血肿：硬膜外者需与血肿鉴别，尤其是自发性硬膜外出血，增强扫描淋巴瘤呈均匀强化而血肿强化不均匀，其强化方式与血肿的时期有关。

诊断要点

- 中老年患者相对多见
- 骨破坏形式多样，与肿瘤分型有关
- 骨型以浸润性骨破坏多见
- 合并椎体压缩骨折相对少见
- 硬膜外型呈"围椎纵向生长"
- 硬膜外软组织肿块范围大于骨病变范围
- 硬膜外软组织肿块 T_2WI 以均匀、等信号为主。

治疗及预后

- 放、化疗
- 骨淋巴瘤预后相对较好。

参考文献

1.　Thomas AG, VaidhyanathR, Kirke R, et al. Extranodal lymphoma from head to toe: Part 1, The head and spine.AJR, 2011, 197:350-356.

2.　张谷青, 李传福. 椎管内淋巴瘤的影像学研究进展. 医学影像学杂志, 2010, 20(10):1568-1570.

3.　刘颖, 袁慧书, 刘晓光. 脊柱淋巴瘤的CT、MRI表现. 中国医学影像技术, 2010, 26 (1):130-133.

4.　彭鹏, 黄仲奎, 龙莉玲, 等. 脊柱非霍奇金淋巴瘤影像表现分析. 实用放射学杂志, 2011, 27(3):418-420.

5.　Koeller KK, Shih RY.Extranodal lymphoma of the central nervous system and spine.Radiol Clin North Am, 2016, 54(4):649-671.

（张立华）

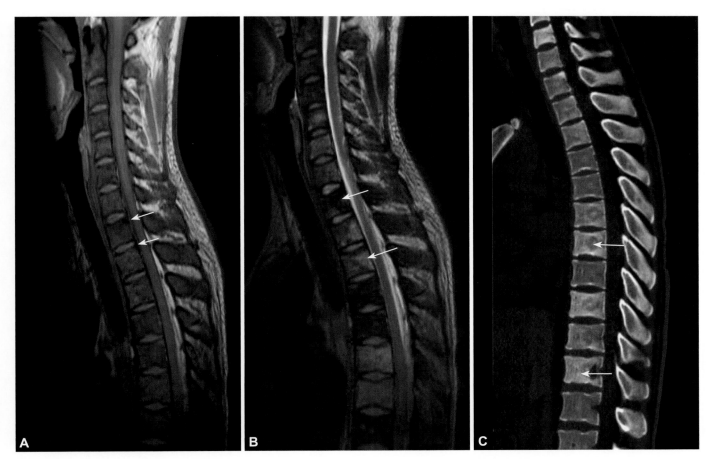

图 6.2.12-1　男, 29 岁, 非特异性外周 T 细胞淋巴瘤。A. 矢状位 T₁WI 显示颈胸椎椎体及附件信号弥漫性减低, T₂水平以下硬膜外间隙增宽（箭）; B. T₂WI 显示多发椎体及附件呈高低混杂信号（箭）; C. 矢状位 CT 重建显示胸椎骨质密度不均匀增高（箭）

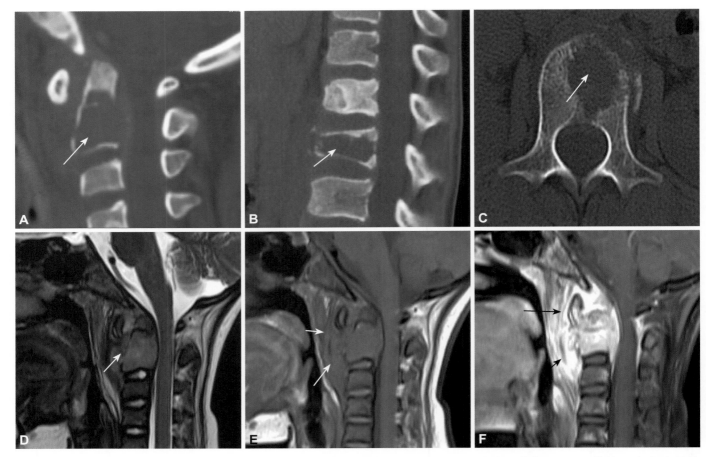

图 6.2.12-2　女，9 岁，C₂ 及 L₁₋₂ 多发骨破坏，间变大 B 细胞淋巴瘤。A. CT 重建矢状位显示 C₂ 椎体及齿突溶骨性骨破坏（箭），椎体前缘骨皮质不完整，椎旁可见软组织肿块形成；B. CT 重建矢状位及 C. 轴位重建显示 L₂ 椎体溶骨性骨破坏，椎体压缩变扁（箭），L₁ 椎体骨质密度不均匀增高，骨小梁结构模糊；D. 矢状位 T₁WI 和 E. T₂WI 显示 C₂ 椎体及椎旁软组织肿块呈等信号（箭）；F. 增强扫描显示 C₂ 椎体及椎旁软组织肿块明显均匀强化（箭）

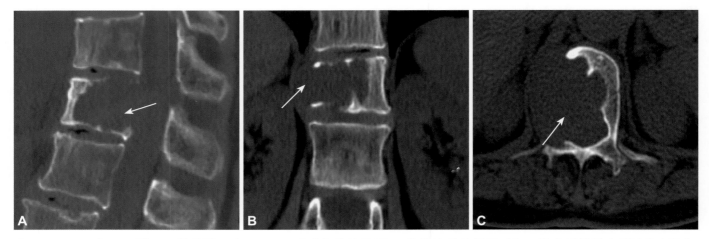

图 6.2.12-3　女，68 岁，L₁ 椎体淋巴瘤。A. CT 重建矢状位显示 L₁ 椎体溶骨性骨质破坏，椎体后缘骨皮质消失（箭）；B. 冠状位 CT 重建显示 L₁ 椎体上下终板不完整，椎旁软组织肿块（箭）；C. 轴位 CT 重建显示骨破坏延伸至右侧附件进入椎管内（箭）

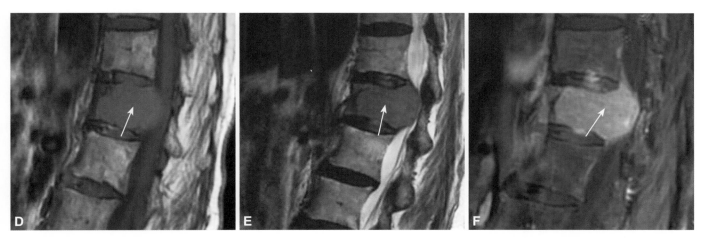

图 **6.2.12-3**(续)　D. 矢状位 T₁WI 和 E. T₂WI 显示 L₁ 椎体病变信号较均匀，呈等信号（ 箭 ），向后压迫硬膜囊及脊髓圆锥；F. 增强扫描病变呈明显均匀强化（ 箭 ）

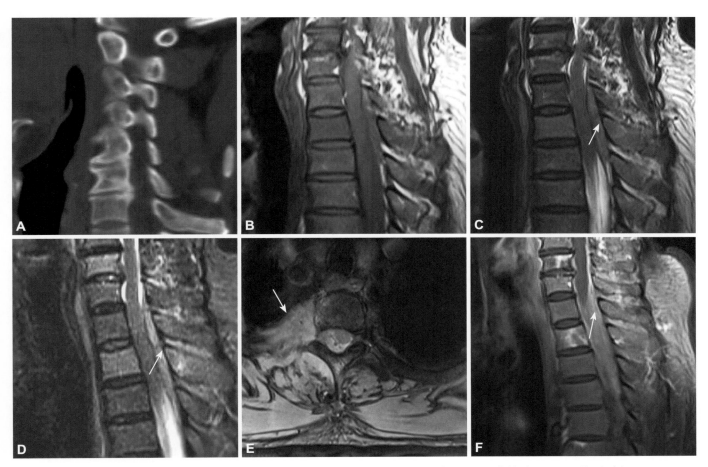

图 **6.2.12-4**　男，62 岁，T₁₋₄ 弥漫性大 B 细胞淋巴瘤。A. CT 重建矢状位显示颈胸椎未见明显骨质破坏；B. T₁WI、C. T₂WI 和 D. 脂肪抑制序列显示颈椎及上胸椎信号弥漫减低，T₁ 水平以下椎管内硬膜外见等信号软组织肿块（ 箭 ），脂肪抑制序列显示 T₁ 椎体信号增高；E. 轴位 T₂WI 显示 T₁ 椎旁见软组织肿块，延伸至胸腔内（ 箭 ）；F. 增强扫描显示 T₁ 椎体及硬膜外软组织肿块呈中等程度均匀强化（ 箭 ）

6.2.13 白血病
(Leukemia)

概述
- 是一种骨髓、外周血中原始细胞克隆性增殖性病变
- 包括急慢性淋巴细胞和粒细胞白血病、绿色瘤等
- 绿色瘤是发生于髓性白血病的一种髓外肿块
- 儿童以长骨和脊柱同时受累多见，成人中轴骨受累多见
- 多发或连续多个椎体受累多见
- 腰骶椎受累常见，其次为胸椎和颈椎
- 髓外主要分布于椎管硬膜外、椎旁
- 病变沿神经根分布表现为神经根增粗。

临床特点
- 各年龄段患者均可发生
- 男女比例 2：1
- 绿色瘤主要见于 2.5%～9.1% 的急性髓性白血病患者
- 骨痛是主要症状。

病理
- 骨髓由弥漫不成熟的原始细胞浸润。

影像学
- 椎体骨质密度正常或明显减低
- 骨破坏形式多样
  - 穿透性骨破坏
  - 骨硬化和骨破坏混合存在
  - 绿色瘤呈局限骨破坏
- 骨膜反应及骨侵蚀
- 病理性压缩骨折常见
- 治疗后可表现为骨硬化
- 骨髓信号
  - 约 10% 正常
  - 弥漫异常信号
- 可伴髓外软组织肿块
- 软组织肿块可沿椎间孔延伸
- MRI 信号
  - T_1WI 呈中等或低信号
  - STIR 呈高信号

- 增强扫描
  - 骨髓、软脊膜及软组织肿块强化。

鉴别诊断
- 淋巴瘤：二者均可在椎旁及硬膜外形成软组织肿块，淋巴瘤相对更常见，体积更大；淋巴瘤有纵向生长趋势
- 转移瘤：多灶性病变与血液病有相似之处，血液病往往伴弥漫骨髓异常信号，与转移瘤不同
- Langerhans 组织细胞增多症（LCH）：二者均可发生于儿童；二者均可表现为多发、溶骨性病变；LCH 症状往往不及白血病明显；LCH 在儿童表现为扁平椎、伴硬化边的更多见；随访过程骨破坏范围可逐渐减小
- 神经源性肿瘤：伴椎间孔扩大的需与神经源性肿瘤鉴别，神经鞘瘤信号不均匀，增强强化不均匀；儿童神经源性肿瘤少见。

诊断要点
- 可发生于各年龄段的患者
- 骨破坏形式多样
- 往往表现为单发或多发骨破坏
- 骨髓信号正常或弥漫异常，后者多见
- MRI 可早期发现骨髓异常信号改变
- 硬膜外肿块往往呈等信号。

治疗及预后
- 放疗和化疗。

参考文献
1. Guenette JP, Tirumani SH, KeraliyaAR, et al. MRI Findings in Patients With Leukemia and Positive CSF Cytology: A Single-Institution 5-Year Experience.AJR Am J Roentgenol, 2016, 207(6):1278-1282.
2. Pawha PS, Chokshi FH. Imaging of spinal manifestations of hematological disorders. Hematol Oncol Clin North Am, 2016, 30(4):921-944.

（张立华）

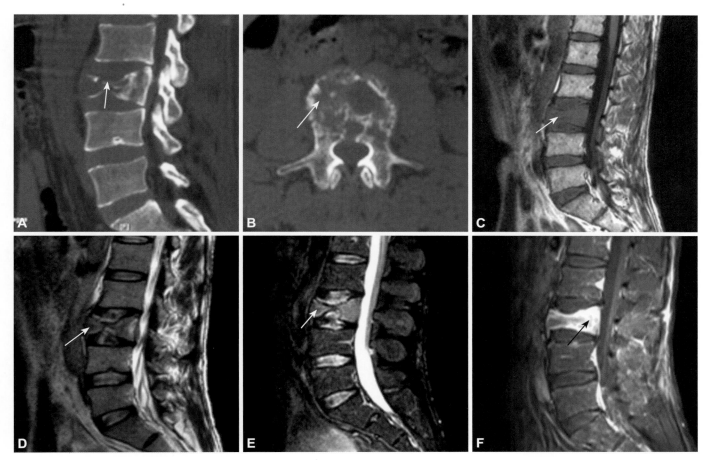

图 **6.2.13-1** 男，31 岁，腰痛 2 个月，病理证实为 B 淋巴母细胞白血病。A. CT 矢状位重建显示 L_2 椎体溶骨性骨破坏，椎体上下终板凹陷，椎体压缩骨折（箭）；B. CT 轴位重建显示 L_2 椎体溶骨性骨破坏，边界不清晰（箭）；C. T_1WI 显示病变呈低信号（箭）；D. T_2WI 显示病变呈等信号（箭）；E. 脂肪抑制的 T_2WI 显示病变呈高信号（箭），伴多个椎体异常信号；F. 增强扫描病变呈明显强化（箭）

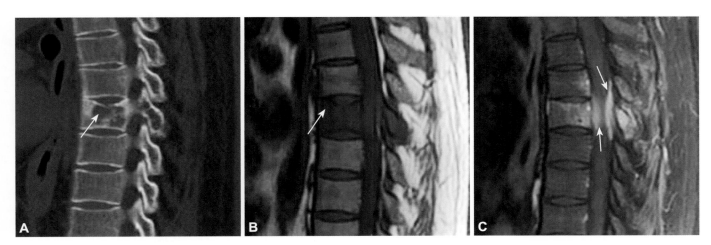

图 **6.2.13-2** 男，35 岁，T_7 白血病。A. 矢状位 CT 显示 T_7 溶骨性骨质破坏（箭），骨破坏区周围骨质密度略增高，椎体上缘轻度塌陷；B. 矢状位 T_1WI 显示 T_7 病变呈低信号（箭），硬膜外软组织肿块纵向生长呈等信号；C. 增强扫描显示 T_{6-7} 及邻近硬膜、硬膜外软组织肿块呈明显强化（箭）

6.2.14 尤因肉瘤
(Ewing sarcoma, ES)

概述
- 占全身骨原发恶性肿瘤的 6%~8%
- 为恶性小圆细胞性肿瘤
- 发生于四肢多见，仅 5% 发生于脊柱，骶骨较可动脊柱常见
- 一般不破坏椎体终板或侵犯椎间盘。

临床特点
- 任何年龄均可发病
- 以 10~20 岁青少年相对多见
- 肿瘤生长迅速，常有发热、贫血、白细胞增多、血沉加快。

病理
- 肉眼呈灰白色鱼肉状实性块，常发生出血和坏死
- 光镜下显示为多量形态单一、核浓染、高核质比的原始小圆细胞
- 经典的细胞呈 Homer-Wright 菊形团排列
- CD99 阳性。

影像学
- 好发于椎体，往往可侵犯附件
- 骨破坏类型多样，溶骨性、成骨性及混合骨质破坏均可见
- 浸润性骨破坏，移行带宽
- 约 5% 硬化型表现为骨质密度明显增高
- 骨破坏周围可见骨膜反应
- 可累及相邻 2 个或以上椎体，间盘一般不受累及
- 部分伴椎间孔扩大
- 椎旁或椎管内软组织肿块比较明显
- 软组织肿块密度不均匀、囊变坏死多见、钙化可见
- T_1WI 呈等或高信号
- T_2WI 呈不均匀高信号
- 增强扫描中等程度、不均匀强化。

鉴别诊断
- LCH：儿童青少年多见、起病相对缓慢；骨质破坏二者有相似之处，尤其 LCH 活动期与 ES 类似，修复期 LCH 骨硬化比较明显，与 ES 不同；椎体表现为扁平椎多见，巨大软组织肿块少见，除非合并肉瘤变；随访软组织肿块减小或消失
- 神经源性肿瘤：伴椎间孔扩大的 ES 需与神经源性肿瘤鉴别；后者青少年相对少见，发生于青少年伴椎间孔扩大、软组织肿块比较大的要警惕 ES；神经鞘瘤对邻近骨质主要为压迫性改变，硬化边常见，与 ES 不同。

诊断要点
- 青少年多见，病变进展迅速
- 骨破坏形式多样
- 椎体和（或）伴附件骨质破坏
- 表现为浸润性骨破坏或骨质硬化
- 椎管内或椎旁有明显的软组织肿块，囊变坏死常见
- 可累及邻近多个椎体
- 增强后明显不均匀强化。

治疗及预后
- 通常采用综合治疗
- 预后差。

参考文献
1. Karikari IO, Mehta AI, NimjeeS, et al. Primary intradural extraosseous Ewing sarcoma of the spine: case report and literature review.Neurosurgery, 2011, 69(4):E995-999.
2. Alexander HS, Koleda C, Hunn MK. Peripheral Primitive Neuroectodermal Tumour (pPNET) in the cervical spine. J Clin Neurosci, 2010 Feb, 17(2):259-261.
3. 洪国斌, 梁碧玲, 邹伟明, 等. 脊柱尤因肉瘤的临床及病理特

征和MRI表现. 中华临床医师杂志, 2009, 3(7):1142-1148.

4. 韩嵩博, 袁慧书, 李敏, 等. 脊柱外周性原始神经外胚层肿瘤

的影像学表现. 中国医学影像技术, 2011, 27(8):1676-1680.

（张立华）

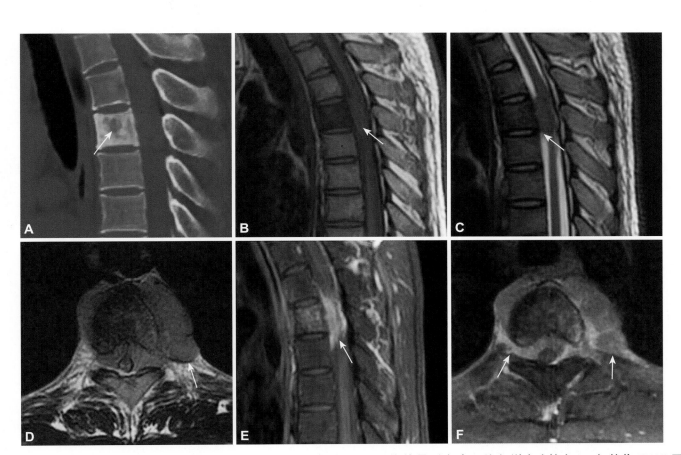

图 6.2.14-1 男，28 岁，T₄ 尤因肉瘤。A. 矢状位 CT 重建显示 T₄ 椎体骨质密度不均匀增高（箭）；B. 矢状位 T₁WI 及 C. T₂WI 显示病变呈低信号，T₄ 水平椎管内见软组织肿块（箭）；D. 轴位 T₂WI 显示 T₄ 椎体及椎弓根均累及，伴椎旁及椎管内硬膜外软组织肿块形成（箭）；E. 增强矢状位显示 T₃₋₄ 椎体呈中等程度强化，T₃₋₅ 椎旁可见强化软组织影（箭）；F. 轴位增强显示 T₄ 椎旁及椎管内见强化软组织肿块（箭）

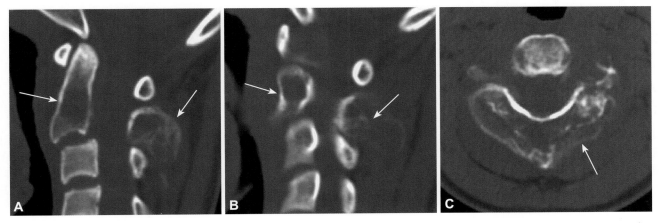

图 6.2.14-2 男，12 岁，C₂ 尤因肉瘤。A、B. 矢状位重建 CT 显示 C₂ 椎体及附件溶骨性骨破坏，附件周围骨皮质变薄呈膨胀性改变（箭）；C、D. 轴位及冠状位重建显示 C₂ 椎体及附件溶骨性骨破坏边界不清晰（箭）；

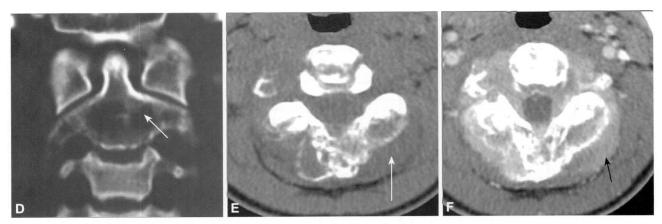

图 6.2.14-2（续） E. 轴位软窗显示椎体及附件周围见软组织肿块（箭）；F. 增强扫描显示周围软组织肿块明显强化（箭）

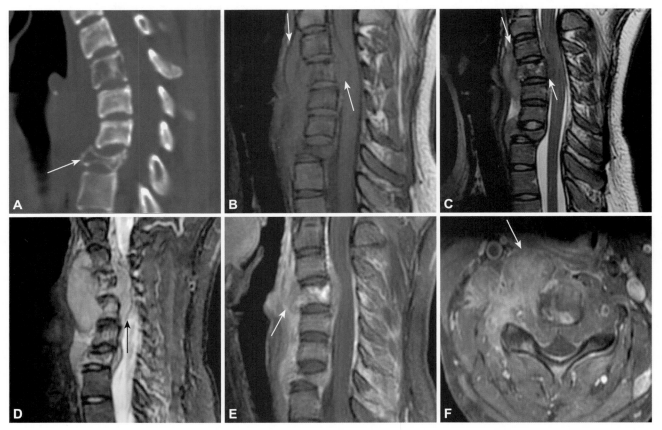

图 6.2.14-3 女，20 岁，C₄₋₇ 尤因肉瘤。A. 矢状位重建 CT 显示颈椎后凸，C₄ 和 C₇ 溶骨性骨质破坏，C₇ 椎体压缩变形（箭），C₄₋₇ 椎旁软组织肿胀；B. T₁WI 显示 C₃₋₇ 椎体信号减低，椎前及椎体后缘见软组织肿块在 T₁WI 和 C. T₂WI 呈等信号（箭）；D. 在脂肪抑制序列上呈高信号，硬膜压迫变形，继发相应水平椎管狭窄（箭）；E. 增强扫描 C₄ 椎体强化较明显（箭），余椎体及椎旁软组织呈中等程度强化；F. 轴位增强显示病变由 C₄ 右侧椎间孔钻出进入椎旁（箭）

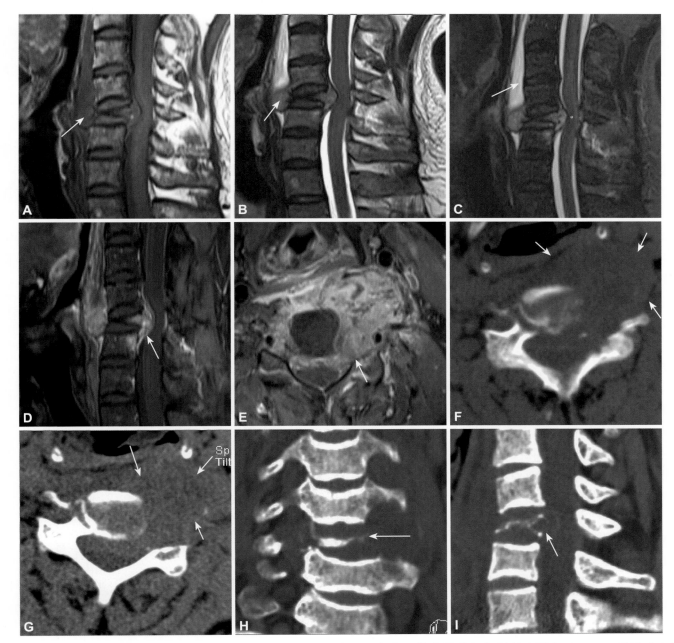

图 6.2.14-4 女，47 岁 C₅ 尤因肉瘤。A. T₁WI 显示 C₅ 椎体明显变扁，椎旁见软组织肿块（箭）；B. T₂WI 显示病变呈稍高信号（箭）；C. 脂肪抑制序列显示病变信号增高，椎旁见积液信号（箭）；D、E. 增强扫描 C₅ 椎体及椎旁软组织明显强化，C₆ 椎体后上缘可见强化，硬膜囊受压（箭）；F. 轴位 CT 显示 C₅ 椎体、椎弓可见浸润型骨质破坏，边缘不清，周围见较大软组织肿块影（箭）；G. 软窗显示软组织肿块（箭）；H. 冠状位及 I. 矢状位 CT 显示 C₅ 椎体压缩，溶骨性骨破坏（箭）

6.2.15 脊索瘤 (Chordoma)

概述

- 起自残存脊索的低度至中度恶性肿瘤
- 按来源可分为骨源性和非骨源性，骨源性多见
- 非骨源性肿瘤见于椎管内硬膜外
- 骨源性的 50% 起自骶尾部、35% 位于蝶枕交界区、15% 位于脊柱椎体
- 骶尾部的脊索瘤起自下骶椎（S3 以下多见）及尾椎
- 可动脊柱的脊索瘤主要位于颈椎，尤其上颈椎，胸椎和腰椎少见
- 多中心起源的连续或跳跃累及多个椎体
- 晚期可以发生远处转移，以肺多见。

临床特点

- 任何年龄均可发生，以 50～60 岁多见
- 部分见于儿童和青少年
- 男女比例约 2：1
- 临床表现与病变部位和侵犯程度相关
- 骶尾部脊索瘤主要表现为会阴区麻木和疼痛
- 脊髓和神经根受侵症状，如以疼痛、麻木、无力。

病理

- 大体为胶冻样多结节状肿块，周围可见假包膜
- 肿瘤内部可见胶样物质、出血和坏死、钙化及死骨
- 镜下分四种类型，即脊索瘤、软骨样脊索瘤、分化差的脊索瘤、退化脊索瘤
- 脊索瘤可见泪滴样细胞和星芒样细胞
- 软骨样型既有经典型结构又有软骨样区域或钙化改变
- 分化差的脊索瘤伴高级别肉瘤，少见，约占 5%
- 组织学类型与预后相关。

影像学

- 椎体是肿瘤发生的常见部位
- 侵蚀性、溶骨性骨质破坏多见
- 骨质膨胀性破坏往往不明显
- 邻近骨质硬化相对明显
- 部分骨破坏不明显，表现为骨质密度增高
- 骨破坏区内可见残存骨棘
- 破坏区内部可见点状或条片状钙化，骶尾部肿瘤钙化较相对多见
- 骶尾部脊索瘤呈偏心或中心性骨破坏，可越过骶髂关节向外进展
- 肿瘤可跨越多个椎体水平
- 软组织肿块呈低密度，部分由于含黏液呈明显低密度
- 软组织肿块向椎旁延伸，呈蘑菇样
- 部分肿瘤呈哑铃形伴椎间孔扩大
- T_1WI 多呈低信号，如存在出血则表现为高信号
- T_2WI 多呈混杂信号
  - 高信号主要由于肿瘤内部富含黏液间质
  - 纤维分隔呈索条状低信号
  - 肿瘤内部出血及钙化可导致 T_2WI 低信号
- 增强扫描
  - 中等程度不均匀强化多见
  - 少数呈轻度强化或明显强化
  - 部分呈边缘强化。

鉴别诊断

- 良性脊索样肿瘤：骨硬化多见；T_1WI 呈低信号，T_2WI 呈高信号、无软组织肿胀或邻近侵犯，需定期随诊
- 软骨肉瘤：从信号上较难鉴别，二者 T_2WI 均可呈高信号；软骨肉瘤以累及附件多见，与脊索瘤不同；CT 见环弓样钙化提示诊断
- 骨巨细胞瘤：骶骨骨巨细胞瘤以 S_{1-3} 多见，而脊索瘤常偏下，位于骶尾部；骨巨细胞瘤偏心膨胀生长、无钙化及硬化边，骶尾部脊索瘤钙化常见；二者信号也不同，脊索瘤 T_2WI 信号高
- 结核：二者骨破坏形式有相似之处即均可呈虫蚀样骨破坏；结核内部死骨和脊索瘤内部钙化也有相似之处；结核形成的椎旁脓肿与脊索瘤富含黏液的基质在 CT 均呈低密度，需结合 MRI 鉴别，

脊索瘤往往呈混杂高信号；增强扫描二者强化方式不同，结核环形强化多见。

诊断要点

- 中老年患者多见，青少年患者亦可见
- 好发于上颈椎或骶尾部
- 主要发生于椎体
- 椎体溶骨性骨质破坏多见
- 往往伴邻近骨质硬化
- 破坏区内部或椎旁可见钙化
- 椎旁软组织肿块多见
- T$_2$WI 混杂信号多见，内可见低信号纤维分隔。

治疗及预后

- 病理类型及手术切除程度与预后相关
- 软骨样型预后较好
- 分化差的脊索瘤以骶尾部居多，其侵袭性强，预后差
- 手术切除程度同患者的生存状态呈正相关。

参考文献

1. 杨珊珊, 周晓军. 脊索瘤的临床病理研究进展. 临床与实验病理学杂志, 2012, 28(5):553-556
2. Terzi S, Mobarec S, Bandiera S, et al. Diagnosis and treatment of benign notochordal cell tumors of the spine: report of 3 cases and literature review. Spine, 2012, 37(21):1356-1360.

（张立华）

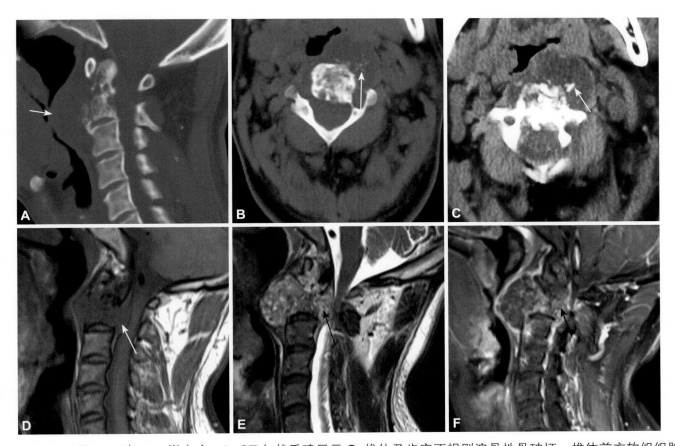

图 6.2.15-1　男，32 岁，C$_2$ 脊索瘤。A. CT 矢状重建显示 C$_2$ 椎体及齿突不规则溶骨性骨破坏，椎体前方软组织肿胀（箭）；B、C. 轴位 CT 重建骨窗及软组织窗显示 C$_2$ 椎体虫蚀样骨破坏，椎前低密度软组织肿块内可见多发点状钙化（箭）；D. T$_1$WI 和 E. T$_2$WI 显示 C$_2$ 椎体及椎旁软组织肿块呈长 T$_1$ 混杂 T$_2$ 信号，内可见多条条状低信号，肿瘤向后进入椎管内（箭），硬膜囊及脊髓呈受压改变；F. 增强扫描显示 C$_2$ 及周围软组织肿块呈中度、不均匀强化（箭）

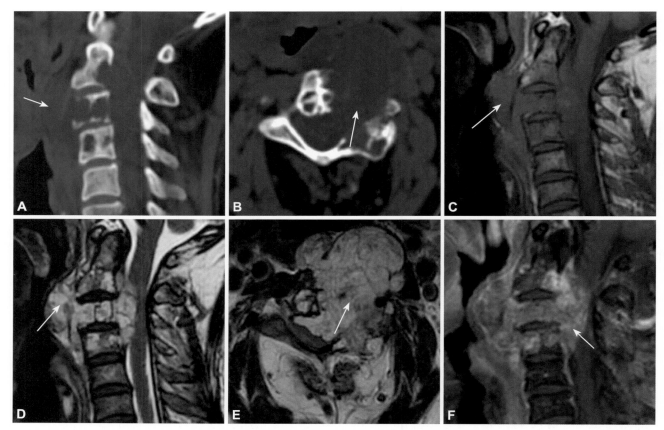

图 6.2.15-2　男，50 岁，C2-4 脊索瘤。A. 矢状位 CT 重建显示 C2-4 椎体多发骨质破坏伴椎前软组织肿胀（箭）；B. 轴位 CT 重建显示 C3 椎体及左侧附件骨质破坏，椎旁见软组织肿块伴左侧椎间孔扩大（箭）；C. 矢状位 T1WI 显示 C2-4 节段的肿瘤呈低信号（箭）；D. T2WI 呈高信号（箭）；E. 轴位 T2WI 显示 C3 椎旁肿瘤伴左侧椎间孔扩大（箭）；F. T1WI 增强扫描显示肿瘤呈不均匀、中等程度强化（箭）

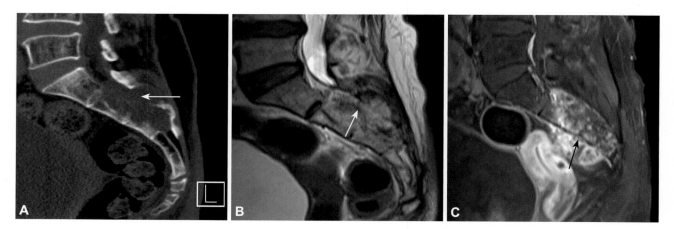

图 6.2.15-3　女，65 岁，S2-4 脊索瘤。A. 矢状位 CT 重建显示 S2-4 后缘溶骨性骨破坏（箭），内见点状钙化；B. T2WI 矢状位显示病变呈混杂 T2 信号（箭），内可见条状低信号；C. 增强扫描显示 S2-4、骶前及骶管内肿物明显不均匀强化（箭）

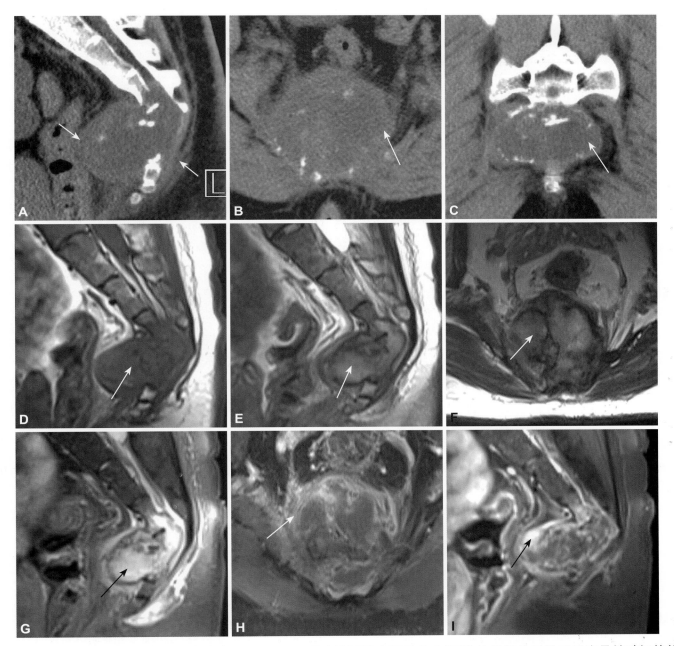

图 **6.2.15-4** 男，27 岁，骶尾骨脊索瘤。A ~ C. CT 重建显示重建显示 S₄ 以下椎体及部分尾骨可见溶骨性破坏伴软组织肿块形成（箭），其内密度不均匀，可见点条状高密度影；D. 矢状位 T₁WI 显示病变呈低信号（箭）；E、F. T₂WI 呈混杂信号（箭），内见条状低信号；G. 脂肪抑制序列病变呈高信号（箭）；H、I. 增强扫描显示病变呈不均匀强化（箭）

6.2.16 良性脊索样肿瘤
(Benign notochordal tumor, BNT)

概述

- 起源与脊索瘤相同，即起源于残存脊索
- 2020 年 WHO 骨肿瘤分类将其列为一种良性脊索来源的肿瘤
- 好发于中轴骨有脊索残存的部位
- 主要位于中轴骨
- 以颅底、颈椎、腰椎和骶尾骨多见
- 胸椎罕见。

临床特点

- 发病年龄 11 ~ 74 岁
- 中位年龄为 50 岁
- 男女性别差异不大
- 多为偶然发现的病变。

病理

- 与脊索瘤对比
  - 镜下均可见空泡细胞，与脊索瘤不同，BNT 细胞不呈分叶状排列
  - BNT 细胞无异型性，而脊索瘤细胞可存在异型性
  - 脊索瘤往往可见到黏液基质而 BNT 一般无
  - 二者均可表达 S-100、EMA。

影像学

- 病变往往局限于椎体内——与脊索瘤相似
- BNT 很少伴溶骨性骨破坏——与脊索瘤不同
- 即使有骨质破坏，其范围往往很小且不会向邻近结构蔓延
- T_1WI 主要以等或低信号为主，T_2WI 以高信号为主
- 部分可呈等信号或混杂信号
- 增强扫描往往不强化。

鉴别诊断

- 脊索瘤：骨破坏、椎旁软组织肿块相对明显，增强扫描脊索瘤均可不同程度强化，与 BNT 不同
- 血管瘤：T_2WI 往往呈高信号，增强扫描强化相对明显，与 BNT 不同
- 成骨转移瘤：椎体骨质密度增高，T_2WI 以低信号为主，而 BNT 往往信号偏高。

诊断要点

- 可发生于各年龄
- 颈椎多见
- 局限于椎骨内表现为骨质硬化
- 很少突破骨皮质
- 一般无椎旁软组织肿块
- 增强扫描不强化。

治疗及预后

- 文献报道及随访结果显示未见复发和转移的报道，与脊索瘤瘤有明显差别，预后良好
- 一旦诊断明确 BNCT 可进行随访观察，而无需进行手术治疗。

参考文献

1. 方三高, 马强, 林俐, 等. 良性脊索细胞瘤临床病理观察. 诊断病理学杂志, 2014, 21(9) :568-571.
2. 黄瑾, 蒋智铭, 唐娟, 等. 颈椎良性脊索细胞瘤的临床病理学观察. 中华病理学杂志, 2014, 43 (11):763-766.
3. Xiaomei Ma, Chunyan Xia, Dong Liu, et al. Benign notochordal cell tumor: a retrospective study of 11 cases with 13 vertebra bodies. Int J Clin Exp Pathol, 2014, 7(7): 3548-3554.
4. Kreshak J, Larousserie F, PicciP, et al. Difficulty distinguishing benign notochordal cell tumor from chordoma further suggests a link between them. Cancer Imaging, 2014, 14(1): 4.

（张立华）

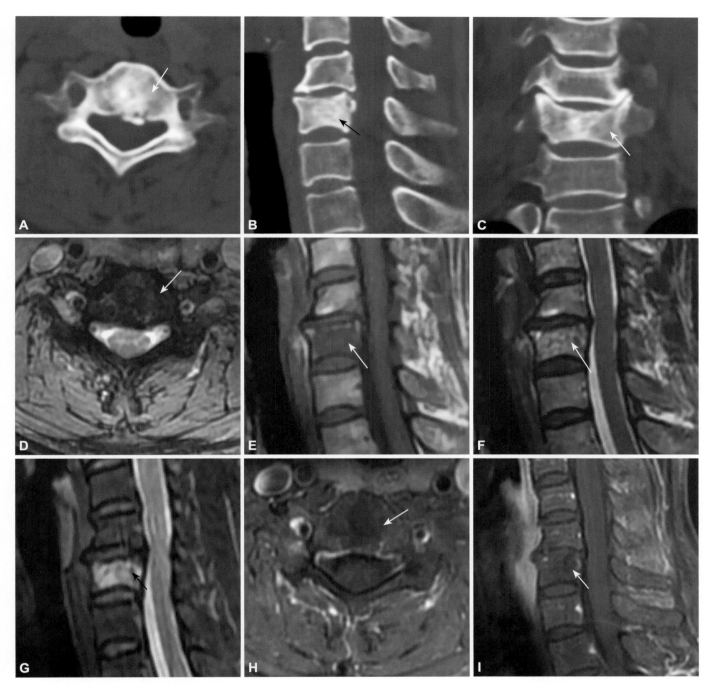

图 6.2.16 女，51 岁，颈肩部疼痛 3 个月，C₆ 良性脊索细胞瘤。A～C. CT 骨窗显示 C₆ 椎体骨皮质局部不连续，骨质密度不均匀增高（箭）；D. 轴位 T₂WI 显示 C₆ 椎体信号不均匀（箭）；E. 矢状位 T₁WI 显示 C₆ 椎体呈低信号（箭）；F. T₂WI 呈等 - 高信号（箭），椎旁未见明显软组织肿块；G. 脂肪抑制序列呈高信号（箭）；H～I. 增强扫描显示未见明显异常强化（箭）

6.2.17 骨巨细胞瘤
(Giant cell tumor)

概述

- 占成人原发骨肿瘤的 5%，主要见于长骨骨端
- 约 7% 发生于脊柱，是脊柱第四常见肿瘤
- 骶骨以上部 S_{1-2} 受累多见
- 颈椎、胸椎及腰椎发生概率依次减低
- 以椎体受累常见，往往进展累及椎弓
- 局限于椎体或椎弓根者约占 21%
- 骨外侵犯多见，约占 80%
- 可向椎间盘和椎体两端进展
- 均有不同程度侵袭性
- 可分为普通型骨巨细胞瘤和恶性骨巨细胞瘤两类
- 普通型骨巨细胞瘤约 25% 可复发，2% 发生肺转移
- 恶性骨巨细胞瘤少见，指骨巨细胞瘤恶性变，主要见于放疗后
- 影像学和临床上的侵袭性与组织学表现无明显相关性。

临床特点

- 20 ~ 45 岁成年人多见，<15 岁少见
- 女性相对多见，比例为（2.3 ~ 2.5）：1
- 主要表现脊髓及脊神经受压引起的症状
- 为沿神经分布区疼痛、无力、感觉障碍
- 严重者可导致患者完全或不完全瘫痪
- 骶骨骨巨细胞瘤可出现坐骨神经疼痛、尿潴留。

病理

- 肿瘤细胞为单核基质细胞
- 多核巨细胞均匀散在分布
- 肿瘤间质血供丰富
- 肿瘤出血及囊变多见，可继发动脉瘤样骨囊肿
- 骨样基质及钙化可见，可继发成骨
- 合并肉瘤成分如纤维肉瘤、骨肉瘤和恶性多形性肉瘤则诊断为恶性骨巨细胞瘤。

影像学

- 病变主要位于椎体，常累及附件

- 少数肿瘤位于附件，可向椎体延伸
- 膨胀性溶骨性骨破坏
- 内部一般无钙化或骨化、肿瘤边缘可有钙化
- 肿瘤内可见残存骨嵴、硬化边
- 椎旁往往伴软组织肿块，病变边缘可见假包膜
- 少数为椎旁型，即以椎旁巨大软组织肿块为主，与骨破坏不成比例，以胸椎多见
- T_1WI 呈低至中等信号，如近期有出血表现为稍高信号
- T_2WI 总体信号偏低
  - 低至中等信号为主，与脊髓信号接近——较特异表现（占 63% ~ 96%），主要与含铁血黄素和肿瘤内部胶原含量比较高有关
  - T_2WI 可表现为混杂信号，主要由于肿瘤出血及坏死
- 部分可伴液 - 液平面形成，伴或不伴动脉瘤样骨囊肿
- 可通过椎间盘累及相邻多个椎体
- 骶骨巨细胞瘤多偏向骶骨一侧，可通过骶髂关节累及髂骨
- 增强扫描
  - 一般表现为中等程度以上的强化。

鉴别诊断

- 孤立浆细胞瘤：T_2WI 信号有相似之处，即均可呈等或偏低信号；二者内部均可见残存骨棘，浆细胞瘤膨胀性骨破坏一般不及骨巨细胞瘤明显
- 脊索瘤：好发于脊柱两端即寰枢椎和骶尾部有脊索残存的部位，而骨巨细胞瘤以骶骨上部多见；CT 肿瘤内可见钙化；MRI 以高信号或混杂信号为主，与骨巨细胞瘤的等或偏低信号不同
- 转移瘤：有原发瘤病史、T_2WI 高信号多见。

诊断要点

- 中青年患者多见
- 椎体多见，向附件延伸，少数位于附件或椎旁

- 膨胀性、溶骨性骨破坏、内部可见残存骨棘
- 硬化边可见，肿瘤内部无钙化，边缘可见钙化
- T₂WI 信号不均匀，呈低至中等信号或混杂信号
- 增强明显强化多见。

治疗及预后

- 外科完整切除是最佳治疗方法
- 肿瘤范围广泛，完整切除有一定困难
- 复发率相对较高，可高达 29%～50%

- 放疗可导致肿瘤向肉瘤转换，不推荐放疗。

参考文献

1. Shimada Y, Hongo M, Miyakoshi N, et al. Giant cell tumor of fifth lumbar vertebrae: two case reports and review of the literature. The Spine Journal, 2007, 7:499-505.
2. Kwon JW, Chung HW, Cho EY, et al. MRI findings of giant cell tumors of the spine. AJR, 2007, 189:246-250.

（张立华）

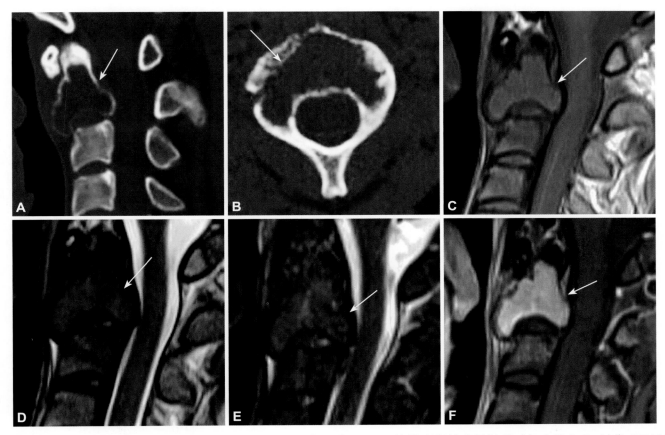

图 6.2.17-1 男，24 岁，C₂ 骨巨细胞瘤。A. CT 矢状位重建显示 C₂ 椎体膨胀性溶骨性骨破坏（箭）；B. 轴位 CT 显示骨破坏由椎体向后延伸（箭）；C. 矢状位 T₁WI 显示病变呈等信号（箭）；D. T₂WI 呈偏低信号（箭）；E. 脂肪抑制序列显示病变呈低信号（箭）；F. 增强扫描显示病变呈明显均匀强化（箭）

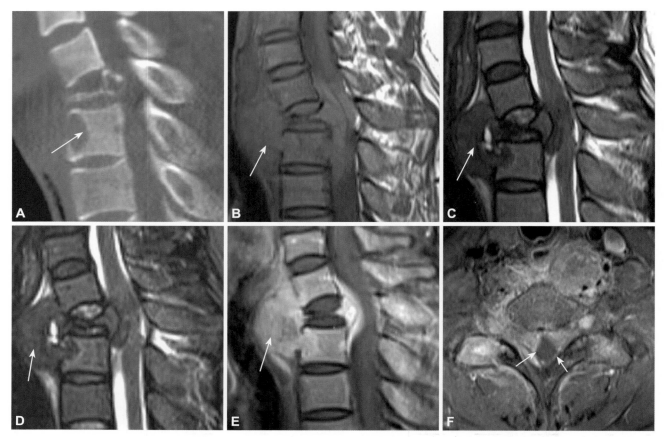

图 6.2.17-2　女，35 岁，T₁₋₂ 骨巨细胞瘤。A. CT 重建矢状位显示 T₁ 椎体明显压缩变扁，T₂ 椎体前缘见囊状骨破坏（箭）；B. 矢状位 T₁WI 和 C. 矢状位 T₂WI 显示 C₇-T₂ 椎旁见软组织肿块（箭），T₁WI 和 T₂WI 均呈等信号，T₂WI 显示病变内见囊变；D. 脂肪抑制序列显示病变呈低信号（箭）；E. 增强扫描显示病变明显强化（箭）；F. 增强轴位显示软组织肿块突向椎体前方，向后进入椎管包绕硬膜囊，脊髓明显受压（箭）

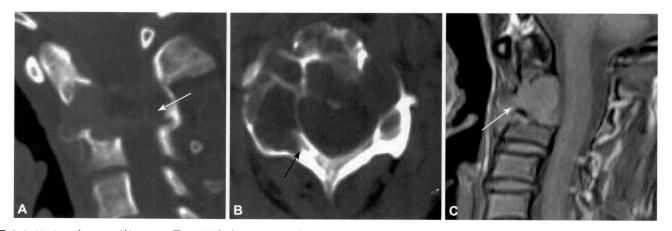

图 6.2.17-3　女，24 岁，C₂₋₃ 骨巨细胞瘤，累及间盘。A. CT 矢状位重建显示 C₂₋₃ 椎体溶骨性骨质破坏，累及附件（箭）；B. CT 轴位重建显示 C₂ 椎体及双侧附件呈多房性溶骨性骨质破坏，骨破坏周围可见硬化边（箭）；C. T₁WI 矢状位显示病变呈等信号（箭）；

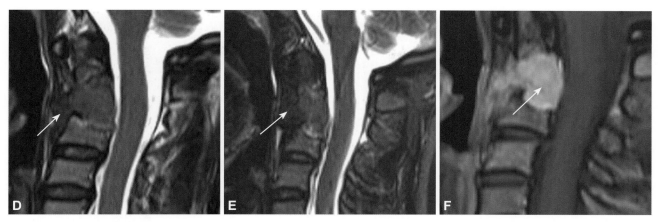

图 6.2.17-3（续） D. T₂WI 显示 C₂₋₃ 病变呈等偏低信号（箭）；E. 脂肪抑制序列病变信号未见明显增高（箭），F. 增强扫描呈明显均匀强化（箭），C₂₋₃ 间隙消失

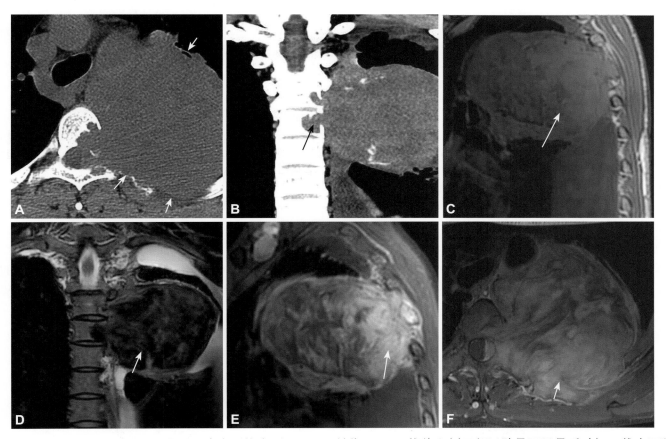

图 6.2.17-4 男，30 岁，T₃₋₄ 骨巨细胞瘤，椎旁型。A. CT 轴位显示 T₃ 椎体左侧及邻近肋骨可见骨质破坏，椎旁可见巨大软组织肿块（箭）；B. 冠状位重建显示 T₃₋₄ 椎体左侧缘可见骨质破坏（箭），椎旁软组织肿块周围可见条状钙化；C. T₁WI 显示肿瘤呈等信号（箭）；D. T₂WI 呈明显低信号（箭）；E、F. 增强扫描呈明显不均匀强化（箭）

6.2.18 腱鞘巨细胞瘤
(Giant cell tumor of tendon sheath)

概述
- 为起源于滑膜的肿瘤
- 病变主要位于滑膜关节周围
- 好发于手指腱鞘小关节
- 发生于脊柱的少见，约占 5.6%
- 颈椎相对多见，尤其是 C_{1-2}
- 肿瘤位于主要滑膜关节周围
- 部分可位于椎体
- 根据生长方式可分为局限型和弥漫型
- 发生于脊柱的主要为弥漫型
- 可分为良性和恶性，前者多见。

临床特点
- 成年人多见
- 疼痛、不适为主要表现
- 部分合并脊髓压迫症状。

病理
- 大体：病变边界较清晰
- 呈分叶状生长，切面呈黄色或褐色
- 镜下可见典型的滑膜样单核细胞
- 细胞有或无明显异型性
- 有明显异型性为肉瘤
- 伴有数量不等的多核巨细胞
- 肿瘤间质内成分多样，可见泡沫细胞、慢性炎细胞、含铁血黄素沉积及纤维带。

影像学
- 肿瘤弥漫性生长，对邻近骨质压迫侵蚀、破坏，具有滑膜来源肿瘤的特点
- 病变周围往往可见硬化边
- 肿瘤可呈膨胀性骨破坏，周围无明显硬化，与骨巨细胞瘤相似
- CT 显示肿瘤内部无钙化或骨化
- T_1WI 呈中或低信号
- T_2WI 信号多变，典型的因含铁血黄素沉积呈明显低信号

- 据统计：低信号（31%），等信号（46%），混杂信号（15%），高信号（7%）
- 囊变坏死明显则呈混杂信号
- 增强扫描中等至明显强化。

鉴别诊断
- 骨巨细胞瘤：腱鞘巨细胞瘤周围硬化边较骨巨细胞瘤常见；典型的腱鞘巨细胞瘤信号较骨巨细胞瘤低；增强扫描二者强化特点相似，病理是最可靠鉴别二者的方法
- 骨母细胞瘤：内部钙化明显的骨母细胞瘤呈明显低信号，二者鉴别需结合 CT，腱鞘巨细胞瘤钙化罕见，其低信号主要由于含铁血黄素沉积。

诊断要点
- 成人患者多见
- 脊柱滑膜关节周围、弥漫的低信号病变具有提示诊断意义
- T_2WI 明显低信号对诊断有提示意义
- 需结合 CT 观察是否为钙化或骨化，如有上述成分可排除诊断
- CT 显示病变对邻近骨质压迫、侵蚀破坏、硬化
- 部分肿瘤的 CT 及信号特点与骨巨细胞瘤相似，二者较难从影像表现进行鉴别，需结合病理结果。

治疗及预后
- 需手术治疗。

参考文献

1. Motamedi K, Murphey MD, Fetsch JF, et al. Pigmented villonodular synovitis(PVNS)of the spine. Skeletal Radiol, 2005, 34(4):185-195.
2. Roguski M, Safain MG, Zerris VA, et al.Pigmented villonodular synovitis of the thoracic spine. J Clin Neurosci, 2014, 21(10):1679-1685.

（张立华）

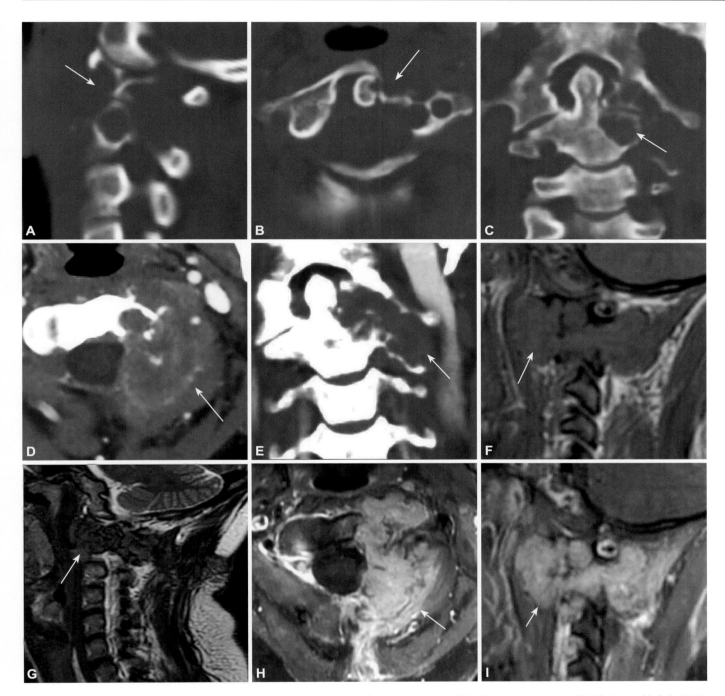

图 6.2.18-1 女，44 岁，颈部疼痛 5 个月，C$_{1-2}$ 腱鞘巨细胞瘤。A. CT 矢状位骨窗显示 C$_1$ 左侧侧块及 C$_2$ 基底部可见边界清晰的溶骨性骨质破坏（箭）；B. CT 轴位骨窗显示 C$_1$ 左侧前弓及 C$_2$ 齿状突溶骨性骨质破坏（箭）；C. 冠状位 CT 显示 C$_2$ 齿状突溶骨性骨质破坏伴硬化边（箭）；D、E. CT 增强软组织窗显示病变呈不均匀强化（箭）；F. T$_1$WI 矢状位显示 C$_{1-2}$ 周围软组织肿块呈等信号（箭）；G. T$_2$WI 呈低信号改变（箭）；H、I. MRI 增强扫描轴位和矢状位显示病变呈明显不均匀强化（箭）

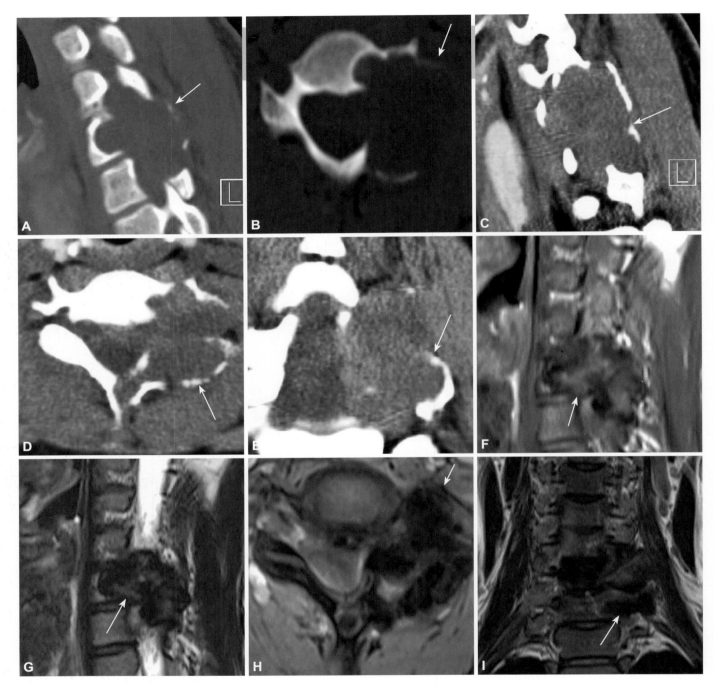

图 6.2.18-2 女，33 岁，颈部不适 22 年，C₆ 腱鞘巨细胞瘤。A、B. CT 矢状位及轴位骨窗显示 C₆ 椎体后部呈溶骨性骨质破坏伴软组织肿块形成，C₅₋₇ 椎体后部及附件骨质，周围可见硬化边形成（箭）；C-E. CT 矢状位、轴位、冠状位软组织窗显示 C₆ 附件区溶骨性骨质破坏，椎间孔区扩大，局部骨皮质不连续（箭）；F. T₁WI 矢状位显示 C₆ 周围软组织肿块呈混杂偏低信号（箭）；G. T₂WI 呈明显低信号改变（箭）；H、I. T₂WI 轴位、冠状位显示 C₆ 左侧附件区的软组织肿块呈低信号，边界清晰（箭）

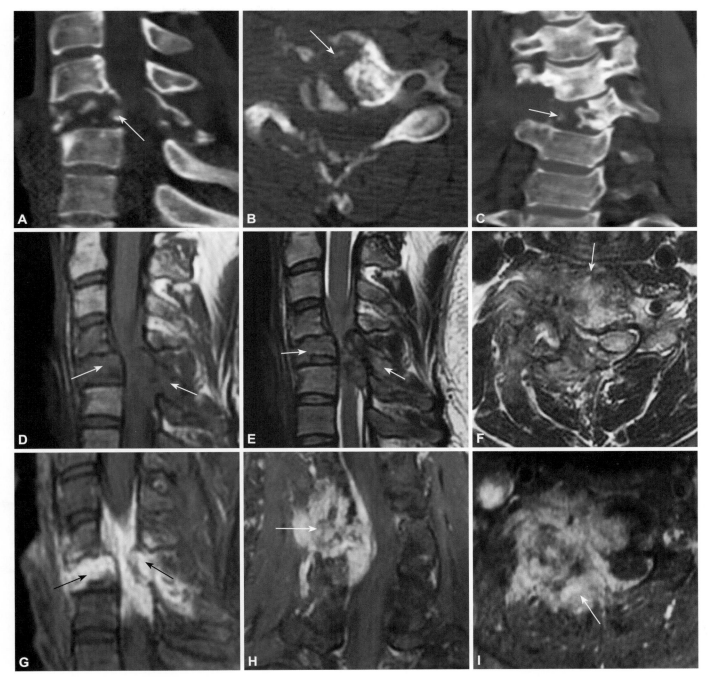

图 6.2.18-3　男，28 岁，颈部疼痛 2 个月，C₅ 腱鞘巨细胞瘤。A、B. CT 重建矢状位及轴位显示 C₅ 椎体及右侧附件呈溶骨性骨质破坏，合并 C₅ 椎体病理压缩骨折（箭）；C. CT 重建冠状位示 C₅ 右侧横突骨质破坏消失，C₄ 右侧横突及椎体下缘侵蚀性骨质破坏（箭）；D. T₁WI 显示 C₄₋₅ 椎体及 C₅ 附件呈等信号（箭）；E、F. T₂WI 矢状位及轴位显示 C₄₋₅ 椎体呈低信号，椎管内软组织肿块呈低信号（箭），C₄₋₆ 水平椎管狭窄，脊髓水肿，信号增高（箭）；G～I. 增强扫描显示 C₄₋₅ 椎体、附件及周围软组织肿块、邻近硬膜呈明显强化（箭）

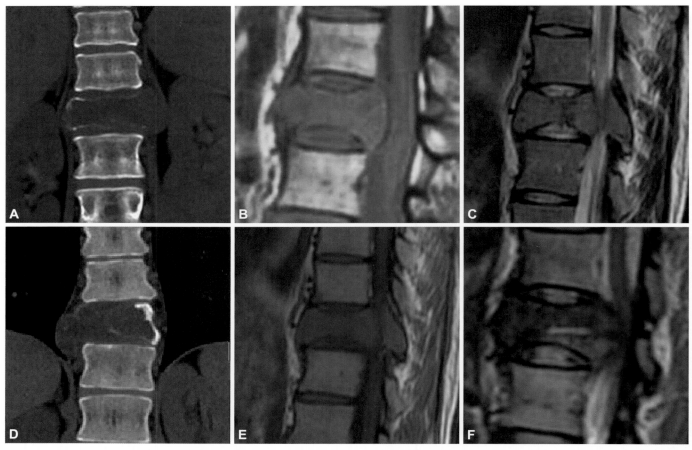

图 6.2.18-4　腱鞘巨细胞瘤与骨巨细胞瘤影像对比，二者影像表现相似，需结合病理进行诊断。A～C. 为 T$_{11}$ 腱鞘巨细胞瘤；D～F. 为 T$_{12}$ 骨巨细胞瘤。CT（A、D）二者均表现为溶骨性骨质破坏，T$_1$WI（B、E）二者均表现为等信号，T$_2$WI（C、F）显示病变呈等信号

6.2.19 骨纤维异常增殖症
(Fibrous dysplasia)

概述

- 又名骨纤维结构不良，是一种肿瘤样病变
- 可累及多系统如中枢神经系统、内分泌、皮肤和骨骼
- 单骨（70%～80%）或多骨（20%～30%）受累
- 多骨性病变常在10岁以前出现症状
- 累及四肢长骨多见，脊柱相对少见
- 脊柱受累的一般为多骨性病变
- 与骨纤维异常增殖症有关的综合征主要包括
  - McCune-Albright 和（多骨性骨纤维异常增殖症，性早熟，皮肤色素沉着）
  - Mazabraud syndrome（多骨性骨纤维异常增殖症，肌肉内黏液瘤，骨肉瘤）。

临床特点

- 儿童和青少年多见
- 发生于脊柱的以成人多见
- 40%～52%可伴脊柱侧弯
- 可继发病理骨折，可引起疼痛。

病理

- 大体呈实性病变，灰白色，软组织或沙砾样质地
- 病变呈带状分布，中央区为纤维成分和编织骨，周围为板层骨
- 病变主要由增生的梭形成纤维细胞和不成熟编织骨构成
- 成纤维细胞无异型性，分裂活性低。

影像学

- 椎体受累较椎弓常见
- 轻度膨胀性病变，呈磨玻璃密度
- 可表现为纯溶骨性病变或纯硬化性病变
- 孤立性病变通常有硬化边
- T_1WI 低信号或中等信号

- T_2WI 中等信号或高信号
- STIR 轻度高信号
- 增强扫描：不同程度强化
- 骨扫描
  - 摄取轻度或明显增加
  - 可用于发现多骨病变。

鉴别诊断

- Paget 病：主要见于中老年患者；椎体或椎弓膨胀明显伴骨小梁增粗；椎体往往呈画框样改变
- 骨囊肿：二者密度不同，骨纤维异常增殖症磨玻璃密度多见；MRI 信号特点二者不同，骨囊肿 T_2WI 更高。

诊断要点

- 青少年相对多见
- 单骨或多骨病变
- 磨玻璃密度
- 轻度膨胀性病变
- 破坏区周围可见硬化边。

治疗及预后

- 疾病进展相对缓慢
- 预后较好，部分可自愈。

参考文献

1. Proschek D, Orler R, Stauffer E, et al. Monostotic fibrous dysplasia of the spine: report of a case involving a cervical vertebra. Arch Orthop Trauma Surg. 2007, 127(2):75-79.
2. Gogia N, Marwaha V, Atri S, et al. Fibrous dysplasia localized to spine: a diagnostic dilemma. Skeletal Radiol. 2007, 36 Suppl 1:S19-23.

（张立华）

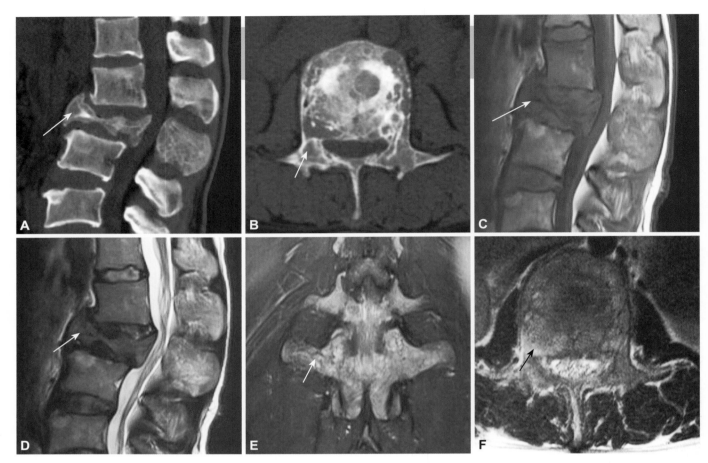

图 6.2.19-1 女，40 岁，L₂ 椎体骨纤维异常增殖症。A. CT 矢状位重建显示 L₂ 椎体压缩变扁，附件膨胀，呈磨玻璃密度（箭）；B. CT 轴位重建显示 L₂ 椎体及右侧附件密度增高，内见囊状低密度区（箭）；C. T₁WI 显示压缩 L₂ 椎体及膨胀性附件呈低信号（箭）；D. T₂WI 呈低信号（箭）；E. 脂肪抑制序列显示附件病变膨胀，信号增高（箭）；F. 轴位 T₂WI 显示椎体和附件均累及

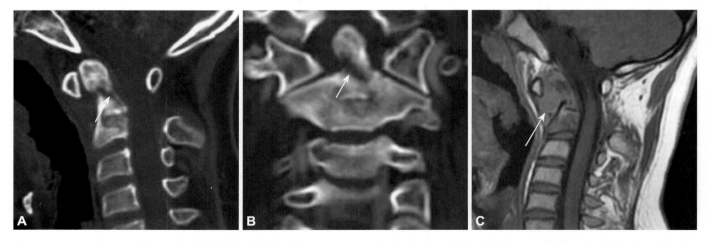

图 6.2.19-2 男，13 岁，C₂ 椎体骨纤维异常增殖症。A、B. CT 矢状位及冠状位重建显示 C₂ 椎体及齿突骨质密度增高，呈磨玻璃样密度；齿突可见病理骨折（箭）；C. T₁WI 显示 C₂ 呈低信号，椎前软组织肿胀（箭）；

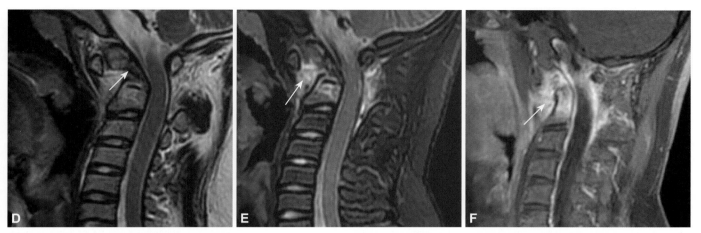

图 6.2.19-2（续） D. T₂WI 病变呈等信号（箭）；E. 脂肪抑制序列 C₂ 椎体及邻近软组织信号增高（箭）；F. 增强扫描 C₂ 椎体及周围软组织均可见强化（箭）

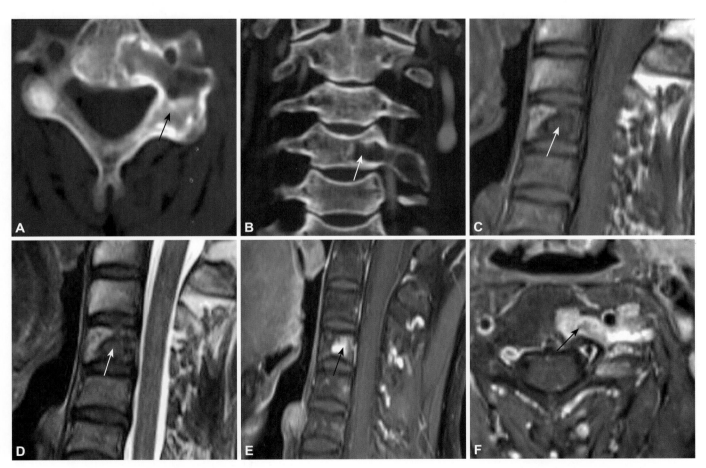

图 6.2.19-3 男，40 岁，C₄ 椎体骨纤维异常增殖症。A. 轴位重建 CT 显示 C₄ 椎体及左侧附件骨质密度不均匀，呈磨玻璃样改变（箭）；B. 冠状位 CT 显示椎体及左侧附件囊状骨破坏，周围可见硬化边（箭）；C、D. 矢状位 T₁WI 及 T₂WI 显示病变呈低信号（箭），边界清晰；E、F. 矢状位及轴位增强扫描显示呈明显强化（箭）

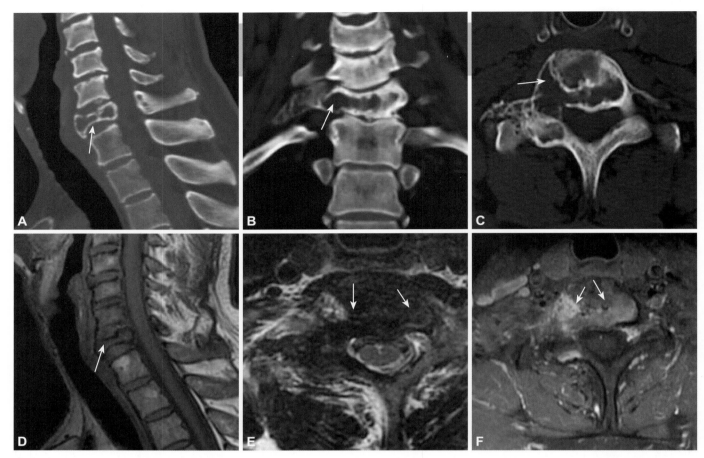

图 6.2.19-4　男，67 岁，C₇ 椎体骨纤维异常增殖症。A、B. 矢状位及冠状位 CT 重建显示 C₇ 椎体溶骨性骨质破坏（箭），C₇ 椎体变扁；C. 轴位重建显示 C₇ 椎体、右侧横突、椎弓根骨质轻度膨胀性溶骨性破坏（箭），周围骨皮质变薄；D、E. T₁WI 和 T₂WI 显示病变呈低信号（箭）；F. 增强扫描病变呈中等程度强化，椎旁未见明显软组织肿块（箭）

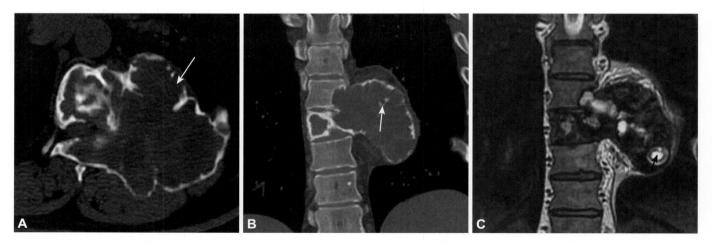

图 6.2.19-5　男，50 岁，T₆₋₇ 椎体骨纤维异常增殖症。A. 轴位 CT 显示 T₇ 椎体、附件及左侧第 7 肋骨呈膨胀性骨质破坏，骨性包壳欠完整（箭），其内示软组织密度影，可见不规则分隔及多发点片状高密度影；B. 冠状位 CT 显示 T₇ 椎体骨破坏周围可见硬化边；胸椎旁软组织肿块可见钙化（箭）；病变累及 T₆；C. 冠状位 MR 显示病变呈混杂信号，内见囊变坏死区呈高信号（箭）

6.2.20 动脉瘤样骨囊肿
(Aneurysmal bone cyst, ABC)

概述
- 2020 版 WHO 骨肿瘤与软组织分类将其归入富含破骨性巨细胞的肿瘤
- 是一种良性但有局部侵袭性病变
- 12%～20% 累及脊柱
- 胸椎（34%）最常见
- 可分为原发和继发性，前者约占 70%
- 继发 ABC 的可见于骨巨细胞瘤、骨母细胞瘤或软骨母细胞瘤、骨肉瘤
- 脊柱附件多见，75% 以上可向椎体扩展
- 可跨越椎间盘累及两个或三个椎体
- 可分为初期、活动期、稳定期和愈合期。

临床特点
- 男性相对多见，男女比例为 8∶1
- 5～20 岁多见，80% 病例＜20 岁
- 持续进行性的颈部或背部疼痛
- 向椎管侵犯则可出现神经系统症状。

病理
- 分典型和实体型，实体型占 3.4%～7.5%
- 大体切面有大小不等的囊腔呈海绵状
- 囊腔由多个含血的腔隙组成
- 囊腔间隔为灰白色或灰红色
- 镜下由大小不等的血窦和宽窄不一的纤维性间隔构成
- 纤维间隔内可见成纤维细胞、破骨细胞型多核巨细胞及编织骨
- 实性型成分与纤维间隔相同，与巨细胞修复肉芽肿类似。

影像学
- 膨胀性骨质破坏
- 以椎弓根为中心向椎体蔓延
- 早期边界清晰、活动期边界不清
- 稳定期可见不成熟骨壳、内部分隔及液 - 液平面

- 液 - 液平面有提示诊断意义
- 30% 伴多发液 - 液平面形成
- T_1WI 一般呈低信号，如内部合并亚急性出血呈高信号
- T_2WI 呈高信号或混杂信号
- 周围可见低信号缘
- 增强扫描
  - 细分隔样强化，如果整个病变呈此种强化方式有诊断意义
  - 实性型病变呈均匀一致强化
- 骨扫描
  - 面包圈征
  - 周围放射性摄取增加
  - 中心无明显摄取。

鉴别诊断
- 骨母细胞瘤：合并液 - 液平面形成者需与 ABC 鉴别，需结合病理；CT 可观察肿瘤内部是否合并钙化
- 骨巨细胞瘤：发病年龄较原发 ABC 大，病变主体位于椎体；部分骨巨细胞瘤可继发 ABC，准确诊断需结合病理。

诊断要点
- 儿童和青少年多见
- 由附件向椎体进展的膨胀骨质破坏
- 多发液 - 液平面形成
- 增强扫描见细分隔样强化
- 判断病变为原发或继发需结合病理。

治疗及预后
- 根治切除较困难，刮除病变并植骨复发率高达 30%
- 选择性动脉栓塞及硬化治疗可作为外科辅助治疗
- 目前不推荐放疗，因可诱发肉瘤。

参考文献

1. Wu Z, Yang X, Xiao J, et al. Aneurysmal bone cyst secondary to giant cell tumor of the mobile spine: a report of 11 cases. Spine, 2011, 36(21):E1385-1390.

2. Pennekamp W, Peters S, Schinkel C, et al. Aneurysmal bone cyst of the cervical spine (2008:7b). Eur Radiol, 2008, 18(10):2356-60.

3. Chan MS, Wong YC, Yuen MK, et al. Spinal aneurysmal bone cyst causing acute cord compression without vertebral collapse: CT and MRI findings. PediatrRadiol, 2002, 32(8):601-604.

（张立华）

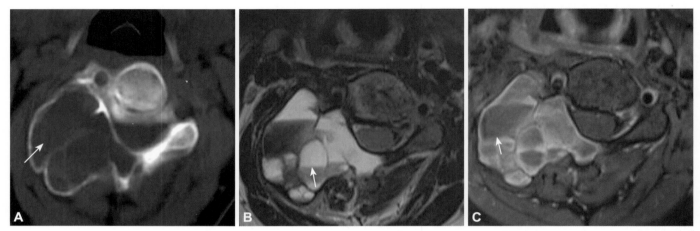

图 6.20.1-1　女，15 岁，C₄ 右侧附件动脉瘤样骨囊肿。A. 轴位 CT 重建显示 C₄ 右侧附件膨胀性、溶骨性骨质破坏（箭），局部骨皮质完整；B. 轴位 T₂WI 显示病变可见多发液 - 液平面（箭）；C. 增强扫描病变呈不均匀、多房强化，包膜及内部分隔可见强化（箭），内部出血未见明显强化

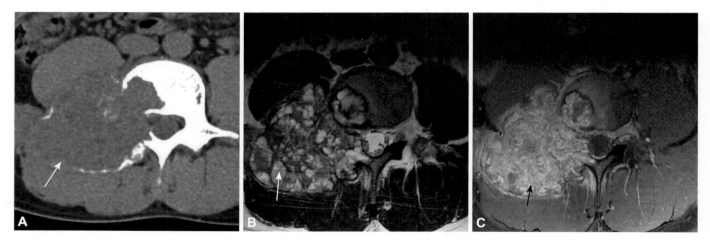

图 6.2.20-2　男，16 岁，L₄ 椎体动脉瘤样骨囊肿。A. 轴位 CT 显示 L₄ 椎体及右侧附件呈膨胀性、溶骨性骨破坏伴椎旁软组织肿块形成（箭）；B. T₂WI 显示病变呈混杂信号，内见多发囊变（箭），侵犯邻近肌肉；C. 增强扫描病变呈明显、细分隔样强化（箭）

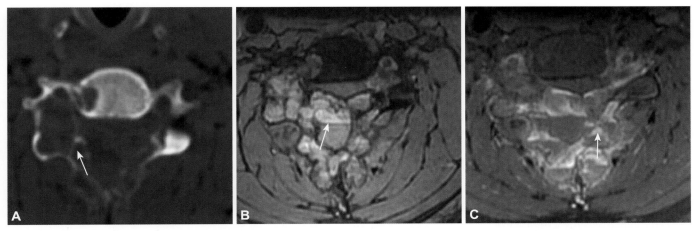

图 6.2.20-3 男，21 岁，C₅动脉瘤样骨囊肿。A. 轴位 CT 显示 C₅附件膨胀性溶骨性骨破坏，内见多发骨性分隔（箭），骨破坏累及 C₅椎体；B. 轴位 T₂WI 显示 C₅附件病变呈混杂信号，内见多发液 - 液平面（箭）及多发线状分隔（箭），硬膜囊及脊髓呈受压改变；C. 增强扫描病变呈明显不均匀强化（箭）

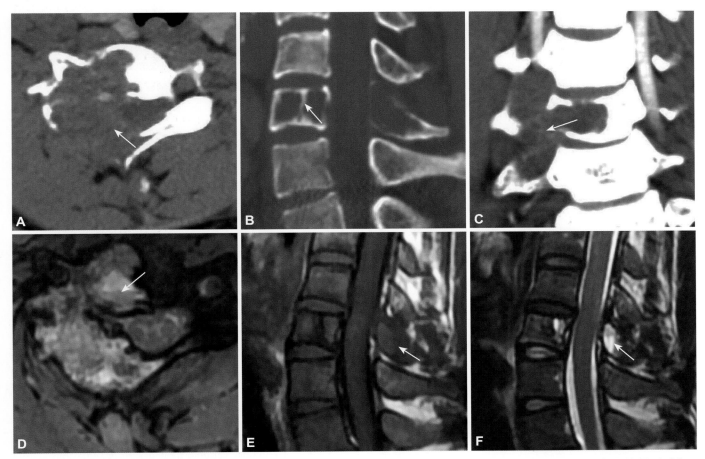

图 6.2.20-4 男，28 岁，C₆动脉瘤样骨囊肿。A. 轴位 CT 软组织窗显示 C₆椎体及右侧附件膨胀性、溶骨性骨质破坏，骨皮质局部不连续，内部密度不均匀（箭）；B. 增强检查显示病变明显不均匀强化（箭）；C. 矢状位 CT 骨窗显示 C₆椎体及附件溶骨性骨质破坏，椎体内见残存骨嵴（箭）；D. 轴位 T₂WI 显示病变呈不均匀高信号，内见多发液 - 液平面（箭）；E. 矢状位 T₁WI 显示 C₆椎体及附件内等 - 低信号液 - 液平面（箭）；F. T₂WI 呈等 - 高信号液 - 液平面（箭）

6.2.21 单纯性骨囊肿 (Simple bone cyst)

概述

- 占原发骨肿瘤的 3%，主要发生于肱骨（62%）和股骨（27%）
- 发生于脊柱者罕见，文献共有 15 例报道
- 腰椎、颈椎最常见，其次为胸椎
- 椎体受累常见，病变进展可累及椎弓、甚至棘突
- 局限于椎体者约占 60%。

临床特点

- 10 ~ 30 岁好发
- 男性多见
- 一般为单发，少数为多发
- 主要表现为局部疼痛。

病理

- 孤立性、单房囊性溶骨性骨质破坏
- 内容物是清亮、黄色甚至是血性液体
- 囊壁菲薄，内壁覆盖一层光滑的纤维包膜
- 囊壁典型的镜下表现为结缔组织、陈旧性出血引起的组织反应。

影像学

- 膨胀性溶骨性骨破坏
- 皮质可变薄，边界清晰，有硬化边
- 少数病变内部可见骨性分隔
- 可合并病理骨折
- 病变内部为液体密度，CT 值为 15 ~ 20Hu
- 椎旁无软组织肿块
- T_1WI
  ○ 低信号
- 如合并病理骨折，病变内部呈低信号或稍高信号
- T_2WI
  ○ 均匀高信号，与液体信号类似，为较特异表现
- 内部可见液 - 液平面，只见于少数发生病理骨折的病变
- 病变边缘可见低信号环，与硬化边相关
- 增强扫描
  ○ 一般无强化。

骨扫描

- 对诊断价值不大
- 大多数表现为放射性减低
- 合并病理骨折者表现为放射性浓聚。

鉴别诊断

- 动脉瘤样骨囊肿：好发于附件，多发低信号分隔、多发液 - 液平面，增强扫描病变边缘及内部分隔明显强化
- 骨纤维异常增殖症：肿瘤内部可见磨玻璃密度影，T_2WI 呈低信号影或混杂信号。

诊断要点

- 年轻男性多见
- 膨胀性溶骨性骨破坏
- 边界清晰、有硬化边，可合并病理骨折
- 病变内部为液体密度或信号。

治疗及预后

- 现治疗方案有争议
- 无病理骨折的小病灶内注射糖皮质激素后完全治愈率可达 50%，复发率达 15%
- 较大的有病理骨折风险的病灶需要手术切除
- 手术切除者复发率较低。

参考文献

1. Funayama T, Gasbarrini A, Ghermandi R, et al. Solitary bone cyst of a lumbar vertebra treated with percutaneous steroid injection: a case report and review of literature. Eur Spine J, 2016.DOI：10.1007/s00586-016-4736-5.

2. Mascard E, Gomez-Brouchet A, Lambot K. Bone cysts: unicameral and aneurysmal bone cyst. Orthop Traumatol Surg Res, 2015, 101: S119-127.

3. Park CK, Cho KK, Lee SW et al. Simple bone cyst of the axis.

Childs Nerv Syst, 1997, 13: 171-174.

（袁　源　张立华）

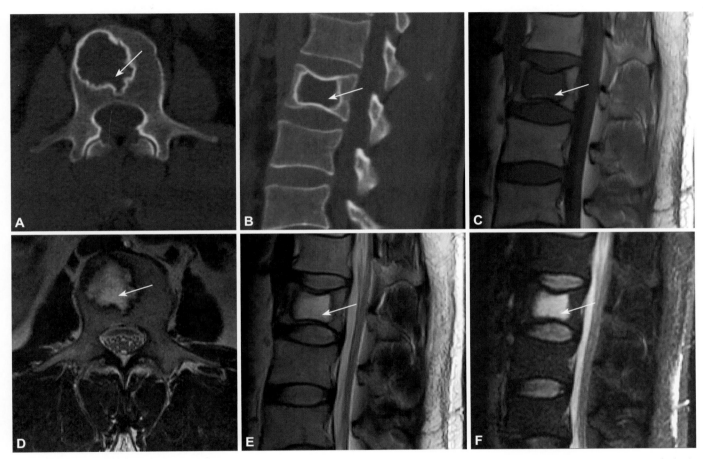

图 6.2.21 L₂ 骨囊肿。A、B. CT 轴位及矢状位示 L₂ 椎体溶骨性骨质破坏，边界清晰，伴完整硬化边（箭）。病变在 T₁WI（C）和 T₂WI（D、E）序列上分别呈低信号和液体样高信号（箭），抑脂序列（F）仍呈高信号（箭），周围可见低信号环。L₂ 椎体压缩

6.2.22 朗格汉斯细胞组织细胞增生症 (Langerhans cell histiocytosis, LCH)

概述

- LCH 由骨髓树突状细胞肿瘤性增生而成
- 包括嗜酸性肉芽肿、Litterer-Siwe 病、Hand-Schuller-Christian 病
- 根据病变累及范围分为广泛型和局限型
- 骨嗜酸性肉芽肿是局灶型，主要表现为骨破坏，最多见
- 脊柱的以单发多见，多发的也不少见
- 多发的可累及相邻多个椎体，呈连续或跳跃分布
- 脊柱发生频率以胸椎相对高
- 以椎体受累多见，可累及附件，少数可起自附件
- 广泛型可累及多个系统如皮肤、中枢系统、呼吸系统。

临床特点

- 好发于儿童及青少年，成人发病有增多趋势
- 5~10 岁为发病高峰
- 男女比例约 1.75：1
- 局部胀痛，压痛，活动受限
- 全身症状较少而轻微
- 发生于脊柱的可合并脊柱侧弯
- 血嗜酸性粒细胞可升高。

病理

- 镜下可见大量朗格汉斯细胞
- 同时可见嗜酸性细胞、多核巨细胞、淋巴细胞、浆细胞和中性粒细胞
- 早期为组织细胞增殖期，病灶内含软而易碎的脂肪和坏死组织
- 中期为肉芽肿期，组织细胞增多，单核及泡沫细胞多见
- 晚期为消退期，结缔组织增生，病灶发生纤维化或骨化。

影像学

- 椎体溶骨性或囊性骨质破坏多见，多起于椎体中心

- 病变往往不局限于椎体，往往由椎体向附件蔓延
- 破坏边缘常有硬化，内可见残余小碎骨或死骨
- 进展期溶骨性骨质破坏，椎体压缩、扁平椎多见
- 修复期病变范围缩小、骨密度增高、周围骨质硬化、椎体高度部分恢复
- 进展期椎旁软组织肿块形成，修复期软组织肿块缩小或消失
- 椎旁软组织肿块，T_1WI 低或等信号
- T_2WI 稍高信号或混杂信号
- 间盘一般不累及，椎间隙无狭窄，可累及终板
- 可伴椎旁软组织水肿
- 增强扫描：均匀强化多见
- 骨扫描
  - 放射性浓聚或减低均可
  - 骨扫描可确定是否为多发病变。

鉴别诊断

- 椎体结核：胸腰椎常见，通常累及 2 个或数个椎体、椎间盘破坏、椎间隙变窄、椎旁伴有冷脓肿，增强环形强化多见，与 LCH 不同；结核容易合并脊柱后凸畸形
- 椎体骨软骨炎：多见于儿童，其表现与 LCH 相似，LCH 可累及椎体及附件，而椎体骨软骨炎以椎体为主
- 尤因肉瘤：二者均好发于儿童，均可表现为骨质破坏、软组织肿块均可较大，尤因肉瘤为进展性病变，对二者鉴别可采用短期随访，如有修复倾向则为 LCH。

诊断要点

- 儿童或青少年
- 椎体溶骨性破坏多见
- 伴椎体楔形变或扁平椎，后者发生于儿童具有一定诊断提示作用
- 早期溶骨性骨破坏，晚期呈修复性改变
- 病变连续或跳跃分布

- 可连续累及多个椎体
- 椎旁软组织肿胀或椎旁软组织肿块
- 需动态观察病变，部分可波动。

治疗及预后

- 首选保守治疗，有自限自愈倾向
- 多部位骨病灶或伴有多系统受累的患者可行化疗
- 骨质破坏较重或局部制动后定期观察病变无明显修复的患者可放疗
- 只有难以确诊而怀疑恶性病变、明显脊柱不稳颈椎畸形和或神经损害表现时才选择手术治疗
- 预后判定需依靠病变累及范围和受累器官的功能障碍程度来判断

- 10%的患者可由单一病灶进展成多系统的疾病
- 病程可具有波动性，需进行随访。

参考文献

1. 刘晓光, 钟沃权, 刘忠军, 等. 颈椎朗格罕斯细胞组织细胞增生症的诊断和治疗.中国脊柱脊髓杂志, 2009, 19(6):431-436.

2. Liang Jiang, Xiao Guang Liu, Wo Quan Zhong, et al. Langerhans cell histiocytosis with multiple spinal involvement. Eur Spine J, 2011, 20(11):1961-1969.

3. Jatin Zaveri, Quan La, Gail Yarmish, et al. More than just Langerhans cell histiocytosis: A radiologic Review of histiocytic disorders. Radio Graphics, 2014, 34: 2008-2024.

（张立华）

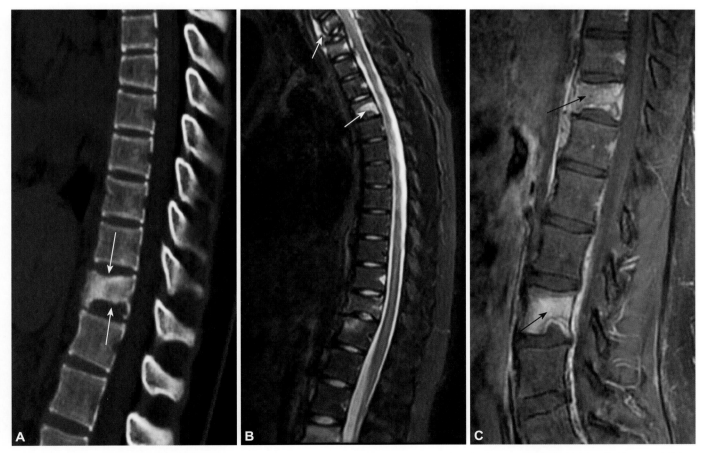

6.2.22-1 女，13 岁，颈胸腰椎多发 LCH。A. 矢状位 CT 重建显示 T_{11} 椎体略变扁，骨质密度增高，椎体上下终板不规整（箭）；B. 脂肪抑制序列 C_6、T_3、T_{11} 多个椎体变形（箭），见多发异常高信号，C_5 椎体压缩变形，C_{5-6} 椎旁软组织增厚并少量积液，L_3 椎体下缘见骨破坏，并骨髓水肿；C. 增强扫描显示 T_{11} 及 L_3 病变呈明显强化

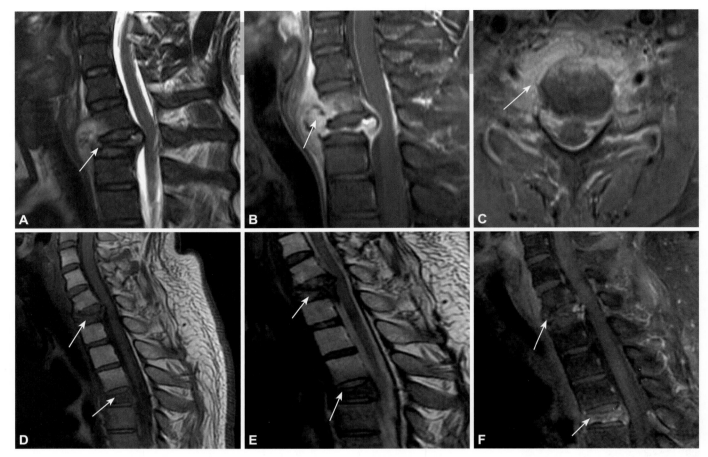

6.2.22-2 男，29 岁，颈胸椎多发 LCH（C_{6-7} LCH 随诊 4 个月后病变缩小，T_4 新发病变）。A. 矢状位 T_2WI 显示 C_7 椎体压缩变扁呈扁平椎（箭），C_6 椎体前缘骨髓水肿，C_{6-7} 椎旁见高信号软组织肿块；B、C. 增强扫描显示 C_{6-7} 椎体及椎旁软组织明显强化（箭）；4 个月后复查：D. 矢状位 T_1WI 显示 C_6 椎体信号恢复正常，椎旁软组织肿块消失，C_7 椎体情况基本同前（箭）；T_4 椎体出现新发病变（箭），T_4 椎体压缩，在 T_1WI 呈低信号；E. T_2WI 呈低信号（箭）；F. 增强扫描显示 C_7 和 T_4 椎体可见强化（箭）

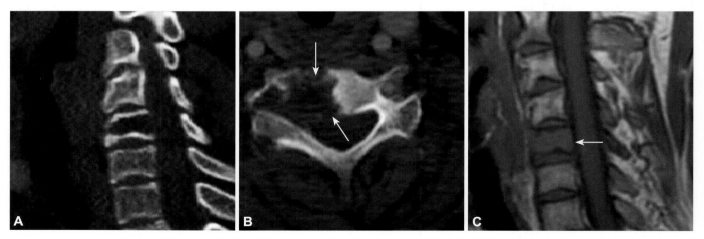

6.2.22-3 男，24 岁，LCH 多系统累及骨和垂体，患者合并尿崩症。A. 矢状位 CT 重建显示 C_5 椎体溶骨性骨破坏；B. 轴位 CT 显示骨破坏周围骨皮质明显变薄，前后缘骨皮质不完整（箭），突破骨皮质，椎体偏左侧可见硬化边；C. T_1WI 呈低信号（箭）

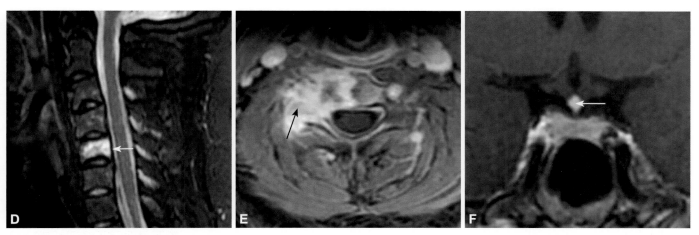

6.2.22-3（续）　D. 脂肪抑制序列病变呈高信号（箭）；E. 增强扫描显示病变明显强化（箭）；F. 垂体冠状位扫描垂体漏斗呈结节样强化，为 LCH 累及（箭）

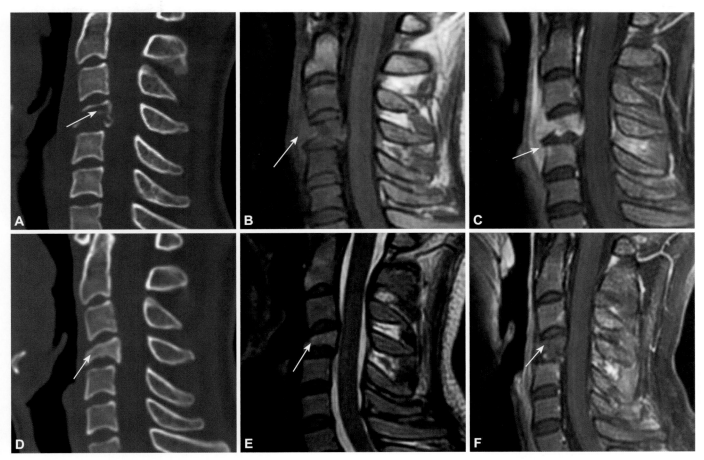

6.2.22-4　女，26 岁，C₄ 椎体 LCH。随诊前后图片对比（上一排为 10 个月前，下一排为 10 个月以后）。A. 矢状位 CT 重建显示 C₄ 椎体溶骨性骨质破坏（箭）；B. T₁WI 呈低信号伴椎旁异常信号（箭）；C. 增强扫描显示 C₄ 椎体积椎旁软组织可见异常强化（箭）；10 个月以后复查：D. 矢状位 CT 重建显示 C₄ 椎体骨破坏消失，椎体变形（箭）；E. T₂WI 显示 C₄ 椎体信号略高（箭）；F. 增强扫描显示 C₄ 椎体及椎旁软组织未见明显异常强化（箭）

6.2.23 平滑肌肉瘤 (Leiomyosarcoma)

概述

- 平滑肌肉瘤好发于腹膜后及腹部
- 原发于骨者较少见
- 国内外仅有近 100 例报道
- 主要发生于颌骨、股骨远端及胫骨近端
- 脊柱的平滑肌肉瘤罕见，仅有 12 例报道
- 以胸椎最常见，约占 50%（6/12）。

临床特点

- 9～80 岁，平均 48 岁
- 女性多见，比例为 3∶1
- 主要表现为疼痛
- 部分患者表现为感觉、运动障碍。

病理

- 肿瘤较大，无包膜，内部可见出血及囊变
- 瘤细胞呈胖梭形，细胞质中含有原纤维、嗜酸性；细胞核呈棒状，两端钝圆。细胞异型性明显，核分裂象多见
- 瘤细胞呈钝角编织状，或呈栅栏状排列。

影像学

- 本病无明显特征性
- 均表现为溶骨性骨质破坏
- 恶性程度不同，骨质破坏类型不同
- 低度恶性肿瘤表现为地图样骨质破坏，可伴少许硬化边
- 中度及高度恶性肿瘤表现为虫蚀样、渗透样骨质破坏
- 骨皮质不完整，椎旁软组织肿块形成
- 可合并椎体压缩骨折
- T_1WI
  - 中等信号（与肌肉相比）
  - 部分病例内可见点状高信号，与局灶性出血相关

- T_2WI
  - 信号多样
  - 稍低至中等信号多见。

鉴别诊断

- 转移瘤：有原发肿瘤病史，多发常见，T_2WI 高信号多见
- 孤立浆细胞瘤：CT 上表现为溶骨性骨破坏，周围骨质硬化相对比较常见，T_2WI 呈等或稍高信号。

诊断要点

- 发生于脊柱平滑肌肉瘤罕见
- 骨质破坏类型与肿瘤分化程度相关
- T_2WI 信号偏低
- 最终诊断要靠病理，同时还要排除全身其他部位平滑肌肉瘤转移至脊柱的可能性。

治疗及预后

- 外科完整切除是最佳治疗方法
- 若肿瘤范围广泛，可行术前介入栓塞及术后放疗
- 预后主要与肿瘤恶性程度及分期相关，5 年生存率为 60% 至 100% 不等。

参考文献

1. Tahara K, Yamashita K, Hiwatashi A, et al. MR imaging findings of a leiomyosarcoma of the thoracic spine: A case report. Clin Neuroradiol, 2016, 26: 229-233.
2. Ganau S, Tomas X, Mallofre C, et al. Leiomyosarcoma of sacrum: imaging and histopathologic findings. Eur Radiol 2002; 12 Suppl 3: S35-39.
3. Brewer P, Sumathi V, Grimer RJ, et al. Primary leiomyosarcoma of bone: analysis of prognosis. Sarcoma, 2012: 636849.

（袁 源）

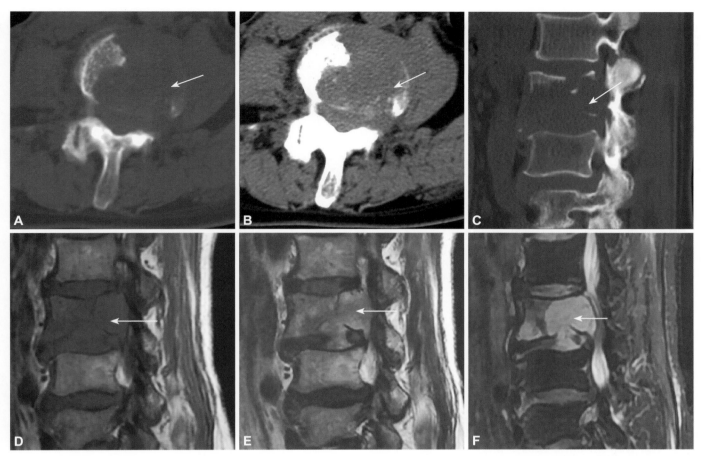

图 6.2.23　女，55 岁。A、B. 示 L₃ 椎体溶骨性骨质破坏（箭），边界模糊，骨皮质连续性中断，椎旁见软组织肿块影。C. 示 L₃ 椎体压缩；D ~ F. 示肿瘤在 T₁WI 和 T₂WI 序列分别呈低信号和略高信号（箭），在抑脂序列呈高信号，硬膜囊明显受压（箭）

6.2.24 滑膜肉瘤
(Synovial sarcoma)

概述

- 较常见的间叶来源恶性肿瘤，约占原发恶性软组织肿瘤的 10%
- 滑膜肉瘤组织学形态与滑膜并不相同
- 大部分存在 X 染色体短臂部分基因与 18 号染色体长臂部分基因易位
- 好发于四肢关节旁，下肢膝关节最常见，与腱鞘、滑囊、关节囊关系密切
- 原发于脊柱者罕见，主要位于附件周围或椎旁。

临床特点

- 青壮年多见，好发于 20～40 岁
- 男性发病略多于女性
- 原发部位症状如疼痛、神经根及脊髓压迫症状。

病理

- 大体可有包膜，切面灰白、灰黄色，鱼肉样外观，可有坏死、出血
- 镜下：按照组成细胞的不同分为 4 型
  - 双相型：较多见的类型，由比例不等的上皮样细胞和梭形成纤维细胞样细胞构成。
  - 单相纤维型：最多见的类型，主要由梭形成纤维细胞样细胞构成，上皮成分含量很少
  - 单相上皮型：最罕见的类型，主要由上皮样细胞构成
  - 低分化型：罕见，恶性程度最高，由小圆细胞、梭形细胞和介于上皮与梭形细胞之间的中间型细胞构成
- 免疫组化
  - 大多数病例 CK、EMA、Vim、bcl-2 阳性
  - S-100、CD99 部分阳性。

影像学

- 脊柱旁软组织肿块，边界清或不清
- 实性部分呈等或稍低密度，出血、囊变、坏死多见

- 肿块内可有偏心性、点片状钙化，有一定提示意义
- 邻近骨质溶骨性破坏、骨膜反应少见
- T_1WI 呈等 - 稍低信号，出血高信号
- T_2WI 呈等 - 稍高信号为主的混杂信号
- 增强明显不均匀强化，坏死区不强化。

鉴别诊断

- 纤维肉瘤：发病年龄较大，软组织肿块较大而骨质受侵较少
- 未分化多型性肉瘤：发病年龄较大，病变内钙化少见。

诊断要点

- 青壮年多见
- 脊柱旁软组织肿块
- 邻近骨质溶骨性破坏
- 肿块内偏心性斑点状钙化。

治疗及预后

- 手术治疗为主，病灶及周围组织广泛切除
- 预后较差，原发部位易复发，远处易转移。

参考文献

1. Andrea Ferrari, Alessandro G, Michela C, et al. Synovial sarcoma: A retrospective analysis of 271 patients of all ages treated at a single institution. Cancer, 2004, 101(101):627-634.
2. Kim J, Lee S H, Choi Y L, et al. Synovial sarcoma of the spine: a case involving paraspinal muscle with extensive calcification and the surgical consideration in treatment. European Spine Journal, 2014, 23(1):27-31.
3. Puffer R C, Daniels D J, Giannini C, et al. Synovial sarcoma of the spine: A report of three cases and review of the literature. Surgical Neurology International, 2011, 2(1):18.

（陈 宁 张立华）

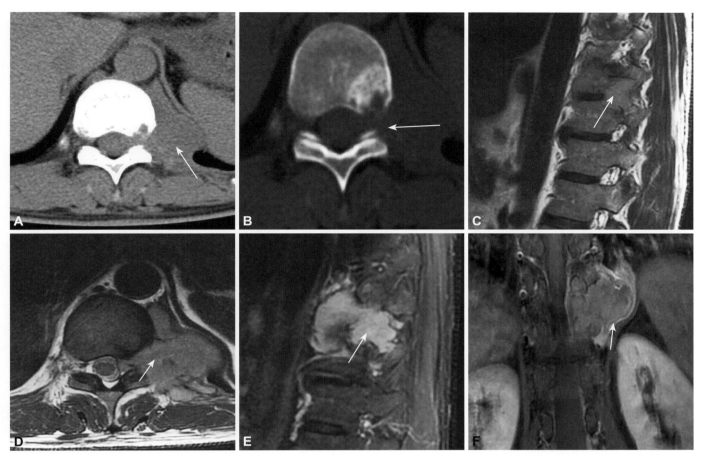

图 6.2.24-1　男，42 岁，T$_{10-11}$ 椎旁滑膜肉瘤。A. 轴位 CT 软窗显示 T$_{11}$ 椎旁见软组织肿块影（箭）；B. 骨窗显示 T$_{11}$ 椎体后缘呈囊状骨质破坏（箭），并邻近骨质硬化；C. T$_1$WI 显示病变呈低信号（箭）；D. T$_2$WI 呈稍高信号，并邻近椎间孔扩大（箭）；E. 脂肪抑制序列显示病变信号增加（箭）；F. 增强扫描显示病变呈中等程度强化（箭）

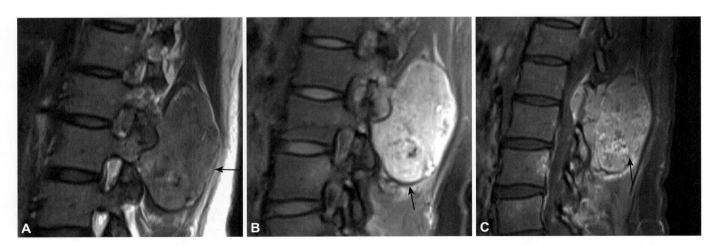

图 6.2.24-2　女，35 岁，L$_{1-2}$ 椎旁滑膜肉瘤。A. 矢状位 T$_1$WI 显示 L$_{1-2}$ 附件周围见软组织肿块（箭），边界清楚，呈混杂偏高信号；B. 脂肪抑制序列显示病变呈高信号，边界清晰，周围可见包膜（箭）；C. 增强扫描病变呈中等程度不均匀强化（箭）

6.2.25 未分化多形性肉瘤 (Undifferentiated pleomorphic sarcoma)

概述
- 既往称恶性纤维组织细胞瘤
- 曾被认为是纤维组织细胞起源的兼有成纤维细胞和组织细胞分化的高级别梭形细胞恶性肿瘤
- WHO 2020 版骨肿瘤学分类将其归类为骨的其他间叶性肿瘤
- 是成人最常见的恶性软组织肿瘤
- 好发于四肢深部软组织，可累及邻近骨质，下肢＞上肢＞躯干
- 原发于脊柱者罕见
- 部分为软组织病变转移至脊柱，诊断需结合患者病史。

临床特点
- 中老年多见，好发年龄 50 岁
- 男女比例（1~2）：1
- 主要表现为软组织肿块、疼痛。

病理
- 大体灰白、灰黄色，鱼肉样，包膜不整
- 可有出血、坏死灶
- 镜下
  - 梭形的成纤维细胞和组织细胞样细胞为主
  - 典型表现为两者交织呈"席纹样"
  - 细胞异型性及核分裂象多见
- 免疫组化
  - Vim 强阳性
  - CD68 部分表达
  - SMA 部分表达。

影像学
- 无特异性征象
- 溶骨性骨质破坏区，边界不清，呈浸润性生长，骨膜反应较少见
- 分叶状软组织肿块，浸润性生长
- 内部密度不均匀，实性成分表现为等密度，内部可见低密度区
- T_1WI：混杂低 - 等信号，出血高信号
- T_2WI：混杂等 - 高信号，坏死低信号
- T_1WI 增强：不均匀强化。

鉴别诊断
- 骨肉瘤：发生于脊柱的成骨性骨肉瘤多见，骨膜反应明显，瘤骨明显，病理性骨折相对较少
- 纤维肉瘤：鉴别困难，依靠病理学
- 骨转移瘤：多发病变，周围软组织肿块较小。

诊断要点
- 中老年男性
- 脊柱溶骨性骨质破坏
- 病变边界多不清晰，内部坏死、囊变多见
- 周围软组织肿块信号无特异性
- 需结合临床病史，明确为原发或转移。

治疗及预后
- 根治性手术为主
- 术前、术后化疗疗效确切
- 放疗效果尚不明确
- 转移及复发率较高。

参考文献

1. Nehru V I N, Verma A, Mann S B S, et al. Malignant fibrous histiocytoma. Indian Journal of Otolaryngology and Head & Neck Surgery, 1988, 40(3):110-111.
2. Katenkamp D S M D, Stiller D. Malignant fibrous histiocytoma of bone. Virchows Archiv, 1981, 391(3):323-335.
3. Hattinger C M, Tarkkanen M, Benini S, et al. Genetic analysis of fibrosarcoma of bone, a rare tumour entity closely related to osteosarcoma and malignant fibroushistiocytoma of bone. European Journal of Cell Biology, 2004, 83(9):483-491.

（陈　宁　张立华）

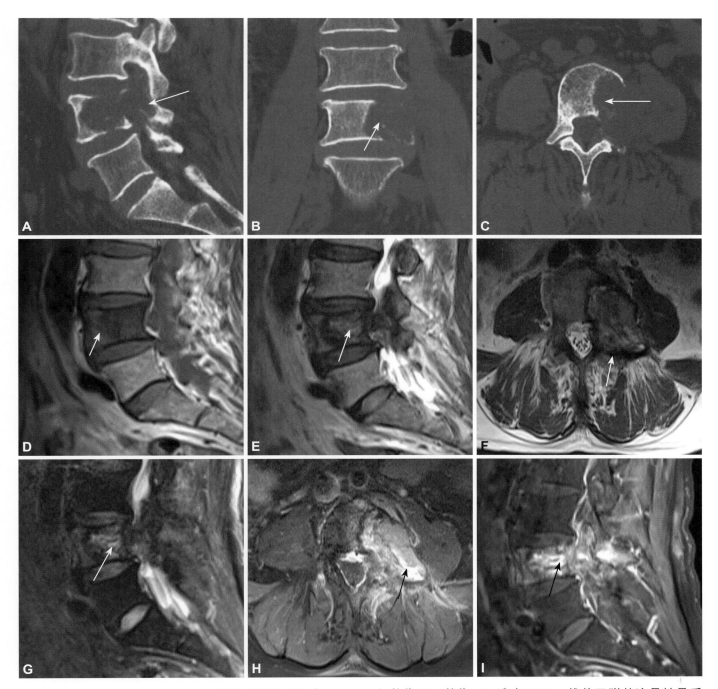

图 6.2.25 男，64 岁，L₄ 未分化高级别多形性肉瘤。A、B. 矢状位及冠状位 CT 重建显示 L₄ 椎体及附件溶骨性骨质破坏（箭）；C. 轴位重建 CT 显示 L₄ 骨破坏周围可见硬化边，椎旁见软组织肿块；D. 矢状位 T₁WI 显示病变呈低信号（箭）；E. T₂WI 呈稍高信号（箭）；F. 轴位显示病变边缘可见硬化边（箭）；G. 脂肪抑制序列显示病变信号未见明显增加（箭）；H、I. 增强扫描显示 L₄ 椎旁及椎管内软组织肿块明显不均匀强化（箭）

6.2.26 转移瘤
(Metastatic tumor)

概述
- 脊柱是骨转移瘤最好发部位
- 椎体后部和附件区相对常见
- 乳腺癌、肺癌、肾癌、甲状腺癌容易发生溶骨转移
- 膨胀性、溶骨性骨破坏主要见于肾癌、甲状腺癌
- 前列腺癌、类癌、膀胱癌和喉癌以成骨性转移多见
- 前列腺癌成骨转移以腰椎最常见
- 一般不累及间盘
- 病变呈单发或多发、连续或跳跃分布。

临床特点
- 肿瘤向硬膜外侵犯可引起神经和脊髓压迫症状，疼痛为主要症状
- 部分可合并副肿瘤综合征，部分可合并高钙血症
- 实验室肿瘤标志物不同程度升高。

病理
- 取决于原发肿瘤病理类型。

影像学
- 椎体后部或附件受累为主
- 溶骨性的容易合并病理压缩骨折
- 成骨性的表现为孤立、多灶性或弥漫高密度
- 边界清晰或不清晰
- 伴硬化边的少见
- 伴或不伴椎旁软组织肿块形成
- T_1WI 呈单发或多发低信号
- 溶骨性的 T_2WI 高信号多见，而成骨性的为低信号
- 溶骨性的 STIR 明显高信号多见，成骨性信号也一定程度增加
- 增强扫描：不同程度强化
- 骨扫描摄取增加的多见。

鉴别诊断
- 浆细胞肿瘤：溶骨的或成骨的转移瘤均需与浆细胞肿瘤鉴别；骨扫描对二者鉴别有一定意义，约25%浆细胞肿瘤呈阴性，而转移瘤阳性多见
- 良性压缩骨折：转移瘤容易合并病理压缩骨折，需与良性压缩骨折鉴别；可观察残存的骨质破坏形式；可观察是否合并椎旁软组织肿块，合并椎旁软组织肿块的考虑转移瘤；脊柱外是否有其他病变；增强及 DWI 可提供一定鉴别诊断信息
- 肾性骨病：成骨性的需与其鉴别，均可表现为高密度，需结合病史
- Paget 病：椎体膨胀明显伴骨小梁增粗
- 骨岛：一般不合并骨质破坏，而成骨转移可合并骨质破坏；少数前列腺癌成骨转移与骨岛类似，需警惕。

诊断要点
- 中老年患者相对常见
- 需结合原发肿瘤病史
- 类型与原发肿瘤类型相关
- 溶骨性较成骨性相对多见
- 部位与肿瘤转移途径有关
- 椎体或附件均可发生，椎体偏后部多见
- 溶骨性骨破坏伴椎旁软组织肿块多见。

治疗及预后
- 出现病理骨折、脊髓压迫需手术或放疗解除压迫
- 预后与原发肿瘤相关。

参考文献
1. O'Connor SD, Yao J, Summers RM. Lytic metastases in thoracolumbar spine: computer-aided detection at CT-preliminary study. Radiology, 2007, 242(3):811-816.
2. Braun RA, Milito CF, Goldman SM, et al. Ivory vertebra: imaging findings in different diagnoses.Radiol Bras, 2016 Mar-Apr, 49(2):117-21.
3. Janka M, Füssel S, Unterpaintner I, et al.Spinal metastases-

-diagnosis and treatment. MMW Fortschr Med, 2016, 158(7):50-1, 3.

4. Vilanova JC, Luna A. Bone marrow invasion in multiple myeloma and metastatic disease. Radiologia, 2016 Apr, 58 Suppl 1:81-93.

（张立华）

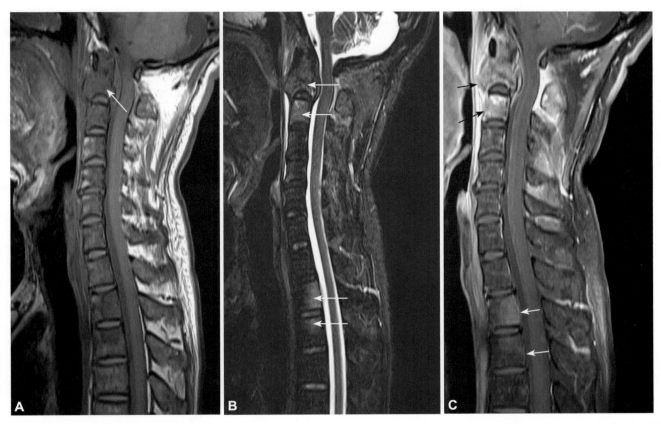

图 6.2.26-1　男，45 岁，肺癌多发转移。A. 矢状位 T₁WI 显示 C₂₋₃、T₂₋₃ 颈胸椎多个椎体信号减低，C₂ 椎体可见骨破坏（箭）；B. T₂WI 脂肪抑制序列显示病变信号增高（箭）；C. 增强扫描显示 C₂₋₃、T₂₋₃ 椎体呈中等程度强化，C₂₋₃ 硬膜外及 C₄₋₆ 附件可见异常强化（箭）

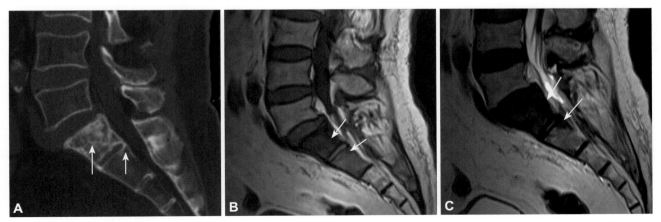

图 6.2.26-2　男，82 岁，胰腺癌多发骨转移。A. 矢状位 CT 显示骶骨骨质密度不均匀增高；B、C. 矢状位 T₁WI、T₂WI 显示 S₁₋₂ 病变呈低信号（箭）

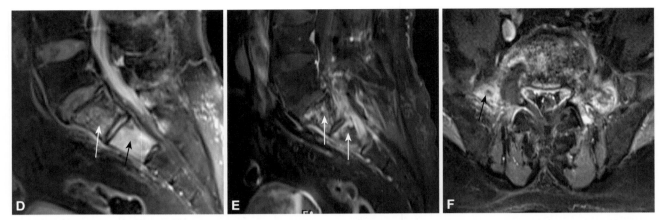

图 6.2.26-2（续） D. 脂肪抑制序列显示病变信号增高（箭）；E、F. 增强扫描显示 S~1-2~ 椎体及椎旁软组织、椎管内见明显强化影（箭）

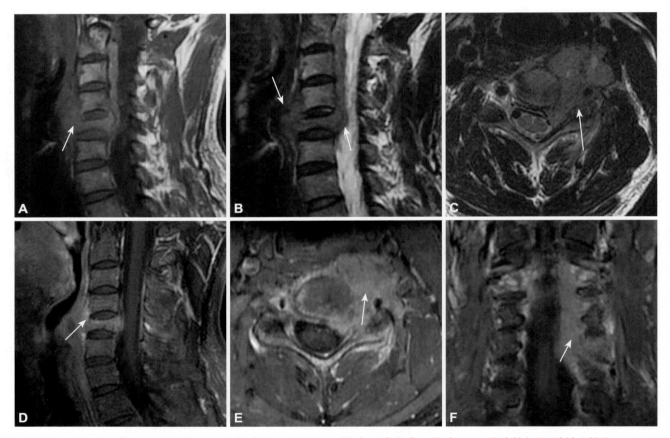

图 6.2.26-3　男，39岁，C~5~ 转移瘤。A. 矢状位 T~1~WI 显示 C~5~ 椎体压缩变扁，椎旁及硬膜外软组织肿块（箭）；B. T~2~WI 显示病变呈等信号（箭）；C. 轴位显示 C~5~ 水平左侧椎间孔扩大（箭），病变沿椎间孔蔓延至硬膜外并椎旁软组织肿块形成；D、E. 增强扫描显示 C~5~ 椎体呈中等程度强化（箭）；F. 增强冠状位显示硬膜外软组织肿块呈纵向蔓延（箭）

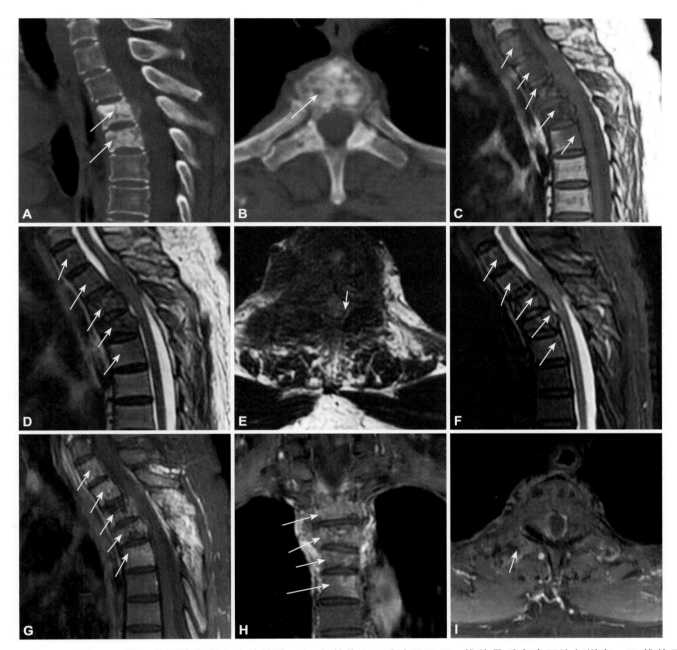

图 **6.2.26-4** 男，73 岁，前列腺癌多个连续转移。A. 矢状位 CT 重建显示 T_{4-5} 椎体骨质密度不均匀增高，T_4 椎体后缘见骨性高密度影（箭）；B. 轴位 CT 显示 T_5 附件密度不均匀增高（箭）；C、D. 显示 T_{2-6} 椎体、附件 T_1WI、T_2WI 呈低信号（箭），T_{3-5} 水平脊髓水肿，信号增高；E. 轴位 T_2WI 显示 T_4 水平硬膜囊受压（箭）；F. 抑脂 T_2 呈不均匀高信号（箭）；G～I. 增强扫描显示 T_{2-6} 椎体及附件不均匀强化（箭），椎旁软组织可见强化

6.3 脊柱区髓外肿瘤

6.3.1 神经鞘瘤 (Spinal schwannomas)

概述

- 是外周神经最常见肿瘤
- 起源于包括马尾神经在内的脊神经根的神经鞘施万细胞
- 占所有椎管内肿瘤的 30%
- 以颈段和下腰段发病率最高
- 70% 位于髓外硬膜下，15% 位于硬膜外
- 15% 可延伸至硬膜外呈"哑铃状"
- 单发多见，少数表现为多发
- 多发的与 NF-2、神经鞘瘤病、Carney 综合征相关
- Carney 综合征主要包括皮肤色素沉着、内分泌肿瘤、心脏黏液瘤、黑色素神经鞘瘤。

临床特点

- 高峰发病年龄 30～60 岁
- 男女性发病率相似
- 最常见表现为神经根压迫性疼痛。

病理

- 肿瘤边界光整，呈圆形或卵圆形
- 包括典型性、细胞性、黑色素性和丛状四型
- 典型的包括 Antoni A 区和 B 区，A 区细胞排列紧密，B 区呈疏松网状结构，细胞少
- 细胞型神经鞘瘤细胞成分多，可复发
- 黑色素性部分含沙砾体，部分不含
- 50% 含沙砾体的合并 Carney 综合征，10% 黑色素性易发生恶变
- 丛状神经鞘瘤与 NF-2 或神经鞘瘤病有关
- 瘤内囊变、出血常见。

影像学

- 肿瘤密度均匀或多不均匀
- 囊变多见，部分可完全囊变
- 部分可见钙化
- 肿瘤可侵犯邻近骨质，表现为膨胀性骨破坏，周围硬化边常见
- 多合并椎间孔扩大
- T_1WI 等低信号，色素性神经鞘瘤可出现短 T_1 信号
- T_2WI 大部分高信号，可囊变，少数出血
- 增强扫描：实性部分明显强化，部分囊变明显的呈边缘强化。

鉴别诊断

- 神经纤维瘤：包绕神经，肿瘤与受累的神经无界限，囊变、坏死相对少见
- 黏液乳头状室管膜瘤：位于脊髓圆锥或马尾神经的神经鞘瘤需与室管膜瘤鉴别；后者往往位于中心，而神经鞘瘤偏心多见；由于蛋白含量高，信号强度较神经鞘瘤囊变的信号高
- 髓核脱出的碎片：分离的髓核组织下移至神经根袖处，多数为环形强化
- 脊膜瘤：往往表现为宽基底、附着于硬膜的强化均匀肿瘤；胸椎管相对常见。

诊断要点

- 数目为单发或多发
- 以髓外硬膜下多见
- 少数位于硬膜外或硬膜囊内外
- 密度及信号多数不均匀
- 囊变坏死常见
- 可伴邻近骨质侵蚀破坏
- 实性部分强化明显。

治疗及预后

- 外科手术完整切除是最佳治疗方法
- 一般无复发，NF-2、神经鞘瘤病可出现新病灶。

参考文献

1. Murovic JA, Gibbs IC, Chang SD, et al. Foraminal nervesheath tumors: intermediate follow-up after cyberknife radiosurgery.

Neurosurgery, 2009, 64(2) :A33-43.

2. Ozawa H, Kokubun S, Aizawa T, et al. Spinaldumbbell tumors: an analysis of a series of 118 cases. J Neurosurg Spine, 2007, 7(6):587-593.

3. Hasegawa M, Fujisawa H, Hayashi Y, et al. Surgical pathology of spinal schwannomas: a light and electron microscopic analysis of tumor capsules. Neurosurgery, 2001, 49(6):1388-1392.

（杨　琼　张立华）

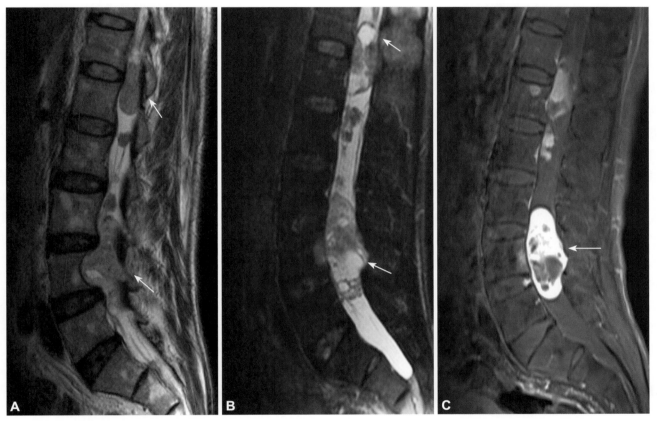

图 6.3.1-1　女，46 岁，椎管内多发神经鞘瘤。A. 矢状位 T₂WI 显示 T₁₂ 水平以下见多个大小不等的异常信号（箭），L₄ 水平病变压迫椎体后缘伴硬化边形成；B. 脂肪抑制序列显示病变内部见多发囊变（箭）；C. 增强扫描病变呈明显不均匀强化（箭）

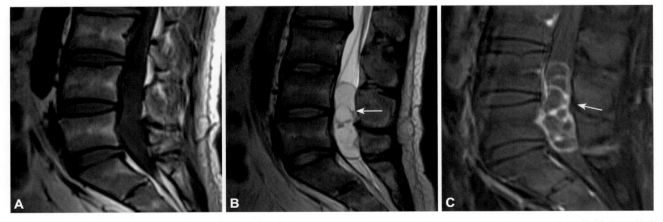

图 6.3.1-2　男，32 岁，马尾神经及终丝的神经鞘瘤。A、B. 矢状位 TSE T₁WI、T₂WI 显示 L₄₋₅ 水平椎管内圆柱状稍长 T₁ 长 T₂ 信号（箭），其内可见多个分隔；C. 矢状位 TSE T₁ 抑脂增强扫描显示囊壁及分隔可见明显强化（箭）

6.3.2 神经纤维瘤
(Neurofibromas, NF)

概述
- 脊柱区常见肿瘤，占全部良性软组织肿瘤的 5%
- 神经内界限清楚或神经外弥漫生长的肿瘤
- 多种形态：单发结节、弥漫性浸润及丛状
- 外周神经的 NF 界限相对清楚或表现为主干神经丛的肿大
- 单发的位于脊柱区者约 90% 表现为髓外硬膜下或硬膜外孤立性肿块
- 单发的一般小于 5cm，少见恶变
- 多发往往合并 NF-1，20%～60% 的 NF-1 型可累及脊柱
- NF-1 表现为脊神经对称性、多发神经纤维瘤同时合并皮肤咖啡斑
- 丛状神经纤维瘤往往双侧、多节段累及脊神经根、坐骨神经和臂丛
- 多发的或丛状的可恶变为恶性周围神经鞘瘤，恶变率 10%
- 多发病变可采用全身神经成像进行观察。

临床特点
- 高峰发病年龄 20～40 岁，无性别差异
- 主要表现为肿块，疼痛少见
- 较大者产生脊髓压迫症状如肢体麻木、运动感觉障碍。

病理
- 由施万细胞、成纤维细胞、神经束膜样细胞组成
- 核分裂少见
- 免疫组化：S-100 及 Anti-leu-7 阳性。

影像学
- 肿瘤位于椎管内外，形态多样
- 平扫呈等密度，囊变、坏死少见
- 合并 NF-1 表现为丛状，神经根弥漫增粗
- 伴或不伴椎间孔增大
- 肿瘤压迫引起的骨质吸收或破坏

- 部分可合并钙化
- T_1WI 中等信号，与脊髓信号接近
- T_2WI 等至高信号
- 增强多为轻至中度均匀强化。

鉴别诊断
- 神经鞘瘤：囊变出血多见，NF 密度或信号相对均匀；增强扫描神经鞘瘤明显不均匀强化多见，NF 强化相对均匀
- 脊膜瘤：钙化多见，增强扫描脑膜尾征多见
- 腓骨肌萎缩症（Charcot-Marie-Tooth disease，CMT）：分两型，表现为多发神经根粗大，增强无强化；无皮肤斑点，需与 NF-1 鉴别，可结合基因检测。

诊断要点
- 中青年患者多见
- 肿瘤位于椎管内外
- 部分与 NF-1 相关
- 肿瘤呈多种形态
- 可表现多发的神经根粗大或孤立结节
- 密度及信号多数均匀
- 多数轻中度均匀强化。

治疗及预后
- 散发及孤立的 NF 可以外科手术完整切除
- 丛状 NF 不采用手术切除
- 丛状 NF 可恶变为恶性外周神经鞘瘤（MPNST）。

参考文献
1. Simoens WA, Wuyts FL, De Beuckeleer LH. et al. MR features of peripheral nerve sheath tumors: can a calculated index compete with radiologist's experience? Eur Radiol, 2001, 11(2):250-257.
2. P.-L. Khong, W.H. Goh, V.C. Wong, et al. MR imaging of spinal tumors in children with neurofibromatosis 1.AJR, 2003, 180(2):413-417.

3. J.R. Leonard, R.E. Ferner, N. Thomas. et al. Cervical cord compression from plexiform neurofibromas in neurofibromatosis-1. J Neurol Neurosurg Psychiatry, 2007, 78: 14040-14046.

（陈 宁 张立华）

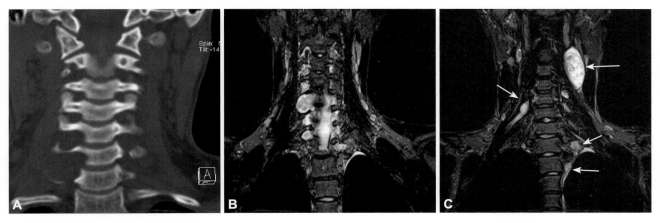

图 6.3.2-1 男，21 岁，C₅₋₇ 右侧椎间孔 /C₂₋₃、C₄₋₅ 左侧椎间孔 / 左侧颈部多发神经纤维瘤。A. 冠状位重建 CT 显示 C₄₋₇ 双侧椎间孔不同程度扩大，以右侧明显；B、C. 颈椎冠状位 T₂WI 显示颈椎双侧椎间孔多发髓外硬膜下肿物呈稍高信号，C₂₋₄ 椎旁左侧可见软组织肿块呈混杂高信号（箭）

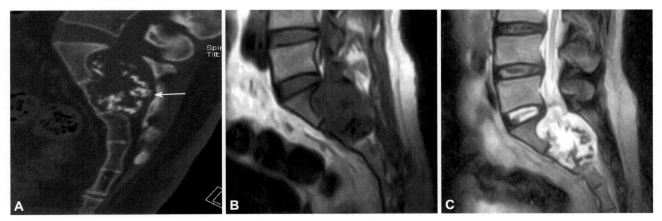

图 6.3.2-2 男，41 岁，S₁₋₂ 椎管内神经纤维瘤。A. CT 三维重建显示 S₁₋₂ 水平椎管明显扩张，内见不规则软组织团块影（箭），边界较清晰，内部密度不均匀，可见散在点状钙化影，邻近骨质受压变薄；B. 矢状位 T₁WI 显示病变呈低信号，内可见更低信号；C. T₂WI 显示病变呈混杂高信号

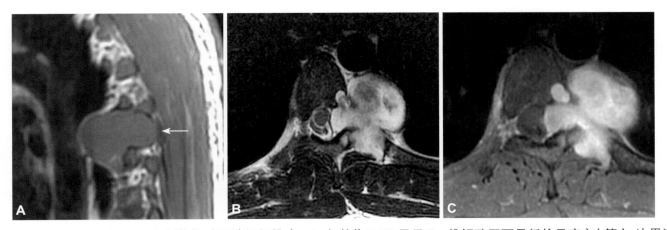

图 6.3.2-3 男，31 岁，T₆₋₇ 左侧椎间孔区神经纤维瘤。A. 矢状位 T₁WI 显示 T₆₋₇ 椎间孔区可见低信号病变（箭），边界清晰；B. 轴位 T₂WI 显示病变由左侧椎间孔延伸至椎旁，信号混杂，相应水平椎间孔扩大，相应硬膜囊及脊髓受压右移；C. 增强扫描病变呈明显均匀强化

6.3.3 神经节瘤
(Ganglioneuroma)

概述

- 又称节神经瘤、节神经细胞瘤、节细胞神经纤维瘤
- 属于神经上皮肿瘤，是由相对成熟的节细胞和神经纤维组成的良性肿瘤，生长相对缓慢
- 起源于原始神经脊细胞移行分化形成的交感神经节细胞或交感神经及外周神经细胞
- 腹膜后、后纵隔、肾上腺最常见
- 脊柱区的主要位于椎体两侧近后纵隔、腹膜后、椎旁软组织、椎管内及椎间孔区
- 部分可合并神经纤维瘤（NF-1）
- 肿瘤沿神经生长的呈串珠样或双侧神经根对称发病。

临床特点

- 好发于青中年
- 临床表现一般为肿瘤生长引起的压迫症状
- 主要表现为疼痛、感觉障碍或肢体无力
- 有神经内分泌功能可表现为高血压、慢性腹泻等相关症状，相对少见。

病理

- 大体肿瘤呈灰白色，质韧，包膜完整
- 镜下由成熟的神经节细胞为特征性细胞
- 可见神经纤维、神经胶质细胞、黏液基质等成分
- 免疫组化 S-100 阳性。

影像学

- 形态多样，可呈哑铃形、梭形、椭圆形或不规则形、串珠样
- 位于椎旁或椎间孔区的神经节细胞瘤呈椭圆形或不规则形
- 病变可呈纵向生长，累及多个椎体水平呈梭形
- 病变呈等或低密度肿块影，边界清晰
- 可向椎管内／外生长
- 椎旁的神经节细胞瘤可跨越中线
- 囊变可见，钙化少见

- 椎间孔扩大伴相应区域骨质吸收，合并骨破坏少见
- T_1WI 呈稍低 - 等信号
- T_2WI 呈不均匀高信号
- 增强强化方式多样，明显或不明显均可。

鉴别诊断

- 神经鞘瘤：发生率远较神经节细胞瘤多见；神经鞘瘤坏死、出血多见，增强明显不均匀强化更多见
- 神经纤维瘤：囊变、坏死相对少见；二者有相似之处；增强轻 - 中度强化多见；均可多发，均可合并 NF-1
- 神经母细胞瘤：恶性程度高，多见于儿童，浸润性生长，边界不清；钙化、坏死常见，增强明显强化。

诊断要点

- 单发或多发，边界清晰
- 多发的往往合并 NF-1
- 肿瘤可位于椎间孔、椎管内或椎旁
- 椎间孔区孤立性肿块多见
- 位于椎旁的可跨越中线，呈纵向生长
- 椎管内的表现为单发或多发结节
- 钙化、坏死少见
- 强化方式多样，轻度强化相对具有特征性。

治疗及预后

- 手术治疗
- 预后较好。

参考文献

1. Miyakoshi N, Hongo M, Kasukawa Y, et al. Bilateral and symmetric C1-C2 dumbbell ganglioneuromas associated with neurofibromatosis type 1 causing severe spinal cord compression. Spine Journal Official Journal of the North American Spine Society, 2010, 10(4):e11.
2. Ma J, Liang L, Liu H. Multiple cervical ganglioneuroma: A case report and review of the literature. Oncol Lett, 2012,

4(3):509-512.

3. Yang Y, Ren M, Yuan Z, et al. Thoracolumbar paravertebral giant ganglioneuroma and scoliosis: a case report and literature

review. World J Surg Oncol, 2016, 14(1):65.

（陈　宁　张立华）

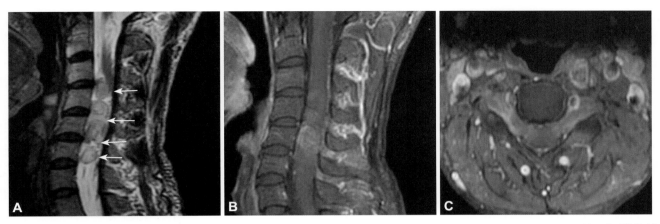

图 6.3.3-1　男，38岁，神经节细胞瘤合并NF-1。A. 矢状位T₂WI显示椎管内见多发结节（箭）；B. 增强扫描椎管内多发结节呈中等程度强化；C. 增强轴位显示肿瘤沿神经根生长，C5-6双侧神经根增粗伴中等程度强化

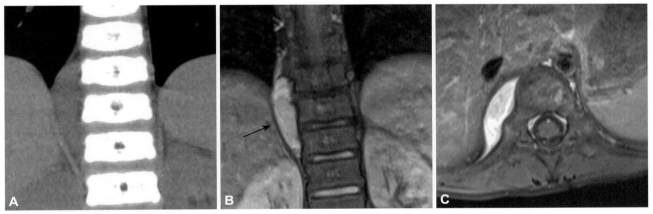

图 6.3.3-2　男，4岁，T9-12椎旁神经节细胞瘤。A. 冠状位CT重建显示T9-12椎旁见稍低密度的软组织肿块呈纵向生长；B. T₂WI显示病变位于椎旁（箭），呈稍高信号，病变呈纵向生长；C. MR增强扫描显示病变明显强化

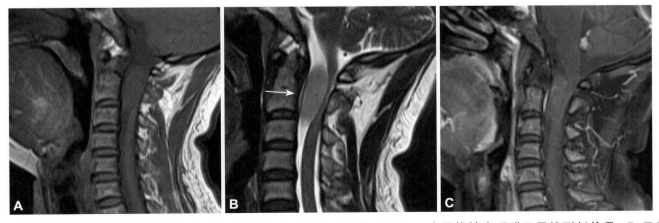

图 6.3.3-3　女，54岁，颈椎管内神经节细胞瘤。A. T₁WI矢状位显示C1-2水平椎管内硬膜下见梭形低信号；B. T₂WI显示病变呈等信号（箭），脊髓受压移位；C. 增强扫描显示病变呈中等程度均匀强化

6.3.4 恶性外周神经鞘瘤
(Malignant Peripheral Nerve Sheath Tumor, MPNST)

概述
- 起源于外周神经或显示神经鞘分化的梭形细胞的恶性肿瘤
- 约 2/3 与 NF-1 和丛状神经纤维瘤有关，可恶变为 MPNST
- 好发部位为臀部、大腿、脊柱旁
- 肿瘤可局部侵犯，可发生远处淋巴结及血行转移
- 具有复发、转移等恶性行为。

临床特点
- 高峰发病年龄 20～50 岁
- 男女发病率相似
- 常表现为逐渐增大的肿块
- 肿物引起的压迫神经症状及远处肢体麻木、放射痛等症状。

病理
- 肿瘤边界光整，常有假包膜
- 纺锤形、结节状、分叶状或不规则形
- 分布在神经干内或神经干旁，沿神经干浸润生长
- 肿瘤主要成分为纤维肉瘤样的梭形细胞
- 可具有上皮样分化、横纹肌肉瘤样分化或腺样分化
- 坏死和核分裂常见
- WHO Ⅲ～Ⅳ级。

影像学
- 大部分直径大于 5cm
- 肿瘤位于神经干内或神经干旁、神经孔区
- CT 多呈等或低密度
- 肿瘤可侵犯邻近骨质，多为溶骨性破坏
- MR 信号多不均匀，内部可见坏死区
- 增强扫描多呈明显不均匀强化。

鉴别诊断
- 良性神经鞘瘤：同为神经源性肿瘤，多边界清楚，包膜完整，肿瘤多呈哑铃状或分叶状，明显不均匀强化多见，可伴压迫性骨吸收或边界相对清晰的骨破坏
- 神经纤维瘤：椎间孔内外、多发，警惕其恶性变征象如体积增大、疼痛症状加重等。

诊断要点
- 肿瘤位于脊椎旁、神经干内或神经干旁、神经孔区
- 体积相对较大，呈分叶状
- 肿瘤血供丰富，出血、坏死常见
- 呈明显不均匀强化
- 肿瘤具有侵袭性，造成邻近骨破坏
- 易复发、转移
- NF-1 可恶变为 MPNST。

治疗及预后
- 外科手术切除
- 预后差，易出现复发转移。

参考文献
1. Louis DN. The 2007 WHO classification of tumour of the central nerous system. Acta Neuropathol, 2007, 114(2): 97-109.
2. Ducatman BS, Scheithauer BW, Piepgras DG, et al. Malignant peripheral nerve sheath tumors. A clinicopathologic study of 120 cases. Cancer, 1986, 57(10):2006-2021.
3. Carli M, Ferrari A, Mattke A, et al. Pediatric malignant peripheral nerve sheath tumor: the Italian and German soft tissue sarcoma cooperative group. J Clin Oncol, 2005, 23(33): 8422-8430.

（陈　宁　张立华）

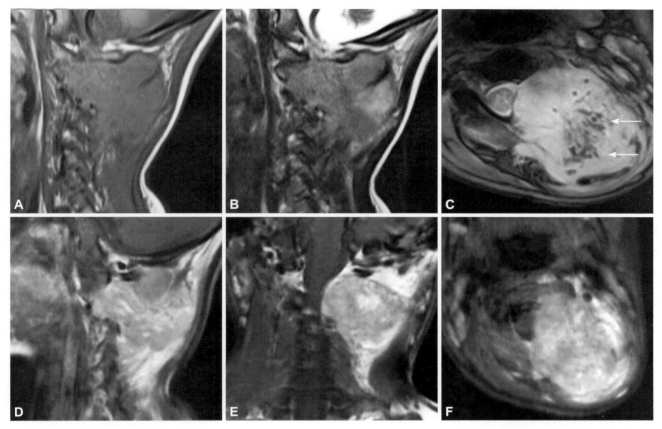

图 6.3.4-1 男，17 岁，颈后 MPNST。A. 矢状位 T₁WI 显示颈后见巨大软组织肿块，病变呈低信号；B、C. 矢状位及冠状位 T₂WI 肿块呈稍高信号，其内可见簇状血管影（箭），边界欠清，侵犯邻近周围肌肉；D ~ F. MRI 增强扫描显示肿块不均匀强化，脊髓受压，周围软组织可见不均匀强化

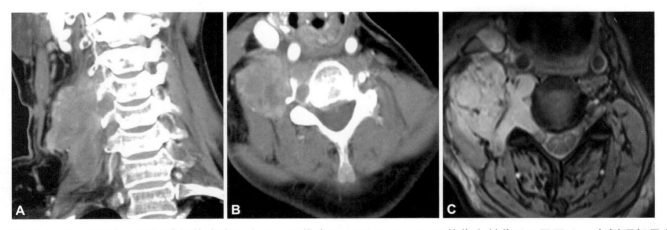

图 6.3.4-2 女，55 岁，颈部肿物伴疼痛 3 个月，颈椎旁 MPNST。A、B. 冠状位和轴位 CT 显示 C₄₋₇ 右侧颈部见分叶状不规则软组织肿块，增强呈明显不均匀强化；C. T₂WI 轴位显示右颈部椎管外病变呈长 T₂ 信号，其内可见点条状低信号影，边界较清楚，通过椎间孔钻入椎管内

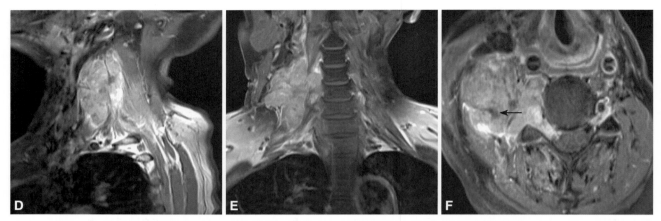

图 6.3.4-2（续） D～F. MRI 增强扫描显示肿瘤范围较大，与椎间孔关系密切，明显不均匀强化，其内可见点状不强化低信号（箭）

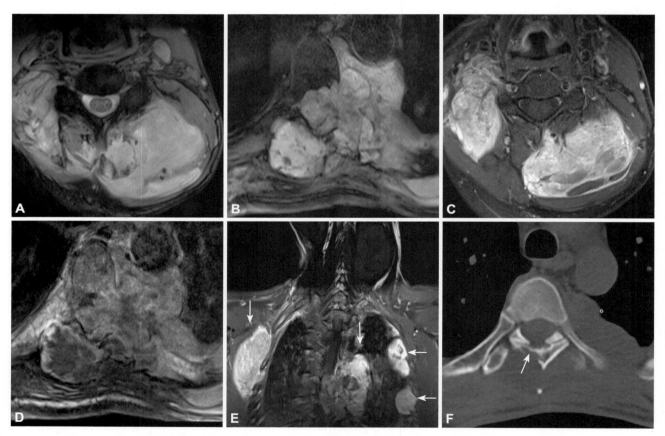

图 6.3.4-3 男，45 岁，神经纤维瘤并 MPNST。A、B. 轴位 T₂WI 显示颈后、胸椎旁巨大软组织肿块，边界不清，呈混杂高信号；C、D. 增强扫描均呈明显不均匀强化，内均可见囊变坏死区；E. 冠状位增强显示双侧胸部、肋骨旁及脊柱旁见多发异常强化软组织影（箭）；F. 轴位 CT 显示胸椎可见溶骨性骨破坏（箭）

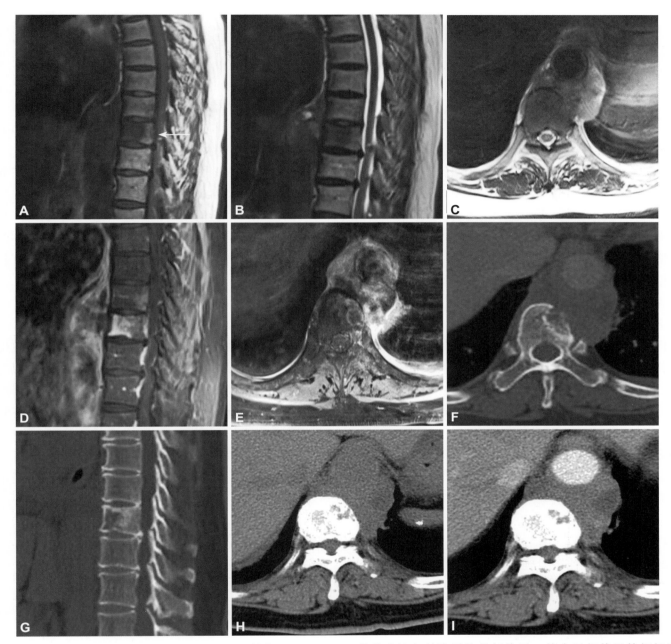

图 6.3.4-4　女，58 岁，T₉ MPNST。A. 矢状位 T₁WI 显示 T₉ 椎体（箭）前缘见片状低信号，椎旁见低信号软组织肿块呈纵向延伸；B. T₂WI 显示 T₉ 病变呈低信号，椎旁软组织肿块呈混杂信号，内见囊变坏死；C. 轴位 T₂WI 显示病变向 T₉ 椎体前方延伸，与主动脉分界不清；D、E. 增强扫描显示 T₉ 椎体及邻近软组织肿块呈中等程度强化，内部囊变坏死不强化；F. 轴位 CT 显示 T₉ 椎体左前见溶骨性骨破坏，突破骨皮质，伴椎旁软组织肿块；G. 矢状位 CT 显示骨破坏边界不清，邻近骨质密度增高；H. 软组织窗显示椎旁软组织肿块密度不均匀，内见囊变坏死；I. 增强显示椎旁软组织呈中等程度强化，包绕主动脉

6.3.5 副神经节瘤 (Paraganglioma)

概述

- 起源于交感神经鞘膜细胞的肿瘤
- 任何有交感神经节存在的地方均可发生
- 85%~90% 发生于肾上腺命名为嗜铬细胞瘤
- 脊柱区的发生率低，约为 0.07/100 000
- 脊柱区副神经节细胞瘤起源于胸腰段脊髓外侧束的交感神经元或异位的交感干分支
- 椎管内硬膜下多见，硬膜外的少见
- 椎管内硬膜下的一般生长在马尾和终丝
- 硬膜外的副神经节细胞瘤可原发或转移，转移的多见
- 良恶性与肿瘤的分化程度及局部浸润的程度无关
- 其生物学行为取决于是否复发或转移
- 目前 WHO 的诊断标准是在没有嗜铬组织的区域出现嗜铬细胞瘤定义为恶性。

临床特点

- 高峰发病年龄 30~60 岁
- 男女性发病率相似
- 主要表现为病变节段水平以下感觉运动障碍、疼痛以及两便障碍
- 部分肿瘤具有神经内分泌功能
- 发生于脊柱区的很少伴神经内分泌功能。

病理

- 肿瘤呈圆形或卵圆形，边界光整，有包膜，柔软，富血管
- 肿瘤细胞呈巢片状、腺泡状及弥漫分布
- 间质血窦丰富，增强明显强化
- 免疫组化：Cga（+）和 Syn（+），NSE 对其诊断不特异。

影像学

- 硬膜下的主要位于圆锥和马尾附近
- 等或略高密度，密度多均匀，边缘锐利

- 大者可有邻近椎管重塑变形
- 硬膜外、位于脊柱的表现为溶骨性骨破坏，部分表现为骨质密度增高
- 硬膜下的 T_2WI 呈等信号或混杂信号多见，主要由于肿瘤继发出血坏死所致
- 肿瘤边缘可见低信号的含铁血黄素沉积
- 增强呈显著均匀增强
- 肿瘤周围或肿瘤内可见流空血管影，相对具有特征性。

鉴别诊断

- 神经鞘瘤及黏液乳头状室管膜瘤：二者均易发生囊变坏死，密度及信号多数不均匀，具有相似之处；肿瘤周围迂曲的供血血管、低信号陈旧出血环在副神经节瘤相对常见，而在神经鞘瘤及室管膜瘤少见上述表现
- 转移瘤：二者均可表现为弥漫的骨质硬化或溶骨性骨质破坏；流空血管对副神经节瘤诊断有提示作用，需结合患者病史鉴别为原发或转移。

诊断要点

- 中青年患者相对多见
- 肿瘤可位于椎管内硬膜下或硬膜外
- 椎管内硬膜下的肿瘤主要位于腰骶管内圆锥和马尾神经
- 肿瘤边界清晰，肿瘤周围迂曲的供血血管、低信号陈旧出血环
- 肿瘤富血管，增强肿瘤均呈明显强化
- 位于硬膜外可表现为弥漫的骨质硬化或溶骨性骨质破坏
- 可为原发或转移，需结合患者病史。

治疗及预后

- 硬膜下的外科手术完整切除可治愈
- 硬膜外的容易复发。

参考文献

1. Victoria L. Martucci, Pacak K. Pheochromocytoma and paraganglioma: diagnosis, genetics, management, and Treatment. Curr Probl Cancer, 2014, 38(1): 7-41.

2. Landi A, Tarantino R, Marotta N, et al. Paraganglioma of the filum terminale: case report. World Journal of Surgical Oncology, 2009, 7:95.

（杨　琼　张立华）

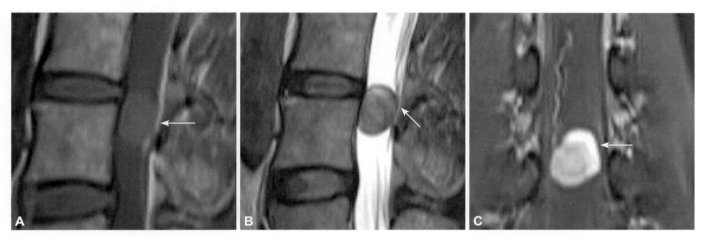

图 6.3.5-1　女，46 岁，L_{3-4} 水平副神经节细胞瘤。A. T_1WI 显示 L_{3-4} 水平椎管内见椭圆形等信号结节（箭），病变长径 1.7cm；B. T_2WI 显示病变呈混杂信号（箭），内可见囊变区，病变上下缘可见线状低信号含铁血黄素沉积；C. T_1WI 脂肪抑制序列的增强扫描显示结节明显不均匀强化（箭），强化结节上缘见迂曲血管影

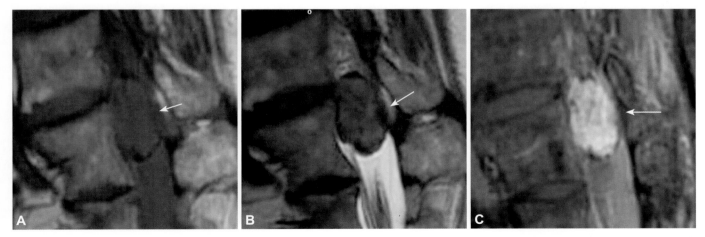

图 6.3.5-2　女，63 岁，$T_{12}-L_1$ 水平副神经节细胞瘤。A. T_1WI 显示 $T_{12}-L_1$ 水平椎管内见椭圆形等信号结节（箭），病变长径 2.8cm，病变上下缘可见线状低信号含铁血黄素沉积；B. T_2WI 显示病变呈等信号（箭）；C. T_1WI 脂肪抑制序列的增强扫描显示结节明显强化（箭）

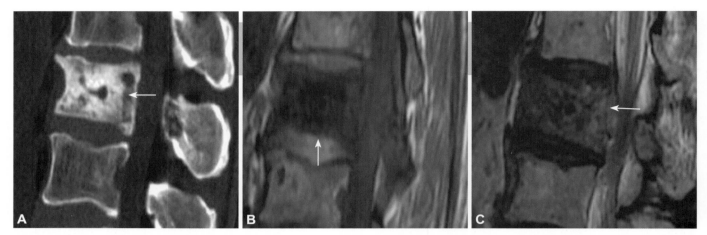

图 6.3.5-3　男，63 岁，L₂ 副神经节细胞瘤。A. CT 重建显示 L₂ 椎体及附件骨质密度不均匀增高（箭），椎体内可见条状低密度粗大血管影；B. T₁WI 显示 L₂ 椎体及附件骨质硬化呈明显低信号（箭）；C. T₂WI 显示呈混杂信号，椎体后缘见少许软组织影（箭），相应水平椎管狭窄

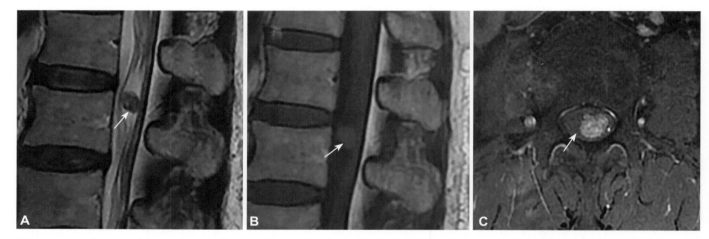

图 6.3.5-4　女，65 岁，L₂ 水平椎管内见副神经节细胞瘤。A. T₂WI 显示 L₂ 水平椎管内见类圆形等信号结节（箭），直径约 1cm；B. T₁WI 显示病变呈等信号（箭）；C. T₁WI 增强扫描显示病变明显强化（箭）

6.3.6 脊膜瘤 (Spinal meningioma)

概述

- 椎管内第二常见肿瘤
- 约占椎管内肿瘤的 25%
- 硬膜下、硬膜外及硬膜内外均可发生，以硬膜下多见
- 硬膜下的绝大多数位于胸椎管内，约占 80%，颈段约占 16%，腰段约占 4%
- 硬膜外的以颈椎管相对常见
- 硬膜下脊膜瘤起源于蛛网膜帽状细胞
- 硬膜外脊膜瘤其起源有 3 种假说
  - 起源于神经根出硬膜囊处的蛛网膜帽状细胞
  - 起源于异位到硬膜外的蛛网膜细胞
  - 起源于硬膜外表面即椎骨的骨外膜。

临床特点

- 高峰发病年龄 50 ~ 60 岁
- 中年女性多见
- 主要表现为脊髓压迫症状。

病理

- 肿瘤质地较硬，附着于硬膜上
- 硬膜下型边界清晰、分叶或圆形
- 硬膜外型肿瘤边界不清，与硬膜粘连
- 组织学类型与脑膜瘤相同
- 最常见为沙砾体型，其次为脑膜内皮型、纤维型、过渡型
- 少见类型：血管瘤型、微囊型、分泌型、富于淋巴细胞型、化生型，以上均属于 WHO Ⅰ 级
- 具有复发或侵袭行为的主要见于脊索样、透明细胞型、非典型、乳头样、横纹肌样型及间变型，WHO Ⅱ ~ Ⅲ级
- 95% 以上属于 WHO 分级 Ⅰ 级，少数高于 WHO Ⅱ ~ Ⅲ级。

影像学

- 肿瘤呈等或稍高密度
- 硬膜下脊膜瘤边界清晰，呈圆形或椭圆形
- 硬膜外型包绕硬膜纵向生长，矢状位呈扁平型，与硬膜分界不清
- 部分肿瘤呈哑铃形，合并椎间孔扩大
- 可合并钙化，钙化沿硬膜分布
- 可合并邻近骨质侵蚀
- T_1WI 呈中等信号，与脊髓信号接近
- T_2WI 呈等信号，囊变少见
- 增强扫描：明显均匀强化多见，可伴有硬膜尾征。

鉴别诊断

- 神经鞘瘤：T_2WI 信号高，囊变及出血常见，脊膜瘤信号均匀；脊膜瘤合并硬膜钙化较多见，而神经源性肿瘤很少见钙化；增强神经鞘瘤明显不均匀强化或环形强化更多见，而脊膜瘤呈中等或明显均匀强化多见
- 副神经节瘤：圆锥及马尾常见，含铁血黄素环及流空血管常见，增强明显强化
- 淋巴瘤：生长方式均呈纵向生长，淋巴瘤位于硬膜腹侧多见，往往合并骨质异常信号，脊膜瘤很少伴骨质信号异常；脊膜瘤多合并硬膜增厚钙化而淋巴瘤很少见。

诊断要点

- 中年女性好发
- 肿瘤形态多样，可位于硬膜下或硬膜外，前者多见
- 硬膜下的边界清晰，硬膜外的呈纵向生长，与硬膜分界不清
- 密度及信号多数均匀，T_1WI 和 T_2WI 等或低信号多见
- 肿瘤呈宽基底附着于硬膜，往往合并硬膜钙化
- 增强呈中等或明显强化，可见硬膜尾征。

治疗及预后

- 外科手术完整切除是最佳治疗方法

- 硬膜外脊膜瘤术后更容易复发，需要进行长期随访
- 不全切除和具有侵袭性肿瘤的 5 年复发率可高达 40%。

参考文献

1. Liu WC, Choi G, Lee SH, et al. Radiological findings of spinal schwannomas and meningiomas: focus on discrimination of two disease entities. Eur Radiol. 2009; 19(11):2707-15.
2. Sandalcioglu IE, Hunold A, Müller O, et al. Spinal meningiomas: critical review of 131 surgically treated patients. Eur Spine J, 2008, 17(8):1035-41.
3. El Khamary SM, Alorainy IA. Case 100: spinalepidural meningioma. Radiology. 2006; 241(2):614-7.

（杨　琼　张立华）

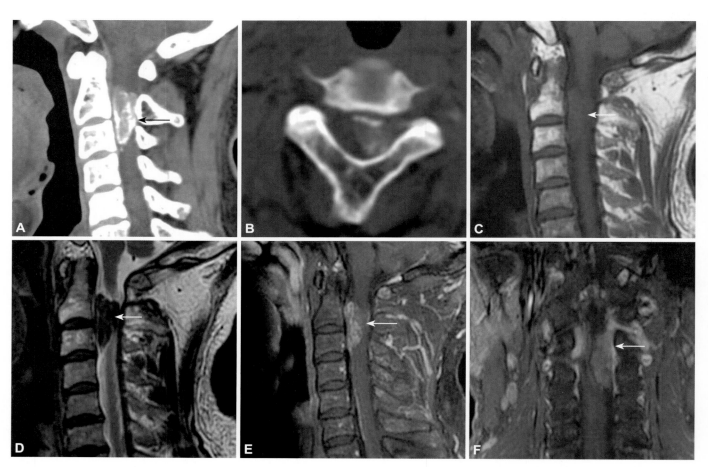

图 6.3.6-1　男，51 岁，C2-3 水平伴钙化的硬膜下脊膜瘤。A. 矢状位 CT 显示 C2-3 水平椎管内可见团块状混杂高密度影（箭），边界清晰，内可见多发钙化影；B. 骨窗显示邻近骨质未见破坏；C. 矢状位 T1WI 显示病变位于硬膜下呈等信号（箭）；D. T2WI 呈低信号（箭），脊髓受压；E、F. 增强扫描病变呈中等程度、不均匀强化，冠状位增强显示病变呈宽基底附于硬膜（箭）

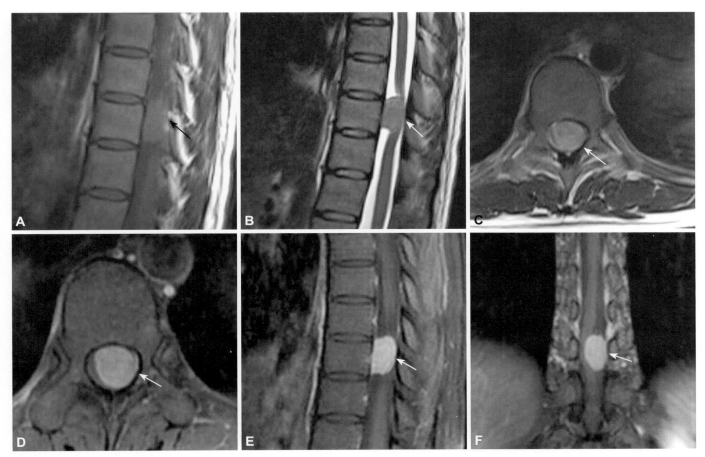

图 6.3. 6-2 女，33 岁，T₁₀ 水平椎管内髓外硬膜下脊膜瘤。A. T₁WI 显示 T₁₀ 水平椎管内硬膜下见等信号病变（箭）；B、C. T₂WI 呈等信号（箭），脊髓受压向右侧移位；D～F. 增强扫描病变呈明显均匀强化（箭），邻近硬膜增厚强化可见硬膜尾征

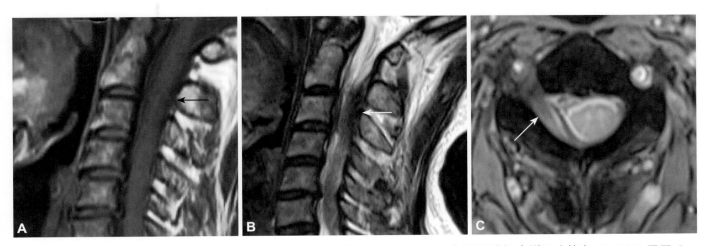

图 6.3.6-3 女，46 岁，C₂₋₄ 水平硬膜外脊膜瘤。A. 矢状位 T₁WI 显示 C₂₋₄ 水平硬膜轻度增厚（箭）；B. T₂WI 显示 C₂₋₄ 背腹侧硬膜增厚并硬膜外软组织增厚（箭）；C. 轴位显示病变呈偏低信号向右侧椎间孔延伸（箭）

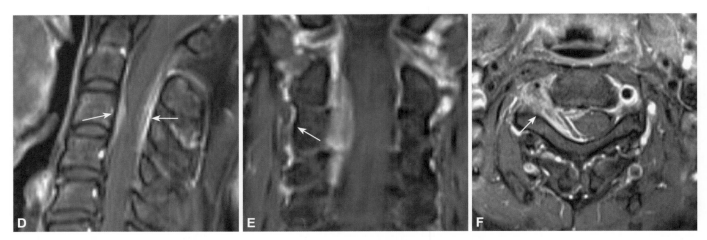

图 6.3.6-3（续） D～F. 增强扫描显示 C₂₋₄ 水平背腹侧硬膜及硬膜外软组织明显强化（箭）

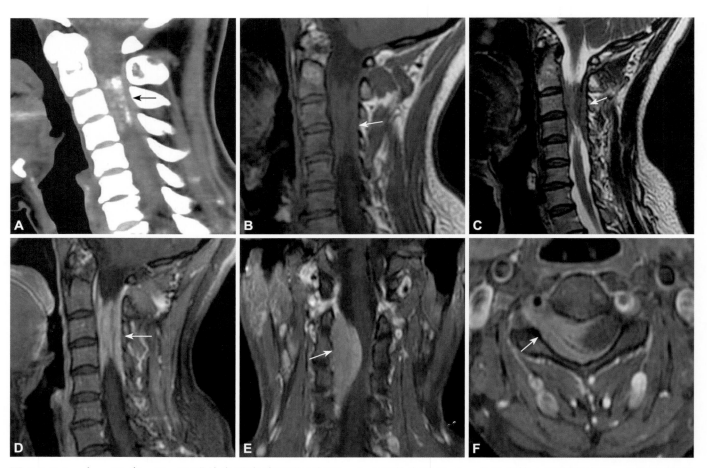

图 6.3.6-4　女，49 岁，C₂₋₅ 硬膜外脊膜瘤并硬膜下侵犯。A. CT 软窗显示 C₂₋₄ 水平椎管内见高密度影，硬膜可见条片状钙化（箭）；B. 矢状位 T₁WI 显示 C₂₋₅ 水平背腹侧硬膜增厚伴硬膜外软组织肿块形成（箭）；C. T₂WI 显示病变呈等信号（箭）；D. 增强扫描显示 C₂₋₅ 水平病变及邻近背腹侧硬膜明显强化（箭）；E. 冠状位显示病变呈宽基底附于硬膜突向椎管内（箭），脊髓受压；F. 轴位显示病变向右侧椎间孔延伸并右侧椎间孔扩大（箭）

6.3.7 畸胎类肿瘤
(Teratoid tumor)

概述

- 畸胎类肿瘤由胚胎发育期残留的胚层细胞发育而来
- 包括表皮样囊肿、皮样囊肿及畸胎瘤，皮样囊肿又称囊性畸胎瘤
- 位于椎管内者多见，占椎管内肿瘤的 10% ~ 15%，部分可位于椎旁
- 表皮样囊肿好发于 T_{4-8} 的胸髓或圆锥
- 皮样囊肿及畸胎瘤好发于腰骶段
- 分为成熟及不成熟两类，前者细胞分化良好，后者分化不良
- 当某一胚层的组织恶变称为畸胎瘤恶变。

临床特点

- 儿童及青少年多见，男性较女性多见
- 肿瘤生长缓慢，病程较长，症状与部位密切相关
- 可引起局部疼痛、下肢无力或马尾功能障碍
- 常合并脊柱侧弯、脊柱裂、脊膜膨出、皮毛窦等。

病理

- 表皮样囊肿由外胚层构成，仅含表皮和脱屑
- 皮样囊肿由中胚层及外胚层构成，除表皮和脱屑外还含有真皮及皮肤附件，如汗腺、皮脂腺、毛囊等
- 畸胎瘤一般包含 3 个胚层，也有部分病变仅有 2 个胚层。

影像学

- 表皮样囊肿
  - 边界清晰、薄壁的囊性病变
  - 病变密度一般较均匀，少数有出血
  - T_1WI 稍低信号，T_2WI 稍高信号
  - 如果囊液胆固醇含量、蛋白含量较高或有出血，T_1WI 可表现高信号
- 皮样囊肿
  - 边界清晰的囊性病变，壁略厚

- 内部成分更丰富，密度 / 信号较混杂
- 脂肪成分较表皮样囊肿更多，密度低
- 病变内钙化更常见
- 增强扫描不强化，壁偶见强化
- 畸胎瘤
  - 可呈实性、囊实性及囊性
  - 一般边界清晰，壁略厚
  - 病变密度 / 信号混杂
  - 内部可见钙化及脂肪成分提示诊断
  - 实性畸胎瘤分化不良成分增多，应警惕恶性或恶性变
  - 增强扫描壁强化，实性成分多且强化提示恶性。

鉴别诊断

- 脊膜囊肿：边界清晰的长 T_1 长 T_2 信号，病变内信号均匀，无脂肪、钙化成分
- 肠源性囊肿：起源于内胚层，男性儿童多见，大多数位于颈胸段腹侧硬膜下
- 囊性神经鞘瘤：中老年多见，沿神经根走行，增强扫描壁明显强化
- 室管膜瘤：发生于圆锥及马尾的畸胎类肿瘤需与室管膜瘤进行鉴别；后者强化相对明显。

诊断要点

- 男性、青少年多见
- 胸腰段及圆锥多见
- 边界清晰、囊性病变为主
- 表皮样囊肿密度或信号相对均匀
- 皮样囊肿及畸胎瘤信号混杂多见
- 钙化及脂肪有提示诊断作用
- 一般不强化或轻度强化。

治疗及预后

- 手术治疗为主
- 良性者预后较好，合并恶变者预后差。

参考文献

1. Jarmundowicz W, Tabakow P, Markowskawoyciechowska A. Composite split cord malformation coexisting with spinal cord teratoma-case report and review of the literature. Folia neuropathologica/Association of Polish Neuropathologists and Medical Research Centre, Polish Academy of Sciences, 2004,

42(1):55.

2. Al-Sarraj S T, Parmar D, Dean A F, et al. Clinicopathological study of seven cases of spinal cord teratoma: a possible germ cell origin. Histopathology, 1998, 32(1):51-56.

（陈　宁　张立华）

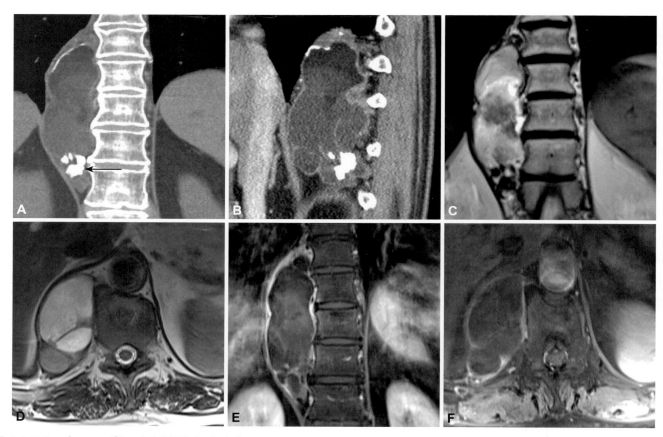

图 6.3.7-1　女，67 岁，右侧脊柱旁畸胎瘤。A、B. CT 重建显示 T$_{8-12}$ 水平见长梭形混杂密度病变，呈分层改变，边缘及内部可见钙化（箭）；C、D. T$_2$WI 显示病变混杂 T$_2$ 信号，边界清楚，内可见多发短 T$_2$ 分隔及低信号钙化，相邻椎体未见骨质破坏征象；E、F. 增强扫描病变边缘及其内分隔可见强化

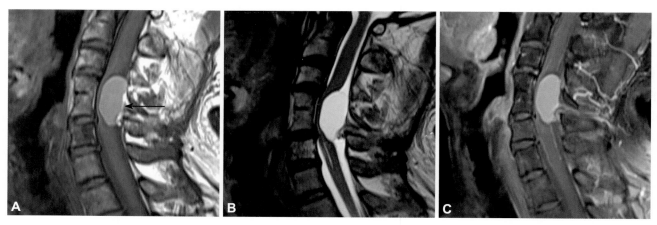

图 6.3.7-2　男，59 岁，C$_{4-5}$ 水平椎管皮样囊肿。A. 矢状位 T$_1$WI 显示 C$_{4-5}$ 水平硬膜下见短 T$_1$ 高信号（箭）；B. T$_2$WI 呈高信号，C. 增强扫描未见明显异常强化

6.3.8 血管脂肪瘤 (Angiolipoma)

概述

- 90% 以上位于硬膜外间隙
- 大部分位于胸段椎管背侧
- 分非浸润型和浸润型两类，前者多见
- 非浸润型
  - 多发生于椎管内背侧
  - 病变周围有完整包膜
  - 不侵犯邻近骨质结构
- 浸润型
  - 病变无包膜
  - 易侵犯邻近椎体、椎弓根。

临床特点

- 1~85 岁均可发生，平均年龄为 42 岁
- 女性相对多见，比例为（2~3）：1
- 早期表现为胸背部疼痛
- 可逐渐出现沿神经分布区的感觉和运动障碍
- 后期可有小便失禁。

病理

- 由成熟的脂肪细胞和畸形血管组成
- 血管成分包括毛细血管、静脉窦、小静脉以及厚薄不均的薄壁小动脉
- 脂肪和血管的比例为（1:3）~（2:3）
- 根据脂肪含量的多少，分为多脂型和少脂型
- 多脂型以脂肪为主，血管较少
- 少脂型脂肪含量小于肿瘤体积的 1/2。

影像学

- 非浸润型肿瘤
  - 多局限于椎管内，矢状位上呈长梭形
  - 边界清，上下两端尖细，呈"钢笔尖"样
  - 患侧蛛网膜下腔变窄，脊髓受压移位
- 浸润型肿瘤
  - 可沿一侧或双侧椎间孔向椎管外蔓延，呈哑铃状

- 椎管外部分可呈分叶状、结节状外观
  - 易侵犯邻近椎体及椎弓根
  - 椎体后缘、椎弓根骨质吸收，扇贝样改变
  - 少数病例受累骨质呈栅栏样外观
  - 同侧椎间孔扩大
- 椎管内软组织肿块，呈等或稍低密度
- 以脂肪成分为主的肿瘤，T_1WI 呈均匀高信号，抑脂序列呈低信号，T_2WI 呈高信号
- 以血管成分为主的肿瘤 T_1WI 呈等信号，内可见斑点状低信号影，T_2WI 呈高信号
- 增强扫描
  - 强化程度与血供有关
  - 以脂肪为主的肿瘤表现为轻度至中度强化
  - 以血管为主的肿瘤明显强化。

鉴别诊断

- 神经源性肿瘤：二者生长方式不同，血管脂肪瘤呈纵向生长的多见，病变往往位于硬膜外，而神经源性肿瘤以硬膜内或跨越椎间孔生长多见；神经源性肿瘤囊变坏死信号多不均匀，增强扫描呈不均匀强化，与血管脂肪瘤不同
- 椎管内硬膜外血管瘤：更少见，范围相对局限，无脂肪信号
- 脂肪瘤：儿童多见，腰骶部好发，多与脊柱脊髓畸形合并出现，增强扫描无强化
- 椎管内硬膜外淋巴瘤：软组织肿块多包绕硬膜囊生长，T_2WI 呈等或稍高信号，增强扫描轻中度均匀强化，可伴有邻近骨质信号改变。

诊断要点

- 中老年女性多见
- 好发于胸段椎管内硬膜外背侧
- 病变呈长梭形多见
- 伴椎间孔扩大呈哑铃状
- 分浸润型和非浸润型
- T_2WI 呈明显高信号，脂肪抑制序列呈高或低信号

- 增强强化程度不一，取决于血管成分多少。

治疗及预后

- 一旦确诊，需要尽早手术治疗，以防肿瘤内部出血压迫脊髓，造成短期内脊髓神经功能急剧恶化、甚至丧失
- 非浸润型需要完全剥离肿瘤
- 浸润型可采用次全切
- 预后良好，复发罕见。

参考文献

1. Glynn D, Murray B, Cryan J, et al. Spinal epidural angiolipoma. Spine J, 2016, 16: e531-532.
2. Si Y, Wang Z, Pan Y, et al. Spinal angiolipoma: etiology, imaging findings, classification, treatment, and prognosis. Eur Spine J, 2014, 23: 417-425.

（袁　源）

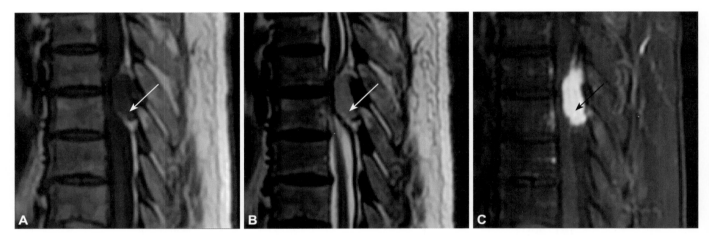

图 6.3.8-1　女，69 岁，T₈-₉ 硬膜外血管脂肪瘤。A、B. 矢状位 T₁WI、T₂WI 显示 T₈-₉ 椎管内硬膜外占位分别呈低信号和高信号（箭），硬膜囊及脊髓明显受压；C. 增强扫描显示病变明显均匀强化（箭）

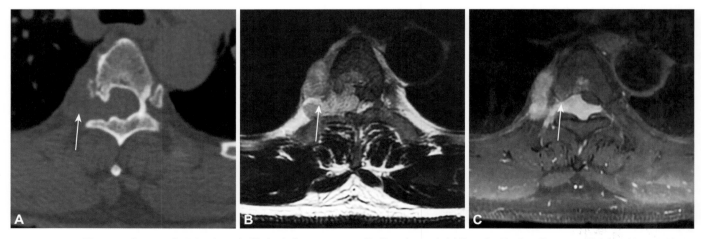

图 6.3.8-2　男，51 岁，T₅ 水平浸润型血管脂肪瘤。A. 示 T₅ 椎体后部及右侧椎弓根骨质吸收，T₅-₆ 椎间孔扩大（箭）；B. 示椎管内硬膜外占位经椎间孔向椎旁蔓延，病变呈分叶状（箭），在 T₂WI 序列上呈高信号；C. 示肿瘤呈明显均匀强化

6.3.9 椎管内髓外血管瘤 (Spinal epidural hemangioma)

概述
- 血管瘤是一种常见的血管畸形
- 好发于中枢神经系统，占87%
- 发生于椎管内硬膜外的血管瘤罕见
- 多位于胸段，T_{2-6}最常见。

临床特点
- 30~60岁成年人多见
- 女性多见，比例为2:1
- 受累平面以下肢体感觉障碍和根性疼痛
- 可以表现为慢性进行性神经功能障碍
- 如肿瘤内部急性出血，表现为急性发作或加重
- 如肿瘤内形成静脉血栓或轻微出血，症状则会忽轻忽重。

病理
- 海绵状血管瘤是最常见的类型
  - 由蜿蜒迂曲的薄壁血管构成
  - 可见管壁透明变性及扁平上皮细胞
  - 钙化极少。

影像学
- 肿瘤多呈椭圆形、梭形或分叶状
- 部分包绕硬膜囊及脊髓，较大者可经椎间孔蔓延至椎旁
- 患侧蛛网膜下腔变窄，硬膜外间隙增宽，硬膜囊及脊髓明显受压
- CT平扫可发现体积较大的血管瘤，呈稍低或等密度病变
- T_1WI
  - 低至中等信号
  - 部分因少量出血呈现斑点状高信号
  - 极少数因大量出血呈现硬膜外广泛高信号
- T_2WI
  - 高信号，信号均匀
  - 也可表现为不均匀高信号，主要由于肿瘤中心出血造成
- 肿瘤周边可见T_1WI和T_2WI均低的线样信号，可能与肿瘤内部反复少量出血、含铁血黄素沉积有关，为其特征性改变
- 增强扫描
  - 一般表现为明显强化。

鉴别诊断
- 脊膜瘤：多位于髓外硬膜下，可伴"硬膜尾"征，增强呈均匀强化多见
- 硬膜外血肿：信号与出血时期相关，血管瘤破裂后可表现为血肿；需结合术中探查及术后病理判断是否合并血管瘤
- 转移瘤：原发肿瘤病史，多发常见，伴骨质破坏，可见椎旁软组织肿块，椎管内硬膜外转移少见
- 淋巴瘤：往往合并骨质破坏，肿瘤信号较均匀，呈等T_1稍长T_2信号影，很少合并出血，无低信号环；增强均匀强化。

诊断要点
- 中老年女性多见
- 肿瘤位于椎管内硬膜外，长梭形多见
- 常合并出血，信号因出血时期而有差异
- T_2WI高信号多见
- 周边可见低信号环
- 增强扫描明显强化多见。

治疗及预后
- 无症状患者，保守治疗，但需MRI随访观察
- 有脊髓、神经压迫症状患者首选手术整块切除
- 如术中无法完全切除，则需术后进行立体定向放疗
- 除急性发作且症状严重者效果可能不佳外，本病多预后良好。

参考文献
1. 苗延巍, 宋清伟, 康建蕴, 等. 椎管内硬膜外海绵状血管瘤的

MR表现.中华放射学杂志, 2002, 12:1101-1103.

2. Shin JH, Lee HK, Rhim SC et al. Spinal epidural cavernous hemangioma: MR findings. J Comput Assist Tomogr, 2001, 25: 257-261.

（袁 源）

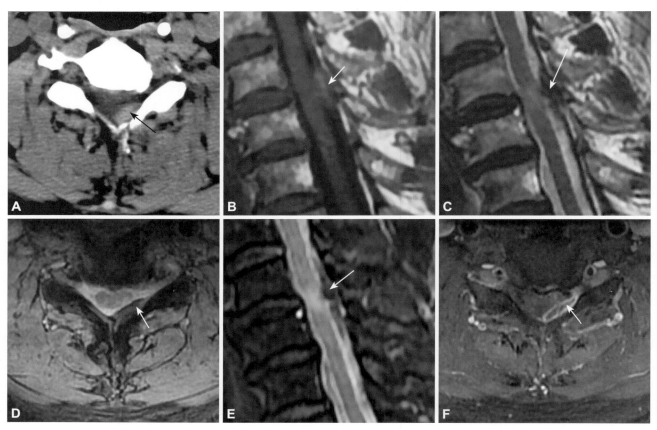

图 6.3.9-1 女，57 岁，C$_{5-6}$ 硬膜外血管瘤。A. CT 显示椎管内左侧椎板下可见梭形高密度影（箭），边界清晰，硬膜囊受压；B. T$_1$WI 显示 C$_{5-6}$ 水平椎管内硬膜外梭形稍短 T$_1$ 高信号；C、D. T$_2$WI 呈短 T$_2$ 低信号影；E. 抑脂序列呈低信号，邻近硬膜囊及脊髓受压，C$_{5-6}$ 节段脊髓水肿；F. 增强扫描呈环形强化（箭）

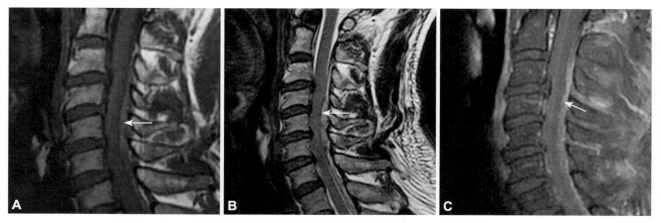

图 6.3.9-2 女，36 岁，C$_{4-6}$ 硬膜外血管瘤伴血肿。A. T$_1$WI 显示 C$_{4-6}$ 水平椎管内硬膜外梭形稍短 T$_1$ 高信号；B. T$_2$WI 呈长 T$_2$ 高信号影（箭），邻近硬膜囊及脊髓受压，C$_{5-6}$ 节段脊髓水肿；C. 增强扫描 C$_{3-6}$ 硬膜外间隙见条状强化影（箭）

6.3.10 椎管内转移瘤 (Spinal metastatic tumor)

概述

- 椎管内转移瘤多见于肿瘤终末期
- 可位于髓内或硬膜下或硬膜外
- 转移途径包括动脉途径、椎静脉途径、脑脊液播散
- 血行转移者常见的原发肿瘤为肺癌、乳腺癌、黑色素瘤
- 脑脊液播散者见于中枢神经系统原发肿瘤,成人以间变性星形细胞瘤、胶质母细胞瘤及室管膜瘤多见;儿童以生殖细胞瘤、室管膜瘤及脉络丛乳头状瘤多见
- 以胸腰椎椎管内多见,其中髓内转移以胸椎管多见。

临床特点

- 硬膜下或硬膜外病变较小时可无症状
- 病变较大时压迫脊髓或神经,出现相应脊髓或神经根压迫症状
- 部分可合并头痛等颅内高压症状
- 髓内转移瘤多突然起病且病情发展较快
- 脑脊液生化检查可见蛋白及白细胞升高、葡萄糖减低
- 约40%的患者脑脊液细胞学检查呈现阴性。

病理

- 镜下因原发肿瘤的不同而表现各异。

影像学

- 椎管内硬膜下多见
- 表现为椎管内单发或多发结节
- 部分与脊髓关系密切表现为脊髓表面孤立或多发结节
- 如肿瘤位于髓内可伴随脊髓增粗、水肿
- 如转移至马尾,则表现为增粗伴多发结节
- 部分肿瘤沿终丝分布,表现为终丝增粗并多个小结节
- T_1WI:与脊髓相比呈稍低 - 等信号
- T_2WI:等 - 稍高信号,或表现为神经根、马尾增粗,邻近脊髓可见水肿
- 增强呈不均匀结节状、斑点、斑片状强化
- 邻近硬脊膜可见轻 - 中度强化。

鉴别诊断

- 血管网状细胞瘤:多位于脊髓背侧,肿瘤体积相对小,增强表现为明显强化的结节;部分可见血管流空信号,伴邻近脊髓广泛水肿,与转移瘤不同
- 神经纤维瘤或椎管内多发神经鞘瘤:均可表现为椎管内多发结节,病变边界多清晰,邻近脊髓无炎症或水肿,无硬脊膜及蛛网膜受累,同时神经源性肿瘤往往伴椎间孔不同程度增宽,增强扫描强化特点二者可有相似之处
- 椎管内结核瘤:年轻患者多见,往往合并其他部位的结核,一般位于硬膜下,病灶与邻近硬脊膜紧密粘连、融合,邻近硬脊膜明显增厚,脊髓肿胀,增强扫描环形强化,邻近脊膜或脑膜强化。

诊断要点

- 中老年患者多见
- 有原发恶性肿瘤病史
- 椎管内硬膜外 / 硬膜下或脊髓单发或多发结节
- 髓内转移可伴大范围脊髓水肿
- 增强不同程度强化,邻近硬脊膜可强化。

治疗及预后

- 以姑息治疗、放化疗为主
- 对于单发病变较大、有严重神经根症状者,可以行局部手术切除以改善生活质量
- 因常合并多发器官转移,预后差。

参考文献

1. Knafo S, Pallud J, Le R E, et al. Intradural extramedullary spinal metastases of non-neurogenic origin: a distinct clinical

entity or a subtype of leptomeningeal metastasis: A case-control study. Neurosurgery, 2013, 73(6):923-931.

2. Byrne T N, Borges L F, Loeffler J S. Metastatic epidural spinal cord compression: update on management. Seminars in Oncology, 2006, 33(3):307-311.

3. Kalayci M, Cağavi F, Gül S, et al. Intramedullary spinal cord metastases: diagnosis and treatment - an illustrated review. Acta Neurochirurgica, 2004, 146(12):1347-1354.

（陈　宁　张立华）

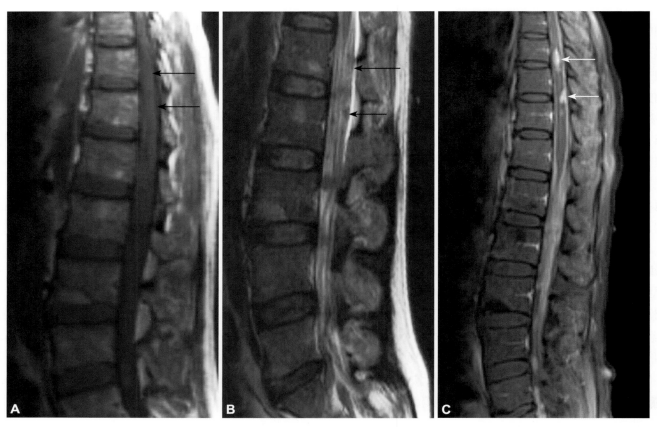

图 **6.3.10 -1**　男，56 岁，肺癌椎管内多发转移。A. T₁WI 显示下胸椎及腰椎管内见多发结节；B. T₂WI 显示 T₉ 至骶椎水平脊髓内、脊髓表面、马尾神经及终丝可见稍长 T₂ 信号影，部分结节呈等 T₂ 信号影；C. 增强扫描示脊髓内、脊髓表面、马尾神经及终丝呈多发结节状及层状强化（箭）

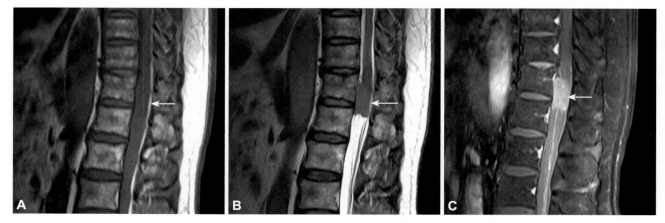

图 **6.3.10-2**　男，62 岁，肺癌脊髓转移。A. 矢状位 T₁WI 病灶呈等信号（箭）；B. 矢状位 T₂WI 病灶呈结节状略高信号（箭），周围见片状水肿带；C. 增强扫描病灶呈结节状明显强化（箭）

6.4 脊髓肿瘤

6.4.1 脊髓星形细胞瘤 (Spinal cord astrocytoma)

概述
- 未成年人髓内肿瘤中最常见的肿瘤
- 占髓内肿瘤的 25%
- 肿瘤起源于脊髓星形细胞
- 颈段和胸段最多见
- 好发于儿童及青壮年，男性偏多。

临床特点
- 病灶较小时可无症状，起病缓慢
- 临床以感觉异常、疼痛、运动障碍及肢体麻木为主。

病理
- 髓内星形细胞瘤多为低度恶性
- 多为纤维型及原浆型星形细胞瘤
- 肿瘤易囊变，其囊壁由肿瘤细胞组成
- 肿瘤两端脊髓囊腔壁由正常胶质细胞组成。

影像学
- 肿瘤位于脊髓内，多呈偏心性生长，呈浸润性，边界模糊不清
- 病灶主要表现为等、稍长 T_1 及长 T_2 信号
- 当发生囊变或出血时可以呈混杂信号，瘤内囊壁常偏心，小而不规则
- 病变区脊髓增粗及蛛网膜下腔变窄
- 增强扫描绝大部分病灶呈不均匀点片状散在强化
- 囊变区无强化，强化部分形态不规则，壁薄厚不均
- 由于脑脊液回流受阻及血液循环障碍，肿瘤两端脊髓可形成空洞
- 级别较低者更容易形成脊髓空洞，无强化。

鉴别诊断
- 室管膜瘤：位于脊髓中央，脊髓呈对称性增粗，易囊变，边界清晰，肿瘤内可见急性或陈旧性不同时期的出血信号
- 成血管细胞瘤：易引起脊髓空洞，多发或单发的髓内占位性病变，常呈现大囊小结节征象，结节可见异常明显强化，有时可见迂曲的血管流空影对鉴别诊断非常有意义。

诊断要点
- 好发儿童及青壮年，男性偏多
- 肿瘤呈浸润性生长，边界不清楚
- 肿瘤内发生囊变或出血致信号不均匀
- 增强扫描绝大部分病灶呈不均匀点片状散在强化。

治疗及预后
- 主张积极地手术切除，辅以放化疗
- 预后差，低级别者 5 年存活率约 70%，高级别者约 30%。

参考文献

1. Arslanoglu A, Cirak B, Horska A, et al. MR imaging characteristics of pilomyxoidastrocytomas, 2003, 24(9):1906-1908.
2. Tovar Martín MI, López Ramírez E, Saura Rojas E, et al. Spinal cord astrocytoma: multidisciplinary experience. Clin Transl Oncol.2011, 13(3):185-188.

（邬海博）

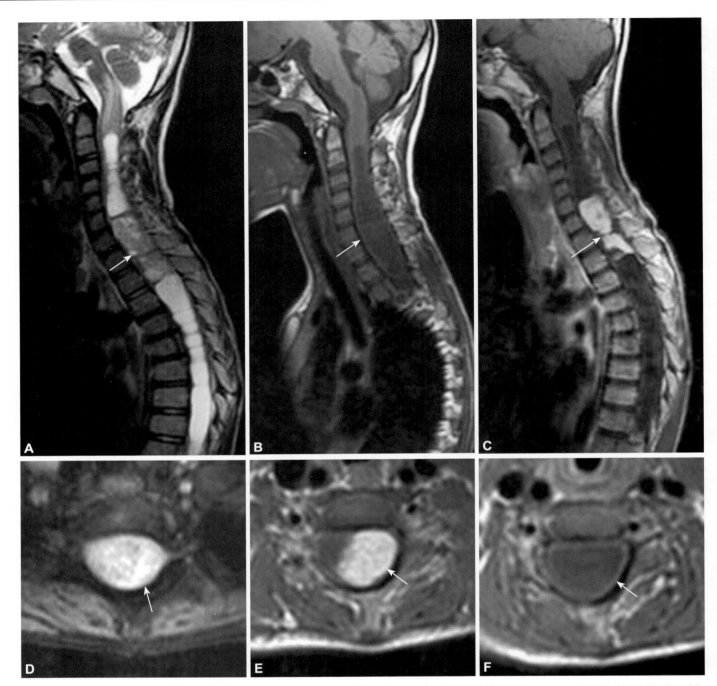

图 6.4.1 男，22 岁，颈胸髓星形细胞瘤。A～F. MRI 扫描显示，C₂-T₈ 水平脊髓肿胀，C₆-T₂ 水平髓内可见不规则条状等 T₂ 稍长 T₁ 信号（箭），病变内部及两端可见呈长 T₂ 长 T₁ 信号的囊变；增强扫描 C₆-T₂ 水平髓内病变结节状强化（箭），两端囊变区未见强化；轴位图 D、E 示病变偏侧生长，增强后病变实质部分明显强化（箭）；F. 示继发的脊髓空洞位于脊髓中央（箭），无强化

6.4.2　脊髓室管膜瘤 (Spinal cord ependymoma)

概述

- 成人髓内胶质细胞瘤中室管膜瘤最常见，约占60%
- 源于脊髓中央管室管膜上皮或室管膜巢，生长缓慢，边界比较清楚
- 可随脑脊液种植性转移。

临床特点

- 多见于成人
- 临床以疼痛、运动障碍及肢体麻木为主。

病理

- 按组织学类型的不同分为：细胞型、乳头型、上皮型、透明细胞型和混合型
- 位于髓内的室管膜瘤多为典型的细胞型及上皮型
- 马尾或终丝的室管膜瘤多为黏液乳头型室管膜瘤。

影像学

- 病变常位于脊髓中央，病变边界较清楚，脊髓呈对称性增粗
- 瘤体在 T_1WI 上与脊髓灰质相比呈低或等信号，在 T_2WI 上呈等或高信号
- 病变内囊变发生率高，呈明显的长 T_2 长 T_1 信号，其囊壁由肿瘤细胞构成，增强扫描囊壁强化
- 肿瘤易发生出血，T_1WI 及 T_2WI 上可呈高信号或混杂信号，少数肿瘤两端可见陈旧性出血的低信号
- 肿瘤头端或尾端脊髓易发生反应性囊变
- 增强后扫描瘤体明显不均匀强化，周围反应性囊变区无强化
- 黏液乳头状室管膜瘤为脊髓室管膜瘤的一种特殊类型，常可见自发性出血且可沿终丝进入神经孔向髓外和硬膜外生长，常导致椎间孔扩大。

鉴别诊断

- 脊髓星形细胞瘤：呈浸润性生长，儿童多见，呈偏心性生长，边界不清，呈斑片状不均匀性轻中度强化；而室管膜瘤多发生于年轻成人，肿瘤呈中心性生长，明显强化，边界相对清楚，肿瘤易出血
- 血管网状细胞瘤：较少见，大部分位于髓内，肿瘤内可见流空血管；典型病变表现为大囊及小结节强化的特点。

诊断要点

- 多见于成人
- 位于脊髓中央，边界较清楚
- 圆锥和马尾神经多为黏液乳头型
- 病变范围可非常广泛
- 肿瘤内部易发生囊变出血
- 头端或尾端脊髓囊变/出血比较常见
- 增强后实性部分明显强化
- 黏液乳头型强化往往不明显。

治疗及预后

- 手术可完整切除。

参考文献

1. Klekamp J. Spinal ependymomas. Part 2: Ependymomas of the filum terminale. Neurosurg Focus. 2015; 39(2):E7.
2. Bloomer CW, Ackerman A, Bhatia RG. Imaging for spine tumors and new applications, 2006, 17(2):69-87.

（邬海博）

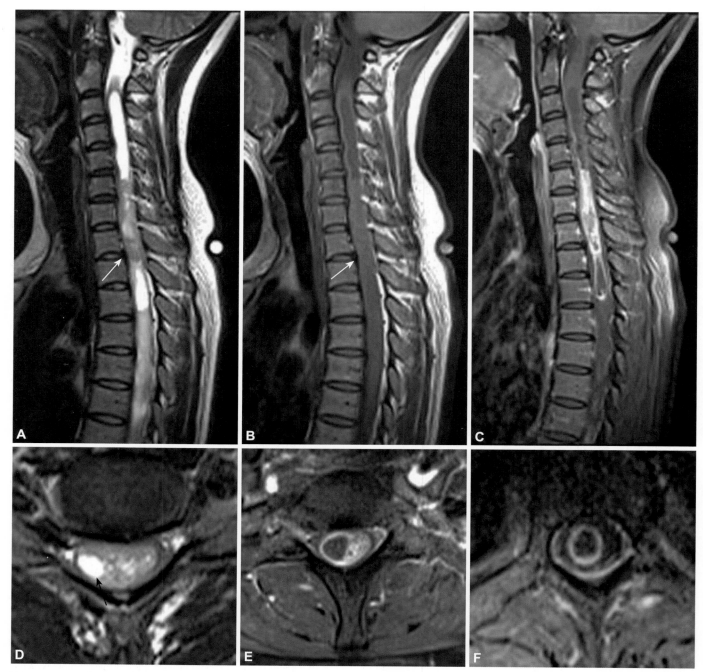

图 6.4.2-1 女，38 岁，颈髓内室管膜瘤。A. T₂WI 显示 C₂-T₈ 水平颈髓肿胀，C₆-T₂ 水平髓内可见混杂 T₂ 信号（箭），其两端可见呈长 T₁ 长 T₂ 信号的囊变；B. T₁WI 显示病变呈等信号（箭）；C. 矢状位增强扫描 C₆-T₂ 水平髓内条状及结节状强化区，两端囊变区的内壁可见强化；D. 轴位图示脊髓肿胀明显，髓内可见不均匀混杂信号，其中以长 T₂ 信号为主；E、F. 增强轴位脊髓内可见结节条片状强化区（箭），边界较清，囊变区内壁薄层强化，为肿瘤囊变

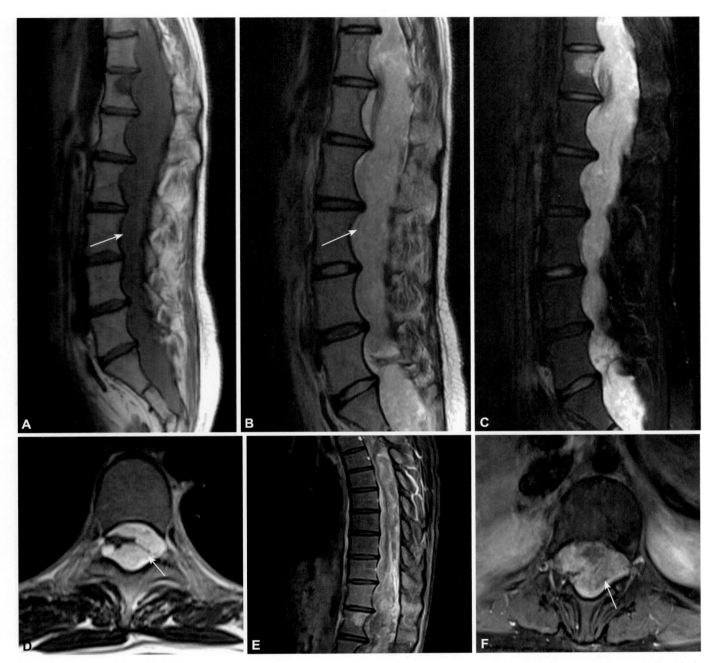

图 6.4.2-2 女，24 岁，椎管内黏液乳头型室管膜瘤。A. 矢状位 T$_1$WI 显示下胸椎、腰骶椎内见低信号（箭），病变范围广泛，椎体后缘可见压迹；B. T$_2$WI 显示病变呈混杂高信号（箭）；C. 脂肪抑制序列肿瘤信号增高；D. 轴位 T$_2$WI 显示胸椎管内肿瘤（箭）推移脊髓向前移位，脊髓变形；E、F. 增强扫描显示病变呈明显不均匀强化（箭），脊髓包绕其中

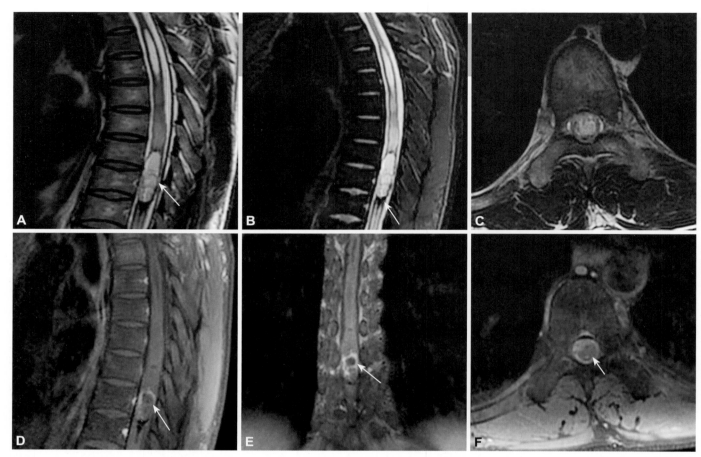

图 **6.4.2-3** 男，39 岁，T₇₋₉ 室管膜瘤。A. 矢状位 T₂WI 显示 T₇₋₉ 水平脊髓内见一梭形长 T₁ 长 T₂ 信号影（箭），边界清晰，病变内信号不均，可见囊性长 T₂ 信号影；B. 脂肪抑制序列显示肿瘤两端可见陈旧性出血的低信号（箭）；C. 轴位 T₂WI 显示病变位于脊髓中心；D ~ F. 增强扫描病变实性部分不均匀强化（箭）

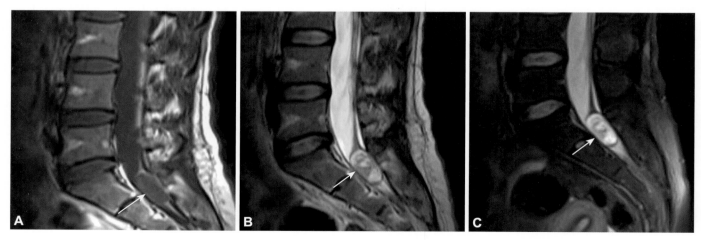

图 **6.4.2-4** 男，46 岁，终丝黏液乳头状室管膜瘤。A. 矢状位 T₁WI 显示终丝见椭圆形低信号；B. T₂WI 显示病变呈混杂信号，病变边界清晰；C. 脂肪抑制序列肿瘤呈高信号（箭）

6.4.3 血管网状细胞瘤
(Spinal hemangioblastoma)

概述

- 又称血管母细胞瘤、成血管细胞瘤
- 是一种少见的起源于血管内皮细胞的良性肿瘤，占脊髓肿瘤的 6% 左右
- 绝大多数脊髓血管网状细胞瘤是单发，多发病变则见于 Von Hippel-Lindau 综合征患者
- 较常见于颈胸髓。

临床特点

- 无性别差异
- 好发年龄为 20～40 岁
- 临床症状以感觉异常、运动失调、疼痛及肢体麻木为主。

病理

- 大体观察：肿瘤暗红、质软、无包膜
- 镜下观察：间质细胞散在分布于毛细血管网之间，血管网内充满血液，偶见出血钙化。

影像学

- 影像主要依靠 MRI 诊断
- MRI 显示脊髓弥漫性增粗
- 分两型：实质结节型、囊腔结节型
  - 实质结节型：病灶多位于脊髓背侧或背外侧，T_1WI 呈等或略低信号，T_2WI 表现为高或稍高信号，增强后呈明显不均匀的结节状强化
  - 囊腔结节型：病变多位于脊髓中心，呈"大囊小结节"表现，其囊性部分均为 T_1WI 低信号，T_2WI 高信号，无强化，贴近囊腔背侧或背外侧腔内可见一个或多个实性结节，呈等或略低信号且明显强化
- 强化结节增强持续时间一般较长，延迟扫描仍可见强化，可能与其具有十分丰富的血管网有关
- 部分病灶可以看到流空血管信号，流空血管可位于肿瘤内或周围，代表肿瘤的供血动脉及引流静脉，结节越大出现流空血管的概率越高
- 可继发瘤周脊髓空洞或水肿，空洞无强化。

鉴别诊断

- 星形细胞瘤：儿童好发，颈胸髓多见。肿瘤可多个节段受累，边界不清，呈偏心性生长，增强后常呈明显不均匀强化
- 室管膜瘤：脊髓中心性生长，病变边界较清，易囊变出血，呈明显不均一强化
- 血管畸形：平扫髓内可见流空效应的畸形血管团，可合并反复及不同时期的出血，髓周可见粗大的引流静脉迂曲走行，但病灶内无肿块。

诊断要点

- 单发或多发，多发的往往合并 VHL 综合征
- 分两型：实质结节型、囊腔结节型
- 囊腔结节型的典型表现是大囊小结节
- 实性结节，呈等或略低信号且明显强化
- 流空血管呈明显强化。

治疗及预后

- 无症状者可利用 MR 随诊，有症状者需要手术治疗
- 手术全切者可治愈。

参考文献

1. Chu BC, TeraeS, HidaK, et al. MR findings in spinal hemangioblastoma:correlation with symptoms and with angiographic and surgical findings. AJNR, 2001, 22 (1): 206-217.
2. DwarakanathS, SharmaBS, MahatatraAK, Intraspinalhemangioblastoma:analysis of 22cases. Clin Neurosci, 2008, 15(12):1366-1369.

（邬海博）

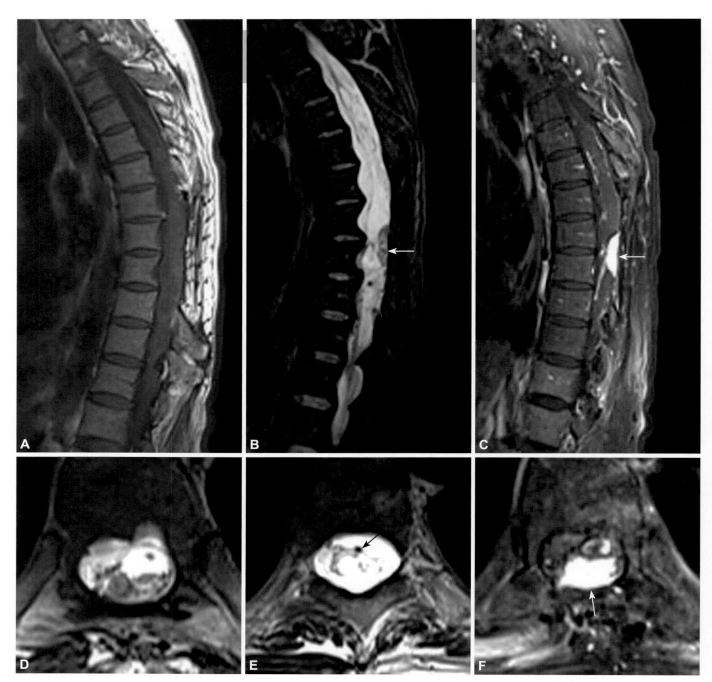

图 6.4.3 女，37 岁，胸髓血管网状细胞瘤。A. T₁WI 和 B. 抑脂 T₂WI 显示 T₅₋₁₂ 水平颈髓肿胀，髓内囊变长 T₁ 长 T₂ 信号，T₉₋₁₀ 背侧可见等信号结节（箭），前下方可见点状低信号血管流空；C. 矢状位增强扫描 T₉₋₁₀ 背侧可见明显结节状强化区，其前下方线状血管强化，两端囊变区未见强化；D、E. 轴位 T₂WI 显示脊髓肿胀明显，背侧可见等信号结节影，其前方长 T₂ 囊变区，其间可见血管流空信号（箭）；F. 轴位增强显示脊髓背侧可见明显结节状强化区（箭），其前方弯曲的线状血管强化

第 7 章

脊髓及周围神经相关病变

7.1 脊髓脱鞘性及血管性病变

7.1.1 多发性硬化
(Multiple sclerosis, MS)

概述
- 以白质受累为主的炎性脱髓鞘病变
- 病因不明，可能与病毒感染或自身免疫反应有关
- 脊髓 MS 是致躯体残疾常见原因。

临床特点
- 多见于青壮年，女性偏多
- 以脊髓损伤为首发症状，如四肢麻木、无力、活动不良、大小便失禁等
- 病灶位置与临床症状有必然关系，与病程关系较小
- 病程长短不一，以反复发作与缓解为特点
- MS 患者脑脊液中 IgG 水平增高，约 85% 的患者可检测到寡克隆带。

病理
- 脊髓水肿、炎症（单核细胞或淋巴细胞浸润）、脱髓鞘、胶质增生及轴突变性
- 继发沃勒变性（Wallerian degeneration）。

影像学
- 矢状位病灶平行于脊髓长轴，多呈条带状，少数呈斑片或云雾状
- 累及多小于 2 个椎体节段，病灶可多发，但不连续
- 轴位表现为类圆形和点片状，位于脊髓周边的白质，少数可累及灰质
- 病灶少于脊髓横断面积的 1/2
- 主要累及颈胸段脊髓，以颈髓为主，多数患者脑内也有病灶
- 影像学表现分为进展期及慢性期
- 进展期：髓鞘崩解及炎性反应，局部水肿
  - 脊髓增粗肿胀，周围脊髓水肿
  - T_2WI 表现为稍高信号，FLAIR 抑脂明显
  - T_1WI 表现为低至中等信号
  - 大部分为结节状均匀强化，强化点位于肿胀最明显处
- 慢性期：病灶胶质增生，可伴脊髓萎缩

- 脊髓形态恢复正常或脊髓萎缩
- 髓内异常信号消失或趋于软化
- 无强化。

鉴别诊断
- 脊髓内肿瘤：脊髓增粗，有占位效应，脊髓中心及周边部均受累，可发生液化、坏死、囊变，常合并有脊髓空洞，不均质强化。无反复发作史，经激素正规治疗后病灶无缩小
- 脊髓炎：起病急，发热，血象异常，病程单相性，病变范围长，常累及 5 个椎体节段以上，轴位常为脊髓横贯性损伤，大于脊髓截面的 1/2。

诊断要点
- 病程迁延，可有明显复发缓解病史
- 血和脑脊液免疫球蛋白有增高
- MRI 表现位于脊髓周边白质为主类圆形和点片状的稍长 T_1 长 T_2 信号，病灶少于脊髓横断面积的 1/2
- 矢状位病灶平行于脊髓长轴，累及多小于 2 个椎体节段
- 病灶多发，但不连续。

治疗及预后
- 早期激素正规治疗，髓鞘再生，预后较好
- 慢性期，脊髓萎缩或病变软化，预后差。

参考文献

1. Grossman RI, Barkhof F, Filippi M. Assessment of spinal cord damage in MS using MRI. J Neurol Sci, 2000, 172Suppl 1:S36-9.
2. Gabr RE, Hasan KM, Haque M E, et al. Optimal combination of FLAIR and T2-weighted MRI for improved lesion contrast in multiple sclerosis[J]. J Magn Reson Imaging, 2016, 44(5):1293-1300.
3. Honig LS, Sheremata WA. Magnetic resonance imaging of spinal cord lesions in multiple sclerosis. J Neurol Neurosurg Psychiatry, 1989, 52(4):459–66.

（邹海博）

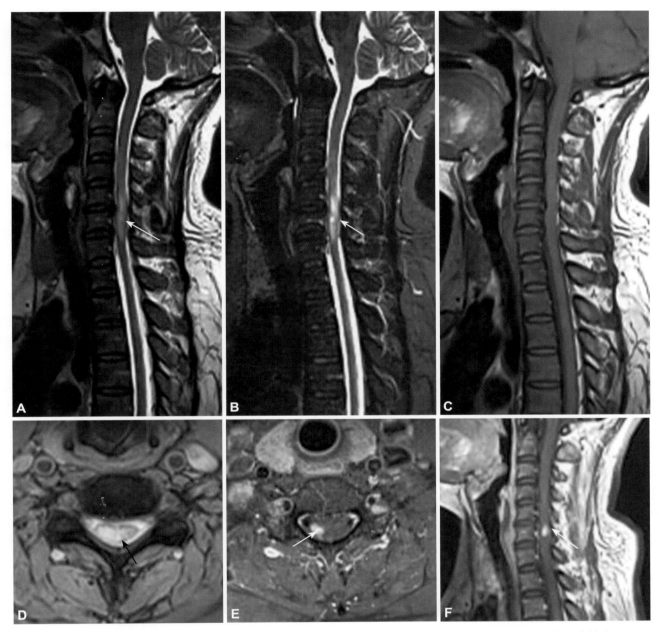

图 7.1.1　女，32 岁，颈髓多发性硬化。A. T₂WI 显示 C₅₋₆ 水平颈髓肿胀，C₂₋₇ 髓内条状长 T₂ 信号（箭）；B. FLAIR 抑脂病变显示更清晰（箭）；C. T₁WI 病变显示不清；D. 轴位 T₂WI 示脊髓右侧肿胀明显，右侧侧索为主可见长 T₂ 信号，灰质受累（箭）；E. 轴位增强扫描右侧可见小片状边界模糊的强化区（箭）；F. 矢状位增强扫描显示 C₅₋₆ 水平髓内条状强化（箭）

7.1.2 视神经脊髓炎 (Neuromyelitis optica, NMO)

概述

- 又称 Devic 病或 Devic 综合征
- 视神经和脊髓同时或相继受累的急性或亚急性脱髓鞘病变
- 视神经炎和脊髓炎两者可同时出现、很短时间内相继出现或相隔数月或数年出现
- 主要累及颈胸段脊髓，患者脑内可无病灶
- 反复发作者多见，部分呈单相，呈急性进行性加重。

临床特点

- 40 岁以上女性明显偏多，亚洲人多见
- 急性或亚急性起病
- 视神经脊髓炎：单眼或双眼视力障碍
- 横贯性脊髓炎：病变层面以下感觉运动障碍，表现为双下肢无力、麻木，甚至出现双下肢截瘫或四肢瘫，严重者导致截瘫
- 延髓极后区综合征、急性脑干综合征、间脑综合征及大脑脱髓鞘相关临床表现
- NMO 特异性水通道蛋白 4-IgG 抗体阳性（AQP4-IgG4），诊断特异性高。

病理

- 脊髓肿胀、软化，脊髓中央广泛的脱髓鞘，并有空洞、坏死
- 急性轴突损伤，少突胶质细胞丢失明显
- 明显的巨噬细胞、小胶质细胞及 B 淋巴细胞浸润
- 血管壁增厚、纤维化、透明样变及增生。

影像学

- 多个脊髓节段的广泛脱髓鞘，7%～15% 的脊髓病变小于 3 个连续椎体节段
- 灰白质同时累及，空腔形成、坏死和急性轴突病变，表现为长节段横贯性脊髓炎
- 矢状位病灶平行于脊髓长轴，呈条带状长 T_2、稍长或等 T_1 异常信号，常超过 3 个椎体节段
- 轴位表现为类圆形和点片状，位于脊髓中心以灰质受累为主的病灶
- 急性期或亚急性病灶呈完全强化或呈斑片样不完全强化，慢性期不强化
- 慢性期大于 3 个节段的脊髓萎缩，伴或不伴脊髓局部或广泛的长 T_2 信号
- 视神经炎：后方视神经受累多见，可累及视交叉。

鉴别诊断

- 多发性硬化：临床表现较 NMO 轻且合理治疗后脊髓症状可完全缓解，MRI 表现病变累及节段短，常小于 2 个椎体范围，病变呈偏心分布，白质受累为主；病变具有时间和空间多发特点
- 急性播散性脑脊髓炎：急性起病，一般有感染、发热、血象异常等，病程单相性，单纯依赖 MR 鉴别较难，需要结合临床综合考虑。

诊断要点

- 中年女性多见
- 至少一些核心临床表现
- 视神经和脊髓同时或相继受累的急性或亚急性病变
- AQP4-IgG4 抗体阳性，诊断特异性高
- 平行于脊髓长轴以灰质受累为主的长 T_2、稍长或等 T_1 异常信号，常超过 3 个椎体节段
- 除外其他疾病。

治疗及预后

- 激素治疗为主
- 单相者临床症状重，但预后好
- 复发后不完全恢复、合并其他自身免疫性疾病、起病 2 年内复发频率高预后不良。

参考文献

1. Wingerehuk D M, I., lennon VA, Pittoek S J, el a1. Revised diagnosticCriteriaforneuromyelitisoptica. Neurology, 2006,

66:1466-1467.

2. Lennon V A, Wingerchuk D M, KryzerT J, et a1. A serum antoantibody marker of neuromyelitisoptica distinction from

multiplesclerosis. Lancet, 2004.364(9451):2102-2112.

（邬海博）

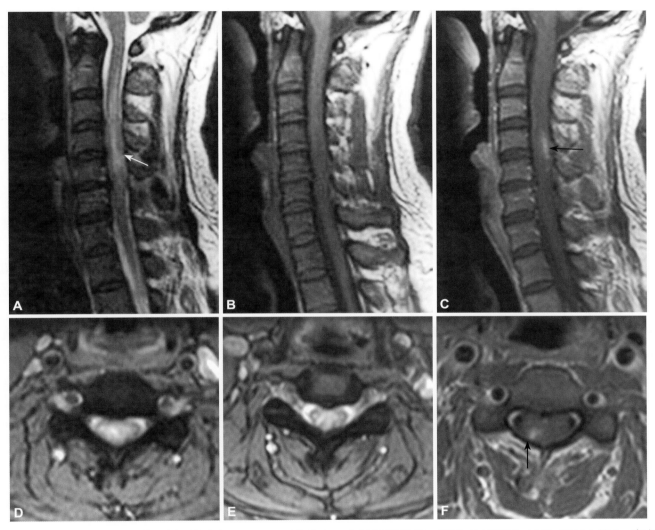

图 7.1.2 女，41 岁，颈髓视神经脊髓炎。A. T₂WI 显示 C₂₋₇ 水平颈髓肿胀，髓内条状稍 T₁ 长 T₂ 信号（箭），病变范围大于 3 个椎体；B. T₁WI 显示病变呈稍高信号；C. 增强扫描矢状位 C₄₋₅ 水平髓内条状强化影（箭·）；D、E. 轴位 T₂WI 示脊髓中心以灰质受累为主的长 T₂ 信号，边界模糊不清；F. 轴位增强显示脊髓右侧可见小片状边界模糊的强化区（箭）

7.1.3 急性播散性脑脊髓炎
(Acute disseminated encephalomyelitis, ADEM)

概述

- 一组广泛累及脑和脊髓的急性脱髓鞘疾病
- 属于免疫介导脱髓鞘病变
- 常继发于某些感染（麻疹、风疹、水痘、腮腺炎、百日咳、流感）或疫苗接种后，也可无明显诱因，往往有前驱感染病史
- 脑和脊髓多灶性、弥漫性损害症状
- 非对称性、多灶性脑白质病变
- ADEM 可与视神经脊髓炎相伴发生，部分可转换为视神经脊髓炎。

临床特点

- 多发生于儿童及青少年，成人发病不少见
- 急性起病、发展快
- 具有自限性、传统认为单相病程、较少复发
- 多时相的也不少见
- 以头痛、呕吐为首发症状，伴有发热
- 神经系统症状：大脑、脑干、脑膜、脊髓等受损的症状与体征，如：共济失调、偏瘫
- 可出现烦躁不安、抽搐、谵妄、嗜睡、昏迷。

病理

- 脑与脊髓的广泛炎症 - 脱髓鞘反应，以白质中小静脉周围区的髓鞘脱失为特征
- 血管周围炎性细胞浸润，神经髓鞘肿胀、断裂
- 病灶主要累及白质
- 亦可累及灰质，主要见于基底节、丘脑
- 脊髓单独受累者罕见。

影像学

- 急性期 CT 平扫可见双侧大脑半球皮质下白质呈对称性低密度区
- 病灶周围可有水肿，导致侧脑室受压变窄
- 慢性期 CT 平扫可见脑白质、灰质呈脑萎缩改变
- MRI 是该病首选的影像学检查方法。

- ○ T₁WI 双侧大脑半球斑片状稍低信号
- ○ T₂WI 双侧大脑半球白质斑片状高信号
- ○ FLAIR 序列病变呈高信号
- ○ 少数有出血，周围水肿或占位效应
- ○ 增强扫描：病变是否强化与病变所处时期有关
- ○ 急性期病灶可出现异常强化（点状、环形）
- ○ 恢复期无明显强化
- 脊髓病变主要位于胸髓
- 病变纵向长度不等，可大于 3 个脊髓节段。

鉴别诊断

- 多发性硬化（MS）：MS 为多时相病程，反复发作；而 ADEM 多有明显诱因或前驱感染病史，发病更急，单相或多相病程，二者有相似之处；ADEM 除白质外也可累及灰质，而 MS 多仅累及白质
- 脊髓梗死：急性卒中样症状，多发生于脊髓前角；灰质的局灶或节段性损伤。

诊断要点

- 儿童、青少年及成人均可发生
- 多合并前驱感染病史
- 部分患者在发病前有病毒感染或疫苗接种史
- 急性起病、单相或多时相病程
- 侧脑室周围、皮质下白质内多发斑点或斑片状病灶
- 灰质亦可受累，基底节、丘脑、脑干多见。

治疗及预后

- 免疫调节：糖皮质激素，重症患者静脉滴注丙种球蛋白
- 支持治疗：纠正电解质紊乱、酸碱平衡
- 血浆置换
- 50% ~ 60% 完全恢复，30% ~ 40% 神经系统后遗症，10% 致死。

参考文献

1. Idrissova ZR, Boldyreva MN, Dekonenko EP, et al. Acute disseminated encephalomyelitisin children: clinical features and HLA-DR linkage. Eur J Neurol, 2003, 10(5):537-546.

2. Murthy SNK, Faden HS, Cohen ME, et al. Acute disseminated encephalomyelitis in children. Pediatrics, 2002, 110:1-7.

3. 钟晓南; 张炳俊; 王玉鸽. 急性播散性脑脊髓炎44例临床分析. 中华医学杂志, 2016; 96(39):3146-3150.

（王奥楠）

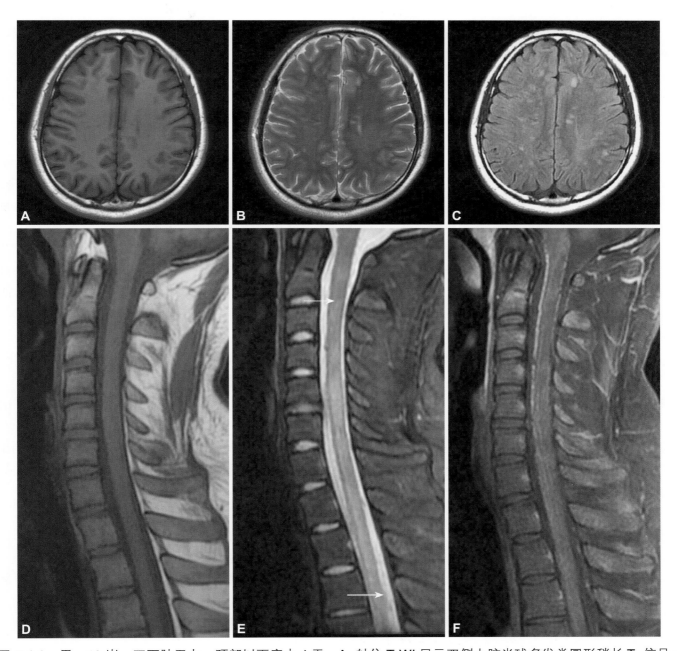

图 **7.1.3**　男，19 岁，双下肢无力，颈部以下麻木 4 天。A. 轴位 T₁WI 显示双侧大脑半球多发类圆形稍长 T₁ 信号；B. 轴位 T₂WI 显示双侧大脑半球多发类圆形稍长 T₂ 信号；C. 轴位 FLAIR 显示双侧大脑半球病灶 FLAIR 相呈高信号；D. 矢状位 T₁WI 显示颈胸髓内稍长 T₁ 信号；E. 矢状位 T₂WI 显示 C₂-T₃ 水平髓内条片状高信号（箭），脊髓略肿胀；F. 矢状位 T₁ 增强显示脊髓弥漫强化，表面软脊膜明显强化

7.1.4 急性横贯性脊髓炎
(Acute transverse myelitis, ATM)

概述
- 是指脊髓局限性炎性的病变过程
- 可导致运动、感觉、自主神经功能障碍
- 根据病因分为疾病相关性 ATM 和特发性 ATM（IATM）
- 疾病相关性 ATM
  - 多发性硬化（multiple sclerosis, MS）
  - 视神经脊髓炎（neuromyelitis optica, NMO）
  - 系统性自身免疫性疾病（systemic autoimmune disorders, SD）
  - 类感染（parainfectious, PI）
  - 副肿瘤综合征及 ADEM。

临床特点
- 急性或亚急性起病，病程在 4 小时至 21 天达高峰
- 病损水平以下的运动、感觉、自主神经传导束功能障碍
- 脑脊液细胞数增多或 IgG 升高
- 诊断需排除其他疾病，如髓外压迫、放射性脊髓病、脊髓前动脉闭塞、脊髓动静脉畸形等。

病理
- 脊髓病变区炎性细胞浸润
- 灰质：神经细胞肿胀、尼氏体溶解
- 白质：神经纤维髓鞘脱失、轴突变性、大量吞噬细胞及神经胶质细胞增生。

影像学
- MS-ATM
  - 常见于颈胸髓，病灶长轴与脊髓长轴一致，长度多小于 2 个椎体节段
  - 横轴位上病灶多位于脊髓周边，范围常小于脊髓横截面积的 1/2，MRI 随访脑内有特征性的脱髓鞘病灶
- NMO-ATM
  - 常见于颈胸髓，病灶常超过 3 个椎体节段

- 横断面表现为急性完全性横贯性脊髓炎，主要累及中央灰质
- 纵向广泛横贯性脊髓炎（LETM）被认为是 NMO-ATM 最可靠的影像学表现
  - 脑内异常通常分布在 AQP-4 高表达区域，如下丘脑，第三、四脑室周围，脑干等
- SD-ATM
  - 最常表现为纵向广泛横贯性脊髓炎（LETM）伴有脊髓肿胀，甚至病变可累及整个脊髓
- PI-ATM
  - 病灶表现为纵向广泛性横贯性脊髓炎（LETM），常伴有脊髓肿胀，增强可有弥漫性、斑片状强化，某些病原体可表现脊膜和（或）神经根强化
- IATM
  - 好发于胸腰髓，常表现为纵向广泛横贯性脊髓炎，多数可有斑片状、点条状强化。

鉴别诊断
- 脊髓肿瘤：瘤周广泛水肿，弥漫或结节状强化，病程通常较慢
- 脊髓梗死：起病急，MRI 脊髓前索及中央灰质的 T_2 高信号影
- 硬脊膜动静脉瘘：中老年男性好发，脊髓周围见多发血管留空影，增强后可见迂曲的血管影。

诊断要点
- 不同病因 ATM 的影像学特征略有差异
- 总体呈纵向蔓延
- 灰白质均可累及
- 部分合并脑内异常信号亦可提示不同诊断
- 需排除髓外压迫以及其他原因的急性脊髓病变。

治疗及预后
- 大剂量甲泼尼龙冲击治疗
- 静脉滴注丙种球蛋白

- 1/3 患者预后良好，其余不同程度神经功能缺损。

参考文献

1. Holtas S, Basibuyuk N, Fredriksson K, et al. MRI in acute transverse myelopathy. Neuroradiology, 1993, 35(3): 221-226.

2. 罗亚西, 王静杰, 曾春, 等. 急性横贯性脊髓炎的临床及MRI特征分析. 磁共振成像, 2015, 6(2): 108-111.

（王奥楠）

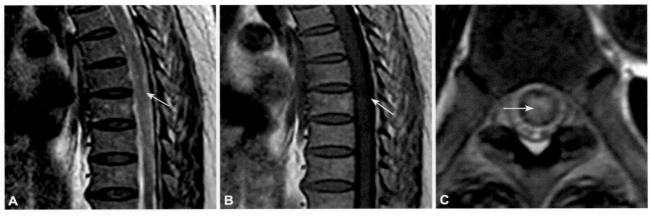

图 **7.1.4**　女，43 岁，急性横贯性脊髓炎。A . 胸髓 T₂WI 矢状位，T₂-T₁₁ 脊髓内长 T₂ 信号（箭）；B. 胸髓 T₁WI 矢状位，T₂-T₁₁ 脊髓内等 T₁ 信号（箭）；C. 胸髓 T₂WI 轴位，胸髓肿胀，呈长 T₂ 改变（箭），病变位于脊髓中央部为主

7.1.5 脊髓亚急性联合变性
(subacute combined degeneration of the spinal cord)

概述

- 脊髓亚急性联合变性（SCD）是由于体内缺乏维生素 B_{12} 引起的神经系统变性疾病
- 主要累及脊髓后索、侧索、视神经及周围神经
- 大脑白质亦可受累
- 最多见于脊髓胸段、颈段
- 引起维生素 B_{12} 缺乏的主要病因
  - 摄入不足和吸收不良
  - 抗内因子抗体导致内因子缺乏
  - 血液中运钴胺蛋白缺乏或异常
- 维生素 B_{12} 的作用
  - 增强神经细胞内核酸和蛋白的合成
  - 参与髓鞘、突触内线粒体和核糖体膜的形成
  - 促进髓鞘主要成分卵磷脂的合成。

临床特点

- 亚急性或慢性起病
- 渐进性病程
- 中老年多见
- 早期：下肢/上肢远端出现对称性感觉异常，手套袜套样感觉障碍
- 进展期：下肢无力、行走不稳、感觉性共济失调、尿失禁等。

病理

- 髓鞘肿胀、断裂和轴突变性
- 主要累及脊髓后索、侧索
- 以脊髓后索受累最为严重。

影像学

- MRI 是该病首选的影像学检查方法
- T_1WI：等信号或稍低信号
- T_2WI
  - 横轴位 T_2WI 上表现为后索、侧索对称性分布的斑点状高信号呈"倒 V 形"或"倒兔耳形"
  - 矢状位 T_2WI 上脊髓后方可见长度不等的条形病灶
- T_1 增强：髓鞘脱失、胶质增生导致血脑屏障破坏时可表现为轻度斑点状强化。

鉴别诊断

- 多发性硬化：多为局限性多发病灶，病程反复复发；颈髓和胸髓多见；多位于脊髓后部和两侧；病灶长条形或梭形，多不超过 3 个脊髓节段，活动期病灶可强化，激素治疗有效
- 急性播散性脊髓炎：临床起病急，常有前驱感染及疫苗接种史；MRI 上病变脊髓局限性增粗、边缘模糊；T_2WI 呈高信号，病灶较易合并出血；灶周可见水肿，占位效应明显
- 脊髓梗死：MRI 上急性期 T_1WI 可见脊髓肿胀，脊髓中央或前部可呈等或低信号，T_2WI 上呈高信号，增强扫描早期无强化，症状发生几天至几周后可见强化。

诊断要点

- 存在维生素 B_{12} 缺乏相关临床因素
- 最常累及上胸段脊髓
- 主要位于脊髓后索和侧索
- 呈长条状纵行对称分布
- 病灶一般无强化。

治疗及预后

- 补充维生素 B_{12}
- 纠正维生素 B_{12} 缺乏的病因
- 对症治疗
- 部分患者预后良好，绝大多数患者遗留轻微的肢体运动或感觉障碍症状。

参考文献

1. Massimo F, Maria AR, Paoli R, et al. Demyelination and

reorganization: functioned MRI date from a case of subacute combined degeneration. NeuroImage, 2003, 18(2):558-563.

2. 李会生, 程玮, 谢浩, 等. 脊髓亚急性变性的MRI诊断.临床影

像技术. 2010, 25(8): 146-147.

（王奥楠）

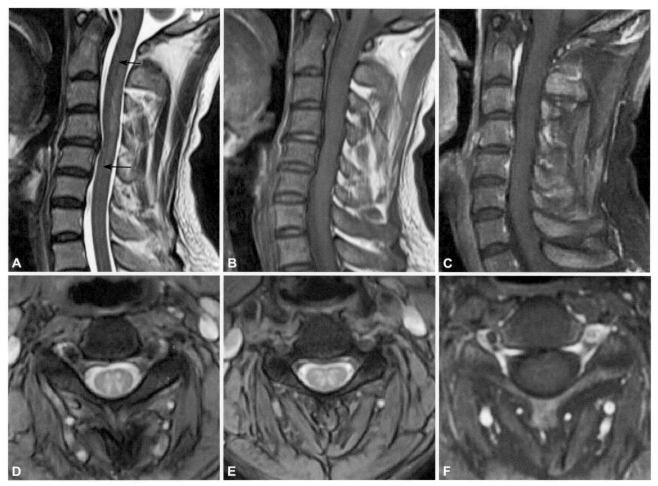

图 7.1.5 女，40岁，双手麻木7天。A. T₂WI 矢状位显示 C₂₋₅ 颈髓后部见长 T₂ 信号（箭）；B. T₁WI 矢状位显示 C₂₋₅ 颈髓稍长 T₁ 信号；C. T₁ 增强矢状位显示脊髓内病变未见明显强化；D、E. T₂WI 轴位显示颈髓后索高信号；F. T₁ 增强轴位显示脊髓未见明显强化

7.1.6　脊髓动静脉畸形 (spinal arteriovenous malformations)

概述

- 目前倾向于 Rosemblum 提出的分类法
  - Ⅰ型：硬脊膜动静脉瘘
  - Ⅱ型：髓内球型动静脉畸形
  - Ⅲ型：未成熟型动静脉畸形
  - Ⅳ型：硬膜内髓周动静脉瘘
- 其中Ⅱ、Ⅲ型统称为髓内动静脉畸形
- Ⅰ型最常见（本节仅就Ⅱ、Ⅲ、Ⅳ型讨论，Ⅰ型在 7.2.3 节讨论）
- Ⅱ型常见于颈脊髓内，高血流量和稀疏的静脉回流血管，常有静脉瘤和静脉曲张
- Ⅲ型以高血流量为特点，病变可占据整个脊髓，侵及硬膜甚至延及椎体和椎旁组织
- Ⅳ型位于硬膜内 - 脊髓外区，动静脉瘘及其回流静脉位于脊髓外
- 好发部位
  - Ⅱ型：颈段、上胸段
  - Ⅲ型：颈段、上胸段
  - Ⅳ型：脊髓圆锥，胸腰段连接处。

临床特点

- 青少年多见
- 麻木无力，如合并出现可表现急性瘫痪
- Ⅱ型：蛛网膜下腔出血，脊髓病变，疼痛
- Ⅲ型：蛛网膜下腔出血，进行性神经病变
- Ⅳ型：蛛网膜下腔出血，进行性马尾综合征。

病理

- 大体标本
  - Ⅱ型：髓内病灶缺乏正常的毛细血管床，病灶内无脊髓实质
  - Ⅲ型：大且复杂的髓内病灶，内含正常神经实质
  - Ⅳ型：有直接瘘管及引流静脉，无病变血管巢
- 显微镜下
  - 血管管壁不同程度增厚
  - 周围组织反应性改变，神经胶质增生。

影像学

MRI

- T_1WI
  - Ⅱ、Ⅲ型：脊髓增粗，等或低信号
  - Ⅳ型：蛛网膜下隙内的血管流空影
- T_2WI
  - Ⅱ、Ⅲ型：混杂信号，迂曲的血管流空影
  - Ⅳ型：脊髓高信号伴血管流空
- T_1 增强
  - Ⅱ、Ⅲ型：病灶不同程度强化
  - Ⅳ型：软脊膜血管、硬脊膜外丛强化。

鉴别诊断

- 血管网状细胞瘤：脊髓增粗更明显，表现为大范围及脊髓空洞，壁结节小
- 海绵状血管瘤：由于含铁血黄素沉积呈混杂偏低信号；无血管流空影，增强后少有强化。

诊断要点

- 肢体运动或感觉异常
- 脊髓局限增粗水肿
- 以蛛网膜下腔或脊髓出血为主要表现
- 髓内或髓周明显"流空"信号。

治疗及预后

- Ⅱ型：手术切除，术前栓塞，预后良好
- Ⅲ型：一般采取姑息治疗，预后不良
- Ⅳ型：栓塞治疗或手术切除，预后良好。

参考文献

1. Marcus J, Schwarz J, Singh IP, et al. Spinal dural arteriovenous fistulas: a review. Curr Atheroscler Rep. 2013, 15(7): 335.
2. Fischer S, Aguilar PM, Bassiouni H, et al. Arteriovenous fistula of the filum terminale: diagnosis, treatment, and literature review. Clin Neuroradiiol, 2013, 23(4):309-314.
3. 周仪, 李仕红, 符益纲, 等. 脊髓动静脉畸形MRI表现与临床

分析. 颈腰痛杂志, 2010, 31(6):411-415.

4. 戴建平. 中华医学影像学神经分册. 北京: 北京大学医学出 版社, 2016.

（王奥楠）

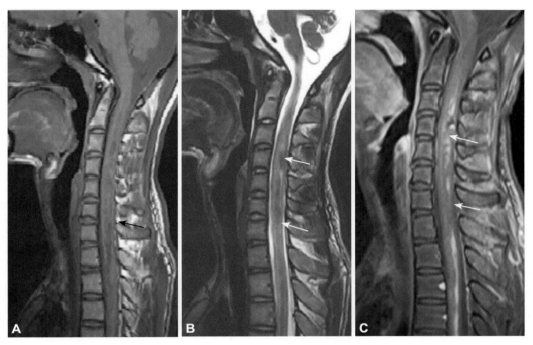

图 7.1.6-1 男，18 岁，四肢无力，肌肉萎缩 6 年，未成熟型动静脉畸形。A. 矢状位 T_1WI 显示颈胸髓增粗，髓内见条状低信号（箭）；B. 矢状位 T_2WI 显示颈胸髓增粗，髓内混杂信号（箭）；C. 增强扫描髓内病灶明显不均匀强化，脊髓表面见条状异常强化血管影（箭）

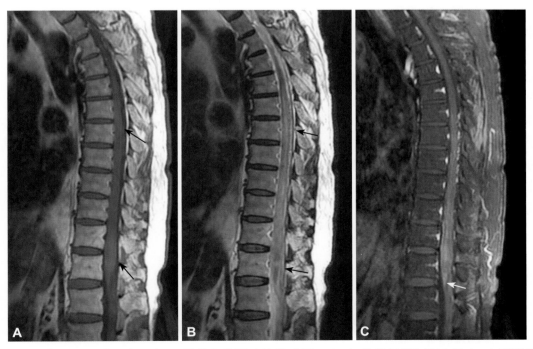

图 7.1.6-2 男，78 岁，双下肢无力 2 年，硬膜内髓周动静脉畸形。A. 矢状位 T_1WI 显示 T_6-L_1 水平脊髓增粗（箭）；B. 矢状位 T_2WI 显示 T_6-L_1 水平脊髓大范围水肿伴混杂信号影，背侧血管流空影（箭）；C. 矢状位 T_1 增强显示脊髓表面见强化血管影，圆锥亦可见强化（箭）

7.1.7 脊髓海绵状血管瘤 (Spinal cavernous hemangioma)

概述
- 亦称脊髓海绵状血管畸形
- 是脊髓血管的先天性、非肿瘤性发育异常
- 其发生明显少于脑内海绵状血管瘤
- 可以单一病变存在或为颅脊髓海绵状血管瘤的一部分。

临床特点
- 中青年多见，女性相对多见
- 临床病程不等
  - 急性型
  - 缓解复发型
  - 进行性加重型
- 临床症状：双下肢无力或瘫痪、感觉障碍
- 腰背疼痛、大小便失禁。

病理
- 大体标本
  - 分散的小叶状、境界清楚的桑葚样血管状团块，血管间隙不含神经组织
- 显微镜下
  - 由密集而扩张的小血管窦组成，窦壁为薄层纤维外膜内衬单层内皮细胞构成
  - 透明样变的管壁常见含铁血黄素沉积的慢性炎症细胞浸润
  - 血窦内可见新旧出血灶、血栓、钙化等
  - 病变周围有密集的胶质细胞和大量充满含铁血黄素的巨噬细胞。

影像学
- MRI 是该病首选的影像检查方法
- T₁WI
  - 混杂信号（不同时期的血液降解产物）
  - 斑点状高信号说明存在亚急性出血
  - 低信号含铁血黄素
- T₂WI
  - 爆米花状混杂信号，是该病的特征性表现

- 病灶周围一般无水肿，如存在新鲜出血可有水肿。周围可见低信号环（含铁血黄素沉积）
- T₁ 增强 - 轻度强化。

鉴别诊断
- 室管膜瘤：多位于圆锥和马尾，部分位于颈髓，倾向于脊髓中央生长。T₂WI 为高信号，囊变、出血常见，肿瘤周边局限性低信号区
- 星形细胞瘤：是儿童最常见的髓内肿瘤。多位于颈、胸髓，常偏心生长，肿瘤边界常不清楚
- 脊髓血管网状细胞瘤：富血管肿瘤，常偏心生长，多位于脊髓背侧，肿瘤结节常很小，强化明显，常有明显水肿，有时可见匐行流空的血管影。

诊断要点
- 中青年患者多见
- 反复出现疼痛或感觉障碍
- MRI 典型影像学表现为信号不均匀的爆米花样肿块，周围可见低信号环
- 如存在急性出血可合并水肿。

治疗及预后
- 根治性手术切除
  - 早期手术，避免肿瘤再出血或瘤体扩大而加重神经功能损害，尤其对于急性起病和渐进性神经功能损害的病例
  - 手术效果与术前神经状况有关
- 如症状轻微或无症状，可保守治疗。

参考文献
1. Abul-Kasim K, Thurnher MM, Mckeever P, et al. Intradural spinal tumors: current classification and MRI features. Neuroradiology. 2008, 50:301-314.
2. Zevgaridis D, Medele RJ, Hamburger C, et al. Cavernous haemangiomas of the spinal cord. A review of 117 cases. Acta Neurochir, 1999, 141(3):237-245.

（王奥楠）

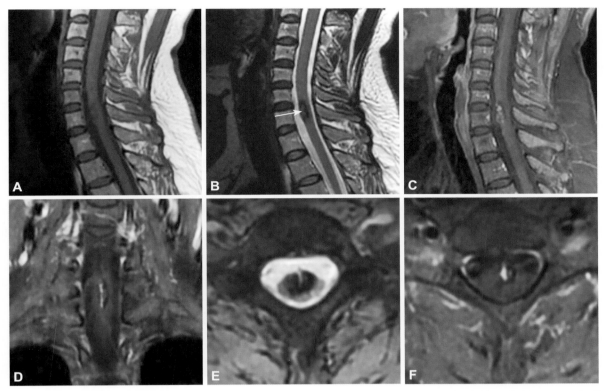

图 7.1.7-1 女，45 岁，海绵状血管瘤。A. 矢状位颈髓 C₆₋₇ 节段略增粗，T₁WI 见条片状混杂信号；B. 矢状位颈髓 C₆₋₇ 节段略增粗，T₂WI 见不均匀信号（箭），周围见低信号环；C. 增强扫描病灶不均匀强化；D. 冠状位 T₁WI 增强，病灶明显不均匀强化；E. 轴位 T₂WI 平扫，颈髓内以短 T₂ 信号为主团块影；F. 轴位 T₁WI 增强，病灶明显不均匀强化

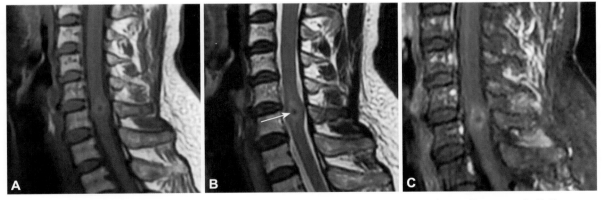

图 7.1.7-2 女，52 岁，左侧肢体麻木 1 年余。A. 矢状位 T₁WI，C₅₋₆ 水平髓内环形短 T₁ 信号；B. 矢状位 T₂WI，C₅₋₆ 水平髓内环形稍长 T₂ 信号（箭）；C. 矢状位 T₁ 增强，病灶轻度强化

7.1.8 脊髓梗死
(Spinal cord infarction)

概述

- 病因多种多样
  - 主动脉夹层、撕裂、主动脉瘤和血栓
  - 整个机体的缺血
  - 脊髓前动脉栓塞、脊髓动静脉畸形
  - 脊柱退变压迫血管等
- 脊髓的血液供应主要为脊髓前动脉、脊髓后动脉和根动脉
  - 一条脊髓前动脉沿脊髓前正中裂下行，供应脊髓前 2/3 血液
  - 两条脊髓后动脉成对，走行于脊髓背面下行，供应脊髓后 1/3
  - 脊髓表面有来源于脊髓前、后动脉的丰富的血管网，前、后动脉间有根动脉吻合
  - 脊髓梗死最常累及脊髓前动脉，即脊髓前 2/3
  - T_{4-8} 及 L1 周围血管吻合少、灌注差，因此脊髓梗死多于上胸段（特别是 T_{4-8}）及 L1 水平。

临床特点

- 任何年龄均可发病，无性别差异
- 因其丰富的血供及节段性特点，脊髓梗死比脑梗死发病率低得多
- 患者临床表现为突发无力，病变平面以下弛缓性瘫痪，反射消失，脊髓丘脑束的痛温觉消失，严重者可导致患者完全或不完全瘫痪。

影像学

- 脊髓梗死影像诊断主要依赖 MRI
- 脊髓梗死的 MRI 表现与阻塞的血管供血范围相一致
- 典型脊髓前动脉梗死先累及脊髓中央灰质，后扩展累及脊髓腹侧 2/3，多为脊髓前动脉供血区，而脊髓后动脉因侧支多，不易受累
- 分为急性期、亚急性期及慢性期
- 急性期：发病 1 ~ 7 天
  - 脊髓肿胀增粗

- T_2WI 表现为稍高信号
- T_1WI 表现为低至中等信号
- 1 周内，因缺血严重，病灶一般不强化
- DWI 在梗死发生数小时后显示病灶
- 亚急性期：发病 7 ~ 14 天
  - T_2WI 呈现明显高信号，可有程度不同强化
  - 2 周左右，弥散受限消失（假正常），而 T_2WI 改变更突出
- 慢性期：发病 14 天以后
  - 脊髓萎缩为主要表现
  - 3 ~ 5 周后梗死区软化灶开始形成，信号类似于脑脊液
  - 病灶无强化。

鉴别诊断

- 脊髓多发性硬化：横断面上病灶范围小于 1/2，多位于脊髓周边部，呈非对称性分布，上下范围小于 2 个椎体，大多数为多发
- 脊髓炎：急性起病，一般有感染、发热、血象异常等，脊髓节段性肿胀，并见散在边缘不清的斑点状、斑片状 T_1 等或略低信号，T_2 高信号影，与脊髓血供分布无相关性。

诊断要点

- 临床表现重且急，以突发无力、病变平面以下弛缓性瘫痪为主要表现
- 多发于上胸段（特别是 T_{4-8}）及 L1 水平
- MRI 表现与阻塞血管的供血范围相一致
- 脊髓腹侧面长 T_2 长 T_1 信号。

治疗及预后

- 外科积极治疗主动脉夹层、撕裂、主动脉瘤和血栓
- 如果保守治疗，例如退变压迫血管所致，则需要在稳定原发病情的基础上，改善脊髓的血供及水肿情况
- 预后差，容易发生脊髓不可逆性损伤及永久性截瘫。

参考文献

1. Lamin S, Bhattacharya JJ. Vascular anatomy of the spinal cord and cordischaemia. Practical Neurol, 2003, 3:92-95.

2. Biglioli P, Roberto M, Cannata A, et al. Upper and lower spinal cord bloodsupply: the continuity of the anterior spinal artery and the relevance of the lumbar arteries. J Thorac Cardiovasc Surg, 2004, 127:1188-1192.

（邬海博）

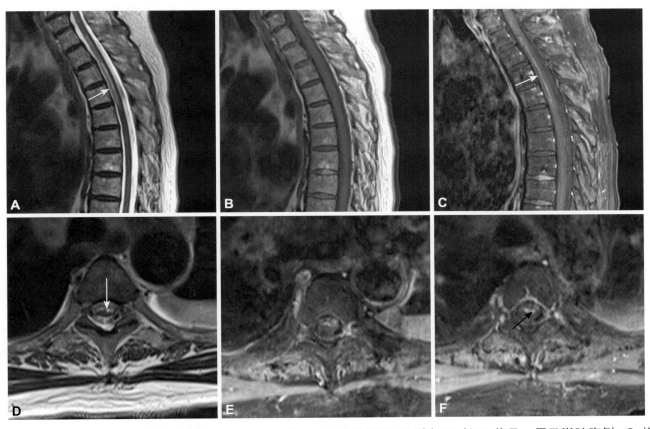

图 7.1.8-1　男，70 岁，胸髓前动脉梗死。A. T₂WI 和 B. T₁WI 显示 T₄-T₈ 稍长 T₁ 长 T₂ 信号，累及脊髓腹侧；C. 增强扫描显示 T₄-T₈ 脊髓腹侧线状强化（箭）；D. 轴位 T₂WI 显示胸髓肿胀，腹侧 2/3 髓内可见长 T₂ 信号（箭），E、F. 增强显示不同层面腹侧可见小片状边界模糊的强化区及对称点状边界清楚的强化区（箭）

7.1.9 平山病 (Hirayama disease)

概述

- 又名青年上肢远端肌萎缩
- 1959 年日本学者平山惠造首先报道
- 缓慢进行性上肢肌肉萎缩为特征
- 进展数年后静止
- 发病机制包括动力学说和生长发育失衡学说
  - 动力学学说认为屈颈时硬膜囊后壁被拉紧、前移，推压低段颈髓，造成血液循环障碍，脊髓前角缺血缺氧导致支配的肌肉出现神经源性损害
  - 生长发育失衡学说认为身长快的青少年，颈髓后根生长速度不能赶上手臂的生长，C_5-T_4 后根相对缩短，屈颈时缩短的后根将下位脊髓拉向前方，使脊髓受到前方椎体的压迫。

临床特点

- 好发于青少年
- 一侧上肢远端的肌肉萎缩、无力
- 可伴有寒冷麻痹
- 手骨间肌、大小鱼际肌、前臂肌肉萎缩，使上肢呈斜坡样
- 肌电图：神经源性损害
- 肌肉活检：典型改变为神经源性改变。

病理

- 低位颈髓前角局部缺血
- 肌肉活检为神经源性损害：肌束内散在角形萎缩肌纤维，呈小群性分布，符合神经源性病变
- 电镜下
  - 肌纤维萎缩变小，肌节变短，Z 线及 M 线均存在，肌丝分布正常。肌膜下肌质和肌原纤维间出现不等量的糖原颗粒和线粒体聚集，线粒体肿胀变性，嵴减少或消失，符合一般性神经源性肌萎缩改变。

影像学

- MRI 中立位
  - 颈椎生理曲度变直
  - 低位颈髓萎缩、轻 - 中度变扁
  - 部分脊髓前角可见异常信号
  - 颈椎硬膜囊与椎板可出现分离
- MRI 过屈位
  - 低位颈髓萎缩、变扁，硬膜囊向前移位
  - 硬脊膜外间隙增宽，可见异常流空信号
  - 增强扫描可见硬膜外明显强化的静脉丛。

鉴别诊断

- 运动神经元病（MND）：临床病程为进展性，常有锥体束损害和球麻痹，肌电图示前角细胞广泛损害
- 多灶性运动神经病（MMN）：肌电图有传导阻滞，血清和脑脊液 GM-1 抗体阳性。

诊断要点

- 好发于青少年
- 上肢远端不对称肌萎缩
- MRI 表现：中立位低位颈髓萎缩，过屈位颈髓前移，硬脊膜外间隙增宽。

治疗及预后

- 病情多于 3 ~ 4 年后处于稳定状态
- 早期佩戴颈托。

参考文献

1. BabaY, Nakajima M, Utsunomiya H, et al. Magnetic resonance imaging of thoracic epidural venous dialation in Hirayama disease. Neurology, 2004, 62(8):1426-1428.
2. Hirayama K. Juvenile muscular atrophy of distal upper extremity(Hirayama disease). Internal Medicine, 2000, 3(2):94-95.

（王奥楠）

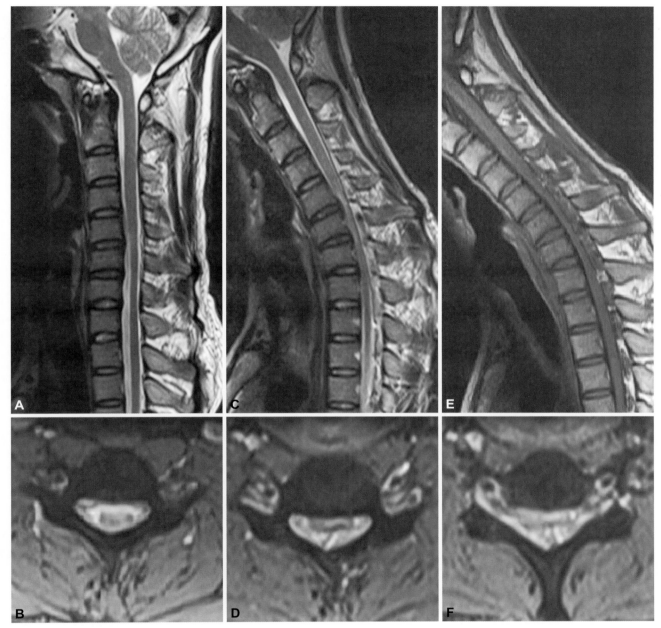

图 7.1.9-1　男，23岁，平山病。A、B. 中立位，颈髓未见明显异常；C、E、D、F. 过屈位，C₅-T₁ 背侧颈髓变扁前移

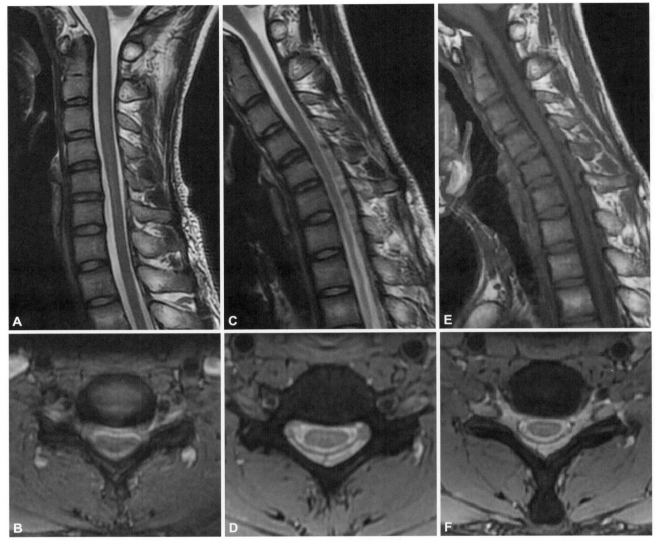

图 7.1.9-2 男，19 岁，平山病。A、B. 中立位，颈髓未见明显异常；C、D、E、F. 过屈位，C4-7 水平硬膜囊及颈髓明显变扁前移，背侧可见流空血管影

7.1.10 放射性脊髓病 (Radiation induced myelopathy)

概述

- 又称放射性脊髓炎
- 脊髓组织受放射线照射，并在多种因素联合作用下使神经元发生变性、坏死而引发的疾病
- 其发生受"脊髓受照长度、节段""受照剂量""个体对射线的敏感性"等因素影响
- 发病机制主要有以下几个学说
  - 血管受损引起缺血性改变
  - 放射线直接损伤神经组织
  - 免疫机制学说
- 根据病程特点可分为以下几种临床类型
  - 一过性放射性脊髓病
  - 慢性进展性放射性脊髓病
  - 静止型放射性脊髓病
  - 急性进展型放射性脊髓病
  - 肌萎缩型放射性脊髓病。

临床特点

- 潜伏期长短不一，大多数患者于放射治疗后 1~2 年发病
- 受损节段感觉异常：Lhermitte 征即屈颈时出现从颈部沿背部向下传播的放射性点击样麻痛，属于放射性脊髓病的早期反应
- 肢体无力、瘫痪
- 自主神经受损症状：大小便失禁、性功能减退。

病理

- 大体标本
  - 早期：脊髓充血、水肿、脱髓鞘、神经细胞变性
  - 晚期：脊髓坏死、液化、囊变、继发萎缩
- 显微镜下
  - 脊髓广泛水肿及出血软化灶
  - 广泛髓鞘脱失
  - 血管壁通透性增加，血管周围淋巴细胞浸润
  - 神经胶质细胞减少、变性。

影像学

MRI

- T_1WI：一般呈等信号，如果有脂肪变性则呈高信号
- T_2WI：病灶呈高信号，对应脊髓节段常肿胀
- T_1 增强：不同程度强化。

鉴别诊断

- 急性脊髓炎：起病急，常有病前感染史，迅速出现脊髓横贯性损害，病变部位脊髓增粗，髓内斑点状或片状长 T_1 长 T_2 信号
- 多发性硬化：病程具有时间上、空间上的多发性，可累及脑、脊髓、视神经等，MRI 可见典型与侧脑室垂直的长 T_1 长 T_2 信号，增强扫描活动期病灶可强化
- 脊髓转移瘤：原发肿瘤病史，MRI 可显示脊髓内瘤灶，增强扫描呈结节状强化。

诊断要点

- 放疗病史
- 病灶位于放疗范围内
- 脊髓肿胀，T_1WI 等信号，T_2WI 高信号
- 可呈不同程度强化。

治疗及预后

- 本病发生于恶性肿瘤患者进行放射治疗后
- 预后一般极差
- 以对症治疗、支持治疗为主。

参考文献

1. Wang PY, Shen WC, Jan JS. MR Imaging in radiation myelopathy. Am J Neuroradiol, 1992, 13(4):1049-1054.
2. Crossen JR, Garwood D, Glatstein E, et al. Neurobehavioral sequelae of cranial irradiation in adults: a review of radiation-induced encephalopathy. J Clin Oncology, 1994, 12(3):627-626.

（王奥楠）

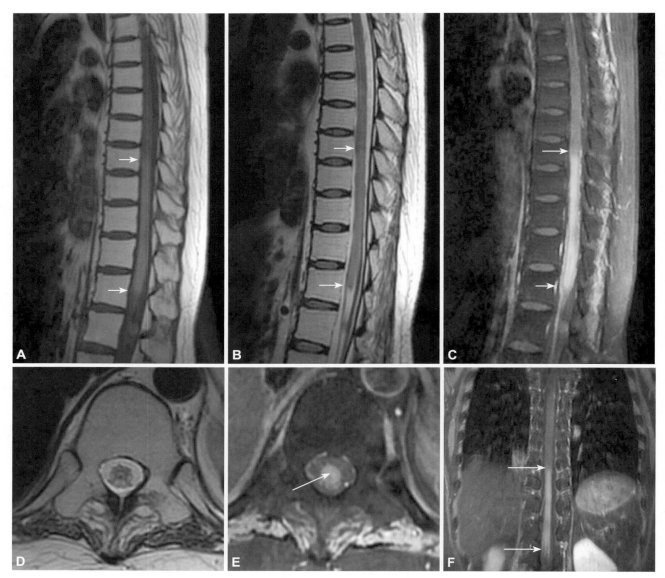

图 7.1.10 女，26 岁，急性淋巴细胞白血病 1 年。A. 矢状位 T₁WI 显示 T₉-L₁ 水平髓内稍短 T₁ 信号（箭）；B. 矢状位 T₂WI 显示 T₉-L₁ 水平髓内稍长 T₂ 信号（箭）；C. 矢状位 T₁WI 增强显示 T₉-L₁ 水平髓内病灶明显强化（箭）；D. 轴位 T₂WI 显示髓内见稍长 T₂ 信号；E. 轴位增强显示髓内病灶明显强化（箭）；F. 冠状位增强显示 T₉-L₁ 髓内病灶明显强化（箭）

7.2 硬膜相关病变

7.2.1 硬膜外脂肪沉积症
(Spinal epidural lipomatosis, SEL)

概述
- 又名硬膜外脂肪增多症
- 椎管硬膜外间隙内脂肪组织的病理性增生
- 多与外源性糖皮质激素和原发性 Cushing 综合征有关，也可见于单纯肥胖患者
- 若发生于无糖皮质激素服用史且无 Cushing 综合征者，则称为特发性硬膜外脂肪沉积症
- 正常人胸段硬膜外脂肪前后径上限为 6mm
- 硬膜外脂肪增多伴症状出现时，硬膜外脂肪前后径可达 7～15mm
- 背侧硬膜囊受压狭窄或消失有相应的脊髓压迫症状
- 部分可与肥厚性硬脊膜炎合并出现
- 常见于胸段，其次为腰骶段。

临床特点
- 好发于男性，青壮年多见
- 起病隐袭，进展缓慢
- 脂肪沉积可压迫脊髓、马尾或神经根引起相应的临床症状
- 背痛、下肢无力、病变相应平面以下感觉减退、间歇性跛行、排尿障碍、会阴部感觉障碍、性功能障碍、截瘫。

病理
- 硬膜外间隙内正常的脂肪组织过度沉积，多为成熟的脂肪细胞，鲜见幼稚脂肪细胞
- 脂肪细胞之间可见网织状纤维组织，其间有迂曲的血管。

影像学
- MRI 是该病的首选影像学检查方法
  - 椎管内背侧硬膜外过多的脂肪沉积
  - 沉积的脂肪呈连续带状
  - 硬膜囊背侧及脊髓受压

- 脂肪组织特征性信号，T_1WI 高信号，T_2WI 高信号
- 胸椎水平：脂肪通常堆积于椎管后方，向前压迫脊髓
- 腰椎水平：脂肪通常包绕、压迫硬膜囊，横断面可出现典型的"Y 字征"或"星形征"。

鉴别诊断
- 硬膜外血管脂肪瘤：好发于胸椎管，肿瘤边界相对比较清晰，与 SEL 不同；其影像学特点与肿瘤内血管和脂肪的含量有关，T_1WI 呈等或高信号，T_2WI 呈高信号，增强扫描绝大多数病例均呈不同程度强化。

诊断要点
- 青壮年多见
- 硬膜外脂肪呈连续的带状或梭带状
- 其前后径超过 7mm 以上
- 硬膜囊背侧及脊髓受压。

治疗及预后
- 有明确病史、症状稳定或无法耐受手术的患者多采取保守治疗，包括减少激素用量、控制体重、使用止痛药等
- 保守治疗失败或症状进展明显的患者，应尽早采取手术治疗，包括椎板切开减压和过剩脂肪切除术
- 大多数患者经手术治疗后症状明显缓解。

参考文献

1. Haddad S F, Hitchon P W, Godersky J C. Idiopathic and glucocorticoid-induced spinal epidural lipomatosis. J Neurosurg, 1991, 74(1):38-42.
2. Flisberg P, Thomas O, Geijer B, et al. Epidural lipomatosis and congenital small spinal canal in spinal anaesthesia: a case report and review of the literature. Journal of Medical Case

Reports, 2009, 3(1):128-132.

3. 邱雷雨, 龚向阳, 葛祖峰. 中重度腰骶部硬膜外脂肪增多与临床腰腿痛症状相关性的MRI研究. 临床放射学杂志. 2015,

34(4):605-608.

（王奥楠）

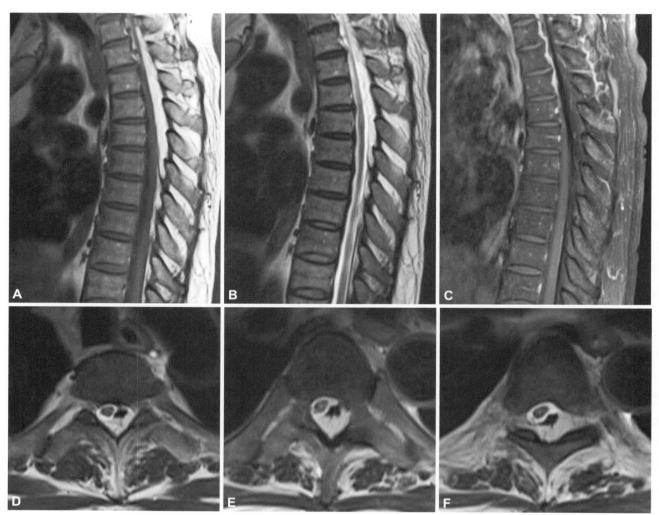

图7.2.1 男，55 岁，左上肢无力 1 年，胸椎管硬膜外脂肪增多症。A. T₁WI 矢状位显示上胸段硬膜外见梭形短 T₁脂肪信号；B. T₂WI 矢状位显示上胸段硬膜外见梭形稍长 T₂ 信号；C. T₁ 抑脂矢状位显示抑脂相硬膜外脂肪呈低信号；D ~ F. T₂WI 轴位显示硬膜外脂肪压迫硬膜囊，硬膜囊及脊髓向右前方移位

7.2.2 肥厚性硬脊膜炎
(Hypertrophic pachymeningitis, HP)

概述
- 一种以硬脊膜增厚和炎症性纤维化为特征的少见疾病
- 多无明显病因，多为特发性的
- 可能病因包括感染、自身免疫性疾病、结节病及肿瘤，部分可能与手术刺激有关
- 目前将此类疾病归类为 IgG4 相关疾病
- 颈胸椎多见，腰椎相对少见
- 部分可合并硬膜外脂肪增多
- 病程有波动性，可呈复发缓解。

临床特点
- 临床表现无明显特异性
- 早期主要表现为神经根受压的症状即以神经根性疼痛为主
- 晚期出现脊髓压迫症状
- 部分患者血清中 IgG4 水平升高，同时伴浸润组织的 IgG4 阳性的细胞增高。

病理
- 增生的硬膜以胶原纤维为主
- 部分伴淋巴细胞及浆细胞浸润
- IgG4（＋）。

影像学
- 正常硬膜明显增厚
- 范围比较广泛，可连续多个椎体层面
- 增厚的硬膜可以背侧为主，亦可以腹侧为主，部分背腹侧硬膜均增厚
- 增厚的硬膜可呈线条状均匀增厚或结节样不均匀增厚，少数可合并硬膜外软组织肿块
- 增厚的硬脊膜信号偏低
  ○ T_1WI 上呈等或低信号
  ○ T_2WI 均表现为低信号
- 强化与病理学改变明显相关
  ○ 炎症细胞浸润明显，强化往往比较明显

- 如果以胶原纤维增生为主，往往不强化。

鉴别诊断
- 硬膜外脊膜瘤：硬膜增厚、钙化，同时伴硬膜外软组织肿块形成。从病变范围来看，如果硬膜增厚的范围广泛超过 10 个椎体或以上，往往支持肥厚性硬脊膜炎；硬膜外脊膜瘤范围很少超过 10 个椎体。增强扫描硬膜外脊膜瘤强化往往比较明显
- 硬膜外血肿：发病比较急，部分有外伤史，部分为自发性，部分在抗凝治疗后出现；根据血肿的不同时期表现为不同的信号特点，早期为低信号，范围可局限或广泛，往往伴硬膜增厚或移位，一般为背侧硬膜增厚。

诊断要点
- 以背侧或腹侧硬膜广泛增厚为特点
- 部分合并硬膜外脂肪增多
- 增厚的硬膜呈结节样或条带状
- T_2WI 呈特征性低信号
- 增强扫描不强化或呈中等程度以上强化。

治疗及预后
- 激素治疗有效。

参考文献
1. Kim JH, Park YM, Chin DK. Idiopathic hypertrophic spinal pachymeningitis: report of two cases and review of the literature.J Korean Neurosurg Soc. 2011; 50(4):392-5.
2. Ezzeldin M, Shawagfeh A, Schnadig V, et al. Hypertrophic spinal pachymeningitis: Idiopathic vs. IgG4-related.J Neurol Sci, 2014, 347(1-2):398-400.
3. Claus E, Rutgers M, SindicC, et al. Remitting/relapsing idiopathic hypertrophic spinal pachymeningitidis: comprehensive imaging work-up and MR monitoring. Eur Radiol, 2005, 15(1):53-58.

（张立华）

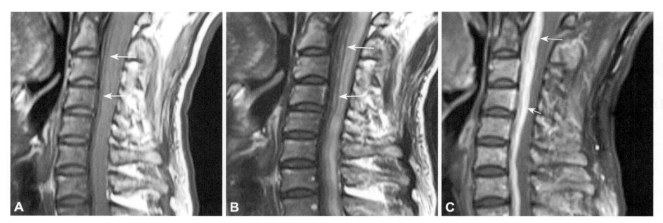

图 **7.2.2-1** 男，55 岁，IgG4 相关的肥厚性硬脊膜炎。A. T₁WI 显示颈胸椎腹侧硬膜增厚（箭）；B. T₂WI 显示腹侧硬膜增厚（箭），累及多个椎体水平，相应水平脊髓水肿，信号增高；C. 增强扫描显示增厚的腹侧硬膜明显均匀强化（箭），背侧硬膜强化不明显

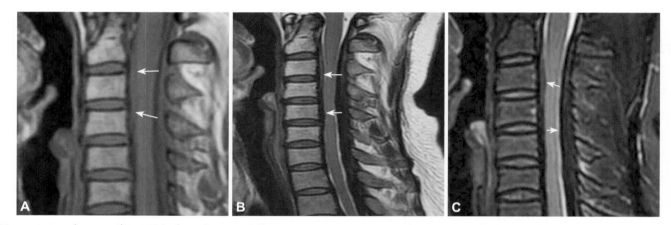

图 **7.2.2-2** 女，37 岁，颈肩痛 2 个月，颈椎 HP。A. T₁WI 显示 C₂ 水平以下硬膜略显示增厚（箭）；B. T₂WI 显示 C₂-T₅ 水平硬膜增厚呈低信号，背侧硬膜增厚更明显（箭），相应水平椎管狭窄，C₃-₅ 脊髓水肿；C. 脂肪抑制序列更清晰显示背腹侧硬膜增厚，呈低信号（箭），脊椎信号未见明显异常

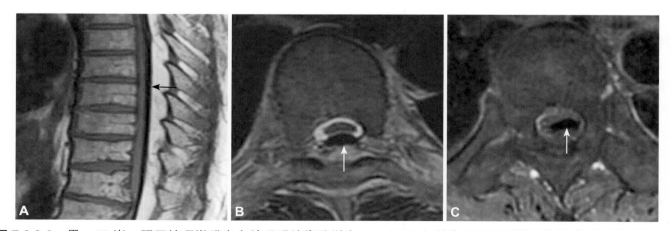

图 **7.2.2-3** 男，38 岁，肥厚性硬脊膜炎合并硬膜外脂肪增多。A. T₁WI 矢状位显示下颈椎及胸椎背侧硬脊膜明显呈带状增厚，呈低信号（箭），硬膜囊背侧硬膜外间隙脂肪明显增多，推移硬脊膜前移；B. T₂WI 轴位显示背侧硬脊膜增厚，脊髓受推前移（箭）；C. T₁WI 轴位增强扫描显示增厚的硬脊膜未见明显强化（箭）

7.2.3 硬脊膜动静脉瘘
(Dural arteriovenous fistula, DAVF)

概述

- 硬脊膜动静脉瘘（DAVF）病灶位于髓外、硬脊膜内，为Ⅰ型动静脉畸形
- 动脉的供应来源于脊柱节段动脉的硬脊膜分支
- 动静脉瘘主要发生于神经根袖背外侧面的神经孔内
- 分2型，即ⅠA型和ⅠB型
- ⅠA型供应脊髓前动脉或脊髓后动脉病灶通常只有一条滋养动脉
- ⅠB型病灶有2条或多条血管供应。

临床特点

- 进行性下肢肌力减弱
- 胸背部疼痛、感觉障碍
- 大小便功能障碍、阳痿。

病理

- 大体标本
  - 常见于胸腰段
  - 常位于邻近椎间孔或硬脊膜的神经根袖内
  - 动脉供应来自根动脉的硬脊膜支
  - 硬脊膜内静脉直接引流至脊髓软脊膜静脉。

影像学

- MRI是该病最佳影像学检查方法
- 脊柱动脉造影是确定诊断的金标准
- T_1WI 脊髓增粗，低信号
- T_2WI
  - 脊髓增粗，高信号
  - 矢状位：脊髓表面不规则蛇形充盈缺损、髓周范围不等串珠状血管流空影
- T_1 增强

  - 异常强化的迂曲扩张血管影沿脊髓走行。

鉴别诊断

- 髓内动静脉畸形：多位于上胸段和颈段，髓内及髓周异常信号，增强后髓内及髓周可见畸形血管的瘤巢，并可见其供血动脉和引流静脉
- 脊髓海绵状血管瘤：无血管流空现象，易并发脊髓内血肿或沉积出血，少有强化。

诊断要点

- 进行性下肢肌力减弱
- 脊髓增粗、脊髓广泛水肿伴髓周异常流空血管
- 增强扫描可见异常强化的迂曲扩张血管影沿脊髓走行。

治疗及预后

- 血管内栓塞治疗
- 手术封闭瘘管
- 早期干预可缓解脊髓缺血，如不予以治疗则病情不可逆。

参考文献

1. Marcus J, Schwarz J, Singh IP, et al. Spinal dural arteriovenous fistulas: a review. Curr Atheroscler Rep, 2013, 15(7): 335.
2. Fischer S, Aguilar PM, Bassiouni H, et al. Arteriovenous fistula of the filum terminale: diagnosis, treatment, and literature review. Clin Neuroradiol, 2013, 23(4): 309-314.
3. 卢振志, 张明, 翟小智. 脊髓动静脉畸形的MRI诊断及鉴别诊断. 中国现代医药杂志, 2014, 16(7):45-47.
4. 杨震, 赵振伟, 邓剑平, 等. 硬脊膜动静脉瘘血管内栓塞治疗效果评估. 中国临床神经外科杂志, 2014, 19(5):263-265.

（王奥楠）

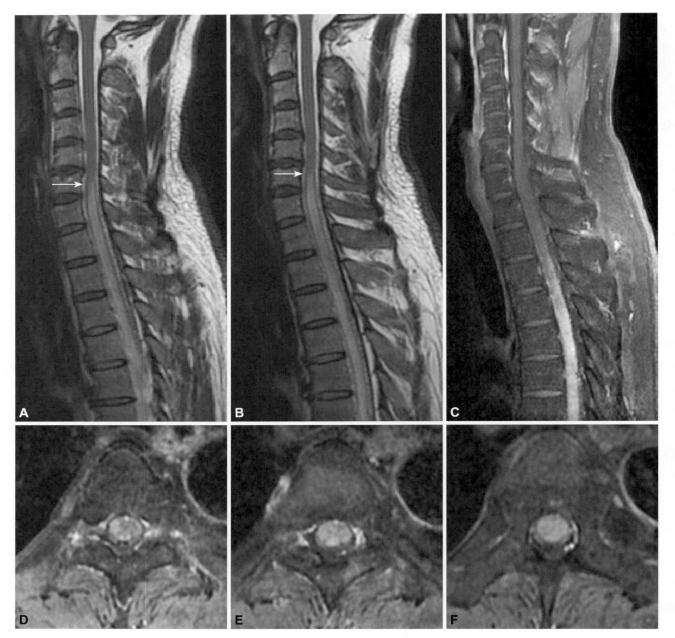

图 7.2.3-1 男，45岁，双下肢无力2月余。A、B. T₂WI 矢状位显示 C₆ 水平以下髓内稍长 T_2 信号（箭）；C. T_1 增强矢状位显示 T_{3-7} 髓内条片状强化，脊髓表面迂曲血管影；D~F. T_1 增强轴位显示胸髓明显强化

7.3 周围神经病变

7.3.1 臂丛解剖及影像学检查
(Brachial plexus dissection and imaging examination)

概述

- 臂丛由 C_{5-8} 前支和 T_1 前支汇成，C_4 和 T_2 经常发出分支参与构成
- 运动神经主要来自 C_5 和 C_6 神经根，感觉神经主要来自 C_7 神经根
- 臂丛分段：根、干、股、束
  - 根：C_{5-8} 和 T_1 神经根
  - 干：C_5 和 C_6 神经根组成上干，C_7 神经根组成中干，C_8 和 T_1 神经根组成下干
  - 股：每个干走行约 1cm 后在锁骨上方又分为前后二股
  - 束：上中干前股合成外侧束，下干前股合成内侧束，三干后股合成后束
- 臂丛的分支：主要分为锁骨上分支和锁骨下分支。

临床应用

- 对创伤评价，可鉴别节前和节后损伤，同时可对神经损伤分级；急性期表现为神经水肿、中断和收缩、出血、受压及移位；慢性期表现为局部纤维化
- 可评价肿瘤性病变范围及对神经侵犯情况
- 可评价放疗后神经损伤，同时与肿瘤复发鉴别
- 对神经卡压部位及程度评价。

病理

神经损伤可分为 6 级：

- Ⅰ级，神经失用症：髓鞘损伤，可完全恢复
- Ⅱ级，轴索断裂：髓鞘损伤伴轴突断裂
- Ⅲ级，髓鞘＋轴突＋神经内膜损伤
- Ⅳ级，神经瘤：髓鞘＋轴突＋神经内膜＋神经束膜损伤
- Ⅴ级，神经断裂：髓鞘＋轴突＋神经内膜＋神经束膜＋神经外膜断裂
- Ⅵ级，混合损伤：Ⅰ～Ⅴ级混合。

MRI 常用序列

- 常规 T_1WI 和 T_2WI：神经呈低信号与周围肌肉组织的 T_1 和 T_2 弛豫时间相近，需要依靠周围的脂肪组织高信号来加以衬托
- T_2WI STIR 序列：可提供均匀的脂肪抑制，使神经与邻近组织良好对比，突出脊神经的高信号
- 3D 序列：3D SPACE 或 CUBE 序列，图像分辨率高、T_2 对比良好，SNR 高，较好显示硬膜内的神经根及硬膜囊
- 增强序列：适用于感染、肿瘤或弥漫性多发性神经病评价
- 基于弥散的 MRI：抑制血管信号进而提高周围神经的显示，弥散张量成像可量化评价周围神经
- 扫描平面：冠状位是有效的评价层面，可对称性地显示解剖结构；轴位显示神经走行；矢状位可显示周围结构与神经的关系。

参考文献

1. Avneesh Chhabra, Gustav Andreisek. Magnetic resonance neurography. India: Jaypee Brothers Medical Publishers, 2012.
2. Soldatos Theodoros, Andreisek Gustav, Thawait GK. High-resolution 3-T MR neurography of the lumbosacral plexus. Radiographics, 2013, 13(4):967-987.

（王 莹 张立华）

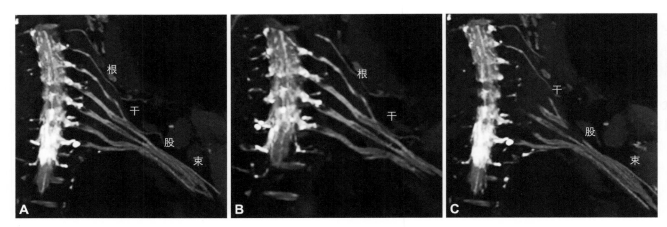

图 7.3.1-1 臂丛神经正常解剖。臂丛神经根主要由 C_{5-8} 和 T_1 神经根组成；C_5 和 C_6 神经根组成上干，C_7 神经根组成中干，C_8 和 T_1 神经根组成下干；上、中、下三干走行约 1cm 后在锁骨上方又分为前后二股；上中干前股合成外侧束，下干前股合成内侧束，三干后股合成后束

臂丛神经常用扫描序列（3T）

MR序列	TR（ms）	TE（ms）	SL（mm）	矩阵	TI（ms）	FOV（cm）
冠状位 3D STIR SPACE	4000	396	1.5	384×384	230	34
3D T_1 VIBE	5.3	2.45/3.6	2.0	320×320		34
矢状位T_1	700	12	4.0	384×320		21
轴位GRE T_2	504	14	4.0	256×256		16
矢状位 3D T_2 SPACE	1000	97	1.0	256×256		25
受累侧矢状位STIR	5210	18	3.0	256×256		220-24

7.3.2　特发性臂丛神经炎
(Idiopathic brachial plexitis)

概述

- 又称为Parsonage-Turner综合征、神经痛性肌萎缩
- 发病率约1.6/100 000
- 病因不明，可能是免疫-炎症机制引起的臂丛内多灶性炎症
- 诱因包括上呼吸道病毒感染、免疫接种（特别是破伤风疫苗）、近期手术史或者分娩史、使用免疫调节因子（白介素-2或干扰素）
- 伴或不伴有家族史的复发性臂丛神经病的年轻患者，应该考虑到遗传性神经痛性肌萎缩。

临床特点

- 好发于中青年，也可见于儿童
- 男性多于女性
- 双侧发病者约占30%
- 急性期表现为持续存在的患侧颈部、肩部、肩胛骨及上臂的疼痛，夜间发作常见，手臂或肩部运动后加重
- 几周后疼痛减轻，出现无力、肌肉萎缩和感觉异常，前锯肌、冈上肌、冈下肌受累常见
- 疼痛可持续存在3～4年，约有10%的患者不缓解，反复发作者少见
- 多发臂丛神经分支可受累，尺神经受累少见。

病理

- 受累神经外膜和内膜有T淋巴细胞介导的慢性炎性浸润、细胞介导的免疫性脱髓鞘改变。

影像学

- MRI
  - 臂丛神经弥漫性增粗，信号增高

  - 急性期：肩关节周围受累肌肉呈现T2WI高信号
  - 慢性期：肌肉萎缩，脂肪替代，见T1WI高信号
  - 需除外其他疾病如颈椎间盘突出、臂丛内结构异常及浸润性病变。

鉴别诊断

- 肩袖损伤：症状相似，主要表现为肩袖损伤或撕裂，T2WI呈高信号，未见明显神经异常表现
- 放射性神经病：放射治疗病史，放射野内臂丛神经弥漫、对称性增粗，增强扫描可见强化。

诊断要点

- 中青年患者，急性发作的肩部及上臂疼痛
- 疼痛缓解后出现无力、肌萎缩和感觉异常
- 臂丛神经弥漫性增粗，信号增高
- 急性期受累肌肉呈现T2WI高信号
- 慢性期肌肉萎缩
- 增强扫描病变呈中等以上强化。

治疗及预后

- 保守治疗：止痛和物理疗法
- 类固醇药物治疗效果存在争议
- 预后良好，90%的患者有明显的改善。

参考文献

1. Jain R, Sawhney S, Berry M. Computed Tomography of vertebral tuberculosis: patterns of bone destruction. Clinical Radiology, 1993, 47:196-199.
2. Rubin DI. Neuralgic amyotrophy: clinical features and diagnostic evaluation. Neuologist, 2001, 7(6): 350-356.

（王　莹　张立华）

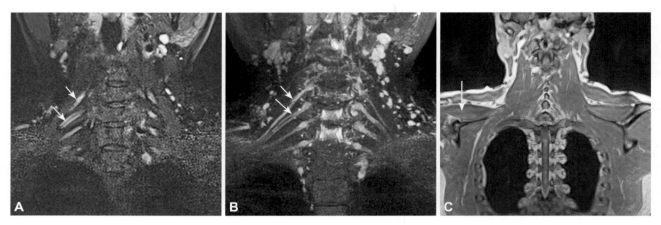

图 7.3.2-1　女，61 岁，右侧特发性臂丛神经炎。A、B. 脂肪抑制序列及 MIP 重建显示右侧 C₅、C₆ 神经根（箭）较对侧略增粗，信号略增高；C. T₁WI 冠状位示右侧冈上肌略萎缩（箭）

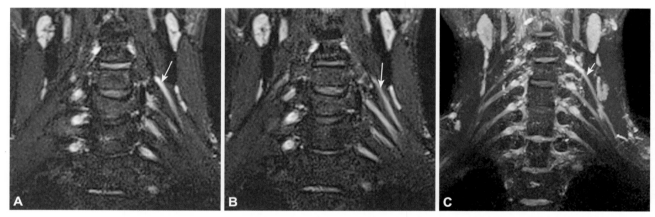

图 7.3.2-2　男，18 岁，左侧特发性臂丛神经炎。A、B. 脂肪抑制序列及 C. MIP 重建显示左侧 C₅ 神经根（箭）较对侧略增粗，信号略增高

7.3.3 慢性炎症性脱髓鞘性多发性神经病
(Chronic inflammatory demyelinating polyradiculopathy, CIDP)

概述
- 又称为吉兰-巴雷综合征的慢性型
- 认为是免疫源性的运动感觉周围神经病
- 慢性获得性脱髓鞘性多发性神经病中最常见的类型
- 发病率（2.7~7）/100 000
- 包括缓解复发型和慢性进展型
- 慢性起病，症状进展超过8周
- 局限于周围神经，中枢神经系统往往不累及。

临床特点
- 各年龄均可见，中老年多见
- 男女发生率相近
- 少有明确前驱感染史
- 近端或远端肌肉无力、感觉障碍
- 四肢反射消失，慢性反复发作、逐渐进展
- 肌电图表现为周围神经传导速度减慢、传导阻滞或异常波形离散。

病理
- 周围神经髓鞘消失
- 脑脊液中见蛋白细胞分离、蛋白浓度升高。

影像学
- MRI
  - 四肢和双侧神经丛受累常见，尤其是腰骶神经丛和坐骨神经
  - 多灶性、双侧对称性的神经中度增粗
  - 神经束轮廓缺失，以末梢神经束常见
  - T₂WI呈高信号
  - 强化方式不一。

鉴别诊断
- 遗传性感觉-运动性神经病：家族史，表现为远端肢体肌肉消耗和无力，伴远端感觉消失、骨骼畸形，MRI表现为异常 T₂WI 高信号和受累神经中度增大，诊断依赖病史
- 神经皮肤综合征：一类独特的包含一系列的临床肿瘤综合征，以 NF-1 多见；多发神经病表现为神经和神经丛弥漫性增粗、多灶性神经鞘膜瘤、丛状神经鞘瘤
- 炎症性神经炎：免疫介导，与病毒和细菌感染有关，急性起病，2~6周后呈自限性，MRI表现为 T₂WI 稍高信号和（或）轻度增大的多发神经丛。

诊断要点
- 为进展缓慢的外周神经病变
- 四肢肌肉萎缩、无力、感觉异常
- 受累神经对称性增粗
- T₂WI 高信号，增强扫描均匀强化
- 确诊依据肌电图和神经活检。

治疗及预后
- 激素治疗首选，其他免疫抑制剂治疗
- 缓解复发型预后较好
- 慢性进展型预后较差。

参考文献
1. Avneesh Chhabra, Gustav Andreisek. Magnetic resonance neurography. India: Jaypee Brothers Medical Publishers, 2012:126-131.
2. Soldatos Theodoros, Andreisek Gustav, Thawait GK, et al. High-resolution 3-T MR neurography of the lumbosacral plexus. Radiographics, 2013, 33(4):967-987.
3. Hubertus Köller, Bernd C.K, Sebastian Jander, et al. Chronic inflammatory demyelinating polyneuropathy.The New England Journal of Medicine, 2005, 325(13):1343-1356.

（王 莹 张立华）

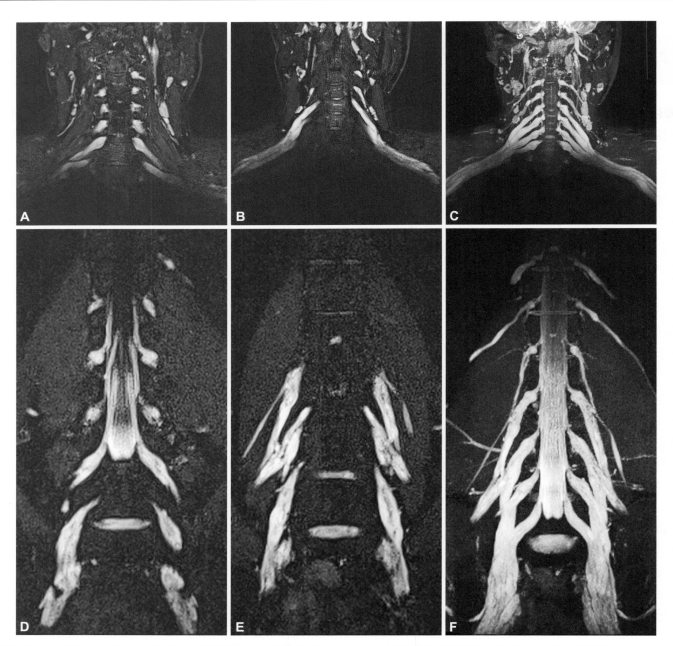

图 7.3.3-1 男，25 岁，慢性炎症性脱髓鞘性多发性神经病。A～C. 颈神经扫描显示颈神经对称性弥漫增粗。D～F. 腰神经扫描显示腰神经对称性弥漫增粗

7.3.4 放射性神经病
(Radiation Neuropathy)

概述
- 放射治疗后的短暂或永久的并发症
- 放射治疗后数月至数年内发生
- 发病率 5% ~ 10%
- 放射损伤取决于放疗的总剂量（一般＞60Gy）/治疗的技术以及是否合并化疗
- 臂丛神经放射性神经病在女性乳腺癌放射治疗患者中的发病率约 1.2%。

临床特点
- 表现为感觉异常、感觉减退、疼痛和无力
- 主要有以下三种
  - 短暂性神经丛病：发生在放射治疗 2 ~ 14 个月内，临床表现为感觉异常，可在数月内恢复
  - 典型的延迟神经病：原因是进行性放射损伤和随之而来的纤维化
  - 急性缺血性神经丛神经病：与血管内血栓形成和闭塞有关
- 约 30% 患者肌电图表现为特征性的"肌纤维颤搐性放电"。

病理
- 主要病理表现为神经丛周围纤维化 / 神经受压
- 神经内膜增厚，脱髓鞘和轴索消失，神经外膜小血管闭塞。

影像学
- 检查方法的优势
  - X 线用于除外其他疾病
  - CT 可观察软组织浸润，诊断价值有限
  - MRI 软组织分辨率高
- MRI
  - 放射野内神经弥漫、对称性增粗，增强强化，不伴有异常强化的肿块
  - 可持续存在数月至数年
  - 放射后神经纤维化表现为 T_1WI 和 T_2WI 低信号，脂肪间隙变形，神经节段扭曲。

鉴别诊断
- 肿瘤复发：一般发生在治疗后 1 年以内，臂丛神经锁骨上支受累，表现为疼痛、感觉异常和无力，MRI 表现为臂丛神经灶状或弥漫、不均匀增粗，伴有异常强化的肿块，T_2WI 为高信号。

诊断要点
- 放射治疗史
- 放射野内神经弥漫、对称性增粗
- 增强神经根强化，不伴有异常强化的肿块
- 放射后神经纤维化表现为 T_1WI 和 T_2WI 低信号，与肌肉信号相近，神经扭曲。

治疗及预后
- 保守治疗：止痛和物理疗法
- 经皮电刺激疗法可控制疼痛
- 外科手术用来缓解纤维化压迫神经及血液供应。

参考文献
1. Avneesh Chhabra, Gustav Andreisek. Magnetic resonance neurography. India: Jaypee Brothers Medical Publishers, 2012:153-154.
2. Wittenberg, KH, Adkins MC. MR Imaging of nontraumatic brachial plexopathies: frequency and spectrum of findings. Radiographics, 2000, 20(4):1023-1032.
3. Schierle Clark, Winograd Jonathan M. Radiation-induced brachial plexopathy: review. complication without a cure. Journal of Reconstructive Microsurgery, 2004, 20(2):149-152.

（王　莹　张立华）

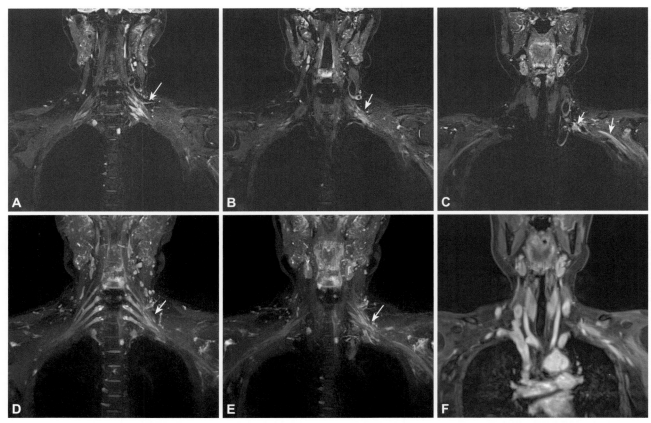

图 7.3.4-1　女，68 岁，左侧乳腺癌放疗后，左侧臂丛神经放射性损伤。A ~ E. MRI 扫描示左侧臂丛神经增粗（箭），信号增高；F. T₁WI 冠状位增强扫描未见明显强化软组织肿物影

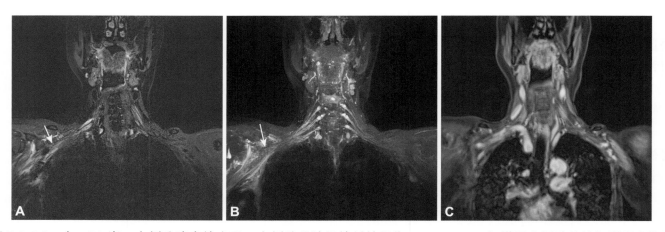

图 7.3.4-2　女，71 岁，右侧乳腺癌放疗后，右侧臂丛神经放射性损伤。A、B. MRI 扫描示右侧臂丛神经增粗（箭），信号增高，分界不清；C. T₁WI 冠状位增强扫描臂丛神经走行区未见明显强化肿物影

7.3.5 梨状肌综合征
(Piriformis Syndrome)

概述

- 由于梨状肌病变导致的坐骨神经刺激或者压迫所致的综合表现
- 1947 年由 Robinson 首次提出
- 占坐骨神经痛病因的 5%~6%
- 病因包括解剖变异、外伤后改变（包括血肿）、梨状肌肥大、急慢性肌肉牵拉、纤维化瘢痕、骨化性肌炎、肿瘤压迫、子宫内膜异位症、腰椎间盘突出症等
- 部分为特发性。

临床特点

- 好发于中年人，女性多见，女：男约 6：1
- 临床表现为坐骨神经痛，包括下腰部或臀部疼痛、压痛和下肢放射痛，坐位或蹲坐时加重
- 体检压迫梨状肌时症状加重
- 梨状肌试验：患者仰卧时，患肢外旋，当旋转至中立位时诱发坐骨神经痛为阳性
- Lasegue 征：患肢处于屈髋伸膝位时诱发坐骨神经痛为阳性
- Freiberg 征：患侧髋关节被动内旋时诱发坐骨神经痛为阳性
- Pace 征及屈曲内收内旋（FAIR）试验：患肢处于屈髋屈膝位，内收、内旋患侧髋关节时诱发坐骨神经痛为阳性。

病理

- 解剖特点
  - 梨状肌起自盆腔后壁、第 2~4 骶椎的骶前孔外侧，向外穿坐骨大孔出盆腔，与坐骨大孔上、下缘之间各形成一间隙，分别称为梨状肌上、下孔
  - 坐骨神经变异：最常见的是单干经梨状肌下孔穿出盆腔至臀区，还有其他变异形成：单干穿梨状肌出盆腔；单干经梨状肌上孔出盆腔；神经干分为两支，一支穿梨状肌，另一支经梨状肌下孔或上孔出盆腔；神经干分为两支，一支穿梨状肌上孔，一支穿梨状肌下孔出盆腔
- 梨状肌的病理改变包括肥大、痉挛、挛缩、炎症或瘢痕形成等，压迫坐骨神经。

影像学

- 检查方法的优势
  - X 线可发现梨状肌或肌腱部位的钙化，除外局部畸形、骶髂关节及髋关节病变
  - CT 双侧对比观察梨状肌的异常，发现造成梨状肌下孔压迫的原因
  - MRI 可早期、准确发现病变，软组织分辨率高
- MRI
  - 梨状肌不对称，患侧肥大或挛缩，可有肌肉水肿
  - 坐骨神经干或分支走行于肌肉内
  - 坐骨神经增粗、T_2WI 信号增高，神经受压
  - 不同病因例如肿瘤、子宫内膜异位症等也可以看到原发病变的改变。

鉴别诊断

- 腰椎间盘突出或腰椎管狭窄：腰椎间盘及椎管狭窄明显，梨状肌未见明显异常，有些情况二者有交叉，难以鉴别。

诊断要点

- 坐骨神经痛
- 梨状肌解剖异常常见，坐骨神经增粗，信号增高
- 诊断困难，需排除诊断。

治疗及预后

- 保守治疗，根据病因抗炎、理疗、激素治疗
- MR 引导下局部麻醉药或激素注射治疗，肉毒素肌内注射治疗
- 外科松解。

参考文献

1. Petchprapa CN, Rosenberg ZS, Sconfienza LM, et al. MR imaging of entrapment neuropathies of the lower extremity. Part 1. The pelvis and hip. Radiographics, 2010, 30(4):983-1000.

2. Lindsey Cassidy, Andrew Walters, Kathleen Bubb, et al. Piriformis syndrome: implications of anatomical variations, diagnostic techniques, and treatment options. Surgical and Radiologic Anatomy, 2012, 34:479-486.

3. Danilo Jankovic, Philip Peng, André van Zundert. Brief review: Piriformis syndrome: etiology, diagnosis, and management. Canadian Journal of Anesthesia, 2013, 60(10):1003-1012.

（王　莹　张立华）

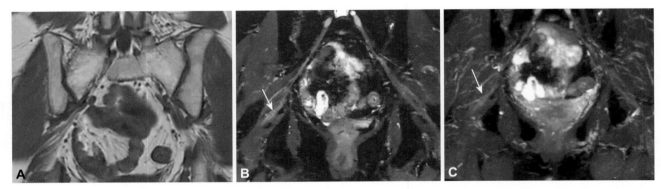

图 7-3-5-1　女，55 岁，右侧大腿疼痛，临床符合梨状肌综合征。A. 冠状位 T$_1$WI 显示双侧坐骨神经穿梨状肌走行，右侧较左侧略增粗，神经干分二支；B. STIR 冠状位显示右侧坐骨神经增粗，信号增高（箭）；C. MIP 成像显示右侧坐骨神经信号较对侧增高（箭）

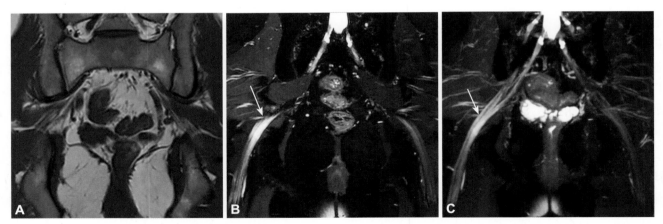

图 7-3-5-2　男，29 岁，右侧大腿疼痛，临床符合梨状肌综合征。A. 冠状位 T1WI 显示右侧梨状肌萎缩，坐骨神经穿梨状肌走形；B. STIR 冠状位显示右侧坐骨神经增粗，信号增高（箭）；C. MIP 成像显示右侧坐骨神经信号较对侧增高（箭）

第 8 章

系统性疾病的脊柱表现

8.1 系统性疾病的脊柱表现

8.1.1 肾性骨营养不良 (Renal osteodystrophy)

概述

- 由于慢性肾病引起钙磷代谢障碍、酸碱平衡失调和维生素 D 代谢异常、继发甲状旁腺功能亢进（甲旁亢）
- 慢性肾病 - 矿物质骨骼失调综合征的一种
- 约 84% 的慢性肾病 3～5 期患者出现此表现
- 长期透析治疗的患者比例达到 98%
- 包括肾小球性和肾小管性
- 主要导致骨软化/佝偻病、纤维囊性骨炎和骨硬化。

临床特点

- 骨痛最常见，起病隐匿
- 骨畸形在儿童中多见
- 骨强度降低，骨折风险增加
- 异位钙化。

病理

- 血磷、血钙、甲状旁腺激素和活性维生素 D 在此病中发挥重要的作用
- 骨骼再造过程失调，破骨细胞和成骨细胞活动的动态平衡被破坏。

影像学

- 肾性佝偻病、骨质软化，脊柱侧弯后凸畸形
- 继发甲旁亢相关表现
  - 骨质疏松：骨量减少易合并椎体压缩骨折
  - 骨膜下骨吸收
  - 软骨下骨及终板下骨的骨吸收：表现为椎间盘、终板侵蚀破坏伴骨硬化
  - 纤维囊性骨炎（棕色瘤）
- 骨质硬化：骨质密度弥漫增加，弥漫性、斑片状或夹心椎；MRI 椎体呈弥漫低信号
- 软组织内钙质沉积
- 淀粉样物质沉积在椎间盘、韧带，信号介于纤维软骨及肌肉信号之间

- 黄韧带骨化、椎弓板增厚及椎间小关节旁骨增生，共同导致脊髓压迫症。

鉴别诊断

- 原发性甲状旁腺功能亢进：常有甲状旁腺瘤，骨质疏松为主
- 骨质疏松症：常见于绝经后女性，以骨质疏松为主要症状，一般无骨质软化及继发甲状旁腺功能亢进、骨质硬化表现
- 氟骨症：骨膜增生明显，肌腱附着处见明显骨化，且有流行病史。

诊断要点

- 慢性肾病史
- 骨质密度增高或减低
- 容易压缩骨折
- 椎体密度增高或夹心椎
- 骨质软化导致侧弯后凸畸形，脊髓压迫症
- 诊断还要结合临床生化检查。

治疗及预后

- 治疗目的是保持正常的钙磷水平和正常的骨转化率
- 药物难以控制者，可进行甲状旁腺切除术
- 甲状旁腺经皮乙醇注射可作为甲状旁腺切除术的替代治疗。

参考文献

1. Connie Y.C, Daniel I. R, Deborah M. M, et al. Imaging findings of metabolic bone disease. Radio Graphics, 2016, 36(6):1871-1887.
2. C.Y. Lim, K.O. Ong. Various musculoskeletal manifestations of chronic renal insufficiency. Clin Radiol, 2013, 68(7):e397-e411.
3. V. Jevtic. Imaging of renal osteodystrophy. Eur J Radiol, 2003, 46(2):85-95.

（王　莹　张立华）

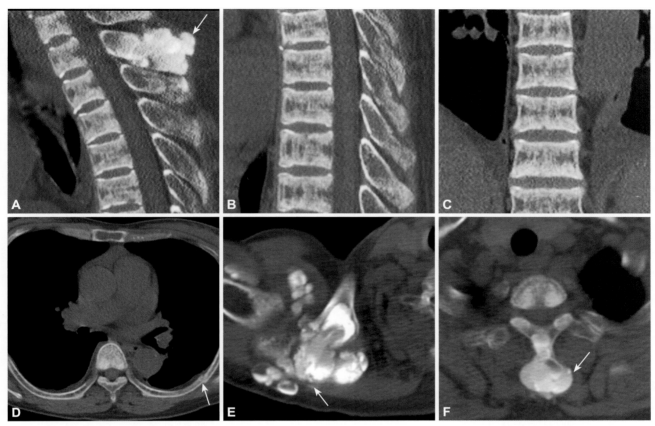

图 8.1.1-1 女，36 岁，肾性骨营养不良。A～C. CT 扫描显示颈胸椎及肋骨骨质密度弥漫不均匀增高；D. 示左侧第 7 肋骨骨折（箭）；E. 示右肩关节周围软组织内可见多发钙化（箭）；F. 示颈胸椎棘突周围软组织内可见多发钙化（箭）

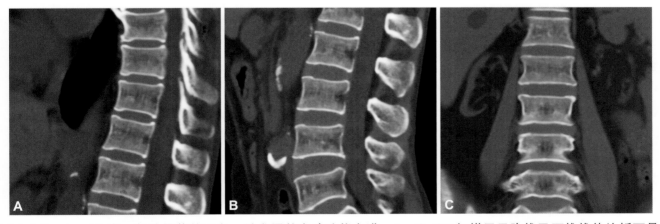

图 8.1.1-2 女，51 岁，肾性骨营养不良，继发甲状旁腺功能亢进。A～C. CT 扫描显示胸椎及腰椎椎体终板下骨质密度增高，中心密度正常，椎体呈夹心椎改变

8.1.2 甲状旁腺功能亢进
(Hyperparathyroidism)

概述

- 各种病因导致甲状旁腺激素水平升高，引起破骨细胞活动增强，引起全身多发骨质吸收破坏
- 属于代谢性骨病，可分为原发、继发和三发性
- 原发性的主要与甲状旁腺腺瘤、增生、腺癌相关
- 继发性的与肾衰竭相关
- 三发性是在继发性基础上发生，常见于慢性肾病和肾移植后，由于腺体受到持久刺激发展为功能自主的增生或肿瘤
- 多累及管状骨，以骨膜下骨吸收和纤维囊性骨炎为主
- 发生于脊柱者罕见，主要表现为溶骨性骨破坏。

临床特点

- 可发生于任何年龄
- 起病隐匿，早期多无症状
- 主要表现为全身多发骨痛
- 往往合并泌尿系结石及高钙血症
- 继发和三发性可合并骨质软化和 / 或骨质硬化
- 脊柱病变压迫脊髓时可引起相应神经系统症状
- 实验室检查：高血钙、低血磷、甲状旁腺激素（PTH）及碱性磷酸酶明显升高。

病理

- 纤维囊性骨炎指破骨并骨内膜组织代偿性增生，形成富于血管的纤维组织
- 棕色瘤：病灶内有含铁血黄素及多核巨细胞反应性增生，形成棕黄色结节
- 镜下可见被梭形成纤维细胞及含铁血黄素包绕的大量破骨细胞。

影像学

- 骨质疏松，骨质密度弥漫性减低
- 骨质硬化：骨小梁增厚、粗大，松质骨硬化
- 骨膜下骨质吸收
  - 骨皮质边缘侵蚀，破骨细胞活动主要聚集在骨皮质内外膜下所致
- 纤维囊性骨炎 / 棕色瘤
  - 低密度溶骨性骨质破坏，边界清楚，骨皮质膨胀变薄，一般无硬化边
  - 合并新鲜出血时可呈高密度
- 病变膨胀明显或合并病理性骨折时可导致椎管狭窄，硬膜囊及脊髓、神经根受压
- T_1WI 呈等或低信号
- T_2WI
  - 实性纤维成分及含铁血黄素表现为低信号
  - 囊变部分表现为不均匀高信号，可伴有液 - 液平面形成
- 增强扫描
  - 实性成分早期强化，延迟期可见实性成分及分隔强化
- 骨扫描：多发放射性浓聚，可出现"超级骨显像"。

鉴别诊断

- 多发性骨髓瘤：均可表现为骨质疏松及骨破坏，需结合实验室检查
- 转移瘤：有原发瘤病史、T_2WI 高信号多见，边界不清，常有软组织肿块。

诊断要点

- 中年女性多见
- PTH 水平异常，高血钙，低血磷
- 往往合并泌尿系结石及高钙血症
- 全身骨量减少、松质骨硬化、皮质骨松化
- 特征性表现为骨膜下骨吸收
- 棕色瘤表现为膨胀性、溶骨性骨质破坏。

治疗及预后

- 手术切除甲状旁腺
- 钙盐替代治疗
- 手术解除神经压迫症状。

参考文献

1. Colucci P G, Schweitzer A D, Saab J, et al. Imaging findings of spinal brown tumors: a rare but important cause of pathologic fracture and spinal cord compression. Clinical Imaging, 2015, 40(5):865.

2. Morán L M, Moeinvaziri M, Fernández A, et al. Multiple brown tumors mistaken for bone metastases. Computed tomography imaging findings. Egyptian Journal of Radiology & Nuclear Medicine, 2016, 47(2):537-541.

（陈慧莹　张立华）

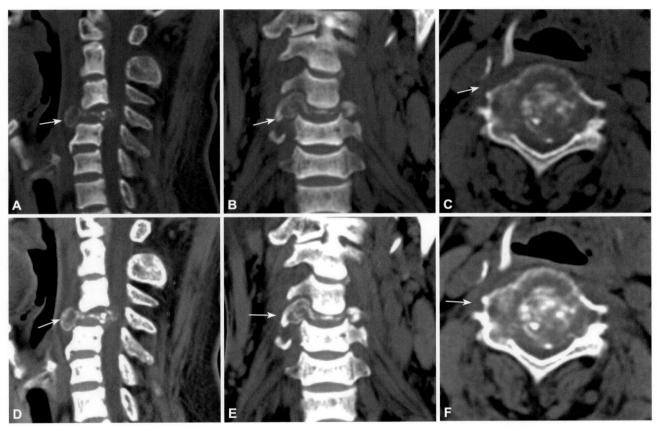

图 8.1.2-1　男，42 岁，三发性甲状旁腺功能亢进（患者有肾衰竭病史，超声显示甲状旁腺增生）。A、B. 颈椎 CT 矢状位及冠状位显示 C4 椎体明显压缩变扁，椎体前后径增加，椎体溶骨性骨质破坏（箭）；C. 轴位重建显示 C4 椎体及附件溶骨性骨质破坏，周围骨皮质变薄（箭）；D ~ F. 颈椎 CT 矢状位、冠状位、横轴位软组织窗重建，显示病变周围未见明显软组织肿块（箭）

8.1.3 痛风 (Gout)

概述

- 嘌呤代谢异常引起的血尿酸浓度增高
- 尿酸盐的沉积引起反复发作的急性或慢性痛风性关节炎、关节畸形
- 主要累及四肢关节，第一跖趾关节最常受累
- 累及脊柱者罕见，常与四肢关节的痛风病变并存。

临床特点

- 中老年男性以及绝经后的女性
- 男女发病率约为 20：1
- 急性期局部红、肿、热、剧烈疼痛
- 颈项或腰背部疼痛、活动功能障碍
- 神经压迫症状
- 20% ~ 25% 有尿酸性肾病、急性梗阻性肾病和尿路结石
- 血清尿酸增高。

病理

- 尿酸结晶沉着引起软组织肿胀和炎性反应
- 软骨及软骨下骨质吸收、破坏伴骨质增生和骨赘形成
- 关节内针状尿酸盐结晶沉着、浆液纤维素和中性粒细胞渗出
- 滑膜增殖形成肉芽组织性血管翳，侵蚀关节软骨和软骨下骨质。

影像学

- 主要累及下腰椎，其次为颈椎，胸椎少见
- 齿突骨质侵蚀，寰枢椎半脱位
- 椎间隙变窄，椎体终板穿凿样骨质破坏
- 骨质破坏边缘硬化、突出，呈"悬挂征"
- 小关节及韧带侵蚀破坏，可出现腰椎滑脱
- 邻近骨质密度正常，不引起骨质疏松
- 关节周围可见软组织肿块（痛风石），略高于肌肉密度
- 痛风石 T_1WI 呈低到中等信号

- T_2WI 呈不均匀高到低信号
- 增强边缘强化为其特征。

鉴别诊断

- 椎间盘感染：终板骨质侵蚀，椎间盘 T2/STIR 信号增高，增强明显强化，脓肿液化区无强化
- 夏科氏关节（Charcot 病变）：广泛骨质破坏、碎裂，骨结构紊乱
- 假痛风：又称二羟焦磷酸钙沉着症（Calcium pyrophosphate dihydrate, CPPD）或软骨钙化症
  - 急性或慢性关节炎发作，症状类似于痛风，老年患者多见
  - 由二羟焦磷酸钙沉积于关节及关节周围软组织引起的关节炎症反应及破坏
  - 病变主要位于纤维软骨和透明软骨，肌腱、韧带软骨样化生区域
  - 常累及四肢关节，膝关节半月板及腕关节的三角纤维软骨盘
  - 表现为关节透明软骨及纤维软骨钙化并软骨下骨质增生、囊变
  - 累及脊柱者颈椎多见，表现为寰枢横韧带或黄韧带多发点状钙化
  - MRI 表现为黄韧带肥厚。

诊断要点

- 椎体终板穿凿样骨质破坏区，边缘见悬挂征
- 周围骨质密度正常，不引起骨质疏松
- 关节周围高于肌肉密度的软组织肿块（痛风石），T_1WI 呈低到中等信号，T_2WI 呈不均匀信号
- 病变特征性边缘强化。

治疗及预后

- 非甾体类抗炎药
- 秋水仙碱
- 抑制尿酸合成的药物
- 促进尿酸排泌的药物

- 手术解除神经压迫症状。

参考文献

1. Coulier B, Tancredi MH. Articular tophaceous gout of the cervical spine: CT diagnosis. JBR-BTR. 2010, 93(6):325.

2. Hsu CY, Shih TT, Huang KM, et al. Tophaceous gout of the spine: MR imaging features. Clin Radiol, 2002, 57(10):919-25.

3. Sekijima Y, Yoshida T, Ikeda S I. CPPD crystal deposition disease of the cervical spine: A common cause of acute neck pain encountered in the neurology department. J Neurol Sci, 2010, 296(1-2):79-82.

4. Baty V, Prost B, Jouvet A, et al. Acute spinal cord compression and calcium pyrophosphate deposition disease: Case illustration. J Neurosurg, 2003, 99(2): 240-240.

（陈慧莹 田春艳 张立华）

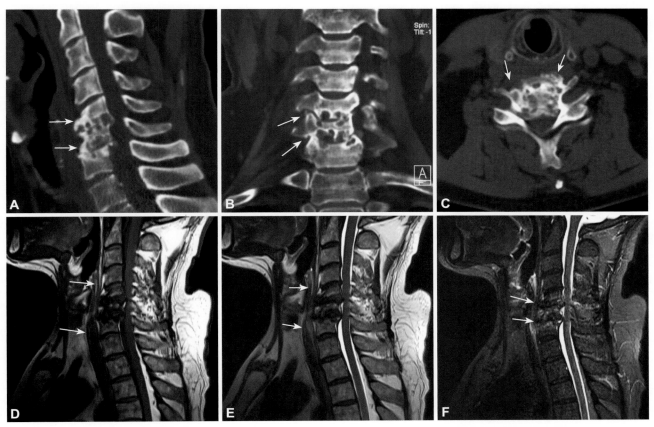

图 8.1.3-1 男，54 岁，痛风。A ~ C. 颈椎 CT 重建显示 C$_{5-7}$（箭）椎体终板处见穿凿样骨质破坏区，边缘锐利，可见"鸟嘴"样骨赘，伴有反应性骨质硬化，相应椎间隙明显变窄，颈前软组织略肿胀；D ~ F. 颈椎 MRI 矢状位（T$_1$WI、T$_2$WI、抑脂 T$_2$WI）显示 C$_{5-7}$ 椎间盘呈混杂稍低信号，终板骨质破坏，呈混杂稍低信号，相应椎管狭窄，硬膜囊明显受压

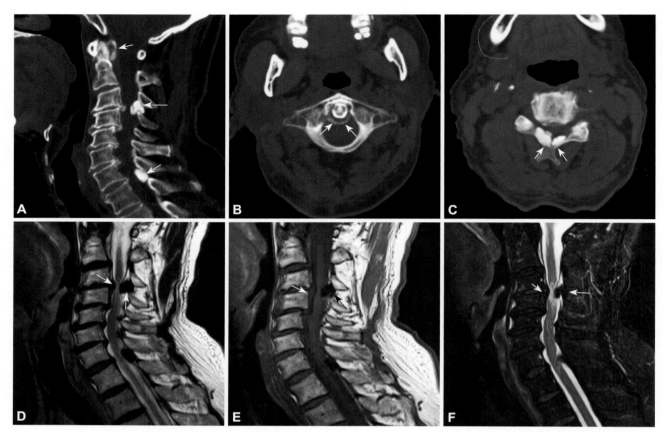

图 8.1.3-2　男，73 岁，寰枢横韧带及颈椎黄韧带 CPPD。A～C. 矢状位及轴位 CT 重建显示寰枢横韧带、C3-4、C7-T1 黄韧带多发条状、斑点状高密度影（箭）；D~F. 矢状位 T2WI、T1WI、T2 脂肪抑制序列显示椎管狭窄，硬膜囊及颈髓受压，C3-4 水平颈髓内见高 T2 水肿信号（箭）

8.1.4 畸形性骨炎 (Paget's disease)

概述

- 1877 年 Sir James Paget 首次报道
- 属于慢性进行性骨代谢异常疾病，可引起骨膨大及骨变形
- 病因不清，最近认为属于炎症性疾病
- 白种人好发，亚洲人及非洲人少见
- 骨盆、长骨、颅骨、脊柱是其好发部位
- 多骨受累多见，近一半累及脊柱
- 可连续累及多个脊柱节段
- 最常受累的是腰椎（58%），特别是 L4 和 L5，胸椎（30%），骶椎及颈椎较少
- 可发生肉瘤变，占 0.1%～0.7%
- 脊柱恶变的文献报道仅有 13 例，主要位于腰骶椎。

临床特点

- 40 岁以上男性多见
- 通常无明显临床症状，多为偶然发现
- 有症状者，疼痛症状一般较轻
- 脊髓和神经根压迫症状
- 实验室检查血碱性磷酸酶常显著升高，特别是在多骨受累的患者。

病理

- 成骨和破骨活动的异常加速，分四个阶段：
  - 溶骨阶段：破骨细胞增多，大量骨吸收，以局限性骨质疏松为表现，多见于颅骨
  - 溶骨和成骨混合阶段：破骨细胞减少，成骨细胞逐渐增多，可见骨膨大
  - 成骨硬化阶段：细胞活动相对减少，骨破坏停止，成骨继续进行，可表现为象牙椎
  - 恶变：部分可恶变为肉瘤。

影像学

- 多房囊样改变最常见，薄硬化边及残存的骨小梁构成囊壁，松质骨被软组织密度影替代，椎体及椎弓根均可见
- 网格状改变：增厚交叉的骨小梁
- 弥漫骨质硬化呈象牙椎
- 椎体画框样改变：由于骨膜表面骨质沉积而形成
- 骨小梁增厚，水平方向排列或向椎弓根聚集
- 椎体膨大，也可表现为椎体双凹变形、椎体前缘凹陷消失
- 粗大紊乱的骨小梁及骨质硬化区于所有序列上均呈低信号，边界清楚
- "朽木征"：在 T_1WI 或 T_2WI 上患骨内低信号的粗大而紊乱骨小梁结构在高信号的骨髓组织内纵横交错
- 早期骨髓无明显异常，中期可出现骨髓水肿，表现为长 T_1 长 T_2 信号。

鉴别诊断

- 椎体血管瘤：增粗的骨小梁垂直排列，椎体大小正常，无椎体膨出性改变，椎体终板无硬化性病变
- 椎体硬化型的需与椎体转移瘤及淋巴瘤鉴别：后二者椎体前缘均无增大；淋巴瘤以中青年患者多见，椎旁软组织肿块比较常见，与 Paget 病不同。

诊断要点

- 慢性病程，中老年患者好发
- 椎体、椎弓膨大、骨小梁增粗
- 椎体多房囊状、网格样改变或弥漫骨硬化
- 画框椎、象牙椎、双凹变形椎
- 粗大紊乱的骨小梁及骨质硬化区于所有序列上均呈低信号。

治疗及预后

- 鲑鱼降钙素和二膦酸盐制剂抑制骨吸收
- 患者疼痛严重、负重骨畸形、出现病理性骨折或出现严重合并症而影响功能或生活质量时，可考虑进行手术治疗缓解症状。

参考文献

1. C.Dell'Atti, V.N.Cassar-Pullicino, R.K.Lalam, et al. The spine in Pagets disease. Skeletal Radiology, 2007, 36(7):609-626.

2. Anthony Dohanab, Caroline Parlier-Cuaubc, Rachid Kacid, et al. Vertebral involvement in Paget's disease: Morphological classification of CT and MR appearances.Joint Bone Spine, 2014, 82(1):18-24.

（王　莹　张立华）

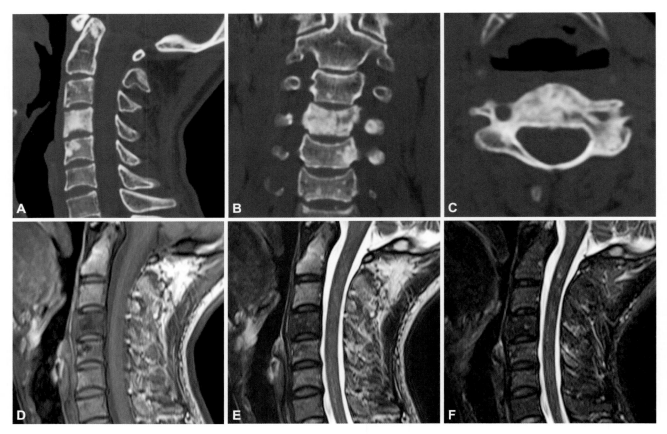

图 8.1.4-1　男，31 岁，颈椎 Paget 病。A～C. CT 扫描显示颈椎 C$_{4-6}$ 椎体及附件区骨质密度不均增高，可见斑片状高密度影，椎体形态未见明显异常；D、E. T$_1$WI 和 T$_2$WI 颈椎 C$_{4-6}$ 椎体可见斑片状长 T$_1$ 短 T$_2$ 低信号影；F. 抑脂序列椎体信号未见明显增高，附件周围软组织可见水肿高信号

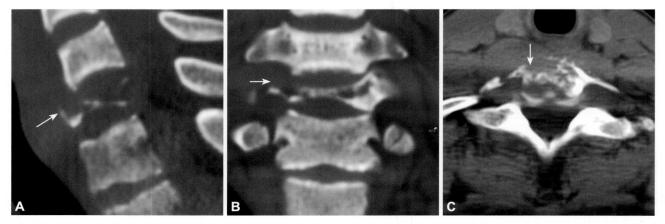

图 8.1.4-2　男，15 岁，颈椎 Paget 病。A～C. CT 扫描显示 C$_7$ 椎体及右侧附件呈溶骨性破坏，骨皮质连续性中断，椎体压缩变扁，骨质破坏区可见软组织肿块影（箭）

8.1.5 SAPHO 综合征 (Synovitis, acne, pustulosis, hyperostosis, and osteitis syndrome)

概述
- 是一组伴皮肤病损的无菌性骨关节炎
- 骨病变往往与皮肤和肠道病变同时发生
- 包括滑膜炎、痤疮、脓疱病、骨肥厚及骨炎
- 发病率约 1/10 000，属于自身免疫性骨病
- 发病机制不明，认为是在基因易感性前提下，机体感染后发生过度免疫，导致反应性骨炎
- 可累及前胸壁、脊柱、骨盆和长骨
- 骨盆以骶髂关节受累多见，非对称受累
- 前胸壁以胸锁关节（60%~90%）常见，其次为上部的胸肋关节及胸骨柄胸骨软骨关节
- 30%~50% 累及脊柱，仅次于胸锁关节
- 胸椎最常见，其次为腰椎及颈椎。

临床特点
- 多见于中青年女性
- 主要表现为疼痛，夜间明显，并可持续数年
- 皮肤痤疮及掌跖部脓疱
- 病变呈迁延性和自限性
- 病变间断复发和缓解。

病理
- 特征性改变为无菌性骨炎
  - 早期：中性粒细胞聚集伴骨髓水肿及反应性骨质增生
  - 中期：淋巴细胞为主的慢性炎症
  - 晚期：骨质硬化、骨髓纤维化及轻微炎症。

影像学
- 总体特征：早期骨质破坏，晚期骨质增生硬化
- 椎体病变
  - 椎体角局部骨侵蚀，可波及椎体终板和（或）椎体前缘骨皮质
  - 急性期骨髓水肿呈高 T_2 信号
  - 连续累及多个椎体呈半环征，认为较具有特征性
  - 增强扫描可见强化

- 非特异性间盘炎
  - 椎间隙正常或轻度狭窄
  - 椎间盘 T_2 信号增高
  - 周围软组织轻度水肿
- 骨质硬化
  - 一般始自椎体终板侵蚀下方，逐渐累及单个椎体或多个椎体
- 椎旁骨化
  - 非边缘性、非对称性韧带骨赘
  - 可伴有骨桥形成
- 骶髂关节炎
  - 单侧受累多见
  - 关节面骨质增生硬化，髂骨面明显。

鉴别诊断
- 感染：化脓性骨破坏较严重，病变周围软组织水肿较重；结核椎旁脓肿常见，常合并后突畸形；SAPHO 往往表现为椎旁软组织水肿或增厚，与化脓和结核均不同
- 间盘炎：表现为间盘信号增高，与 SAPHO 的间盘累及表现相似，需结合患者病史，化脓性间盘炎往往有间盘介入治疗的病史，同时需结合临床表现
- 慢性多灶性骨髓炎（chronic recurrent multifocal osteomyelitis，CRMO）：二者均属于自身免疫性骨炎，CRMO 儿童常见，四肢长骨受累多见；皮肤病变往往在成人后出现；一般不累及四肢关节。

诊断要点
- 中青年女性多见
- 骨病变伴或不伴皮肤病变
- 骨硬化和骨肥厚位于特定部位
- 累及椎体、间盘、椎旁韧带及骶髂关节
- 累及多个相邻椎体、可伴椎旁软组织增厚
- 需要长期观察随访，并排除其他疾病
- 没有皮肤病变并不能排除 SAPHO 的诊断。

治疗及预后

- 慢性进展性病程
- 非甾体类抗炎药
- 甲氨蝶呤及糖皮质激素。

参考文献

1. Zimmermann P, Curtis N. Synovitis, acne, pustulosis, hyperostosis, and osteitis (SAPHO) syndrome-A challenging diagnosis not to be missed. J Infect, 2016, 72:S106-S114.

（陈慧莹　张立华）

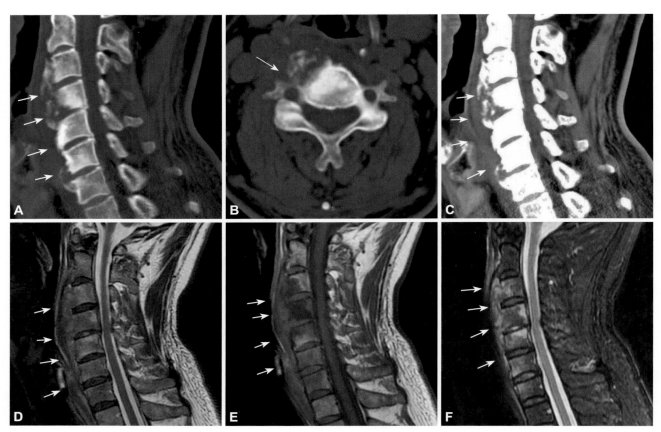

图 8.1.5-1 男，55 岁，SAPHO 综合征。A、B. 颈椎 CT 重建显示 C3-7 椎体骨质密度增高（箭），椎体右缘骨质破坏，前纵韧带骨化，骨桥形成（箭）；C. 颈椎 CT 矢状位软组织窗重建显示椎前软组织轻度肿胀、增厚（箭）；D～F. 颈椎 MR 矢状位 T2WI、T1WI 及 T2 脂肪抑制序列显示 C3-7 椎体信号混杂，椎体缘及终板下见高 T2 水肿信号，椎前软组织轻度肿胀（箭）

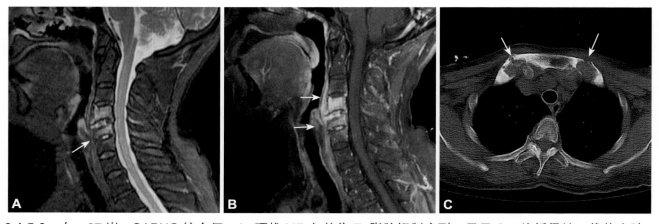

图 8.1.5-2 女，67 岁，SAPHO 综合征。A. 颈椎 MR 矢状位 T2 脂肪抑制序列，显示 C4-6 终板侵蚀，椎体水肿，C5 椎体轻度压缩，椎前软组织轻度肿胀（箭）；B. 颈椎 MR 矢状位 T1 增强序列，显示病变可见强化（箭）；C. 胸锁关节 CT 横轴位骨窗，显示双侧胸锁关节骨质增厚、硬化，局部骨质侵蚀（箭）

8.1.6 氟骨症 (Skeletal fluorosis)

概述
- 长期摄入过量氟化物导致的慢性骨病
- 发病呈地方性，多与氟化物污染水源有关
- 四肢骨及中轴骨均可受累
- 多伴有氟斑牙，具有早期诊断意义。

临床特点
- 受累部位持续性疼痛
- 严重时可出现脊柱僵直、活动受限
- 脊髓或神经根受压症状。

病理
- 过量氟沉积于骨，降低骨溶解，同时刺激成骨细胞活动，骨生成增加，骨质硬化
- 骨钙释放减少、成骨活跃、钙需要量增加，血钙降低
  - 继发甲旁亢，破骨细胞活动增强，骨质疏松
  - 骨基质矿化不良，骨质软化
- 骨转换增加，松质骨硬化及皮质骨疏松、骨质软化常混合存在
- 氟化钙沉积于骨周韧带附着点，韧带骨化。

影像学
- 硬化型
  - 骨质硬化为主
  - 颈椎最常见，其次为胸椎、腰椎
  - 椎体骨密度增高，骨小梁增粗、结构紊乱
  - 严重者呈象牙质改变
- 疏松型
  - 骨质疏松为主
  - 腰椎常见，胸椎次之
  - 椎体骨密度减低，骨小梁增粗、稀疏
  - 可见少许稍高密度沙砾状骨结构
- 混合型
  - 各部位兼有骨质硬化、疏松及软化
  - 骨质软化表现为骨密度减低，骨小梁模糊，椎体双凹变
  - 骨转换增强时出现松质骨硬化，皮质骨松化
- 韧带骨化
  - 椎骨周围韧带均可受累，以前纵韧带骨化最常见
  - 早期仅为斑点状、结节样钙化，逐渐发展为斑片状、长条状钙化，严重者可呈"竹节椎"
  - 后纵韧带及黄韧带骨化可导致椎管狭窄，脊髓及神经根受压
- 脊柱退变
  - 椎体边缘骨质增生，骨赘、骨桥形成
  - 椎小关节增生、肥大
- 骨质硬化及韧带骨化均表现为低 T_1 低 T_2 信号
- MRI 可较好显示脊髓及神经根受压情况
- 脊髓水肿或变性提示预后不良。

鉴别诊断
- 成骨性转移瘤：一般有原发肿瘤病史，不伴有骨周围软组织钙化
- 石骨症：先天性疾病，全身骨骼均匀致密，脊柱呈夹心椎
- 肾性骨营养不良：一般无高氟地区生活史，氟中毒流行区二者不易鉴别。

诊断要点
- 地方性氟骨病流行区生活史或高氟环境作业
- 骨质硬化伴疏松、软化
- 骨周韧带骨化。

治疗及预后
- 减少氟摄入
- 氟拮抗性药物，如钙剂、镁剂
- 中药制剂，如马钱子。

参考文献

1. Nikhil N, Nikhil G.Radiology of skeletal fluorosis: a review. review Ann Orthop Rheumatol, 2016, 4(1):1069.

2. Hafsa C, zaghouani H, kriaa S, et al. Spinal cord compression revealing fluorosis. Joint Bone Spine, 2008, 75(1):91-93.

（陈慧莹　张立华）

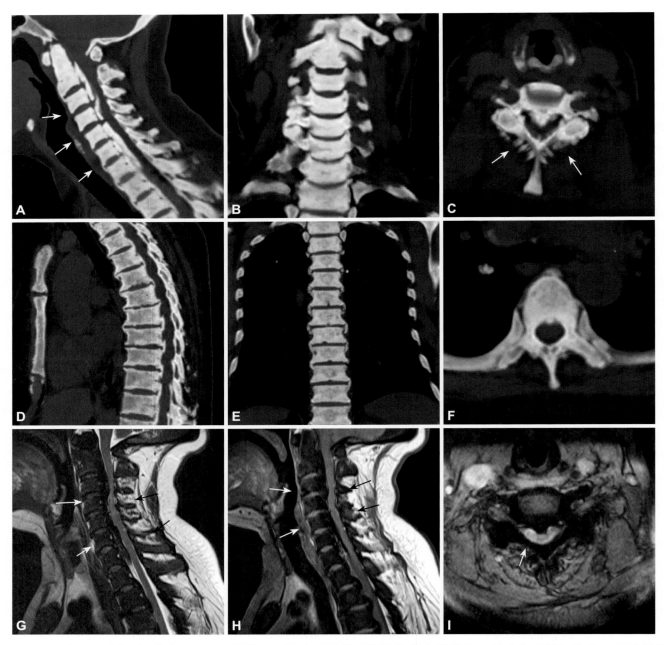

图 **8.1.6-1**　女，52 岁，氟骨症。A～C. 颈椎 CT 重建显示椎骨弥漫性骨密度增高，呈"象牙椎"改变，后纵韧带、黄韧带、棘间韧带广泛骨化，椎管狭窄（箭）；D～F. 胸椎 CT 重建显示椎体骨密度弥漫增高、韧带骨化；G、H. 颈椎矢状位 T₂WI 和 T₁WI 显示椎体信号弥漫减低，韧带骨化呈低信号，继发椎管狭窄，硬膜囊及脊髓受压；I. 轴位 T₂WI 显示增厚的后纵韧带压迫脊髓，脊髓水肿（箭）

8.1.7 石骨症 (Osteopetrosis)

概述
- 又称骨硬化症或大理石骨病（marble bone disease），是一种以弥漫骨质密度增高为特征的遗传性骨病
- 主要为破骨细胞对原始松质骨吸收减少所致
- 遗传方式有常染色体显性及隐性遗传、X性染色体连锁遗传
- 罕见，发病率1/（20 000～250 000）
- 临床主要分为三种类型，以常染色体显性良性型多见，主要见于成人。

临床特点
- 常染色体隐性致死型（恶性型或婴儿型）
  - 早期发病，可致死
  - 发育不良，身材矮小
  - 骨髓腔减小，造血功能低下，贫血，血小板减低及反复感染
  - 颅骨硬化肥厚，脑积水及脑神经压迫症状
  - 肝脾大
  - 低钙血症，继发手足搐搦
- 常染色体显性良性型（成人型）
  - 多无症状，发病较晚
  - 轻度贫血
  - 病理性骨折，骨髓炎（下颌骨好发）
  - 脑神经受累症状，耳聋或面瘫
- 常染色体隐性中间型
  - 罕见，儿童期发病
  - 身材矮小
  - 贫血，肝脾大
  - 病理性骨折
  - 病情隐匿，可长期存活。

病理
- 主要为各种基因突变引起的破骨细胞功能障碍，导致骨质硬化
  - 分化缺陷，破骨细胞减少或缺乏
  - 骨吸收功能缺陷，破骨细胞正常或增多
- 次要因素为基因突变导致的骨形成增强。

影像学
- 全身骨骼密度增高，包括中轴骨和四肢骨
- 病变程度可不同，可表现为大理石骨
- 颅骨增厚、致密，乳突及鼻旁窦气化不良
- 椎体表现为不均匀致密硬化
- "三明治"/"夹心椎"改变：椎体终板骨化，中央呈低密度透亮带
- "骨中骨"改变：椎体两端硬化带与透亮带交替出现，椎体内可见一个"较早期椎体"。

鉴别诊断
- 致密性成骨不全症：常染色体隐性遗传性骨病，X线表现为骨质硬化，脊椎发育不良导致椎体扁平
- 氟骨症：地方流行性，骨质密度不均匀增高，无"三明治"或"骨中骨"样改变。

诊断要点
- 全身骨骼弥漫硬化
- 椎体致密硬化，呈"三明治"样或"骨中骨"改变
- 外周骨弥漫性骨质硬化，皮髓质分界不清。

治疗及预后
- 对症治疗，纠正贫血及低钙血症
- 骨髓移植
- 骨髓移植无效者糖皮质激素治疗。

参考文献
1. Stark Z, Savarirayan R. Osteopetrosis. Orphanet J Rare Dis, 2009, 4(1):1-12.
2. El-Sobky T A, Elsobky E, Sadek I, et al. A case of infantile osteopetrosis: The radioclinical features with literature update. Bone Rep, 2016, 4:11-16.

（陈慧莹 张立华）

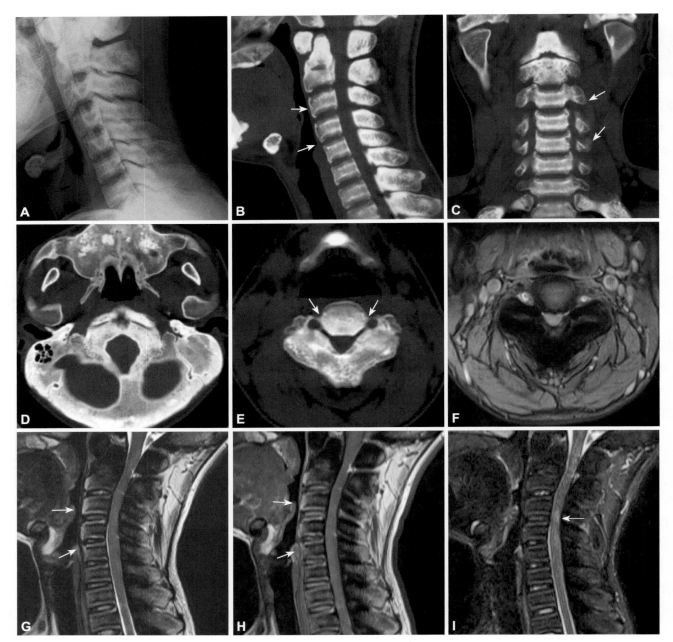

图 8.1.7-1 男，21 岁，石骨症。A. 颈椎 X 线侧位，显示椎体骨质密度增高，椎体内见"骨中骨"表现；B ~ C. 颈椎 CT 矢状位、冠状位骨窗重建，显示椎体骨质密度增高，椎体内"早期椎体"或"骨中骨"表现更加清晰；D. 颅底骨骨质密度不均匀增高。E. 轴位颈椎 CT 显示椎板及附件弥漫增厚硬化，椎管狭窄（箭）；F. 颈椎轴位 T₂ 脂肪抑制序列显示椎骨增厚，椎管狭窄，颈髓局部受压、信号增高；G ~ I. 颈椎 MR 矢状位 T₂WI、T₁WI 及 T₂ 脂肪抑制序列，清晰显示椎体呈骨中骨表现，局部脊髓可见受压、信号增高（箭）

8.1.8 髓外造血
(Extramedullary hematopoiesis, EMH)

概述

- 骨髓造血功能损害或不足时，骨髓外组织补偿造血产生新的造血灶
- 主要继发于严重贫血，以慢性溶血性贫血患者多见
- 可见于地中海贫血、骨髓纤维化、真性红细胞增多症、淋巴瘤及白血病
- 往往伴肝、脾、淋巴结肿大
- EMH 以胸椎相对常见，其次为腰椎，可位于硬膜外脊柱旁或椎管内硬膜外
- EMH 见于脊柱旁的发生机制存在两种假说：椎骨或肋骨造血组织外移或硬膜外存在胚胎时期造血组织残存物。

临床特点

- 男女比例 5：1，高峰发病年龄 20～40 岁
- 主要见于地中海贫血，其中中间型发生率高达 20%
- 80% 除贫血外无其他典型临床症状
- 压迫脊髓及神经时可出现相应症状，与病变大小、位置及脊髓压迫程度相关。

病理

- 镜下：早期可见成熟及不成熟的红系及髓系细胞组成的造血组织及红细胞前体；晚期主要为脂肪 / 纤维组织 / 含铁血黄素。

影像学

- 病变位于脊柱旁或椎管内，以前者相对多见，呈假肿瘤样表现
- 病变边界比较清晰，常多发，位于脊柱两侧或单侧
- 不伴骨质破坏，很少合并病理骨折
- 病变不同时期影像表现不同
- 新鲜活动性髓外造血病灶含血管较多
  - CT 呈等密度
  - MRI 呈等 T_1 等 T_2 信号
  - 增强扫描呈中度强化
- 陈旧病灶含较多脂肪组织及含铁血黄素
  - 脂肪组织为主时 T_1 和 T_2 呈高信号，脂肪抑制序列呈低信号
  - 含铁血黄素沉积为主时 MRI 呈低信号
  - 增强扫描不强化
  - 病灶周围可见纤维假囊包裹
- 活动性及非活动性病变同时存在呈混杂密度或信号
- 输血治疗后病灶体积缩小，铁沉积量增加，病变信号减低。

鉴别诊断

- 单发单侧的 EMH 需与神经源性肿瘤鉴别，结合贫血病史，不难鉴别
- 活动期病变需与肿瘤性及感染性病变鉴别：需结合信号及增强特点及贫血病史进行鉴别。

诊断要点

- 贫血病史
- 脊柱旁多发结节状、分叶状软组织影
- 不同时期病变密度或信号不同
- 信号特点与脂肪和含铁血黄素沉积比例有关
- 活动期病变可以强化，非活动期不强化。

治疗及预后

- 纠正贫血
- 无症状者无需治疗
- 有神经压迫症状可放疗或手术切除。

参考文献

1. Delavaud C, Lincot J, Debray M P, et al. Paravertebral extramedullary hematopoiesis. Diagn Interv Imaging, 2014, 95(4):457.
2. Tsitouridis J, Stamos S, Hassapopoulou E, et al. Extramedullary paraspinal hematopoiesis in thalassemia: CT and MRI

evaluation. Eur J Radiol, 1999, 30(1):33.

3. Calistri L, Pieri L, Santi R, et al. MR imaging in non-hepatosplenic extramedullary hematopoiesis in primary myelofibrosis. Am J Hematol, 2016, 91(10):1062-1063.

（陈慧莹　张立华）

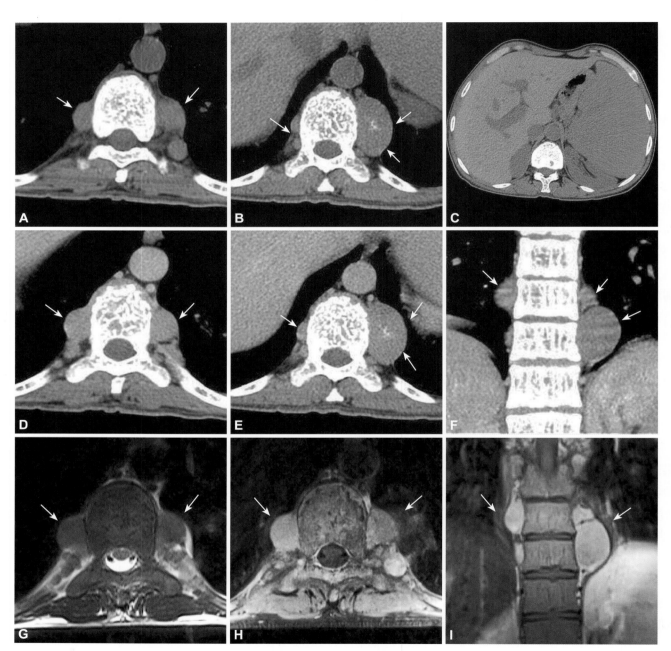

图 8.1.8-1　男，32 岁，髓外造血。A、B. 胸椎 CT 平扫显示 T8-10 椎体水平双侧椎旁软组织内多发类圆形等密度软组织影，边缘清楚，部分中央可见钙化（箭）；C. 腹部 CT 显示肝、脾大；D～F. 胸椎 CT 增强扫描横轴位、冠状位重建，显示病灶可见强化（箭）；G. 胸椎 MRI 横轴位 T2WI 显示胸椎旁病变呈稍高 T2 信号（箭）；H、I. MR 增强显示胸椎旁软组织中等程度均匀强化（箭）

8.1.9 骨髓纤维化
(Myelofibrosis)

概述

- 一种慢性骨髓增生性疾病
- 正常骨髓造血组织被大量纤维组织替代
- 肝、脾、淋巴结等组织或器官髓外造血
- 可分为原发性和继发性
- 大部分为原发性的不明原因的骨髓多能造血干细胞异常
- 继发性的主要见于造血系统病变，如白血病、骨髓瘤，以及化学药物中毒及射线损伤等
- 80% 可伴有骨小梁增粗，骨质硬化。

临床特点

- 发病中位年龄为 60 岁
- 主要表现为进行性贫血
- 肝、脾、淋巴结肿大等髓外造血表现
- 全身性症状、恶病质。

病理

- 骨髓多能造血干细胞恶性增殖形成髓样化生灶，释放多种细胞因子刺激纤维及血管增生
- 镜下可见骨髓内脂肪及造血组织被大量胶原纤维替代。

影像学

- 骨髓腔硬化，骨小梁增厚
- 骨髓内纤维组织呈不均匀低 T_1 低 T_2 信号
- STIR 序列轻 - 中度纤维化呈高信号，重度纤维化呈低信号
- 多个椎体连续性改变
- 增强扫描可见强化

- 继发缺血梗死时不强化。

鉴别诊断

- 成骨性转移：一般有原发病灶，病变椎体可呈跳跃性分布
- 其他骨髓增生性疾病：T_2WI 多呈高信号。

诊断要点

- 临床存在进行性贫血
- 多个椎体连续性病变
- 骨小梁增厚，骨质硬化
- MRI 呈弥漫性低 T_1 低 T_2 信号。

治疗及预后

- 纠正贫血
- 骨髓移植。

参考文献

1. Guermazi A, Kerviler E D, Cazalshatem D, et al. Imaging findings in patients with myelofibrosis. Eur Radiol, 1999, 9(7):1366-1375.
2. Amano Y, Onda M, Amano M, et al. Magnetic resonance imaging of myelofibrosis. STIR and gadolinium-enhanced MR images.Clin Imaging, 1997, 21(4):264-8.
3. Rozman C, Cervantes F, Rozman M, et al. Magnetic resonance imaging in myelofibrosis and essential thrombocythaemia: contribution to differential diagnosis. Br J Haematol, 1999, 104(3):574-80.

（陈慧莹　张立华）

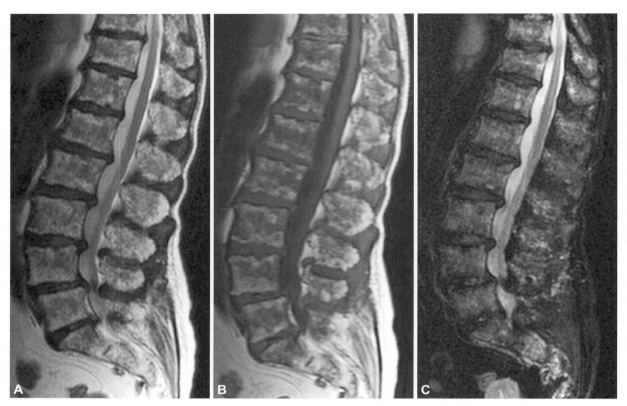

图 8.1.9-1　女，72 岁，慢性骨髓纤维化。A～C. 腰椎 MRI 矢状位（T₂WI、T₁WI、T₂WI 抑脂序列）显示腰椎弥漫性不均匀短 T₁ 短 T₂ 信号改变，抑脂像呈不均匀高信号

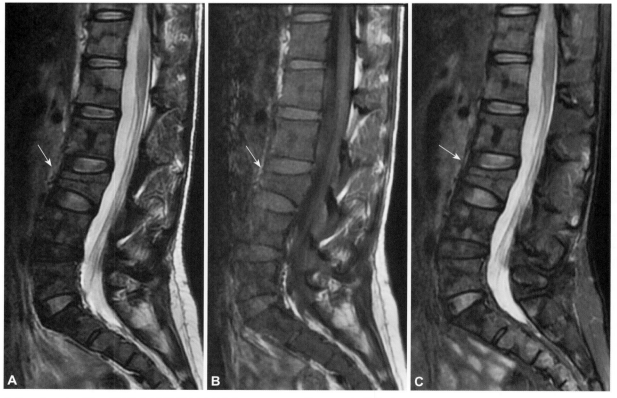

图 8.1.9-2　女，35 岁，淋巴瘤继发骨髓纤维化。A～C. 腰椎 MRI 矢状位（T₂WI、T₁WI、T₂WI 抑脂序列）显示腰椎不均匀斑片状长 T₁ 短 T₂ 信号改变，抑脂像呈不均匀低或高信号，L₃ 椎体压缩骨折（箭）

8.1.10 放疗后骨髓改变
(Radiation therapy changes in bone marrow)

概述
- 放疗时对放射野内正常骨髓的损伤，造血细胞凋亡及脂肪组织浸润
- 病变局限于放射野内，边界清晰
- 放射野外骨质无相同改变
- 最早在放疗后 2 周左右出现 MRI 信号异常，逐渐进展，放疗停止后可持续 2 年以上。

临床特点
- 一般无特异性症状
- 有明显疼痛症状者应警惕肿瘤进展或机能不全性骨折。

病理
- 早期骨髓充血水肿及小血管损伤、出血，造血细胞凋亡后脂肪浸润
- 后期小血管闭塞，造血细胞衰竭，大量脂肪组织替代，髓腔完全脂肪化。

影像学
- 椎体形态正常，信号异常，主要表现为脂肪化
- 骨髓 T_1、T_2 信号较放疗前增高
- 放疗开始 6 周内信号升高明显，其后缓慢增至最大值
- STIR 序列早期呈高信号，完全脂肪化时呈低信号
- 增强扫描不伴异常强化
- 放疗后可并发机能不全性骨折，以骶骨多见，主要见于盆腔照射者
- 骨折线在骶骨往往呈对称分布，呈纵向线状低信号，周围可见骨髓水肿
- MRI 可较敏感发现骨折线及骨髓水肿。

鉴别诊断
- 骨转移瘤或骨肿瘤浸润
  - 脂肪组织被肿瘤组织替代，含水量增加，呈长 T_1 长 T_2 信号
  - 可有骨质破坏及软组织肿块形成
  - 增强后一般明显强化
  - 成骨性转移呈低 T_1 低 T_2 信号
  - 病灶多发，不局限于放射野内。

诊断要点
- 近期放疗史
- 椎体形态正常，T_1、T_2 信号升高
- 局限于放射野内，边界清楚
- 患者疼痛症状明显者须观察有无机能不全性骨折。

治疗及预后
- 停止放疗后骨髓损伤可部分恢复
- 恢复程度与放射剂量及停止放疗时间有关
- 放射剂量 50Gy 以下，2 年后可部分恢复，10 年后有可能完全恢复。

参考文献

1. Yankelevitz D F, Henschke C I, Knapp P H, et al. Effect of radiation therapy on thoracic and lumbar bone marrow: evaluation with MR imaging. AJR Am J Roentgenol, 1991, 157(1):87-92.
2. Romanos O, Solomou E, Georgiadis P, et al. Magnetic resonance imaging and image analysis of post - radiation changes of bone marrow in patients with skeletal metastases. J BUON., 2013, 18(3):788-794.

（陈慧莹　张立华）

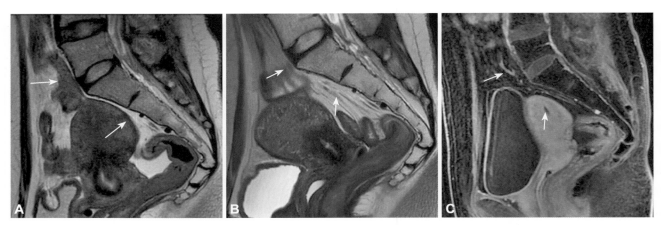

图 8.1.10-1 女，38 岁，放疗后骨髓抑制。A. 放疗前盆腔 MRI 矢状位 T₂WI，显示 S₄、S₅ 椎骨及尾椎长 T₂ 脂肪信号，L₅-S₃ 信号稍低；B、C. 放疗后 1 个月盆腔 MRI 矢状位（T₂WI、T₁ 增强）显示 L₅-S₄ 信号较前弥漫增高，增强扫描无强化

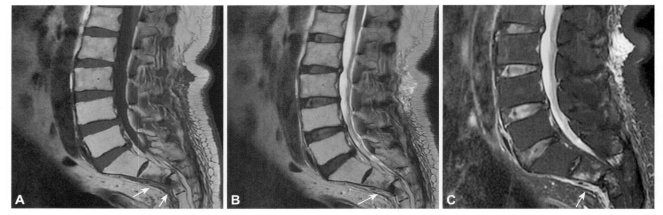

图 8.1.10-2 女，56 岁宫颈癌放疗伴骶骨机能不全性骨折。A、B. 矢状位 T₁WI、T₂WI 显示腰椎及骶椎呈高信号，S₂₋₃ 见片状低信号；C. 脂肪抑制序列显示腰骶椎呈低信号，S₂₋₃ 呈点片状高信号，提示发生机能不全性骨折

第 9 章

脊柱术后影像

9.1 脊柱常用手术方法和术后影像表现

9.1.1 颈椎术后影像表现
(The image manifestations after cervical surgery)

概述

- 脊柱疾病手术治疗后的影像学检查，主要用于评估手术治疗预后及动态观察有无术后并发症的发生
- 术后影像学检查，一般于术后 3 个月、6 个月、12 个月进行影像评估，之后每 1 年复查一次，特殊病例如创伤、肿瘤等，可能会缩短首次影像评估时间，并需根据不同患者的实际情况而综合考虑。

颈椎外科常用术式

- 下颈椎常用术式包括椎体融合术、椎管扩大术、人工椎间盘置换术
  - 椎体融合术可分为颈椎前路椎间盘切除融合术、颈椎前路椎体次全切除融合术
  - 椎管扩大术可分为颈椎后路椎板切除术、颈椎后路椎管扩大成形术
- 上颈椎常用术式包括枕颈融合内固定术、寰枢椎侧块螺钉固定融合术。

颈椎术后影像表现

- 颈椎前路椎间盘切除融合术
  - X 线片观察到颈椎生理曲度及椎间高度恢复，前路钛板长度不应超过手术节段椎体边缘，螺钉忌超过相邻椎体终板（可能会加速邻近节段退变的病程），螺钉与水平面成角范围应在 0°～15° 内；动力位 X 线片上可观察椎体有无相对位移
  - CT 可观察植骨融合情况，融合节段影像有无透亮区，植骨有无吸收，并可见椎间融合器中有连续的骨小梁长入
  - MRI 可评估手术节段的减压满意程度，并可以动态观察有无术后并发症的发生，如感染、脑脊液漏等；但由于伪影干扰，对内固定的位置的显示劣于 CT

- 颈椎前路椎体次全切除融合术
  - X 线片上可观察钛网有无倾斜、移位、沉降（椎间融合器陷入相邻终板，产生超过 2mm 的椎间高度的丢失，定义为沉降）
  - CT 可评估植骨融合情况，观察内固定的位置
  - MRI 可评估手术疗效，并可清晰地观察有无术后并发症的发生

- 颈椎后路椎板切除术
  - X 线片可以观察到附件缺如，手术节段椎管扩大，并可评估内固定的位置是否良好；长节段椎板切除，术后重点观察有无前后凸畸形或脊柱不稳征象
  - CT 可良好显示内固定的位置，侧块螺钉的入钉点位于侧块内上象限近中心处，钉尾向外倾斜 20°～30° 为宜，螺钉尖端不应超过侧块；椎弓根螺钉的入钉点位于关节突中点稍偏外，螺钉不应突破椎弓根的骨皮质
  - MRI 可评估手术疗效及并发症的发生，术后随访可观察脊髓腹侧有无新致压物的压迫

- 颈椎后路椎管扩大成形术
  - 常用的后路椎板成形术式有"单开门法"和"双开门法"，椎板的固定可以通过丝线将棘突根部固定在侧块的关节囊上；为防止术后再"关门"，衍生出多种内固定方式，如 Centerpiece 微型钢板、锚钉法、Vertex 钉棒系统等
  - X 线片可观察部分附件缺如，手术节段椎管扩大，评估内固定的位置是否良好，并可初步观察有无术后并发症的发生
  - CT 主要用于评估有无术后再"关门"、"开门"的铰链侧门轴有无断裂、内固定有无松动断裂，可清晰地显示内固定的位置
  - MRI 可评估手术疗效，并可动态观察有无术后并发症的发生

- 颈椎人工椎间盘置换术
  - X 线片可以观察到颈椎椎间高度恢复，并评估

人工椎间盘的位置；动力位 X 线片上可观察到颈椎活动度良好

- CT 可清晰地显示人工椎间盘的置入情况，可以显示脊髓腹侧压迫的解除情况
- MRI 可评估手术节段的减压满意程度，并可监测有无术后并发症的发生

- 枕颈融合内固定术
  - X 线片可观察寰枢椎顺列恢复正常，开口位显示齿突居中，可判断钛棒长度是否超过枕骨粗隆，并可观察后方植骨融合情况；动力位 X 线片上可观察寰枢椎有无相对位移
  - CT 可清晰地显示枢椎螺钉位置，入钉点应位于枢椎下关节突内缘向头侧外侧 2～3mm，并穿过寰椎侧块皮质，观察有无进入到颈椎管、椎间孔或横突孔内，并评估植骨融合情况
  - MRI 可明确内固定是否引起椎管狭窄，甚至压迫脊髓，动态监测有无术后并发症的发生

- 寰枢椎侧块螺钉固定融合术
  - X 线片可显示寰枢椎顺列良好，开口位显示螺钉位于侧块内；动力位 X 线片上可观察寰枢椎有无相对位移

- CT 可良好显示寰椎侧块螺钉位置，入钉点应位于寰椎侧块内侧壁向外 3～5mm，并重点观察螺钉有无突入到椎管内及损伤椎动脉可能。

参考文献

1. Elliott CA, Fox R, Ashforth R, et al. Magnetic resonance imaging artifact following anterior cervical discectomy and fusion with a trabecular metal cage. J Neurosurg Spine, 2016, 24(3):496-501.
2. Xiao SW, Jiang H, Yang LJ, et al. Anterior cervical discectomy versus corpectomy for multilevel cervical spondylotic myelopathy: a meta-analysis. Eur Spine J, 2015, 24(1):31-39.
3. Phillips FM, Geisler FH, Gilder KM, et al. Long-term outcomes of the US FDA IDE prospective, randomized controlled clinical trial comparing PCM cervical disc arthroplasty with anterior cervical discectomy and fusion. Spine (Phila Pa 1976), 2015, 40(10):674-683.
4. Elliott RE, Tanweer O, Boah A, et al. Atlantoaxial fusion with transarticular screws: meta-analysis and review of the literature. World Neurosurg, 2013, 80(5):627-641.

（田 帅）

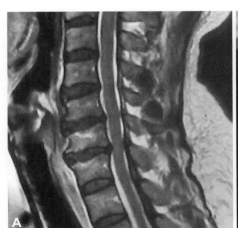
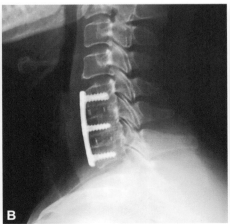
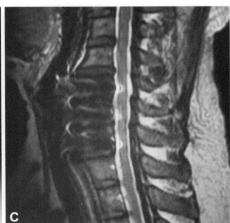

图 9.1.1-1 女，59 岁。脊髓型颈椎病。A. 术前矢状位 T₂WI 显示多节段颈脊髓受压；B、C. 术后侧位 X 线片、矢状位 T₂WI 显示 C₅₋₇ 脊髓腹侧减压效果满意，cage 位置居中，钛板、螺钉长度适合

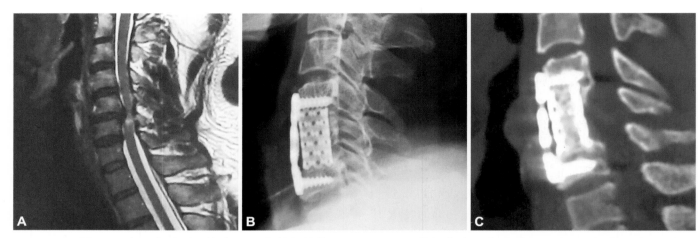

图 **9.1.1-2** 男，40 岁，脊髓型颈椎病。A. 术前矢状位 T₂WI 显示 C₅₋₆ 椎间盘水平脊髓受压严重，局部有骨性致压物；B、C. 患者行 C₅ 椎体次全切除融合术，术后侧位 X 线片、矢状位 CT 图像显示 C₅ 椎体缺如，钛网位置良好，椎间隙高度维持正常

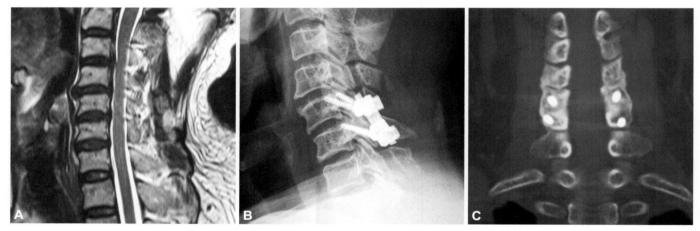

图 **9.1.1-3** 男，52 岁，混合型颈椎病。A. 术前矢状位 T₂WI 显示多节段颈脊髓受压；B、C. 患者行颈后路 C₃₋₇ 单开门椎管扩大成形术 +C₅₋₆ 侧块螺钉固定，术后侧位 X 线片、冠状位 CT 图像显示部分附件缺如，螺钉位于侧块内，螺钉位置良好，长度合适

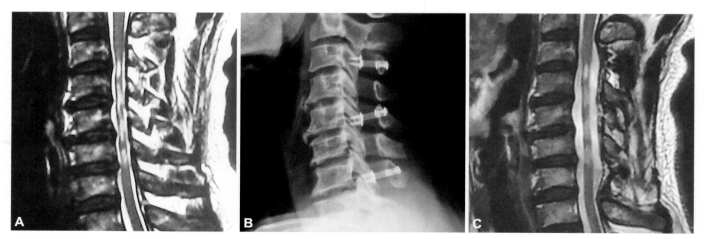

图 **9.1.1-4** 男，49 岁，脊髓型颈椎病。A. 术前矢状位 T₂WI 显示多节段颈脊髓受压，颈脊髓内多发 T₂ 高信号影；B、C. 患者行颈后路 C₃₋₇ 单开门椎管扩大成形术 +C₃、₅、₇ Centerpiece 微型钢板固定，术后侧位 X 线片、矢状位 T₂WI 显示 C₃₋₇ 部分附件缺如，脊髓减压效果满意，内固定位置准确

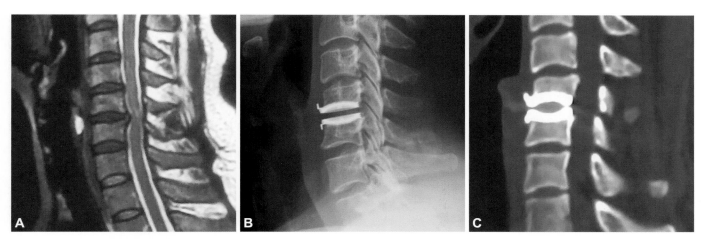

图 9.1.1-5 女，38 岁，脊髓型颈椎病。A. 术前矢状位 T₂WI 显示 C₅₋₆ 脊髓明显受压，颈脊髓内可见 T₂ 高信号影；B、C，患者行 C₅₋₆ 椎间盘切除 +Bryan 人工椎间盘置换术，术后侧位 X 线片、矢状位 CT 图像显示 C₅₋₆ 椎间盘切除，置入的人工椎间盘位置准确，术后椎间隙高度恢复正常

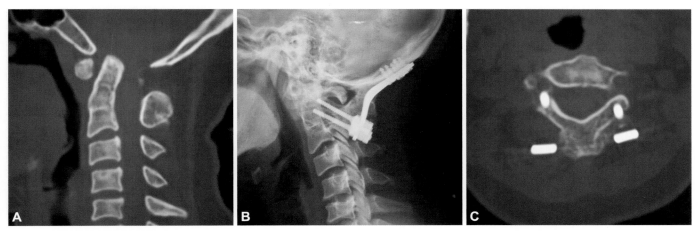

图 9.1.1-6 女，37 岁，寰枢关节不稳，颅底凹陷症。A. 术前矢状位 CT 图像显示寰齿前间隙增宽，齿突上移，超过 Chamberlain 线约 6mm，C₂、₃ 阻滞椎；B、C. 患者行后路枕颈融合内固定术，术后侧位 X 线片、轴位 CT 图像显示寰枢椎解剖复位，枢椎椎弓根螺钉位置准确，长度合适

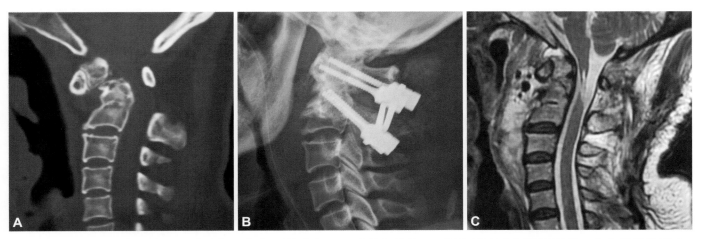

图 9.1.1-7 女，55 岁，寰枢关节脱位，高位颈脊髓病。A. 术前矢状位 CT 图像显示寰枢椎顺列差，寰齿前间隙增宽，齿突不连，枢椎向后突入椎管，脊髓明显受压；B、C. 患者行寰枢椎侧块螺钉固定融合术，术后侧位 X 线片、矢状位 T₂WI 显示寰枢椎解剖复位，椎管较前扩大，寰枢椎内固定螺钉角度、长度合适

9.1.2 胸椎术后影像表现
(The image manifestations after thoracic surgery)

概述

- 手术治疗的常见的胸椎疾病包括胸椎间盘突出症、胸椎管狭窄症、胸椎黄韧带骨化症、胸椎骨折、胸椎感染性疾病、胸椎原发或转移肿瘤等。
- 胸椎融合内固定术的适应证包括
  - 广泛椎管减压术后脊柱不稳定
  - 多节段椎板切除减压术后
  - 减压术后骨性结构重度毁损，需重建脊柱稳定性者
  - 胸椎爆裂性骨折
  - 脊柱肿瘤广泛切除或姑息治疗术后。

胸椎外科常用术式

- 胸椎退行性疾病常用术式包括
  - 胸椎后壁切除减压固定术
  - 侧前方入路椎间盘切除减压融合固定术
  - 胸椎360°环形减压固定术（涵洞塌陷法）
- 椎体成形术、椎体后凸成形术
- 胸椎肿瘤常用术式包括全脊椎切除术、经瘤姑息减压固定术。

胸椎术后影像表现

- 胸椎后壁切除减压固定术
  - X线片显示胸椎生理曲度恢复，可以观察到手术节段部分附件缺如，螺钉位于椎弓根投影处
  - 正位X线片示螺钉向内倾斜，侧位X线片示螺钉长度范围为椎体前后径的2/3 ~ 4/5，连接棒不应超过固定节段的椎体
  - CT可清晰显示螺钉的位置、角度，常用的椎弓根螺钉技术，入钉点位于上关节突基底部偏外，椎弓根螺钉角度应内倾20° ~ 25°，与终板平行或偏尾侧10°范围内
  - CT显示椎弓根外侧螺钉入钉点位于椎弓根外侧、横突根部，椎弓根外侧螺钉内倾角应 >25°，通过横突自椎弓根外侧穿出，并向前行进，第二次进入椎体，直至椎体前端；螺钉长

度因人而异，一般成人 T_1 椎弓根长约40mm，$T_{10\text{-}12}$ 椎弓根长 45 ~ 50mm

  - MRI可评估手术节段的减压满意程度，并可以动态观察有无术后并发症的发生，如感染、脑脊液漏等

- 侧前方入路椎间盘切除减压融合固定术
  - X线片显示手术节段椎间隙高度恢复，钛板位于椎体一侧，钛板长度不超过相邻椎间隙，螺钉均平行于椎体终板，未突入椎管内，椎间融合器位于减压间隙内，未突入椎管
  - CT可清晰显示螺钉的位置、角度，在轴位CT上可观察到同一水平，后钉应稍向前倾斜，与椎体后缘连线呈 10° ~ 15° 夹角，前钉应稍向后倾斜，两钉近似围成类三角形区域，此法旨在避免螺钉误入椎管或损伤大血管
  - MRI可评估手术减压满意程度，并可较好地观察有无术后并发症的发生；但伪影干扰，内固定位置显示清晰程度劣于CT

- 胸椎360°环形减压固定术（涵洞塌陷法）
  - 前文中所述术式皆难以完全减压兼有脊髓前后方压迫的病例，而一期前后路联合手术相对手术时间长、创伤大、出血多，故有学者提出后路环形减压术（涵洞塌陷法）解决此类病例
  - X线片可以观察到后方附件、椎体后缘局部骨质缺如，手术节段椎管明显扩大，节段性椎板切除，术后重点观察有无前后凸畸形或脊柱不稳征象
  - CT可清晰显示内固定的位置、角度，后路胸椎椎弓根螺钉技术的评估同前述的后壁切除减压固定术；因涵洞塌陷法为自椎体侧后方取出压塌的椎体后部导致脊髓前方受压的骨性结构，故术后应注意观察有无残留骨块压迫脊髓或神经根，导致症状反复
  - MRI应重点观察术后有无并发症发生，如有无脑脊液漏或感染等

- 椎体成形术

○ 可分为经皮椎体成形术（percutaneous vertebroplasty，PVP）及经皮椎体后凸成形术（percutaneous kyphoplasty，PKP）

○ PVP 为单纯向椎体内注入骨水泥，而 PKP 为先进行椎体扩张成形，而后再进行骨水泥注入，但无论 PVP 或 PKP 均不适于不稳定型脊柱骨折

○ X 线片可显示高密度骨水泥分布于患椎，骨水泥分布应均匀，不应出现渗漏，常见渗漏部分为邻近椎间隙、椎管、椎旁间隙，并观察随访有无椎体再塌陷的发生

○ CT 轴位上可清晰显示骨水泥的分布，并观察有无渗漏表现，CT 重建可明确骨水泥沉积的范围

- 全脊椎切除术

○ 全脊椎切除术的施行过程，为病变区域椎板和棘突的整块切除，以及病变累及区域的椎体的整块切除

○ X 线片可观察节段性全脊椎缺如，椎体间钛网植骨融合，手术节段的经椎弓根或侧块钉棒固定系统，前路钛板螺钉固定

○ 术后随访 X 线片重点观察植骨融合情况，融合节段没有透亮线，在动力位 X 线片上椎体没有相对运动或植骨吸收、透亮区表现；并观察有无内固定松动、断裂、移位等征象

○ CT 可进一步观察到融合节段有连续性骨小梁生长，术后随诊复查 CT 重点观察有无术后病变复发

○ MRI 重点监测有无术后并发症的发生，因手术范围广、手术时间长，故术后感染概率相对高；术后随诊复查 MRI 重点观察有无肿瘤复发征象，必要时行增强检查。

参考文献

1. Ando K, Imagama S, Wakao N, et al. Examination of the influence of ossification of the anterior longitudinal ligament on symptom progression and surgical outcome of ossification of the thoracic ligamentumflavum: a multicenter study. J Neurosurg Spine, 2012, 16(2):147-153.

2. 刘晓光, 刘忠军, 陈仲强, 等. "涵洞塌陷法" 360° 脊髓环形减压术治疗胸椎管狭窄症. 中华骨科杂志, 2010, 30(11):1059-1062.

3. Hulme PA, Krebs J, Ferguson SJ, et al. Vertebroplasty and kyphoplasty: a systematic review of 69 clinical studies. Spine (Phila Pa 1976), 2006, 31(17):1983-2001.

4. Ates A, Gemalmaz HC, Deveci MA, et al. Comparison of effectiveness of kyphoplasty and vertebroplasty in patients with osteoporotic vertebra fractures. Acta Orthop Traumatol Turc, 2016, 50(6):619-622.

5. Metcalfe S, Gbejuade H, Patel NR. The posterior transpedicular approach for circumferential decompression and instrumented stabilization with titanium cage vertebrectomy reconstruction for spinal tumors: consecutive case series of 50 patients. Spine (Phila Pa 1976), 2012, 37(16):1375-1383.

（田 帅）

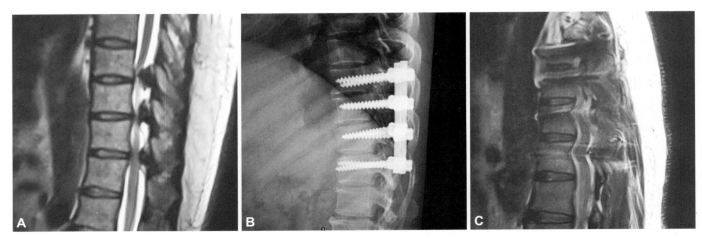

图 9.1.2-1 女，42 岁，胸椎管狭窄症。A. 术前矢状位 T₂WI 显示 T9-12 黄韧带骨化，相应节段脊髓背侧明显受压；B、C. 患者行后路 T9-12 后壁切除，椎弓根螺钉固定术，术后侧位 X 线片显示螺钉均位于椎弓根投影区，均平行于椎体终板，钛棒长度适合，矢状位 T₂WI 虽伪影干扰重，但仍可见脊髓背侧减压效果较满意

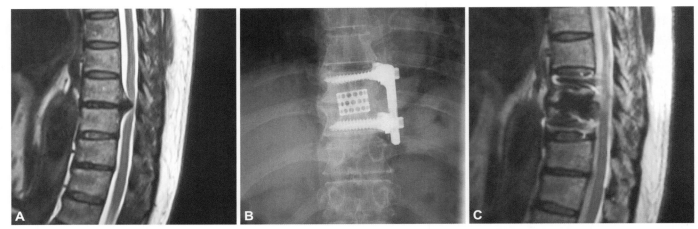

图 9.1.2-2 男，54 岁，胸椎间盘突出症。A. 术前矢状位 T₂WI 显示 T9-10 椎间盘明显突出，脊髓受压明显；B、C. 患者行侧前方 T9-10 椎间盘切除减压、钛网植入、钛板固定术，术后正位 X 线片显示钛网位置居中，螺钉、钛板长度合适，螺钉未到达邻近终板水平，矢状位 T₂WI 显示 T9-10 水平脊髓减压满意

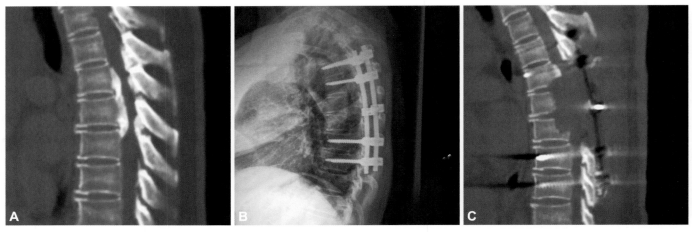

图 9.1.2-3 女，62 岁，胸椎管狭窄症。A. 术前矢状位 CT 图像显示 T5-7 水平后纵韧带骨化，继发椎管狭窄，脊髓受压；B、C. 患者行 T5-7 环形减压、T4-5-8-9 椎弓根螺钉内固定术、后外侧植骨融合术，术后侧位 X 线片、矢状位 CT 图像显示 T5-7 椎体及附件部分骨质缺如，螺钉位于椎弓根投影区，螺钉均平行于终板，长度合适

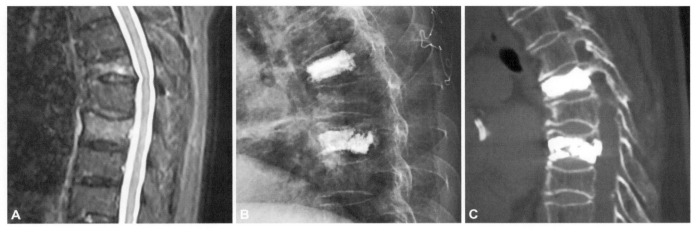

图 9.1.2-4　女，74 岁，T_6、$_8$ 椎体压缩骨折。A. 术前矢状位 T_2WI 脂肪抑制序列显示胸椎轻度后凸，T_6、$_8$ 椎体变扁，呈长 T_2 信号；B、C. 患者行 T_6、$_8$ 球囊扩张、椎体后凸成形术，术后侧位 X 线片、矢状位 CT 图像显示 T_6、$_8$ 椎体内见骨水泥填充，T_6 椎体形态有所恢复，后凸程度较前减轻，骨水泥局限在椎体内，未见明显渗漏

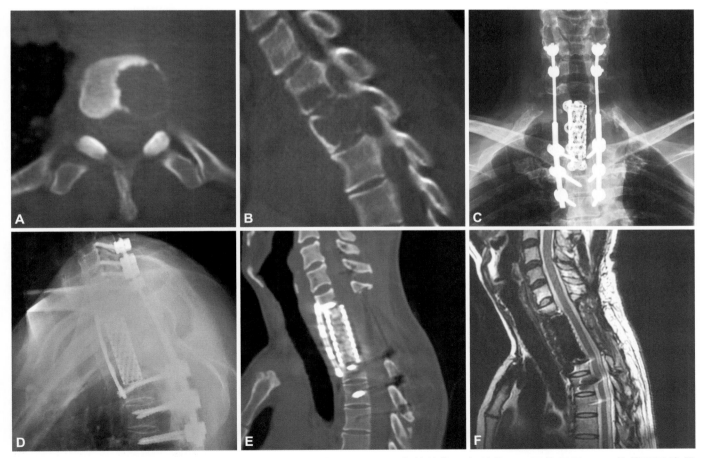

图 9.1.2-5　男，35 岁，T_1、$_2$ 骨巨细胞瘤、左肺上叶转移。A、B. 术前轴位、矢状位 CT 图像显示 T_1、$_2$ 椎体可见溶骨性骨质破坏区，局部骨皮质不连续，部分附件区、左侧第一肋骨头受累，椎体左旁可见软组织密度影；C～F. 患者行 T_1、$_2$ 全椎切除术 + 后路 C_{5-6} 侧块螺钉、T_{3-5} 椎弓根螺钉固定术 + 前路钛网植入、钛板内固定术，术后正侧位 X 线片、矢状位 CT、T_2WI 显示 T_1、$_2$ 全脊椎缺如，C_{5-6} 侧块投影区、T_{3-5} 椎弓根投影区见螺钉影，辅以钛棒相连，T_1、$_2$ 椎体区钛网支撑，CT 示其内见植骨影，前路辅以钛板螺钉固定，诸内固定位置准确，螺钉长度、角度合适，钛网居中，未见突入椎管

9.1.3 腰椎术后影像表现
(The image manifestations after lumbar surgery)

概述

- 近年腰椎后路螺钉钛棒系统于脊柱外科界飞速发展，而腰椎间融合器也为临床所广泛应用
- 腰椎融合内固定术的适应证包括
  - 腰椎术后需重建脊柱稳定性者
  - 腰椎术后造成脊柱后凸需手术矫正者
  - 腰椎爆裂性骨折伴有神经症状者
  - 脊柱肿瘤广泛切除或姑息治疗术后。

腰椎外科常用术式

- 腰椎融合内固定术式根据手术入路可分为
  - 后路腰椎椎体间融合术（posterior lumbar interbody fusion, PLIF）
  - 经椎间孔腰椎椎体间融合术（transforaminal lumbar interbody fusion, TLIF）
  - 前路腰椎椎体间融合术（anterior lumbar interbody fusion, ALIF）
  - 直接外侧椎体间融合术（direct lateral interbody fusion, DLIF）
  - 斜向腰椎椎体间融合术（oblique lumber interbody fusion, OLIF）。

腰椎术后影像表现

- 后路腰椎椎体间融合术（PLIF）
  - X 线片显示腰椎生理曲度及椎间高度恢复正常，螺钉位于椎弓根投影处
  - 正位 X 线片示螺钉向内倾斜，侧位 X 线片示螺钉长度为椎体前后径的 2/3 ~ 4/5，连接棒不应超过固定节段的椎体
  - CT 可清晰显示螺钉的位置、角度，腰椎椎弓根螺钉入钉点位于上关节突外缘垂线与横突中点水平线交点
  - 椎弓根螺钉角度与矢状面角度：L_{1-3} 为 5° ~ 10°，L_{4-5} 为 10° ~ 15°，并应平行于终板

- MRI 可良好显示手术减压满意程度，并可以动态观察有无术后并发症的发生
- 侧前方腹膜外入路病灶切除减压融合固定术
  - X 线片显示手术节段椎间隙或椎体高度恢复，钛板长度不宜超过相邻椎间隙，螺钉均平行于椎体终板，未侧向突入椎管内，长度穿透对侧骨皮质为宜，椎间融合器位于减压间隙内，位置居中无倾斜
  - CT 可清晰显示螺钉的位置、角度，螺钉的入钉点为神经孔前 8mm 和距邻近椎间盘 8mm 的交点处
  - 良好的螺钉位置应为：后钉稍向前倾斜 0° ~ 10° 范围内，前钉应稍向后倾斜，且所有螺钉均应平行于椎体终板，并且长度刚好穿透对侧骨皮质
  - MRI 可评估手术减压满意程度，并可较好地观察有无术后并发症的发生
- 腰椎椎板间开窗髓核摘除术
  - X 线片可以观察到一侧椎板局部骨质部分缺如，术后重点观察有无前后凸畸形，动力位 X 线片上重点观察有无脊柱不稳征象
  - CT 可观察到突出椎间盘或游离髓核消失，一侧椎板局部骨质部分缺如，术后随访 CT 观察有无椎间盘再突出或退变性椎管狭窄
  - MRI 应重点观察术后有无并发症的发生，如有无脑脊液漏或感染等。

参考文献

1. Mobbs RJ, Phan K, Malham G, et al. Lumbar interbody fusion: techniques, indications and comparison of interbody fusion options including PLIF, TLIF, MI-TLIF, OLIF/ATP, LLIF and ALIF. J Spine Surg, 2015, 1(1):2-18.

（田　帅）

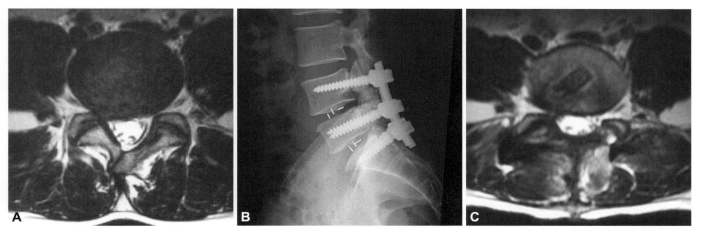

图 9.1.3-1 男，49 岁，腰椎间盘突出症。A. 术前轴位 T₂WI 显示 L₄₋₅ 椎间盘向右后方突出，L₄₋₅ 右侧侧隐窝狭窄，神经根受压；B、C. 患者行后路 L₄-S₁ 椎间盘切除、椎间融合内固定术，术后侧位 X 线片显腰椎生理曲度、椎间高度恢复，cage 位置居中，螺钉、钛棒长度合适，轴位 T₂WI 显示 L₄₋₅ 水平原突出的椎间盘切除，神经根管减压满意

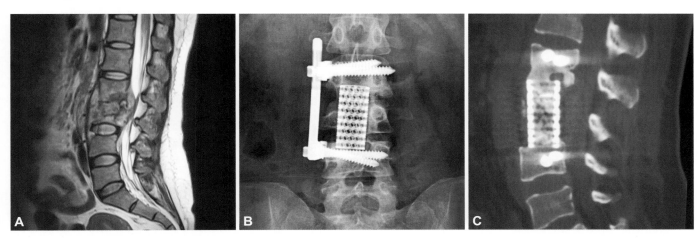

图 9.1.3-2 女，40 岁，L₂、₃ 腰椎结核。A. 术前矢状位 T₂WI 显示 L₂、₃ 椎体形态不规则、骨质破坏，椎体内见混杂信号影，相应椎间盘结构显示不清，病灶向椎管内突入，硬膜囊明显受压，椎前间隙消失；B、C. 患者行右侧前方经腹膜外腹外入路病灶清除术，椎间植骨内固定术，术后正位 X 线片、矢状位 CT 图像显示 L₂、₃ 椎体部分骨质缺如，钛网居中无倾斜，螺钉角度、长度合适

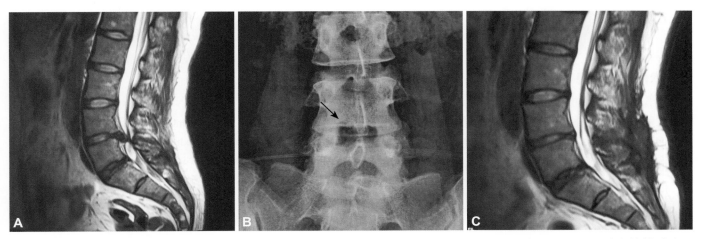

图 9.1.3-3 女，30 岁，腰椎间盘突出症。A. 术前矢状位 T₂WI 显示 L₄₋₅ 椎间盘脱出，硬膜囊明显受压，继发椎管狭窄；B、C. 患者行 L₄₋₅ 椎板间开窗、髓核摘除术，术后正位 X 线片显示 L₄₋₅ 附件区右侧椎板骨质部分缺如（箭），矢状位 T₂WI 显示 L₄₋₅ 椎间盘切除，硬膜囊膨胀良好

9.1.4 脊柱畸形术后影像表现
(The image manifestations after spinal deformity surgery)

概述

- 常见脊柱畸形包括脊柱侧弯和脊柱后凸
- 脊柱侧弯常用分类方法为
  - 先天性脊柱侧弯
  - 神经肌肉型脊柱侧弯
  - 特发性脊柱侧弯，根据起病年龄分为婴儿型、儿童型、青少年型；特发性脊柱侧弯约占脊柱侧弯的80%
- 导致脊柱后凸的常见病因包括
  - 先天性脊柱发育畸形
  - 脊柱感染性疾病
  - 陈旧性脊柱创伤
  - 强直性脊柱炎
  - Scheuermann病
  - 脊柱退行性改变。

脊柱截骨矫形手术常用术式

- 脊柱截骨矫形手术根据截骨部位不同可分为
  - 后路经椎弓根楔形截骨术（pedicle subtractionosteotomy, PSO）
  - 后路经关节突楔形截骨术（Smith-Petersen osteotomy, SPO）
  - 骨-椎间盘-骨截骨术（bone-disc-bone osteotomy, BOBO）
  - 椎体切除术（vertebral column resection, VCR）。

腰椎术后影像表现

- 后路经椎弓根楔形截骨术（PSO）
  - X线片显示脊柱侧弯或后凸角度较前减小，重点观察脊柱侧弯在冠状面上、脊柱后凸在矢状面上的矫正角度，进行上下端椎间Cobb角的测量供临床医师参考
  - CT可清晰显示螺钉的位置、角度，矫形手术神经并发症可能发生在椎管内

- 脊髓圆锥损伤或马尾损伤，也可能发生在椎管外，损伤神经根，通常是放置螺钉造成的，抑或是矫形术中进行手法复位时对神经根造成了过度牵拉导致，故术后CT应重点观察椎弓根螺钉有无进入椎管、神经根管或突入到邻近椎间隙
- MRI可以动态观察有无术后并发症的发生，如感染、脑脊液漏等
- 矫形手术节段长、手术时间长、术野范围大，较常规短节段脊柱退变手术术后感染风险增加，故术后随诊复查MRI重点观察有无术后感染病灶
- 后路经关节突楔形截骨术（SPO）
  - X线片显示脊柱侧弯或后凸角度较前减小，SPO截骨部位应选择在主弯或后凸顶点周围的多个椎体进行，这样可以获得最大的矫正效率
  - 进行截骨矫形手术一般至少需要在截骨节段上下各延长固定3个节段以保证稳定性，而且更有利于脊柱整体曲度的恢复
  - CT同样重点观察螺钉的位置、角度，椎弓根螺钉有无进入椎管、神经根管或突入到邻近椎间隙
  - 脊柱矫形术后复查CT，也应注意观察有无残留于椎管内的骨块或残留椎间盘，尤其是术后主诉有神经症状的患者
  - MRI可评估手术减压满意程度，可较好地观察有无术后并发症的发生，如感染、脑脊液漏等。

参考文献

1. Yagi M, Akilah KB, Boachie-Adjei O. Incidence, risk factors and classification of proximal junctional kyphosis: surgical outcomes review of adult idiopathic scoliosis. Spine (Phila Pa 1976), 2011, 36(1):E60-E68.

（田　帅）

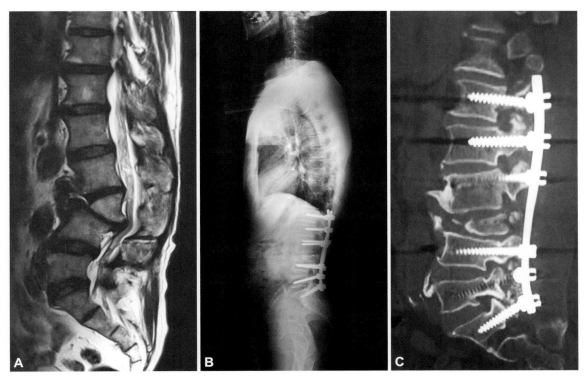

图 9.1.4-1 男，53 岁，L₃ 半椎体畸形，腰椎后凸。A. 术前矢状位 T₂WI 示腰椎以 L₃ 为中心后凸，L₃ 半椎体畸形，硬膜囊受压；B、C. 患者行后路 L₃ 椎体经椎弓根截骨矫形术，侧位 X 线片显示腰椎曲度恢复，螺钉长度合适，矢状位 CT 图像示 L₃ 椎体及附件部分骨质缺如，于 L₃ 椎体可见横行透亮线影，为截骨术后改变

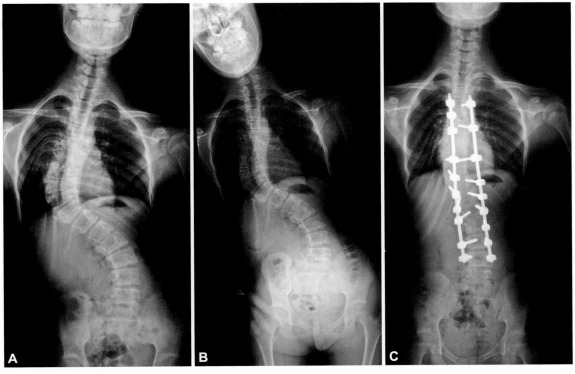

图 9.1.3-2 女，12 岁，特发性脊柱侧弯。A、B. 术前正位全脊柱 X 线片和 bending 像显示上端椎为 T₈，下端椎为 T₁₂，术前 Cobb 角为 81°，bending 像可矫正至 70°；C. 患者行 T₈-L₄ 双侧 ponte 截骨侧弯矫形术，术后正位全脊柱 X 线片示 Cobb 角矫正至 29°

9.2 脊柱术后和并发症

9.2.1 复发性椎间盘突出
(Recurrent disc herniation/protrusion/extrusion)

概述

- 初次椎间盘切除术后，同一椎间盘后缘局限性突出终板后缘边界
- 导致背部手术后疼痛综合征（failed back surgery syndrome，FBSS）的重要原因
- 发生率无性别差异
- 发病率约为术后患者的 12%
- 多于术后 8 个月左右出现。

临床特点

- 成功的椎间盘手术后近期出现
- 下腰痛或神经根痛，下肢麻木、无力。

病理

- 髓核自手术导致的纤维环缺损疝出
- 复发性疝出伴或不伴硬膜纤维化。

影像学

- 检查方法的优势
  - X 线无法观察病变，仅能看到术后改变
  - CT 可以直接观察突出的椎间盘
  - MRI 软组织对比度更好，可以根据软组织的信号明确其性质
- 疝出的椎间盘
  - 平扫可观察到软组织影自椎间盘区向后方进入椎管内硬膜外，CT 呈软组织密度，MRI 呈等 T_1 等至长 T_2 信号
  - 增强扫描椎间盘无强化，周围硬膜可强化，提示纤维化或肉芽组织增生
- 后路椎间盘切除或椎板切除术后改变。

鉴别诊断

- 硬膜粘连、硬膜外纤维化
  - 病变组织明显均匀强化
  - 可累及神经根

- 出血
  - 手术部位硬膜外信号多样
- 脓肿
  - 环形强化，与复发性椎间盘突出类似
  - 可表现为硬膜均匀弥漫强化
  - 实验室检查提示感染
- 骨赘
  - 与骨质相连而非起自椎间盘水平
  - 信号与骨质相同
- 肿瘤
  - 均匀强化的占位性病变
  - 不起自椎间盘水平
  - 形态不规则，可有浸润表现。

诊断要点

- 后路椎间盘切除或椎板切除术后病史
- 自椎间盘水平延伸的软组织影，其密度、信号与椎间盘一致
- 增强扫描椎间盘无强化，周围硬膜环形强化。

治疗与预后

- 保守治疗
  - 锻炼、理疗
  - 口服非甾体类抗炎药
  - 硬膜外类固醇药物或局部麻醉药物注射
- 再手术，后路椎间盘切除，有效率 30%～35%。

参考文献

1. Mroz TE. Differences in the surgical treatment of recurrent lumbar disc herniation among spine surgeons in the United States. Spine J, 2014, 14(10):2334-2343.
2. Ambrossi GL. Recurrent lumbar disc herniation after single-level lumbar discectomy: incidence and health care cost analysis. Neurosurgery, 2009, 65(3):574-578; discussion 578.
3. McGirt MJ. A prospective cohort study of close interval computed tomography and magnetic resonance imaging after

primary lumbar discectomy: factors associated with recurrent disc herniation and disc height loss. Spine (Phila Pa 1976), 2009, 34(19):2044-2051.

4. Ruetten S. Recurrent lumbar disc herniation after conventional discectomy: a prospective, randomized study comparing full-endoscopic interlaminar and transforaminal versus microsurgical revision. J Spinal Disord Tech, 2009, 22(2):122-129.

（赵宇晴）

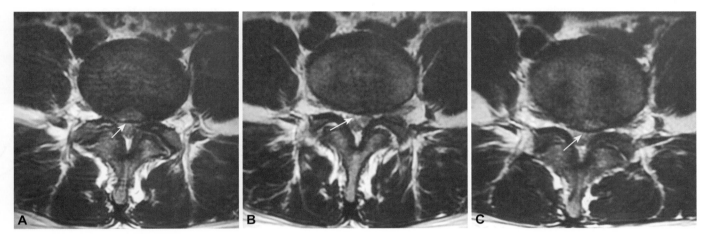

图 9.2.1-1　男，38 岁，复发性椎间盘突出。患者因腰痛伴左下肢麻木疼痛来诊，行腰椎 MRI 检查（A），轴位本次 T₂WI 可见 L₄-₅ 椎间盘突出（箭），进行椎间孔镜突出椎间盘摘除。术后半年后复查腰椎 MRI（B），椎间盘突出较前改善（箭）。术后 1 年再次出现原有症状，复查腰椎 MRI（C）见 L₄-₅ 椎间盘复发性突出（箭）

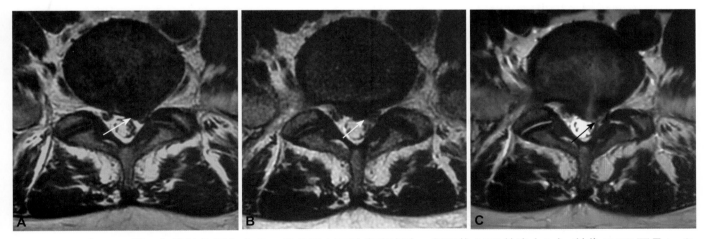

图 9.2.1-2　女，34 岁，复发性椎间盘突出。患者因左下肢疼痛来诊，行腰椎 MRI 检查（A），轴位 T₂WI 可见 L₅-S₁ 椎间盘向左后方突出（箭），神经根受压，进行椎间孔镜手术。术后 1 年复查腰椎 MRI（B）可见椎左侧神经根压迫较前明显改善（箭）。术后 2 年再次出现原有症状，复查腰椎 MRI（C）见 L₅-S₁ 椎间盘复发性突出，较首次明显（箭）

9.2.2　硬膜粘连
(Peridural adhesion)

概述

- 腰椎手术后硬膜外间隙瘢痕形成并与硬膜粘连
- 导致背部手术后疼痛综合征（FBSS）的原因之一（约 1/4），也可无症状
- 发病率约为术后患者的 3% ~ 5%
- 多发生于手术 6 个月后。

临床特点

- 成功的椎间盘术后出现，逐渐加重
- 下腰痛或神经根痛，麻木、无力。

病理

- 手术层面纤维瘢痕组织环绕硬膜囊及神经根出口
- 瘢痕组织与硬膜囊及神经根发生粘连。

影像学

- 检查方法的优势
  - X 线无法直接观察病变，仅能看到术后改变
  - CT 可以观察到硬膜外的病变软组织
  - MRI 软组织对比度更好，可以更准确地显示硬膜周围的结构和神经根受累的情况
- 硬膜外软组织影
  - 在硬膜外可观察到条片状软组织影，CT 呈软组织密度，在 MRI 中呈等 T_1 信号，T_2 信号多样
  - 软组织影可延伸至神经根
  - 增强扫描可见均匀强化，受累的神经根可能有强化
- 脊柱术后正常的骨质及软组织改变。

鉴别诊断

- 复发性椎间盘突出
  - 增强扫描中央部无明显强化
  - 周围可见线样强化
  - 与椎间盘相连
- 硬膜外脓肿
  - 硬膜外间隙的环形强化

- 实验室检查提示感染
- 假性脊膜膨出
  - 脑脊液向背侧软组织内突出
- 术后出血
  - 手术部位硬膜外多样信号，可压迫神经根或脊髓
- 蛛网膜炎
  - 神经根粘连至硬膜内
  - 可导致局部的硬膜粘连。

诊断要点

- 腰椎手术病史
- 硬膜外脂肪内的渗出影或软组织影
- 增强扫描均匀强化。

治疗与预后

- 保守治疗
  - 锻炼、理疗
  - 口服非甾体类抗炎药
  - 硬膜外类固醇药物或局麻药注射
- 脊髓电刺激治疗，有效率 50% ~ 70%
- 手术松解粘连，极少进行。

参考文献

1. Pereira P. New insights from immunohistochemistry for the characterization of epidural scar tissue. Pain Physician, 2014, 17(5):465-474.
2. Willson MC. Postoperative spine complications. Neuroimaging Clin N Am, 2014, 24(2):305-326.
3. Rönnberg K. Peridural scar and its relation to clinical outcome: a randomised study on surgically treated lumbar disc herniation patients. Eur Spine J, 2008, 17(12):1714-1720.
4. Ganzer D. Two-year results after lumbar microdiscectomy with and without prophylaxis of a peridural fibrosis using Adcon-L. Arch Orthop Trauma Surg, 2003, 123(1):17-21.
5. Van Goethem JW. Review article: MRI of the postoperative lumbar spine. Neuroradiology, 2002, 44(9):723-739.

（赵宇晴）

9.2.3 术后感染 (Postoperative infection)

概述

- 手术后手术部位发生的感染性病变，多发生于术后 3 个月内
- 高龄、糖尿病等可能导致免疫力下降的原因均为高危因素
- 不常见，发生于 $0.2\% \sim 3\%$ 的脊柱手术患者。

临床特点

- 脊柱手术后出现背部疼痛，常伴有局部积液，引流液多
- 任何脊柱术后背痛的患者都应怀疑感染
- 查体可见波动性肿块、局部液体流出
- 实验室检查提示感染
- 严重者可扩散至腹盆腔及腿部。

病理

- 最常见的致病菌为金黄色葡萄球菌
- 致病菌导致局部炎性改变，血液流速加快，局部渗出增多，液体积聚，并可以导致感染区域发生骨质破坏。

影像学

- 检查方法的优势
  - X 线无法观察早期病变，只有引起骨质改变时才能观察到相应征象
  - CT 能更清晰地显示感染导致的骨质侵蚀，同时也可以显示软组织炎症或脓肿
  - MRI 能在发生骨质侵蚀前观察到骨髓信号的改变，同时还可以清晰地显示硬膜囊内的情况
- 蜂窝织炎
  - 椎旁软组织增厚，MRI 呈等 T_1 长 T_2 信号
  - 增强扫描增厚的软组织可见明显强化
- 脓肿
  - 发生蜂窝织炎的软组织内的液性积聚，CT 呈低密度，MRI 呈长 T_1 长 T_2 信号，DWI 囊内弥散受限

- 增强扫描脓肿壁及周围的炎性组织可见明显强化
- 椎间盘炎
  - 椎间盘高度减低，MRI 见椎间盘 T_1 信号减低，T_2 信号增高，部分可见液体信号
  - 增强扫描椎间盘可见强化
  - 椎间盘炎会导致相邻椎体骨髓水肿
  - 椎间盘炎会导致相邻终板骨质缺损
- 椎小关节炎
  - 椎小关节间隙积液，MRI 呈长 T_2 信号
  - 椎小关节周围骨质骨髓水肿
  - 椎小关节可发生骨质侵蚀
  - 增强扫描小关节可见强化，边界不清
- 骨髓水肿
  - CT 见骨质密度减低，MRI 呈长 T_1 长 T_2 信号，脂肪抑制序列观察更为敏感
- 蛛网膜炎
  - 神经根粘连至硬膜囊
- 慢性改变征象
  - 受累节段曲度变化，前部压缩
  - 受累骨质硬化，密度增高，T_1、T_2 信号减低
  - 椎间隙狭窄、融合。

鉴别诊断

- 结核性脊柱炎
  - 隐匿发病，可有结核中毒症状，PPD 试验强阳性
  - 椎体和（或）附件骨质破坏，其内可见沙砾样死骨
  - 椎间隙变窄及椎间盘信号改变
  - 椎旁软组织肿胀及脓肿形成，脓肿内可见钙化
  - 增强扫描病变呈中等以上强化，坏死区周边环形强化
- 转移瘤
  - 有原发瘤病史
  - 椎间隙保持完整

- 无硬膜外或椎旁脓肿。

诊断要点

- 手术后发生的背部疼痛应考虑本病
- 手术水平发生的骨质破坏伴局部积液
- 椎旁软组织肿胀及脓肿形成
- 椎间盘感染导致高度减低
- 慢性期骨质硬化，椎间隙融合。

治疗及预后

- 足量静脉抗生素治疗
- 移除植入物、冲洗、清创、引流
- 预防性使用抗生素。

参考文献

1. Chaichana KL. Risk of infection following posterior instrumented lumbar fusion for degenerative spine disease in 817 consecutive cases. J Neurosurg Spine, 2014, 20(1):45-52.
2. Mazzie JP. Imaging and management of postoperative spine infection.Neuroimaging Clin N Am, 2014, 24(2):365-74.
3. Master DL. Wound infections after surgery for neuromuscular scoliosis: risk factors and treatment outcomes. Spine (Phila Pa 1976), 2011, 36(3):E179-85.
4. Carragee E. Does acute placement of instrumentation in the treatment of vertebral osteomyelitis predispose to recurrent infection: long-term follow-up in immune-suppressed patients. Spine (Phila Pa 1976), 2008, 33(19):2089-2093.

（赵宇晴）

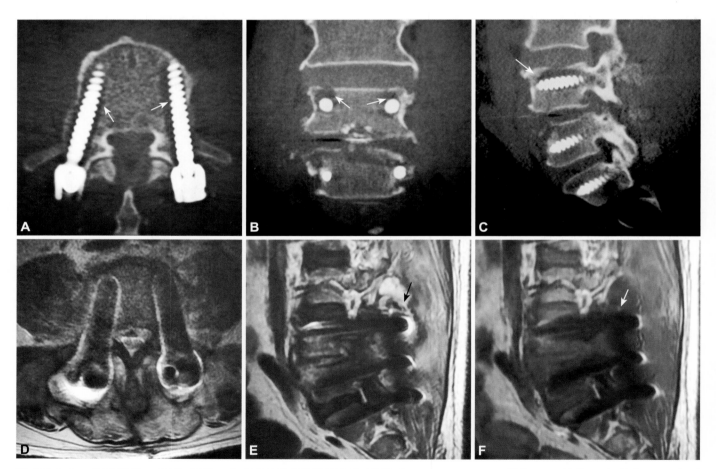

图 9.2.3-1　术后感染。腰椎术后 1 个月腰部不适伴局部红肿热痛。A、B、C. CT 轴位、冠状位及矢状位，可见到 L4 双侧内固定螺钉轴位骨质吸收，范围较大，未见硬化边（箭），L5 椎体骨质破坏；D、E、F. MR 图像 T2WI 轴位、T2WI 矢状位、T1WI 矢状位，可见手术节段后方肌肉肿胀，T2WI 信号增高，L4、L5 椎体 T1WI 骨髓信号减低，内固定钉旁液性信号影，可见分隔，考虑为脓肿（箭）

9.2.4　术后血肿
(Postoperative hemorrhage)

概述
- 手术后手术部位出血形成血肿
- 通常发生于硬膜外，可发生于椎管内或椎管外
- 非常常见，如术后不放置硬膜外引流，出现率约89%，但有症状者罕见，为0.10%～0.20%。

临床特点
- 手术节段多、术前凝血功能异常与术后血肿发生的概率密切相关
- 多于术后24h内发生，少数于1～3天发生
- 有症状者通常为压迫性、占位性症状
- 切口周围肿胀，张力增高，渗血增多
- 疼痛、无力、感觉异常或神经根症状。

病理
- 进行手术的节段发生血管损伤
- 局部出血，软组织包裹，形成血肿
- 血肿张力持续增高，对局部脊髓及神经根压迫
- 血肿可累及比手术节段更广的范围。

影像学
- 检查方法的优势
  - X线仅能观察到常规术后改变，局部软组织增厚等非特异变化
  - CT可以观察到高密度血肿，但较小的血肿难以显示，且不能观察神经受压
  - MRI是观察术后血肿的最佳检查方法，不仅能敏感地观察血肿，也可以观察脊髓及神经根的受压情况
- 硬膜外占位
  - 硬膜外术后新发的占位性病变
  - 位于椎管内者可呈线样分布，位于椎管外者被周围软组织包绕，呈肿块样
  - 占位在CT上呈高密度；在MRI中，24h内呈T_1WI等或低信号、T_2WI高信号，1～3天T_1WI仍呈等或低信号，T_2WI呈高信号环绕的低信号

- 硬膜囊、脊髓及神经根受压。

鉴别诊断
- 复发性椎间盘突出
  - 与椎间盘相连，与椎间盘信号相同
  - 增强扫描中央部无明显强化
  - 周围可见线样强化
- 硬膜粘连、硬膜外纤维化
  - 病变组织明显均匀强化
  - 可累及神经根
- 脓肿
  - 环形强化，与复发性椎间盘突出类似
  - 可表现为硬膜均匀弥漫强化
  - 实验室检查提示感染
  - DWI脓肿内扩散明显受限
- 假性脊膜膨出
  - 脑脊液向背侧软组织内突出
  - 与脑脊液信号相同。

诊断要点
- 多无明显症状，极少数患者出现急性期压迫症状
- 信号多样，24h内呈T_1WI等或低信号、T_2WI高信号，1～3天T_1WI仍呈等或低信号，T_2WI呈高信号环绕的低信号
- 硬膜囊、脊髓及神经根受压。

治疗与预后
- 术后硬膜外引流可有效降低血肿发生率
- 对无症状性的血肿，可保守观察
- 对出现压迫症状的血肿，应积极手术，尽早接触神经压迫，否则会影响功能。

参考文献
1. Amiri A R, Fouyas I, Cro S, et al. Postoperative spinal epidural hematoma (SEH): incidence, risk factors, onset, and management. The Spine Journal, 2013, 13(2):134-140.

2. Aono H, Ohwada T, Hosono N, et al. Incidence of postoperative symptomatic epidural hematoma in spinal decompression surgery. Journal of Neurosurgery, 2011, 15(2): 202-205.

3. Yi S, Yoon D H, Kim K N, et al. Postoperative spinal epidural hematoma: risk factor and clinical outcome. Yonsei Medical Journal, 2006, 47(3): 326-332.

（赵宇晴）

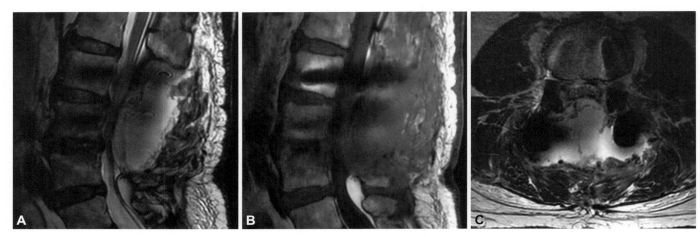

图 9.2.4-1 术后血肿。腰椎术后 24 小时出现下肢无力。图 A、B、C 分别为患者术后 24 小时复查腰椎 MR 矢状位 T_2WI、矢状位 T_1WI 及轴位 T_2WI 可见术区后方硬膜外大量等 T_1 长 T_2 信号影，内可见分隔，局部硬膜囊受压，考虑术后早期血肿形成

9.2.5 假性脊膜膨出 (Pseudomeningocele)

概述
- 手术导致硬膜囊破裂，脑脊液于硬膜囊外聚集，与硬膜囊相通
- 内表面无脊膜覆盖
- 0.19%～2% 患者术后出现。

临床特点
- 可没有症状，也可表现为非特异性背痛
- 伴颅内压降低时可有头痛
- 较大者可达皮下甚至至皮肤表面，引起感染症状。

病理
- 脑脊液自医源性硬膜囊破裂处流出
- 囊腔与硬膜囊相通
- 周围组织包裹，壁纤维化边缘
- 内表面没有脊膜覆盖
- 边缘偶可见钙化。

影像学
- 检查方法的优势
  - X 线无法观察到特异性征象
  - CT 能清晰显示手术平面背侧或植入物周围的囊性病变，但无法明确与硬膜囊的关系
  - MRI 能更清晰地显示病变并明确病变成分，并可显示病变与硬膜囊的关系
- 背侧或植入物周围的囊性病变
  - 手术层面背侧或植入物周围出现不规则囊性病变，CT 液性低密度，MRI 呈长 T_1 长 T_2 信号影，DWI 无扩散受限
  - 病变与硬膜囊相邻，MRI 上通常可以观察到硬膜囊的破口，与病变相通
  - 增强扫描通常无强化，但合并感染、炎症时可观察到环形强化。术后 1 年以上的可观察到较薄的环形强化
  - 可能卡压神经根。

鉴别诊断
- 术后脓肿
  - 有支持感染的症状及实验室检查
  - DWI 通常弥散受限
- 术后血肿
  - 信号多样，但与脑脊液信号不同
  - T_2^* 可观察到磁化伪影
- 脊膜囊肿
  - 通常无手术史
  - 属于 Nabors Ⅰ型囊肿
  - 多发生于胸腰段
  - 邻近骨质呈外压性改变
- 囊性肿瘤性病变
  - 根据病变有无骨质破坏、有无软组织成分、有无强化较易鉴别
- 真性脊膜膨出
  - 为硬膜发育异常
  - 通常无手术史或外伤史
  - 内表面为蛛网膜覆盖
  - 常伴发于神经纤维瘤病、马方综合征、同型胱氨酸尿症、Ehlers-Danlos 综合征。

诊断要点
- 发生在手术后平面背侧植入物周围，与硬脊膜相邻
- 与脑脊液相同的密度、信号相同的囊性病变
- 可观察到与硬膜囊相通。

治疗及预后
- 置管引流
- 硬膜囊损伤较小者可自愈，也可使用硬膜外血贴修补
- 硬膜囊缺损较大者需手术修补。

参考文献
1. Drummond JC. Direct pressure on a pseudomeningocele

resulting in intraoperative cerebral ischemia. Can J Anaesth, 2014, 61(7):656-659.

2. Mihlon F. Computed tomography-guided epidural patching of postoperative cerebrospinal fluid leaks. J Neurosurg Spine, 2014, 21(5):805-810.

3. Radcliff KE. Distinguishing pseudomeningocele, epidural hematoma, and postoperative infection on postoperative MRI. J

Spinal Disord Tech. ePub, 2013.

4. Horn EM. Spinal cord compression from traumatic anterior cervical pseudomeningoceles. Report of three cases. J Neurosurg Spine, 2006, 5(3):254-258.

（赵宇晴）

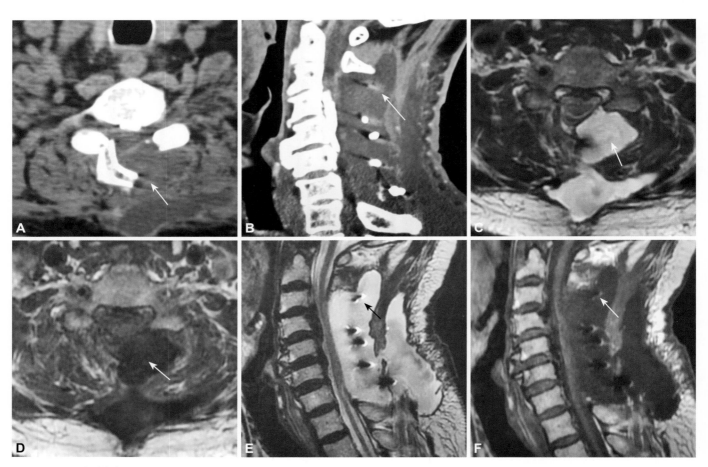

图 9.2.5-1 假性脊膜膨出。颈椎后路术后 9 个月，后颈部肿胀。A、B. 为 CT 轴位及矢状位；C ~ F. 分别为 MRI 轴位 T₂WI、轴位 T₁WI、矢状位 T₂WI、矢状位 T₁WI。可见手术区域后方自紧邻硬膜处起至皮下软组织大面积不规则液体聚积，密度、信号与脑脊液大致相同（箭）。周围肌肉未见肿胀

9.2.6　脑脊液渗漏综合征 (Cerebrospinal fluid leakage syndrome)

概述
- 手术后有症状的脑脊液渗漏
- 可伴假性脊膜膨出。

临床特点
- 手术后的体位性头痛，难以缓解
- 腰椎穿刺提示脑脊液压力减低，可伴有脑脊液细胞及蛋白增多
- 还可伴有展神经麻痹、视野变化、颈背痛、恶心呕吐等症状。

病理
- 手术导致硬脊膜缺损、脑脊液外渗，使脑脊液容量减少，压力减低
- 脊柱区脑脊液聚集，可能出现在蛛网膜外硬膜下、椎管内硬膜外、椎旁
- 颅内压减低可引起硬脑膜增厚及脑实质移位。

影像学
- 检查方法的优势
  - X 线无法观察到特异性征象
  - CT 能观察到脊柱区的液体聚集及颅内压降低引起的颅内改变
  - MRI 能更清晰地显示液体聚集，特别是椎管内，也可以观察到颅内改变
  - 必要时可通过脊髓造影观察渗漏口
- 颅内改变
  - 硬脑膜的弥漫增厚，MRI 显示清晰，呈均匀增厚的 T_1、T_2 低信号，增强扫描呈均匀弥漫强化
  - 脑下垂：中脑下移；小脑扁桃体下移
  - 硬膜下积液
- 脊柱改变
  - 多种形式的液体聚集，可分布于蛛网膜外硬膜下、椎管内硬膜外、椎旁
  - 可位于腹侧、侧方，形态对称，也可位于椎旁前方或脊柱后方，或引起神经根袖囊肿
  - 可能位于手术节段，也可能累及较长的范围
  - CT 呈液性低密度，MRI 呈液性长 T_1 长 T_2 信号，DWI 无弥散受限
  - 增强扫描可能观察到脊柱静脉丛增宽。

鉴别诊断
- 术后脓肿、感染
  - 均可见液体聚集及硬膜强化
  - 有支持感染的症状及实验室检查
  - DWI 通常弥散受限
- 术后血肿
  - 信号多样，但与脑脊液信号不同
  - T_2^* 可观察到磁化伪影
- 动静脉畸形
  - 均可观察到脊柱静脉丛增宽
  - 需根据病史及有无其他脑脊液渗漏征象鉴别。

诊断要点
- 手术后体位性头痛
- 脑下垂
- 脊柱区的液体聚集。

治疗及预后
- 75% 患者可在 3 个月左右自愈，其余患者不经治疗会转变为持续性脑脊液漏及慢性头痛
- 置管引流
- 保守性治疗，保持脑脊液容量
  - 卧床
  - 补液
  - 茶碱类药物
- 较小的硬膜囊缺损可用硬膜外血贴修补
- 较大的硬膜囊缺损需手术修补。

参考文献
1. Kranz PG. Spinal meningeal diverticula in spontaneous intracranial hypotension: analysis of prevalence and

myelographic appearance. AJNRAm J Neuroradiol, 2013, 34(6):1284-1289.

2. Akbar JJ. The role of MR myelography with intrathecal gadolinium in localization of spinal CSF leaks in patients with spontaneous intracranialhypotension. AJNR Am J Neuroradiol. Epub ahead of print, 2012

3. Luetmer PH. When should I do dynamic CT myelography? Predicting fast spinal CSF leaks in patients with spontaneous intracranial hypotension.AJNR Am J Neuroradiol, 2012,

33(4):690-694.

4. Alaraj A. Angiographic features of "brain sag". J Neurosurg, 2011, 115(3):586-591.

5. Cho KI. Spontaneous intracranial hypotension: efficacy of radiologictargeting vs blind blood patch. Neurology, 2011, 76(13):1139-1144.

（赵宇晴）

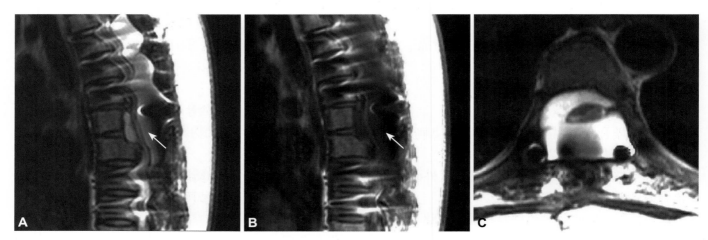

图 9.2.6-1　脑脊液渗漏综合征。胸椎术后半年年患者持续头痛不缓解，伴脊髓压迫症状。图 A、B、C 分别为患者术后半年复查胸椎 MR 矢状位 T₂WI、矢状位 T₁WI 及轴位 T₂WI，可见硬膜囊外大量液体信号（箭），与脑脊液信号一致，局部硬膜囊及脊髓受压，提示脑脊液渗漏引起脊髓压迫。结合病史考虑患者头痛与脑脊液渗漏引起的低颅压有关

9.2.7 术后脊柱畸形 (Postsurgical deformity)

概述

- 手术后脊柱的顺列、曲度或整体形状发生异常，椎板切除术后最为常见
- 儿童比成人更易发生
- 进行手术的节段数量越多、位置越高，越容易发生。

临床特点

- 颈部、背部疼痛伴有新发的神经症状。

病理

- 由于手术导致脊柱结构的部分缺失，导致脊柱稳定性的下降，使脊柱在术后更容易发生畸形。

影像学

- 检查方法的优势
  - X线即可发现畸形，并能进行多种测量
  - CT能更准确地显示骨结构，并进行多方向重建，能更全面评估
  - MRI除了显示脊柱形态变化，还能早期显示由畸形引起的退变和对神经的影响
- 进行多种测量对畸形进行评估
  - 节段性评估—颈椎前凸角：C_2下终板与C_7上终板的夹角，正常为14°～35°
  - 节段性评估—胸椎后凸角：T_4上终板与T_{12}下终板的夹角，正常为37°～42°
  - 节段性评估—腰椎前凸角：L_1上终板与S_1上终板的夹角，正常为50°～75°
  - 整体性评估—矢状面偏移（SVA）：C_7铅垂线（C_7椎体中心点垂直于地面）偏离S_1上终板后缘的距离，正常小于5cm，大于6cm视为异常
  - 整体性评估—骨盆倾斜角（PT）：S_1上终板中点与股骨头中心点连线与垂线的夹角，正常小于25°
  - 术区评估—相邻椎体水平偏移：静态位移≥4.5mm或屈伸位移≥3mm为异常

- 术区评估—相邻椎体终板夹角：大于10°～15°需手术干预
- 脊柱形态异常的节段明显退行性变
  - 椎间盘T_2WI信号减低
  - 椎间隙高度减低
  - 终板的骨质增生和Modic病变。

鉴别诊断

- 退变性不稳：发生于非手术节段，影像学测量有脊柱不稳表现，局部节段退变明显，小关节为著
- 峡部裂滑脱：发生于非手术节段，影像学测量有脊柱不稳表现，可观察到椎弓峡部骨质不连。

诊断要点

- 手术后出现新发疼痛和神经症状
- 影像学检查提示脊柱及手术节段不稳定。

治疗及预后

- 轻度畸形采取保守治疗，采取拉伸、支具支撑及NSAIDs治疗
- 出现进行性加重的神经症状、顽固性疼痛和明显的外观变化时，采取手术治疗，加强固定
- 对术后畸形高危的患者，可采用预防性融合。

参考文献

1. Blondel B. Posterior global malalignment after osteotomy for sagittal plane deformity: it happens and here is why. Spine (Phila Pa 1976), 2013, 38(7):E394-401.
2. Hassanzadeh. Three-column osteotomies in the treatment of spinal deformity in adult patients 60 years old and older: outcome and complications. Spine (Phila Pa 1976), 2013, 38(9):726-731.
3. Schwab F. Sagittal plane considerations and the pelvis in the adult patient. Spine (Phila Pa 1976), 2009, 34(17):1828-1833.

（赵宇晴）

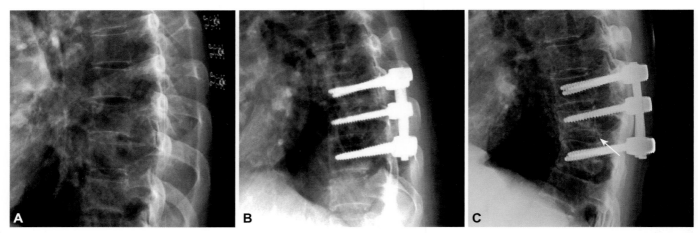

图 9.2.7-1 脊柱术后畸形。患者因 T₉ 椎体及附件占位就诊。A. 为术前胸椎侧位 X 线，病变区域脊柱曲度良好；B. 为术后 1 天复查胸椎侧位 X 线，可见固定物，脊柱曲度良好；C. 为术后 3 年患者出现胸背部不适，复查胸椎 X 线，可见手术节段后凸曲度增大（箭），提示胸椎术后局部畸形

9.2.8 内固定失败 (Hardware failure)

概述
- 内固定物发生机械性损坏或功能丧失
- 内固定指骨性融合前的有效固定措施
- 如果手术节段没有及时骨性融合，内固定最终都会失效。

临床特点
- 症状不特异，可表现为疼痛、无力、感觉异常或神经根症状
- 也可能是无症状偶然发现
- 发生颈椎植入物前移时可出现吞咽困难。

病理
- 由多种不同的因素导致
  - 内固定物受力不当：脊柱不稳、骨性融合不良、固定物位置不佳、外力过大
  - 骨质异常：骨质疏松、骨髓炎、固定物旁骨吸收
  - 手术方式：进行多段固定重建
- 植骨与邻近椎骨间形成假关节
- 邻近节段因受力发生变化产生骨髓水肿及加速退变。

影像学
- 检查方法的优势
  - X线，特别是配合屈伸位时，可以有效观察脊柱的顺列及稳定性、植入物的完整性和融合程度
  - CT能更清楚地显示植入物的位置、形态，特别观察复杂固定和X线可疑固定物断裂，也可以更清楚地评估骨性融合
  - MRI因植入物的金属伪影，不宜直接评估固定物情况，但可显示邻近节段改变，也可以显示软组织及椎管内改变
- 内固定物断裂
  - 内固定物连续性中断，局部可见低密度透亮带，固定物断端可错位
- 内固定物松脱
  - 内固定物与周围骨质分离，二者间可见低密度透亮带
- 植骨异常
  - 融合骨骨折：融合骨连续性中断，局部可见低密度透亮带
  - 假关节形成：植骨与邻近椎骨间可见低密度透亮带，屈伸位活动度增大（水平位移大于4mm或活动角度大于10°）
- 邻近节段异常
  - 骨髓水肿：呈片状长T_1长T_2信号改变，形状不规则，边界模糊
  - 加速退变：邻近节段迅速发生骨质增生、椎间隙狭窄、椎间隙积气等退变表现。

诊断要点
- 术后发生的新发症状或原有症状加重应考虑本病，但也可能无症状
- X线及CT观察到内固定物连续性中断或与周围骨质见形成低密度区可明确诊断
- 不仅要观察固定物的情况，也要观察植骨融合及邻近节段情况以综合评估。

治疗及预后
- 对骨性融合良好的患者，或骨性融合欠佳但纤维融合良好的患者，通过屈伸位判断其融合稳定（详见术后脊柱畸形），可采取保守观察
- 对脊柱不稳定的患者，应积极再次手术，恢复其稳定性部分，预后良好。

参考文献
1. Petscavage-Thomas JM. Imaging current spine hardware: part 1, cervical spine and fracture fixation. AJR Am J Roentgenol, 2014, 203(2):394-405.
2. Willson MC. Postoperative spine complications. Neuroimaging

Clin N Am, 2014, 24(2):305-326.

3. Cahill KS. Prevalence, complications, and hospital charges associated with use of bone-morphogenetic proteins in spinal fusion procedures. JAMA, 2009, 302(1):58-66.

4. Murtagh RD. Normal and abnormal imaging findings in lumbar total disk replacement: devices and complications. Radiographics, 2009, 29(1):105-118.

（赵宇晴）

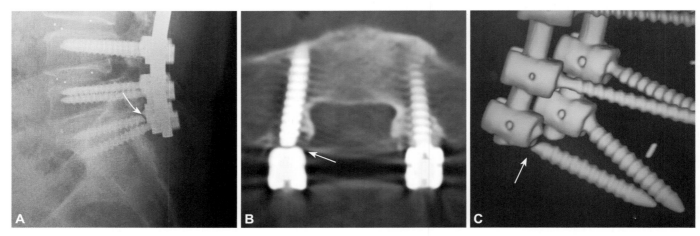

图 9.2.8-1 内固定断裂。患者腰骶部术后半年复查。A. 腰骶部侧位 X 线可见 S₁ 内固定螺钉连续性中断（箭）；B、C. 分别为 CT 轴位及内固定 VR 重建，可见 S₁ 右侧内固定钉断裂（箭）

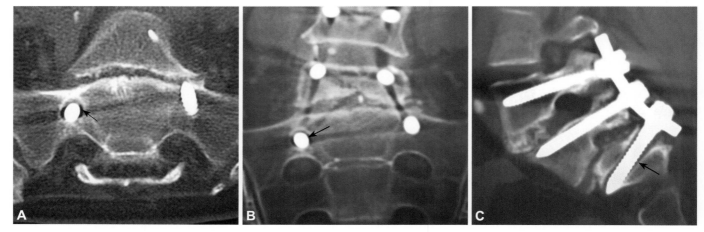

图 9.2.8-2 内固定松脱。患者腰骶部术后半年复查。A、B、C. 分别为腰骶部 CT 平扫轴位、冠状位及矢状位，S₁ 右侧内固定钉与骨质间可见低密度区，提示内固定松脱（箭）